Netter Atlas de Anatomia Ortopédica

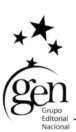

O GEN | Grupo Editorial Nacional – maior plataforma editorial brasileira no segmento científico, técnico e profissional – publica conteúdos nas áreas de ciências da saúde, exatas, humanas, jurídicas e sociais aplicadas, além de prover serviços direcionados à educação continuada e à preparação para concursos.

As editoras que integram o GEN, das mais respeitadas no mercado editorial, construíram catálogos inigualáveis, com obras decisivas para a formação acadêmica e o aperfeiçoamento de várias gerações de profissionais e estudantes, tendo se tornado sinônimo de qualidade e seriedade.

A missão do GEN e dos núcleos de conteúdo que o compõem é prover a melhor informação científica e distribuí-la de maneira flexível e conveniente, a preços justos, gerando benefícios e servindo a autores, docentes, livreiros, funcionários, colaboradores e acionistas.

Nosso comportamento ético incondicional e nossa responsabilidade social e ambiental são reforçados pela natureza educacional de nossa atividade e dão sustentabilidade ao crescimento contínuo e à rentabilidade do grupo.

Netter Atlas de Anatomia Ortopédica

Jon C. Thompson, MD
Staff Orthopaedic Surgeon
Irwin Army Community Hospital
Fort Riley, Kansas

Illustrações: Frank H. Netter, MD

Ilustradores colaboradores
Carlos A. G. Machado, MD
John A. Craig, MD

2ª EDIÇÃO

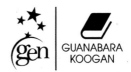

- O autor deste livro e a editora empenharam seus melhores esforços para assegurar que as informações e os procedimentos apresentados no texto estejam em acordo com os padrões aceitos à época da publicação, *e todos os dados foram atualizados pelo autor até a data do fechamento do livro.* Entretanto, tendo em conta a evolução das ciências, as atualizações legislativas, as mudanças regulamentares governamentais e o constante fluxo de novas informações sobre os temas que constam do livro, recomendamos enfaticamente que os leitores consultem sempre outras fontes fidedignas, de modo a se certificarem de que as informações contidas no texto estão corretas e de que não houve alterações nas recomendações ou na legislação regulamentadora.

- O autor e a editora se empenharam para citar adequadamente e dar o devido crédito a todos os detentores de direitos autorais de qualquer material utilizado neste livro, dispondo-se a possíveis acertos posteriores caso, inadvertida e involuntariamente, a identificação de algum deles tenha sido omitida.

- **Atendimento ao cliente: (11) 5080-0751 | faleconosco@grupogen.com.br**

- Traduzido de:
NETTER'S CONCISE ORTHOPAEDIC ANATOMY, 2nd EDITION
Copyright © 2010, 2002 by Saunders, an imprint of Elsevier Inc.
All rights reserved, including those for text and data mining, AI training, and similar technologies.
Publisher's note: Elsevier takes a neutral position with respect to territorial disputes or jurisdictional claims in its published content, including in maps and institutional affiliations.
This edition of Netter's Concise Orthopaedic Anatomy, 2nd edition by Jon C. Thompson is published by arrangement with Elsevier Inc.
ISBN: 978-1-4160-5987-5
Esta edição de Netter, Atlas de Anatomia Ortopédica, 7ª edição, de Jon C. Thompson, é publicada por acordo com a Elsevier, Inc.

- Direitos exclusivos para a língua portuguesa
Copyright © 2012, 2025 (18ª impressão) by
GEN | Grupo Editorial Nacional S.A.
Publicado pelo selo Editora Guanabara Koogan Ltda.
Travessa do Ouvidor, 11
Rio de Janeiro – RJ – 20040-040
www.grupogen.com.br

- Reservados todos os direitos. É proibida a duplicação ou reprodução deste volume, no todo ou em parte, em quaisquer formas ou por quaisquer meios (eletrônico, mecânico, gravação, fotocópia, distribuição pela Internet ou outros), sem permissão, por escrito, do GEN | Grupo Editorial Nacional Participações S/A.

- Capa: Interface/Sergio Liuzzi

- Editoração eletrônica: Futura

Nota

Esta obra foi produzida por GEN - Grupo Editorial Nacional sob sua exclusiva responsabilidade. Médicos e pesquisadores devem sempre fundamentar-se em sua experiência e no próprio conhecimento para avaliar e empregar quaisquer informações, métodos, substâncias ou experimentos descritos nesta publicação. Devido ao rápido avanço nas ciências médicas, particularmente, os diagnósticos e a posologia de medicamentos precisam ser verificados de maneira independente. Para todos os efeitos legais, a Elsevier, os autores, os editores ou colaboradores relacionados a esta obra não assumem responsabilidade por qualquer dano e/ou prejuízo causado a pessoas ou propriedades envolvendo responsabilidade pelo produto, negligência ou outros, ou advindos de qualquer uso ou aplicação de quaisquer métodos, produtos, instruções ou ideias contidos no conteúdo aqui publicado.

- Ficha catalográfica

T39n
2.ed.

Thompson, Jon C.
Netter, Atlas de Anatomia Ortopédica / Jon C. Thompson ; [tradução Marcela Otranto de Souza...et al.]. - 2. ed. - [Reimpr.] - Rio de Janeiro : GEN | Grupo Editorial Nacional. Publicado pelo selo Editora Guanabara Koogan Ltda., 2025.
416p. : 23 cm

Tradução de: Netter's concise orthopaedic anatomy
Índice
ISBN 978-85-352-4411-3

1. Ortopedia - Atlas. 2. Anatomia humana - Atlas. I. Título.

11-1276   CDD: 611.00222
         CDU: 611(084)

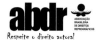

Revisão Científica

Carlos Romualdo Rueff Barroso*
Doutor em Ciências (Biologia Humana e Experimental) pela Universidade do Estado do Rio de Janeiro (UERJ)
Mestre em Morfologia pela UERJ
Professor Adjunto do Departamento de Morfologia do Instituto Biomédico da Universidade Federal Fluminense (UFF)

Marcos Britto
Mestre em Medicina pela Faculdade de Medicina da Universidade Federal do Rio de Janeiro (UFRJ)
Especialista em Cirurgia de Ombro pela Clinique Junenet, Paris
Professor da Pós-graduação em Medicina do Instituto Carlos Chagas

Tradução

Adriana Paulino do Nascimento (Cap. 4)
Doutora em Ciências (Biologia Humana e Experimental) pela Universidade do Estado do Rio de Janeiro (UERJ)
Mestre em Morfologia pela UERJ

Cristiane Regina Ruiz (Caps. 8 e 9)
Professora de Anatomia Humana e Anatomia em Imagens do Centro Universitário São Camilo, SP
Doutora em Ciências (Morfologia) pela Universidade Federal de São Paulo (Unifesp/EPM)
Mestre em Ciências (Morfologia) pela Unifesp/EPM

Danielle Paes Machado de Andrade Branco (Cap. 7 e índice)
Mestre em Biologia Humana e Experimental pela Universidade do Estado do Rio de Janeiro (UERJ)

Douglas Futuro (Cap. 3)
Graduado em Ortopedia pela Universidade Gama Filho

Fernanda Gurgel Zogaib (Cap. 2)
Graduada em Educação Física e Desportos pela IEFD/UERJ
Mestre em Ciências (Biologia Humana e Experimental) pela Universidade do Estado do Rio de Janeiro (UERJ)
Doutoranda em Ciências Médicas pela PGCM/UERJ

Fernando Mundim (Cap. 10)
Professor Adjunto do Instituto de Psiquiatria da Faculdade de Medicina da UFRJ

---

* O Dr. Carlos Romualdo Rueff Barroso agradece a colaboração do professor Rodrigo Mota Pacheco Fernandes (Departamento de Morfologia, Instituto Biomédico da UFF).

José Eduardo Figueiredo (Cap. 5)
Pós-graduação em Pediatria pelo Instituto Carlos Chagas da Pontífícia Universidade Católica do Rio de Janeiro (PUC-Rio)
Pós-graduação em Saúde da Família pela Universidade Castelo Branco, Rio de Janeiro

Marcela Otranto (Cap. 1)
Doutoranda pela pós-graduação em Biologia Humana e Exprimental da UERJ
Mestre pela pós-graduação em Biologia Humana e Experimental da UERJ

Roberta Hack Mendes (Cap. 6)
Nutricionista, mestre e doutora em fisiologia humana pela Universidade Federal do Rio Grande do Sul

Apresentação

Suponho que sempre existam dúvidas em relação à receptividade que a 1ª edição de qualquer texto receberá antes de sua publicação. A resposta e o entusiasmo em relação à 1ª edição desse texto têm sido gratificantes e superaram as minhas expectativas mais otimistas. Rapidamente ficou claro que a 1ª edição desse texto, escrito predominantemente enquanto eu era um estudante de medicina, estava precisando de uma atualização. Embora a anatomia seja imutável, a nossa compreensão dela, de sua terminologia, e de sua aplicação clínica continuam a avançar.

Recebi uma quantidade considerável de comentários, tanto positivos quanto negativos, sobre a 1ª edição. A maioria deles foi construtivo e sou grato por todos eles. A revisão foi tão desafiadora quanto gratificante. A formatação desse enorme volume de material foi um processo trabalhoso e eu gostaria de agradecer a John Casey, da equipe de produção e a todos aqueles da Elsevier por sua paciência, trabalho árduo e profissionalismo. Com a ajuda deles, pude desenvolver minha própria visão desse projeto. Tem sido um prazer trabalhar com eles.

Nesta edição revista, tentei encontrar um equilíbrio entre ser completo e ainda assim conciso, ao mesmo tempo me mantendo fiel à ideia original do livro, que era permitir que a obra de arte incomparável do Netter contribuisse bastante com o ensino. Sabendo que é impossível agradar a todos, estou ansioso para ouvir o quanto esse equilíbrio foi alcançado.

Nesta 2ª edição, cada quadro, tanto anatômico quanto clínico, foi atualizado ou revisado. Nós também pudemos melhorar o livro por meio de radiografias, de mais seções e de novas obras de arte, incluindo abordagens cirúrgicas adicionais. No prefácio da 1ª edição escrevi que o texto personificava o livro que eu tentei, em vão, encontrar nas prateleiras das livrarias médicas, quando ainda era um estudante de medicina. Essa busca, inicialmente sem sucesso, levou-me a escrever o texto. Com as atualizações e acréscimos já mencionados, eu sinto que tal afirmação deve ser alterada. *Esta* edição é, de fato, o texto que eu tinha inicialmente procurado, e completa a visão do projeto inicial, que começou há mais de 10 anos. Espero que os leitores concordem.

Jon C. Thompson, MD

Sobre o Autor

Jon C. Thompson, MD, recebeu seu diploma de graduação da Dartmouth College e formou-se em Medicina na Uniformed Services University of Health Sciences, em Bethesda, Maryland. Recentemente concluiu sua residência ortopédica no Brooke Army Medical Center, em San Antonio, Texas e se tornou especialista em Cirurgia Ortopédica e Medicina Esportiva. Atualmente, continua no serviço militar no Irwin Army Community Hospital, em Fort Riley, Kansas. Dr. Thompson está contente por não ter mais de responder a perguntas sobre o motivo de ter publicado um livro ortopédico antes de ter qualquer formação ortopédica formal, e também por poder passar mais tempo com sua família. Sua esposa e os quatro filhos, apesar de terem dado muito apoio, não estão ansiosos por futuros projetos de publicação do Dr. Thompson.

Para os homens e mulheres das Forças Armadas
que corajosamente servem o nosso país

Aos leitores
cujo entusiasmo pelo texto tem
me motivado a fazê-lo melhor

Aos meus filhos,
Taylor, Turner, Jax e Judson,
lembranças constantes e perfeitas
das coisas verdadeiramente importantes e felizes da vida

Para minha esposa,
Tiffany, a base
de todas as coisas boas em minha vida

Sobre os Artistas

Frank H. Netter, MD

FRANK H. NETTER, MD, nasceu em 1906 na cidade de Nova York. Ele estudou arte na Art Student's League and the National Academy of Design antes de ingressar na escola de medicina na New York University, onde se graduou em Medicina em 1931. Durante seus anos de estudante, os desenhos do caderno de notas do Dr. Netter atraíram a atenção dos integrantes da faculdade de medicina e de outros médicos, permitindo a ele aumentar sua renda ilustrando artigos e livros-texto. Ele continuou a fazer ilustrações como hobby depois de se tornar cirurgião em 1933, mas posteriormente optou por interromper sua prática cirúrgica em favor do compromisso em tempo integral com a arte. Depois de servir no Exército dos Estados Unidos durante a 2ª Guerra Mundial, o Dr. Netter começou sua longa colaboração na companhia farmacêutica CIBA (atualmente Novartis Pharmaceuticals). Essa parceria de 45 anos resultou na produção da extraordinária coleção de arte médica tão familiar aos médicos e outros profissionais de saúde no mundo todo.

Os trabalhos do Dr. Netter estão entre os exemplos mais refinados do uso de ilustrações no ensinamento dos conceitos médicos. As ilustrações Netter não são apreciadas apenas por suas qualidades estéticas, mas principalmente pelo seu conteúdo intelectual. Como o Dr. Netter escreveu em 1949, "...o esclarecimento de um assunto é o objetivo de uma ilustração. Não importa o quanto a ilustração é bela, o quanto delicada e habilmente um assunto pode ser expresso, porque ela tem pouco valor como ilustração médica se não serve para tornar claro algum detalhe médico." Os conceitos, os pontos de vista e a abordagem do Dr. Netter são o que caracterizam suas pinturas e o que as tornam tão intelectualmente valiosas.

Frank H. Netter, MD, médico e artista, faleceu em 1991.

Saiba mais sobre o médico-artista cuja obra inspirou a coleção *Netter Reference*: http://www.netterimages.com.artist/netter.htm.

Carlos Machado, MD

CARLOS A. G. MACHADO, MD, foi escolhido pela Novartis para ser o sucessor do Dr. Netter. Ele permanece como o principal artista que contribui para a coleção Netter de ilustrações médicas.

Autodidata em ilustração médica, o cardiologista Carlos Machado forneceu meticulosas atualizações para algumas das pranchas originais do Dr. Netter e criou muitas pinturas próprias no estilo de Netter para a ampliação da coleção Netter. O talento hiper-realista do Dr. Machado e sua percepção aguda da relação médico/paciente caracterizam seu estilo visual, vivo e inesquecível. A dedicação com a qual ele pesquisa cada tópico e tema que ele pinta o colocam entre os principais ilustradores médicos dos nossos dias.

Saiba mais a respeito de sua formação e conheça mais sobre sua arte em: http://www.netterimages.com.artist/machado.htm.

Sumário

1	Ciência Básica	**1**
2	Coluna Vertebral	**29**
3	Ombro	**75**
4	Braço	**109**
5	Antebraço	**139**
6	Mão	**183**
7	Pelve	**219**
8	Coxa/Quadril	**249**
9	Perna/Joelho	**285**
10	Tornozelo/Pé	**337**
	Abreviações	**385**
	Índice	**389**

Introdução

O *Netter Atlas de Anatomia Ortopédica* é uma referência fácil de usar e um atlas compacto de anatomia ortopédica para estudantes e clínicos. Usando imagens tanto do *Atlas de Anatomia Humana*, quanto dos 13 volumes da Coleção de Ilustrações Médicas do Netter, este livro traz mais de 450 imagens do Netter juntas.

Os quadros são usados para realçar as imagens do Netter e oferecer informações essenciais sobre ossos, articulações, músculos, nervos e abordagens cirúrgicas. O material clínico é apresentado de forma clara e direta com ênfase no trauma, em procedimentos menores, na anamnese e no exame físico e nas enfermidades.

Os usuários irão apreciar o exclusivo sistema de codificação de cores que faz com que a busca por informações seja ainda mais fácil. O material central é apresentado em preto, vermelho e verde para proporcionar acesso rápido a informações clinicamente relevantes.

PRETO: texto padrão

VERDE: informações principais/analisáveis

VERMELHO: informações principais que se não observadas podem resultar em morbidade e mortalidade

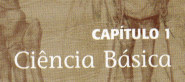

CAPÍTULO 1
Ciência Básica

Ossos	**2**
Articulações	**16**
Nervos	**21**
Músculos	**24**

1 Ciência Básica • OSSOS

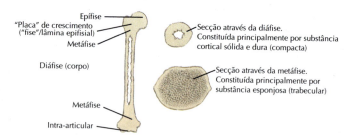

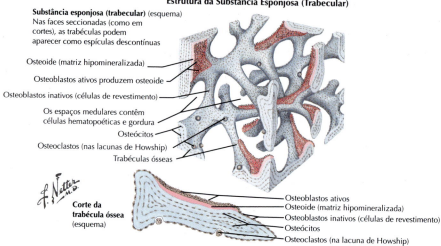

ESTRUTURA	COMENTÁRIO
OSSO	
Função	• Servem como pontos de fixação para os músculos • Proteção para os órgãos (p. ex., crânio, costelas, pelve) • Reservatório de minerais no organismo: 99% do cálcio do corpo é armazenado como cristais de hidroxiapatita • Local de hematopoese
FORMA DOS OSSOS	

Ossos longos	• Formados pela ossificação endocondral (exceto a clavícula): centros de ossificação primários (no corpo – "diáfise") e secundários
	• Possuem fises ("placas de crescimento") em cada extremidade na qual ocorre o crescimento do osso em comprimento (metacarpais, metatarsais, falanges da mão e do pé apresentam, tipicamente, apenas uma fise/lâmina epifisial)
	• Três partes dos ossos longos:
	  ◦ **Diáfise**: o corpo, constituído por uma espessa substância (osso) cortical, preenchida por medula óssea
	  ◦ **Metáfise**: parte ampliada do osso perto da extremidade, normalmente constituída por substância esponjosa (osso trabecular)
	  ◦ **Epífise**: extremidade (geralmente articular) do osso, formada por centros de ossificação secundários

Ossos planos	• Formados por ossificação intramembranácea (p. ex., pelve e escápula)
TIPOS MICROSCÓPICOS DE OSSOS	
Tecido ósseo primário (reticular)	• Osso imaturo ou patológico; pouco organizado, não apresenta orientação por linhas de estresse (tensão) • Exemplos: ossos imaturos em crianças, calo ósseo de fraturas; patológico: tumores
Tecido ósseo secundário (lamelar)	• Osso maduro; muito organizado, apresenta formação/orientação por linhas de estresse (tensão) • Tanto o osso cortical quanto o osso esponjoso maduro (>4 anos de idade) são constituídos por tecido ósseo secundário (lamelar)

2 NETTER ATLAS DE ANATOMIA ORTOPÉDICA

OSSOS • Ciência Básica

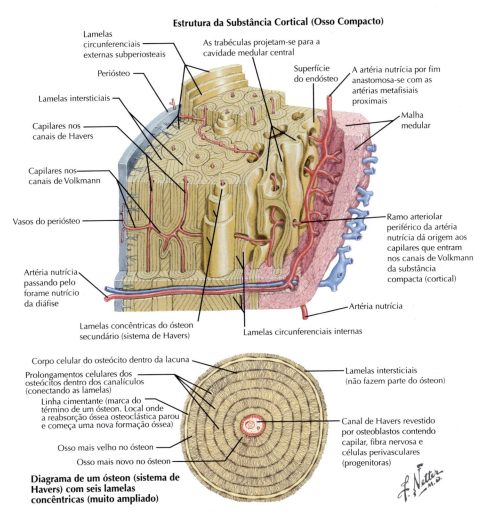

Estrutura da Substância Cortical (Osso Compacto)

Diagrama de um ósteon (sistema de Havers) com seis lamelas concêntricas (muito ampliado)

ESTRUTURA	COMENTÁRIO
\multicolumn{2}{c}{ESTRUTURA DOS TIPOS DE OSSOS}
Substância compacta (cortical)	• Osso forte, denso: compõe 80% do esqueleto • Composto por vários ósteons (sistemas de Havers), com lamelas intersticiais intermediárias • Os **ósteons** são constituídos por lamelas ósseas concêntricas com um canal central (canal de Havers) contendo osteoblastos (nova formação óssea) e uma arteríola para suprir o ósteon. As lamelas são conectadas por canalículos. Linhas cimentantes marcam o limite externo do ósteon (limite final da reabsorção óssea) • Canais de Volkmann: orientados radialmente, possuem arteríolas e conectam os ósteons adjacentes • Uma substância cortical espessa é encontrada na diáfise dos ossos longos
Substância esponjosa (trabecular)	• Estrutura entrelaçada, compõe 20% do esqueleto • Alta taxa de renovação óssea. O osso é reabsorvido pelos osteoclastos nas lacunas de Howship, e é formado por osteoblastos no lado oposto das trabéculas • A osteoporose é comum na substância esponjosa, o que a torna suscetível a fraturas (p. ex., corpos vertebrais, colo do fêmur, extremidade distal do rádio, "platô tibial") • Comumente encontrada na metáfise e na epífise dos ossos longos

1 Ciência Básica • OSSOS

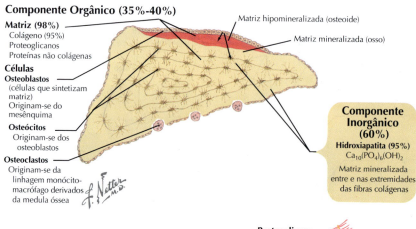

Componente Orgânico (35%-40%)
- **Matriz (98%)**
  - Colágeno (95%)
  - Proteoglicanos
  - Proteínas não colágenas
- **Células**
  - **Osteoblastos** (células que sintetizam matriz) Originam-se do mesênquima
  - **Osteócitos** Originam-se dos osteoblastos
  - **Osteoclastos** Originam-se da linhagem monócito-macrófago derivados da medula óssea

Matriz hipomineralizada (osteoide)
Matriz mineralizada (osso)

Componente Inorgânico (60%)
Hidroxiapatita (95%)
$Ca_{10}(PO_4)_6(OH)_2$
Matriz mineralizada entre e nas extremidades das fibras colágenas

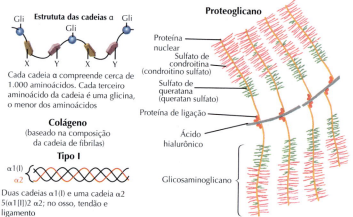

Estrutura das cadeias α
Cada cadeia α compreende cerca de 1.000 aminoácidos. Cada terceiro aminoácido da cadeia é uma glicina, o menor dos aminoácidos

Colágeno (baseado na composição da cadeia de fibrilas)
Tipo I
α1(I)
α2
Duas cadeias α1(I) e uma cadeia α2
5(α1[I])2 α2; no osso, tendão e ligamento

Proteoglicano
- Proteína nuclear
- Sulfato de condroitina (condroitin sulfato)
- Sulfato de queratana (queratan sulfato)
- Proteína de ligação
- Ácido hialurônico
- Glicosaminoglicano

COMPONENTE	COMENTÁRIO
COMPOSIÇÃO ÓSSEA	
O osso é constituído por vários componentes: 1. Orgânicos ("matriz": proteínas, macromoléculas, células); 2. Inorgânicos (minerais, p. ex., Ca^{++}); 3. Água	
Inorgânico • Cristais de hidroxiapatita • Fosfato de cálcio	• Aproximadamente 60% do peso do osso (seco) • $Ca_{10}(PO_4)_6(OH)_2$. Mineral primário no osso. Adiciona resistência à força de compressão • "Bruxita" é um mineral secundário/menor do osso
Orgânico • Colágeno • Proteoglicanos • Proteínas não colágenas • Células	• Também conhecido como "osteoide" antes de sua mineralização; representa aproximadamente 35% do peso do osso (seco) • Colágeno tipo I dá resistência à força de tração e constitui 90% do componente orgânico. A mineralização ocorre em lacunas na extremidade e ao longo das fibras de colágeno. • Macromoléculas compostas por um eixo hialurônico com múltiplos glicosaminoglicanos • Glicosaminoglicanos (GAG): compostos por uma proteína central com ramos de condroitino e queratan sulfato • Dá ao osso resistência às forças de compressão • A osteocalcina nº 1 é um indicador de aumento da remodelação óssea (p. ex., na doença de Paget) • Outros: osteonectina e osteopontina • Osteoblastos, osteócitos, osteoclastos
Água	• Aproximadamente 5% do peso do osso (varia com a idade e localização)
O periósteo envolve o osso, é mais espesso em crianças e responsável pelo crescimento do diâmetro (largura/aposicional) dos ossos longos	

NETTER ATLAS DE ANATOMIA ORTOPÉDICA

OSSOS • Ciência Básica

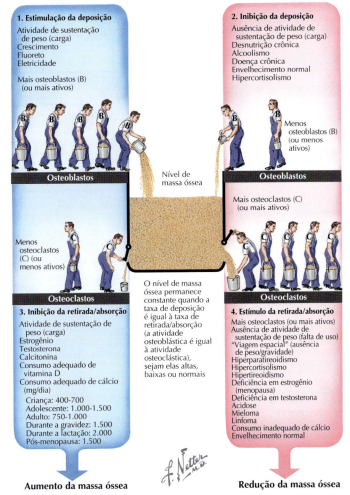

Quatro Mecanismos de Regulação Óssea

1. Estimulação da deposição
Atividade de sustentação de peso (carga)
Crescimento
Fluoreto
Eletricidade

Mais osteoblastos (B) (ou mais ativos)

2. Inibição da deposição
Ausência de atividade de sustentação de peso (carga)
Desnutrição crônica
Alcoolismo
Doença crônica
Envelhecimento normal
Hipercortisolismo

Menos osteoblastos (B) (ou menos ativos)

Nível de massa óssea

Mais osteoclastos (C) (ou mais ativos)

Menos osteoclastos (C) (ou menos ativos)

3. Inibição da retirada/absorção
Atividade de sustentação de peso (carga)
Estrogênio
Testosterona
Calcitonina
Consumo adequado de vitamina D
Consumo adequado de cálcio (mg/dia)
 Criança: 400-700
 Adolescente: 1.000-1.500
 Adulto: 750-1.000
 Durante a gravidez: 1.500
 Durante a lactação: 2.000
 Pós-menopausa: 1.500

O nível de massa óssea permanece constante quando a taxa de deposição é igual à taxa de retirada/absorção (a atividade osteoblástica é igual à atividade osteoclástica), sejam elas altas, baixas ou normais

4. Estímulo da retirada/absorção
Mais osteoclastos (ou mais ativos)
Ausência de atividade de sustentação de peso (falta de uso)
"Viagem espacial" (ausência de peso/gravidade)
Hiperparatireoidismo
Hipercortisolismo
Hipertireoidismo
Deficiência em estrogênio (menopausa)
Deficiência em testosterona
Acidose
Mieloma
Linfoma
Consumo inadequado de cálcio
Envelhecimento normal

Aumento da massa óssea | **Redução da massa óssea**

CÉLULAS	COMENTÁRIO
\multicolumn{2}{c}{**TIPOS DE CÉLULAS ÓSSEAS**}	
Osteoblastos	• Função: produzir matriz óssea (osteoide). Sintetiza o colágeno tipo I e outras proteínas da matriz • Revestem as superfícies do osso neoformado e seguem os osteoclastos nas cavidades de reabsorção em forma de cone • Receptores: **PTH** (paratormônio ou hormônio paratireóideo), vitamina D, glucoesteroides, estrogênio, PG, IL
Osteócitos	• Osteoblastos que foram cercados por matriz óssea. Representam 90% de todas as células ósseas • Função: manter e preservar o osso. Os prolongamentos celulares longos comunicam-se através dos canalículos • Receptores: **PTH** (liberação de cálcio) e **calcitonina** (não liberação de cálcio)
Osteoclastos	• Células grandes e multinucleadas derivadas da mesma linhagem de células como os monócitos e macrófagos • Função: quando ativos, usam a "margem ondulada ou pregueada" para reabsorver o osso; são encontrados nas lacunas de Howship • Receptores: **calcitonina**, estrogênio, IL-1, RANK L. São inibidos por bifosfonatos

1 Ciência Básica • OSSOS

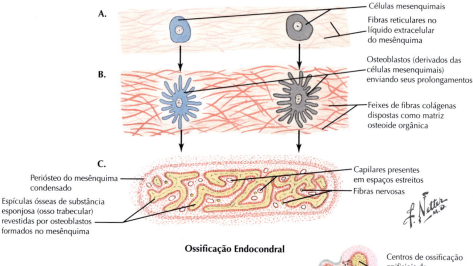

Ossificação Intramembranácea

A. Células mesenquimais / Fibras reticulares no líquido extracelular do mesênquima

B. Osteoblastos (derivados das células mesenquimais) enviando seus prolongamentos / Feixes de fibras colágenas dispostas como matriz osteoide orgânica

C. Periósteo do mesênquima condensado / Espículas ósseas de substância esponjosa (osso trabecular) revestidas por osteoblastos formados no mesênquima / Capilares presentes em espaços estreitos / Fibras nervosas

Ossificação Endocondral

Na 9ª semana — Canais contendo capilares, células mesenquimais periosteais e osteoblastos atravessando o osso periosteal em direção à cartilagem calcificada (**centro de ossificação primária**)

Ao nascimento — Cartilagem calcificada / Centro de ossificação epifisial (**secundária**) da cabeça / Parte externa do osso periosteal começando a se transformar em substância compacta (osso compacto) / Cavidade medular / Capilar epifisial / Cartilagem calcificada

Aos 5 anos — Centros de ossificação epifisiais da cabeça e do tubérculo maior / Fise ("placa") de crescimento / Centros de ossificação epifisiais do epicôndilo lateral, epicôndilo medial, tróclea e capítulo

OSSIFICAÇÃO	COMENTÁRIO
FORMAÇÃO ÓSSEA	
A formação óssea (ossificação) ocorre por três vias diferentes: endocondral, intramembranácea, aposicional	
Endocondral	• O osso substitui o arcabouço de cartilagem inicial (molde). Os osteoclastos removem a cartilagem, e os osteoblastos produzem a nova matriz óssea, que se mineraliza • Típica em ossos longos (exceto a clavícula) • Centros de ossificação primários (na diáfise) normalmente desenvolvem-se no período pré-natal • Centros de ossificação secundários ocorrem em vários momentos após o nascimento, geralmente na epífise • O crescimento longitudinal na lâmina epifisial (fise) também ocorre por ossificação endocondral • Também encontrado em calos ósseos (de fratura)
Intramembranácea	• O osso desenvolve-se diretamente a partir das células mesenquimais sem o molde de cartilagem • As células mesenquimais diferenciam-se em osteoblastos, que produzem osso • Exemplos: ossos planos (p. ex., os do crânio) e clavícula
Aposicional	• Os osteoblastos sintetizam uma nova matriz/osso sobre o osso já existente • Exemplo: crescimento do diâmetro (largura) ósseo mediado pelo periósteo nos ossos longos

OSSOS • Ciência Básica

Epífise e "Fise"

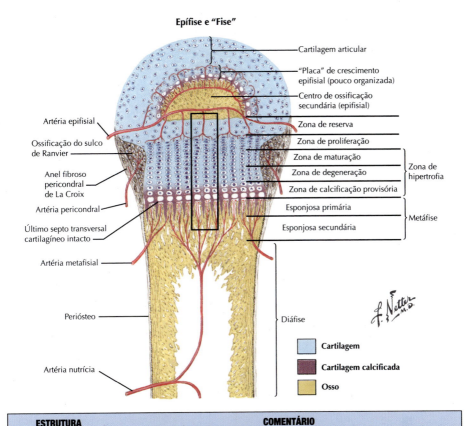

ESTRUTURA	COMENTÁRIO
ANATOMIA DAS "FISES"	
As "fises" promovem o crescimento longitudinal nos ossos longos. Ela é dividida em várias zonas, cada uma com uma função diferente • Há outra "fise" em cada epífise (de organização similar) responsável pelo crescimento epifisial (e não longitudinal) • Há também uma "fise" normalmente no local da apófise imatura (p. ex., tuberosidade da tíbia) que se funde com a maturidade óssea	
Zona de reserva	• Células espassadamente organizadas produzem matriz abundante e armazenam metabólitos
Zona de proliferação	• O crescimento longitudinal ocorre aqui com a divisão dos condrócitos que se empilham formando colunas • A acondroplasia é resultado de uma disfunção desta zona
Zona de Hipertrofia Zona de maturação Zona de degeneração Zona de Ca++ provisório	• Possui três subzonas. A função é preparar a matriz para a calcificação e calcificá-la • As células (condrócitos) amadurecem e aumentam de 5-10 vezes seu tamanho • Os condrócitos morrem e os proteoglicanos são degradados, o que permite a mineralização da matriz • A liberação de cálcio promove a mineralização da matriz cartilagínea (zona radiograficamente densa)
Metáfises Esponjosa primária Esponjosa secundária	• Os osteoblastos produzem o tecido ósseo primário (imaturo) sobre a cartilagem calcificada • Os osteoclastos removem a cartilagem e o tecido ósseo primário (imaturo); os osteoblastos produzem um novo tecido ósseo (secundário/lamelar)
Outras Sulco de Ranvier Anel pericondral	• Os condócitos periféricos permitem o alargamento/crescimento das "fises" • Também chamado de "anel pericondral de La Croix". Fornece suporte periférico para as "fises" cartilagíneas

Ciência Básica • OSSOS

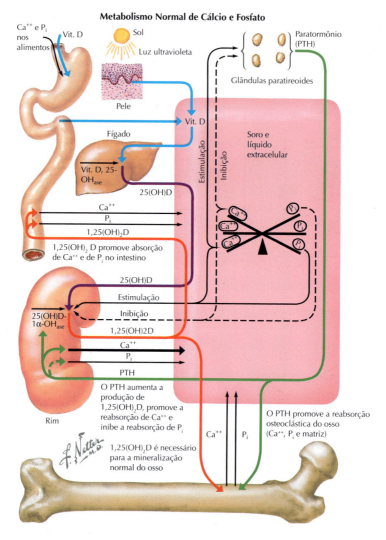

MINERAL	COMENTÁRIO
\multicolumn{2}{c}{METABOLISMO ÓSSEO}	
\multicolumn{2}{l}{O osso desempenha um papel importante na manutenção adequada dos níveis de cálcio e fosfato}	
Cálcio	• O cálcio (Ca++) desempenha um papel importante nas funções cardíacas, nervosas e do músculo esquelético. • A necessidade na dieta normal é de 500-1.300 mg. Essa necessidade aumenta durante a gravidez, a lactação e na presença de fraturas • 99% dos estoques de cálcio do nosso corpo estão nos ossos • Os níveis de cálcio são diretamente regulados pelo PTH e pela vitamina D 1,25
Fosfato	• Elemento importante para o componente inorgânico/mineral (hidroxiapatita) do osso e para as funções metabólicas do corpo • 85% do estoque de fosfato do nosso corpo situa-se nos ossos

OSSOS • Ciência Básica 1

Regulação do Metabolismo de Cálcio e Fosfato

	Paratormônio (PTH) (peptídeo)	1,25-D$_3$ (esteroide)	Calcitonina (peptídeo)
Hormônio	Das células principais das glândulas paratireoides	Dos túbulos proximais do rim	De células parafoliculares da glândula tireoide
Fatores que estimulam a produção	Ca^{++} sérico diminuído	PTH elevado Ca^{++} sérico diminuído P$_i$ sérico diminuído	Ca^{++} sérico elevado
Fatores que inibem a produção	Ca^{++} sérico elevado 1,25(OH)$_2$D elevada	PTH diminuído Ca^{++} sérico elevado P$_i$ sérico elevado	Ca^{++} sérico diminuído
Órgãos terminais para ação dos hormônios — Intestino	Sem efeito direto Age indiretamente no intestino, pela estimulação da produção de 1,25(OH)$_2$D no rim	Estimula fortemente a absorção intestinal de Ca^{++} e P$_i$	
Rim	Estimula a 25(OH)D-1α-OH$_{ase}$ nas mitocôndrias das células dos túbulos proximais do rim para converter 25(OH)D em 1,25(OH)$_2$D Aumenta a reabsorção fracional do Ca^{++} filtrado Promove a excreção urinária de P$_i$		Aumenta a excreção renal de cálcio
Osso	Aumenta indiretamente a reabsorção óssea por meio do incremento da produção autócrina osteoblástica de citocinas como a interleucina-6, que resulta no aumento da produção parácrina de citocinas que estimulam a produção e a atividade dos osteoclastos. O PTH também tem um efeito anabólico sobre os osteoblastos, que resulta em uma produção exagerada de osteoide no hiperparatireoidismo crônico	Estimula a reabsorção óssea de forma semelhante ao PTH, e também a outros receptores de membrana	Inibe a reabsorção óssea por meio da inibição direta da diferenciação e da atividade dos osteoclastos
Efeito final sobre as concentrações de cálcio e fosfato no líquido extracelular e no soro	Cálcio sérico elevado Fosfato sérico diminuído	Cálcio sérico elevado	Cálcio sérico diminuído (transitório)

HORMÔNIO	COMENTÁRIO
	REGULAÇÃO ÓSSEA
Paratormônio (PTH)	• O baixo nível sérico de cálcio provoca a liberação do PTH. O PTH liga-se: 1. osteoblastos (que estimulam os osteoclastos a reabsorvem o osso), 2. osteócitos (liberação de Ca^{++}) e 3. rins (aumento da reabsorção de Ca^{++})
Vitamina D 1,25 (OH)	• A vitamina D da pele (luz UV) ou da dieta é hidroxilada duas vezes ([25-fígado], [1-rim]) • A vitamina D 1,25, em razão dos baixos níveis séricos de cálcio, estimula sua captação no intestino e a reabsorção óssea
Calcitonina	• Liberada quando o Ca^{++} sérico está elevado. Inibe diretamente os osteoclastos (reabsorção óssea) e aumenta a excreção urinária nos rins, diminuindo, assim, os níveis séricos
Outros hormônios	• Estrogênio, corticosteroides, hormônios da tireoide, insulina, hormônio do crescimento

NETTER ATLAS DE ANATOMIA ORTOPÉDICA **9**

Ciência Básica • OSSOS

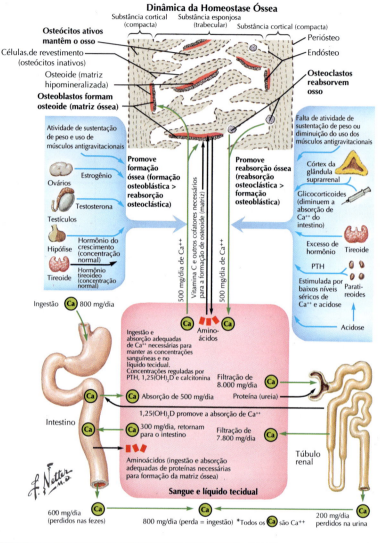

Dinâmica da Homeostase Óssea

CONDIÇÃO	COMENTÁRIO
ALTERAÇÕES METABÓLICAS	
Hipercalcemia 1º Hiperparatireoidismo 2º Hiperparatireoidismo	• Sintomas: constipação, náuseas, dor abdominal, confusão, estupor, coma • Normalmente em razão de adenoma da glândula paratireoide e/ou superprodução do hormônio PTH • Formação de "tumores marrons". Labs: aumento do cálcio sérico e diminuição do fosfato sérico • Malignidade (CA de pulmão produz a proteína semelhante ao PTH), síndromes de NEM
Hipocalcemia Hipoparatireoidismo Osteodistrofia renal Raquitismo/osteomalacia	• Sintomas: hiper-reflexia, tetania + sinal(ais) de Chvostek/Trousseau, papiledema • Níveis séricos de cálcio diminuem em razão da queda da produção de PTH • Pode ocorrer após a tireoidectomia com excisão inadvertida das glândulas paratireoides • Devido a uma das muitas doenças que resultam em insuficiência renal crônica • Deficiência na mineralização adequada da matriz óssea (problema qualitativo) • Devido à deficiência de vitamina D (nutricional) ou a defeito de receptores (geralmente hereditário)

OSSOS • Ciência Básica

Comparação entre Osteoporose e Osteomalacia

		Osteoporose	Osteomalacia
Definição	Matriz não mineralizada / Matriz mineralizada — Normal	Redução da massa óssea, mineralização normal	Massa óssea variável, mineralização reduzida
Idade de início		Geralmente idosos, pós-menopausa	Qualquer idade
Etiologia		Anormalidade endócrina, idade, idiopática, inatividade, desuso, alcoolismo, deficiência de cálcio	Deficiência de vitamina D, anormalidade na via da vitamina D, síndromes de hipofosfatemia, acidose tubular renal, hipofosfatasia
Sintomatologia		Dor atribuível ao local da fratura	Dor óssea generalizada
Sinais		Dor no local da fratura	Dor no local da fratura e dor generalizada
Características radiográficas		Predominância axial	Geralmente simétrico, pseudofraturas ou fraturas completas / Predominância apendicular
Achados laboratoriais	Ca^{++} sérico	Normal	Baixo ou normal (alto em hipofosfatasia)
	P_i sérico	Normal $Ca^{++} \times P_i > 30$	Baixo ou normal $Ca^{++} \times P_i > 30$ se a albumina estiver normal (alto na osteodistrofia renal)
	Fosfatase alcalina	Normal	Elevada, exceto em hipofosfatasia
	Ca^{++} urinário	Alto ou normal	Normal ou baixo (alto na hipofosfatasia)
	Biópsia óssea	Marcadores de tetraciclina normais	Marcadores de tetraciclina anormais

CONDIÇÃO	COMENTÁRIO
	ALTERAÇÕES METABÓLICAS
Osteoporose	• Diminuição da massa óssea (problema quantitativo). Mais comum em pacientes idosos • 2 tipos: Tipo 1: mais comum, afeta a substância esponjosa (trabecular) (colo do fêmur, corpo vertebral, etc.); Tipo 2: relacionado com a idade, >70 anos de idade. Ambas as substâncias ósseas (esponjosa e cortical) são deficientes • A densitometria óssea de dupla energia (DEXA) é o padrão para análise. Reposição hormonal ou bifosfanato podem ser usados
Escorbuto	• Deficiência de vitamina C promove colágeno defeituoso, resultando em diversos sintomas
Osteopetrose	• "Doença óssea marmórea". Disfunção dos osteoclastos resulta no aumento exagerado da densidade óssea
Doença de Paget	• Atividade simultânea dos osteoblastos e osteoclastos resulta em ossos densos, porém frágeis (quebradiços)

NETTER ATLAS DE ANATOMIA ORTOPÉDICA

Ciência Básica • OSSOS

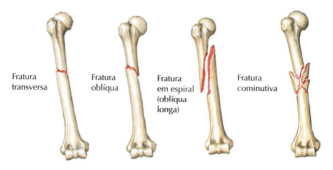

Fratura transversa Fratura oblíqua Fratura em espiral (oblíqua longa) Fratura cominutiva

Classificação de Fraturas Expostas de Gustilo e Anderson

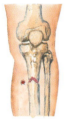 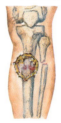 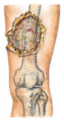 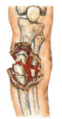 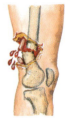

Tipo I. Ferida <1 cm de comprimento. Sem evidências de contaminação profunda

Tipo II. Ferida >1 cm de comprimento. Sem lesão extensa dos tecidos moles

Tipo IIIA. Ferida grande. Boa cobertura de tecido mole

Tipo IIIB. Ferida grande. Fragmentos ósseos expostos, desnudamento extenso do periósteo. Necessita de cobertura

Tipo IIIC. Ferida grande, com lesão arterial importante

Fratura por compressão

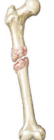

Fratura patológica (tumor ou doença óssea)

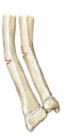

Fratura em "galho verde"

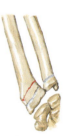

Fratura em *torus* (entortamento)

Em crianças

DESCRIÇÃO	COMENTÁRIO
FRATURAS	
Tipo/descrição	• Transversa, oblíqua, em espiral, cominutiva, segmentar, impactada, por avulsão
Deslocamento	• Não desviada, minimamente desviada, desviada
Angulação	• Direção do fragmento distal (p. ex., desvio dorsal) ou direção do ápice (p. ex., ápice volar)
Exposta *versus* fechada	• Exposta se o osso penetrou a pele resultando em uma ferida aberta (emergência cirúrgica por causa do risco de infecção) • Classificação de fraturas expostas de Gustilo e Anderson (I, II, III a,b,c) é frequentemente utilizada
Outros	• Por compressão: fratura do osso em razão de uma força compressiva • De Salter-Harris: fratura pediátrica envolvendo a fise ainda aberta ("placas" de crescimento) • Em "galho verde": fraturas pediátricas com rompimento somente de uma parte da substância cortical • Curvatura/em *torus*: fratura pediátrica envolvendo a impactação da substância cortical • Patológica: fratura resultante de um tumor ósseo ou doenças ósseas

OSSOS • Ciência Básica

Lesão na "Placa" de Crescimento
(Classificação de Salter-Harris, Modificação de Rang)

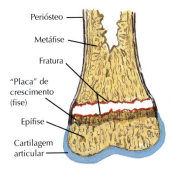

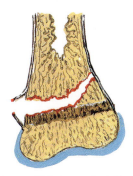

Tipo I. Separação completa entre a epífise e a diáfise através da cartilagem calcificada (zona de crescimento) da "placa" de crescimento. Não há osso realmente fraturado; o periósteo pode permanecer intacto. Mais comum em recém-nascidos e crianças pequenas

Tipo II. Mais comum. A linha de separação estende-se parcialmente pela camada profunda da "placa" de crescimento e estende-se pela metáfise, deixando uma porção triangular da metáfise ligada ao fragmento da epífise

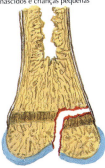

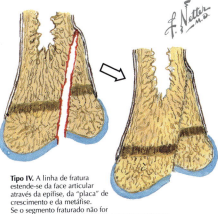

Tipo III. Incomum. Fratura intra-articular através da epífise, que cruza a zona profunda da "placa" de crescimento até a periferia. A redução aberta e a fixação geralmente são necessárias

Tipo IV. A linha de fratura estende-se da face articular através da epífise, da "placa" de crescimento e da metáfise. Se o segmento fraturado não for realinhado perfeitamente com a redução anatômica, pode haver a formação de uma ponte óssea através da "placa" de crescimento, resultando na parada parcial do crescimento e em angulação articular

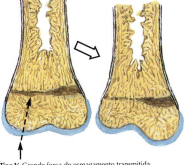

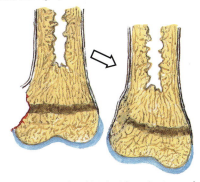

Tipo V. Grande força de esmagamento transmitida através da epífise até a porção da "placa" de crescimento por uma força (pressão) de abdução, adução ou carga axial. O deslocamento mínimo ou a ausência de deslocamento torna o diagnóstico radiográfico difícil; a "placa" de crescimento pode, contudo, sofrer lesão, resultando na parada parcial do crescimento ou em deformidade por encurtamento e deformidade angular progressiva

Tipo VI. Lesão lateral da "placa" de crescimento ou perda de um fragmento. A superfície lesionada cicatriza pela formação de uma ponte óssea através da "placa" de crescimento, limitando o crescimento do lado afetado e resultando em deformidade angular progressiva

NETTER ATLAS DE ANATOMIA ORTOPÉDICA

1 Ciência Básica • OSSOS

Consolidação da Fratura

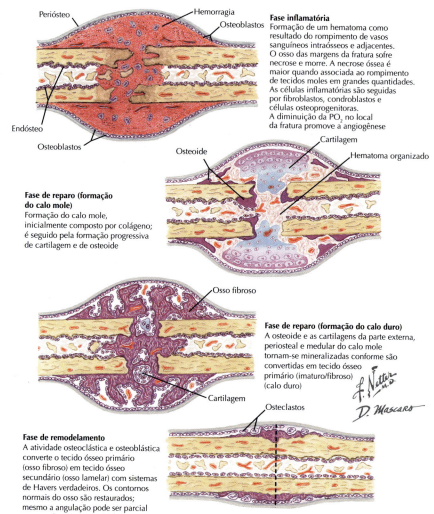

Fase inflamatória
Formação de um hematoma como resultado do rompimento de vasos sanguíneos intraósseos e adjacentes. O osso das margens da fratura sofre necrose e morre. A necrose óssea é maior quando associada ao rompimento de tecidos moles em grandes quantidades. As células inflamatórias são seguidas por fibroblastos, condroblastos e células osteoprogenitoras. A diminuição da PO_2 no local da fratura promove a angiogênese

Fase de reparo (formação do calo mole)
Formação do calo mole, inicialmente composto por colágeno; é seguido pela formação progressiva de cartilagem e de osteoide

Fase de reparo (formação do calo duro)
A osteoide e as cartilagens da parte externa, periosteal e medular do calo mole tornam-se mineralizadas conforme são convertidas em tecido ósseo primário (imaturo/fibroso) (calo duro)

Fase de remodelamento
A atividade osteoclástica e osteoblástica converte o tecido ósseo primário (osso fibroso) em tecido ósseo secundário (osso lamelar) com sistemas de Havers verdadeiros. Os contornos normais do osso são restaurados; mesmo a angulação pode ser parcial ou completamente corrigida

FASE	COMENTÁRIO
CONSOLIDAÇÃO DA FRATURA	
A consolidação da fratura ocorre como um evento contínuo de três fases: inflamação, reparo (formação de calo) e remodelamento • Para consolidar, a maioria das fraturas necessita de um bom suprimento sanguíneo (mais importante) e estabilidade • A formação do calo não ocorre após a fixação rígida das fraturas (RAFI); em vez disso, a consolidação ocorre de maneira primária/direta • Tanto o tabagismo quanto os AINE inibem o reparo ósseo/consolidação de fraturas	
Inflamação	• O hematoma desenvolve-se e fornece células hematopoéticas/osteoprogenitoras. Formação do tecido de granulação
Reparo	• Calo mole: células produzem o calo cartilagíneo (mole) que une as extremidades do osso (pontes do calo) • Calo duro: substitui o calo mole pelo tecido ósseo primário (imaturo/reticular) (ossificação endocondral)
Remodelamento	• O tecido ósseo primário (imaturo/reticular) é substituído pelo tecido ósseo secundário (maduro/lamelar)

14 NETTER ATLAS DE ANATOMIA ORTOPÉDICA

OSSOS • Ciência Básica

Fatores que Promovem ou Retardam a Consolidação Óssea

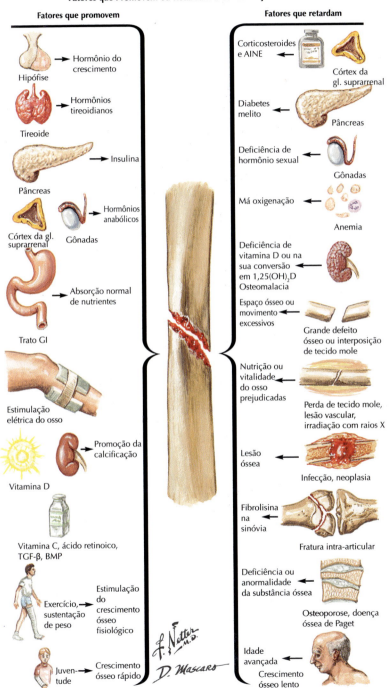

1 Ciência Básica • ARTICULAÇÕES

Articulações Sinoviais

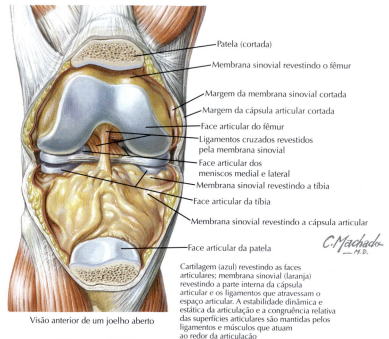

Visão anterior de um joelho aberto

Cartilagem (azul) revestindo as faces articulares; membrana sinovial (laranja) revestindo a parte interna da cápsula articular e os ligamentos que atravessam o espaço articular. A estabilidade dinâmica e estática da articulação e a congruência relativa das superfícies articulares são mantidas pelos ligamentos e músculos que atuam ao redor da articulação

ESTRUTURA	COMENTÁRIO
ARTICULAÇÕES	
As articulações sinoviais (diartroses) são encontradas nas extremidades de dois ossos adjacentes que se articulam	
Cartilagem articular	• Revestimento extremamente suave (quase sem atrito) das extremidades ósseas que deslizam entre si • Pode ser lesionada levando à dor, degeneração ou disfunção
Osso subcondral	• Osso denso de sustentação que é encontrado logo abaixo da cartilagem articular • Aparece radiodenso em radiografias e tem sinal baixo (preto) na RM
Membrana sinovial	• Membrana interna que reveste a cápsula articular • "Produz" (filtrando o plasma) a sinóvia • As pregas sinoviais ("plicas") formam-se normalmente, mas ocasionalmente podem se tornar patológicas
Cápsula articular	• Camada externa envolve e mantém as extremidades dos dois ossos na orientação corretas • Espessamentos da cápsula (ligamentos capsulares) mantêm a estabilidade da articulação
Sinóvia	• Ultrafiltrado do plasma (filtrada pela membrana sinovial) • Constituída por ácido hialurônico, lubricina, proteinase e colagenases. A terapia de viscossuplementação tem como objetivo substituir o ácido hialurônico da articulação • Função: 1. Lubrificação da articulação. 2. Nutrição para a cartilagem articular (e meniscos/CFCT etc.) • A análise laboratorial é uma parte importante para o planejamento de procedimentos intra-articulares
Outros	• As articulações muitas vezes possuem estruturas adicionais em sua composição, incluindo ligamentos (p. ex., LCA, LCP), tendões (p. ex., dos músculos bíceps braquial e poplíteo) e estruturas de suporte (p. ex., menisco, CFCT, discos articulares)
CARTILAGEM	
Hialina	• Encontrada na cartilagem articular das articulações sinoviais e na cartilagem das "fises" (cartilagem epifisial) • Apresenta colágeno tipo II
Fibrosa	• Encontrada no menisco, CFCT, disco vertebral, disco articular (p. ex., articulação acromioclavicular) • Apresenta colágeno tipo I

ARTICULAÇÕES • Ciência Básica

Estrutura das Articulações Sinoviais

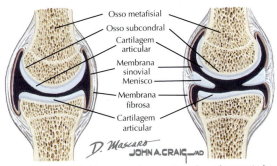

As articulações sinoviais típicas apresentam superfícies de cartilagem articular congruentes apoiadas nos ossos subcondral e metafisial e são estabilizadas pela cápsula articular e pelos ligamentos. As superfícies internas, exceto a cartilagem articular, são revestidas pela membrana sinovial

Graus de Entorse

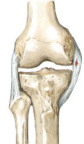
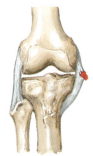
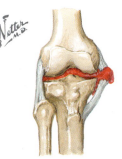

Grau I. Distensão do ligamento com rompimento mínimo das fibras

Grau II. Rompimento de até 50% das fibras ligamentares; hematoma pequeno. Pode apresentar hemartrose

Grau III. Rompimento completo do ligamento e separação das extremidades, hematoma e hemartrose

ESTRUTURA	COMENTÁRIO
LIGAMENTOS	
Função	• Unir dois ossos entre si (geralmente na articulação [LCA] ou entre duas proeminências [supraescapular]) • Os ligamentos promovem estabilidade a uma articulação permitindo a amplitude de movimentos fisiológica
Tipos	• Ligmentos podem ser estruturas discretas (p. ex., LCA ou LCP) • Muitos ligamentos são espessamentos da membrana fibrosa da cápsula articular (p. ex., o LTFA no tornozelo)
Inserção	• 1. O tecido ligamentar (principalmente colágeno tipo 1) fixa-se à fibrocartilagem • 2. A fibrocartilagem fixa-se à fibrocartilagem calcificada (a maioria das lesões ocorre aqui) • 3. A fibrocartilagem calcificada (fibras de Sharpey) fixa-se ao osso/periósteo

Lesão	• As lesões ligamentares periarticulares são chamadas de "entorses" e classificadas em graus de 1 a 3
	  ◦ Grau 1: estiramento do ligamento
	  ◦ Grau 2: ruptura parcial do ligamento
	  ◦ Grau 3: ruptura completa do ligamento
	• Adultos tendem a sofrer as lesões com ruptura das fibras do ligamento; as crianças apresentam mais lesões por avulsão

Tratamento	• Dependendo do ligamento: 1. imobilização, 2. fisioterapia, 3. correção cirúrgica, 4. reconstrução cirúrgica
Força do ligamento	• Pediatria: o ligamento é mais forte que a fise, portanto, geralmente a fise é lesionada. Entorses são menos comuns • Adultos: o ligamento é a parte mais fraca da articulação, portanto, as entorses são comuns • Geriatria: o ligamento é mais forte em comparação com o osso que é mais frágil, portanto, a fratura é mais comum do que a entorse

Ciência Básica • ARTICULAÇÕES

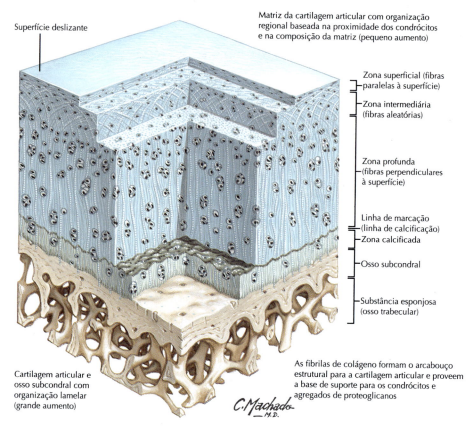

Superfície deslizante

Matriz da cartilagem articular com organização regional baseada na proximidade dos condrócitos e na composição da matriz (pequeno aumento)

Zona superficial (fibras paralelas à superfície)
Zona intermediária (fibras aleatórias)
Zona profunda (fibras perpendiculares à superfície)
Linha de marcação (linha de calcificação)
Zona calcificada
Osso subcondral
Substância esponjosa (osso trabecular)

Cartilagem articular e osso subcondral com organização lamelar (grande aumento)

As fibrilas de colágeno formam o arcabouço estrutural para a cartilagem articular e proveem a base de suporte para os condrócitos e agregados de proteoglicanos

ESTRUTURA	COMENTÁRIO
CARTILAGEM ARTICULAR	
A cartilagem hialina reveste as extremidades intra-articulares dos ossos	
Função	• Superfícies lisas (praticamente sem atrito) que revestem as extremidades dos ossos que se articulam • Permite a realização do movimento sem dor • Avascular (nutrição a partir da sinóvia), sem inervação e sem drenagem linfática
Composição	• Água: até 80% do peso. Alterações conforme peso/compressão; diminui com a idade, aumenta com OA • Colágeno: + 90% é do tipo II (também possui tipos V, VI, IX, X, XI); fornece resistência à tração • Proteoglicanos: fornece resistência à compressão; diminui com a idade, permitindo o amolecimento • Condrócitos: sustentam a cartilagem e produzem colágeno e proteoglicanos
Zonas (camadas)	• Superficial: camada delgada, possui fibras com orientação tangencial (paralelas à superfície) e resiste ao cisalhamento • Intermediária: camada de tamanho moderado, possui fibras com orientação aleatória/oblíqua • Profunda: camada espessa, possui fibras com orientação vertical (perpendiculares à superfície) e resiste à compressão • Linha de marcação: linha ultrafina que separa a zona profunda da zona calcificada • Zona calcificada: zona de transição que fixa a cartilagem ao osso subcondral
Lesão e cicatrização	• A cartilagem articular é avascular; a capacidade de cicatrização é limitada, o que torna o tratamento das lesões problemático • Lesões que se estendem profundamente à linha de marcação podem cicatrizar com fibrocartilagem (não hialina) • A cirurgia de microfratura baseia-se na estimulação e diferenciação das células mesenquimais dentro do osso em condrócitos para que estes produzam fibrocartilagem, cicatrizando as lesões da cartilagem articular

ARTICULAÇÕES • Ciência Básica

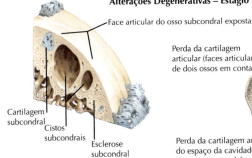

Alterações Degenerativas – Estágio Inicial
- Fibrilação da superfície da cartilagem articular
- Faces articulares irregulares e estreitamento mínimo do espaço da cavidade articular
- Ruptura inicial do arcabouço molecular da matriz (aumento da quantidade de água e diminuição dos proteoglicanos)
- Fissuras superficiais
- Esclerose
- A esclerose (espessamento) do osso subcondral é um sinal inicial de degeneração
- Estreitamento da parte superior do espaço da cavidade articular com a degeneração inicial da cartilagem articular

Alterações Degenerativas – Estágio Avançado
- Penetração da fissura no osso subcondral
- Liberação da cartilagem fibrilada no espaço da cavidade articular
- Perda da cartilagem e estreitamento do espaço da cavidade articular
- Degradação enzimática e redução na espessura da cartilagem articular
- Osteófitos
- Sinovite reativa
- Esclerose evidente do osso subcondral
- Estreitamento evidente no espaço da cavidade articular, com perda local da cartilagem articular, formação de osteófitos e remodelamento ósseo

Alterações Degenerativas – Estágio Final
- Face articular do osso subcondral exposta
- Cistos subcondrais
- Perda da cartilagem articular (faces articulares de dois ossos em contato)
- Cartilagem subcondral
- Cistos subcondrais
- Esclerose subcondral
- Fibrose capsular
- Perda da cartilagem articular e estreitamento do espaço da cavidade articular. O osso demonstra áreas com remodelamento dos osteófitos e com cistos subcondrais

ESTRUTURA	COMENTÁRIO
\multicolumn{2}{c}{**OSTEOARTRITE**}	
Fisiopatologia	• Desgaste difuso, erosão ou degeneração da cartilagem articular • Microscopicamente: aumento do conteúdo aquoso, desorganização do colágeno e quebra de proteoglicanos
Etiologia	• Primária: idiopática, sem outras causas identificáveis; comum em pacientes idosos • Secundária: devido a outras condições subjacentes (p. ex., pós-traumática, displasia articular etc.)
Incidência	• Tipo mais comum de artrite • Comum em articulações de sustentação de peso (joelho nº 1, quadril), além da coluna vertebral, AIFD, AIFP e ACM do polegar
Sintomas	• Agravamento da dor e incapacidade (a perda da cartilagem articular permite que os ossos se articulem diretamente uns com os outros)
Radiografias	• 1. Estreitamento do espaço da cavidade articular, 2. osteófitos, 3. esclerose subcondral, 4. cistos subcondrais
Tratamentos	• Repouso, modificação das atividades, AINE, fisioterapia (ADM), infiltração com esteroides, artrodese ou artroplastia

Ciência Básica • ARTICULAÇÕES

Análise da Sinóvia

Análise
A. Normal. Incolor a amarelo-claro, transparente. CGB < 200
B. Osteoartrite. Ligeiramente mais amarelado, transparente. CGB < 2.000
C. Inflamatório. Amarelo-escuro, turvo, translúcido (aspecto embaçado ou obscuro). CGB < 80.000
D. Séptico. Purulento, denso, opaco. CGB > 80.000
E. Hemartrose. Vermelho, opaco. Deve ser diferenciado do sangramento por trauma

A clareza do líquido é avaliada por meio da expressão de uma pequena quantidade de líquido retirando-o da seringa de plástico e colocando-o em um tubo de vidro. Palavras impressas visualizadas através da sinóvia normal e não inflamatória podem ser lidas facilmente.

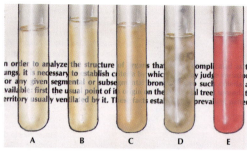

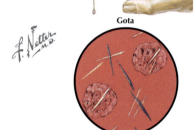

Gota

Viscosidade. Uma gota da sinóvia normal ou não inflamatória retirada da agulha formará um fio de 2,5 cm ou mais, indicativo de alta viscosidade. O líquido inflamatório mostra pouca ou nenhuma formação de fio. A viscosidade também pode ser testada entre o polegar e o dedo indicador com luvas.

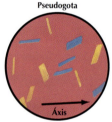

Pseudogota

Cristais de urato monossódico livres e fagocitados no aspirado da sinóvia observado na microscopia de luz polarizada compensada. Cristais birrefringentes negativamente são amarelos quando paralelos ao eixo.

Diagnóstico realizado com base na demonstração de cristais de pirofosfato de cálcio di-hidratados fracamente positivos, birrefringentes, de forma romboide no aspirado de sinóvia das articulações envolvidas

ESTRUTURA	COMENTÁRIO
ARTRITE INFLAMATÓRIA	
Artrite reumatoide	• Doença autoimune que tem como alvo a articulação sinovial • A sinovite crônica e a formação de *pannus* levam à degeneração da face articular e, por fim, à destruição da articulação • Mulheres 3:1; LABS: + RF, HLA-DR4; monócitos podem mediar o efeito da doença • Manifestações extra-articulares múltiplas: ocular, nódulos na pele, vasculite • Caracterizada por articulações quentes, doloridas com deformidade progressiva (p. ex., desvio ulnar dos dedos) • Descobertas radiográficas: 1. estreitamento do espaço articular, 2. osteopenia, 3. erosão óssea/articular • Tratamento: inicialmente medicamentoso, até chegar a estágios avançados que necessitem de reconstrução cirúrgica
Gota	• Deposição de cristais de urato monossódico na articulação/membrana sinovial • LABS: nível sérico de ácido úrico elevado; análise sinovial: cristais birrefringentes negativos • Apresentação típica: artrite monoarticular (1ª AMTF nº1 local); sintomas podem ser autolimitados • O tratamento consiste em indometacina (AINE) e colchicina
Pseudogota	• Deposição de pirofosfato de cálcio di-hidratado (PCDH) na articulação • Condrocalcinose (calcificação da cartilagem) também pode ocorrer (p. ex., calcificação do menisco) • Artrite monoarticular no paciente idoso é a apresentação típica; mulheres > homens • Análise sinovial mostra cristais birrefringentes fracamente positivos
Síndrome de Reiter	• Tríade: uretrite, conjuntivite e artrite. LABS: +HLA-B27

NERVOS • Ciência Básica

Anatomia do Nervo Periférico

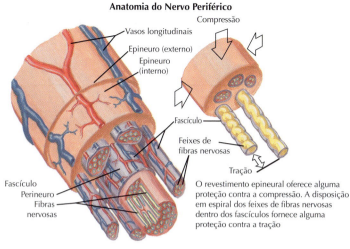

Tipos de Fibras Nervosas

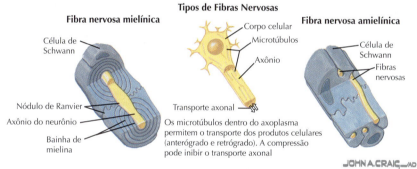

ESTRUTURA	COMENTÁRIO
ANATOMIA DO NERVO	
Neurônio	• Célula nervosa composta de corpo celular (localizado no gânglio sensitivo do n. espinal – raiz posterior [GSNE] para fibras aferentes e no corno anterior do "H" medular para as fibras eferentes), dendritos (recebem o sinal), axônio (transmite o sinal), terminal pré-sináptico
Células da glia	• Célula de Schwann produz mielina para revestir o axônio; a mielina aumenta a velocidade da condução
Nódulo de Ranvier	• É o espaço entre as células de Schwann; facilita a condução do potencial de ação/impulso nervoso
Fibra nervosa	• Um único axônio. Três tipos: fibras mielínicas/grandes são rápidas, as pouco mielínicas e amielínicas são lentas • As fibras eferentes (axônios) transmitem sinais motores do SNC através do corno anterior para os músculos periféricos • As fibras aferentes (axônios) transmitem sinais sensitivos dos receptores periféricos via GSNE para o SNC
Fascículo	• Grupo de fibras nervosas envolvido pelo perineuro • Os fascículos juntam-se e dividem-se (formam os plexos) continuamente ao longo do trajeto do nervo
Nervo periférico	• Um ou mais fascículos revestidos pelo epineuro • A maioria dos nervos periféricos apresenta fascículos motores e também sensitivos
Epineuro	• Envolve todos os fascículos do nervo periférico; protege e nutre os fascículos
Perineuro	• Envolve fascículos individuais, promove ao nervo periférico resistência à tração
Endoneuro	• Envolve as fibras nervosas (axônios); protege e nutre as fibras nervosas
Suprimento sanguíneo	• Intrínseco: plexo vascular dentro do endoneuro, perineuro e epineuro • Extrínseco: vasos que entram no epineuro ao longo do seu trajeto

1 Ciência Básica • NERVOS

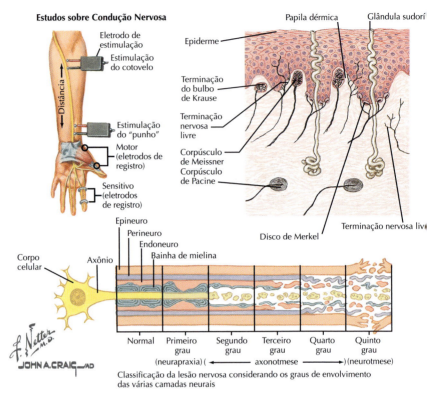

Classificação da lesão nervosa considerando os graus de envolvimento das várias camadas neurais

ESTRUTURA	COMENTÁRIO
FUNÇÃO DO NERVO	
Condução nervosa	• Potencial de repouso: uma diferença polar é mantida entre os ambientes intra e extracelular • Potencial de ação: mudança na permeabilidade dos íons Na$^+$ causa a despolarização das células, produzindo a condução do impulso
Estudo da condução nervosa (ECN)	• Medições da velocidade da condução nervosa, utilizando uma combinação de eletrodos de estimulação e registro • A velocidade pode ser reduzida pela compressão ou desmielinização (lesão ou doença)
Receptores	• Vários tipos: de dor, pressão, térmico, mecânico etc. • Corpúsculo de Pacine: pressão; Meissner: dinâmico 2 pontos (rápido); Merkel: estático 2 pontos (estático)
Transtornos	• **Guillain-Barré**: fraqueza/paralisia motora ascendente. Causada pela desmielinização dos nervos periféricos. Normalmente seguida de uma síndrome viral. A maioria dos casos é autolimitada. Pode requerer IGIV • **Charcot-Marie-Tooth**: transtorno autossômico dominante. Transtorno desmielinizante que afeta os nervos motores > sensitivos. Afeta frequentemente os músculos fibulares e intrínsecos das mãos e dos pés: pés cavos, dedos (mão) em garra
LESÕES NERVOSAS	
Classificação	• De Seddon: 3 categorias de lesão: neuropraxia, axonotmese e neurotmese • De Sunderland: 5 graus (axonotmese subdividido em 3, com base no endo, peri ou epineuro intactos)
Neuropraxia	• Dano local da bainha de mielina (frequentemente em virtude da compressão), axônio está intacto; não há degeneração distal
Axonotmese	• Rompimento do axônio e da bainha de mielina, o epineuro está intacto; ocorre degeneração walleriana
Neurotmese	• Rompimento completo do nervo; prognóstico ruim; o reparo cirúrgico do nervo é geralmente necessário

NERVOS • Ciência Básica

Fisiologia da Junção Neuromuscular

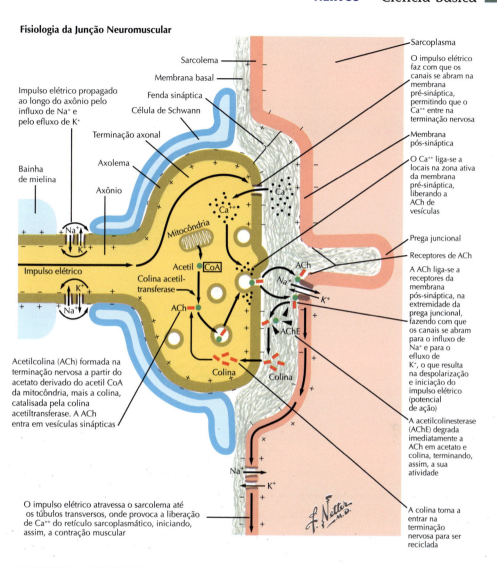

ESTRUTURA	COMENTÁRIO
JUNÇÃO NEUROMUSCULAR	
Junção neuromuscular	• Sinapse do axônio do neurônio motor com o músculo (placa motora) • A acetilcolina (neurotransmissor) armazenada no axônio atravessa a fenda sináptica e liga-se a receptores no retículo sarcoplasmático, levando à despolarização
Unidade motora	• Todas as fibras musculares são inervadas por um único neurônio motor
Eletromiografia (EMG)	• Avalia as unidades motoras para determinar se a disfunção muscular é proveniente do nervo, da junção neuromuscular ou de seus próprios músculos. A fibrilação é anormal
Distúrbios	• **Miastenia grave:** déficit relativo de receptores de acetilcolina, em razão da ligação competitiva dos anticorpos derivados do timo. O tratamento envolve a timectomia ou agentes antiacetilcolinesterase

NETTER ATLAS DE ANATOMIA ORTOPÉDICA   23

1 Ciência Básica • MÚSCULOS

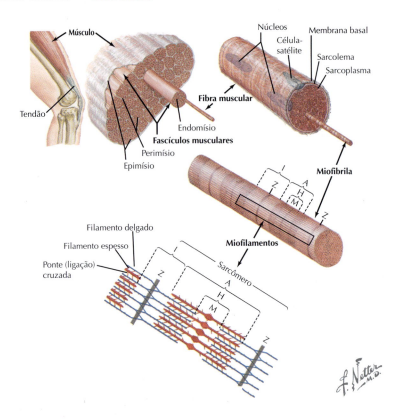

COMENTÁRIO	
ANATOMIA MUSCULAR	
Tipos de músculo	• Músculo liso (p. ex., túnica muscular do intestino), cardíaco e esquelético • Músculo esquelético: sob o controle voluntário; possui uma origem e uma inserção • Tipos: tipo I "de contração lenta" são aeróbicos; tipo II "de contração rápida" são anaeróbicos
Músculo	• Composto por múltiplos fascículos (feixes) envolvidos pelo epimísio
Fascículo (feixe)	• Composto por várias fibras (células) musculares envolvidas pelo perimísio
Fibra (célula)	• Célula muscular alongada composta por múltiplas miofibrilas envolvidas pelo endomísio
Miofibrila	• Composta por múltiplos miofilamentos organizados de uma extremidade à outra, sem um tecido circundante
Sarcômero	• Composto por filamentos interdigitais espessos (miosina) e delgados (actina) organizados em bandas • O intervalo entre duas linhas Z define o comprimento de um sarcômero • Banda A: comprimento do filamento espesso, não muda com a contração • Banda I (somente actina), banda H (somente miosina) e o comprimento do sarcômero muda com a contração
Miosina	• Filamento espesso; possui uma "cabeça" que liga-se ao ATP e prende-se aos filamentos delgados (actina)
Actina	• Filamento delgado; fixada nas linhas Z, associada à troponina e tropomiosina
Troponina	• Associada à actina e tropomiosina, liga-se aos íons de Ca^{++}
Tropomiosina	• Molécula longa, situa-se no sulco helicoidal da actina e bloqueia a ligação da miosina com actina
Retículo sarcoplasmático	• Armazena íons de cálcio intracelular (nos túbulos T), os quais são estimulados a liberá-los durante a contração

MÚSCULOS • Ciência Básica

Mecânica Bioquímica da Contração Muscular

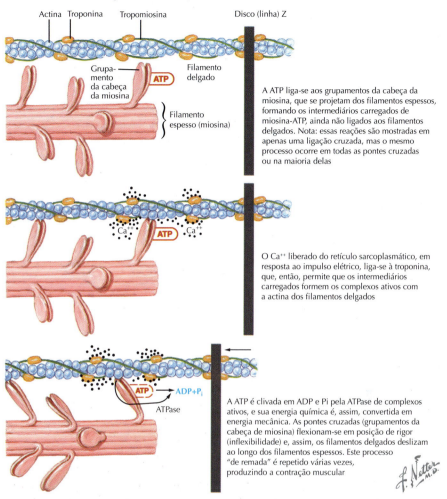

COMENTÁRIO	
CONTRAÇÃO MUSCULAR	
Etapas	• A contração é iniciada quando a acetilcolina se liga aos receptores no retículo sarcoplasmático, despolarizando-os • A despolarização causa liberação de Ca^{++}, que se liga às moléculas de troponina. Essa ligação faz com que a tropomiosina se mova, permitindo que a cabeça da miosina ativada (ligada à ATP) se ligue à actina • A quebra da ATP gera a contração dos filamentos (encurtamento dos sarcômeros) e a liberação dos filamentos (actina e miosina) na preparação para a repetição do processo
Tipos	
Isotônica	• A tensão/resistência muscular é constante durante a contração
Excêntrica	• O músculo alonga-se durante a sua contração. Mecanismo de lesão comum (p. ex., ruptura do bíceps e quadríceps)
Concêntrica	• O músculo encurta enquanto contrai
Isométrica	• O comprimento do músculo é constante (alteração da resistência)
Isocinética	• O músculo contrai-se em velocidade constante; melhor para o fortalecimento muscular

Ciência Básica • MÚSCULOS

Anatomia do Tendão

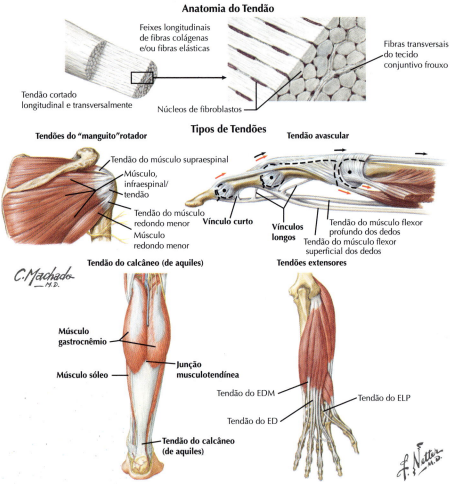

ESTRUTURA	COMENTÁRIO
TENDÃO	
Função	• Fixação dos músculos aos ossos para que o músculo possa realizar sua função
Anatomia Fibrila	• Vários formatos e tamanhos (longos, largos, curtos, planos etc.)
	• Colágeno tipo I agrupado em microfibrilas, e a seguir em subfibrilas, depois em fibrilas, envolvido pelo endotendão
Fascículo	• Fibroblastos e fibrilas envolvidos pelo peritendão
Tendão	• Grupos de fascículos envolvidos pelo epitendão
Inserção	• Tecido tendíneo (basicamente colágeno tipo I) fixa-se à fibrocartilagem
	• Fibrocartilagem fixa-se à fibrocartilagem calcificada (fibras de Sharpey)
	• Fibrocartilagem calcificada (fibras de Sharpey) fixam-se ao osso/periósteo
Suprimento sanguíneo	• Tendões vasculares possuem um paratendão (sem bainha) que os envolve e fornece o suprimento sanguíneo
	• Tendões avasculares (com bainha) possuem vínculos tendíneos para fornecer o suprimento sanguíneo
Junção musculotendínea	• Transição do músculo para o tendão; porção mais fraca do complexo miotendíneo; é o local onde ocorre a maioria das lesões

MÚSCULOS • Ciência Básica

Etiologia da Síndrome do Compartimento

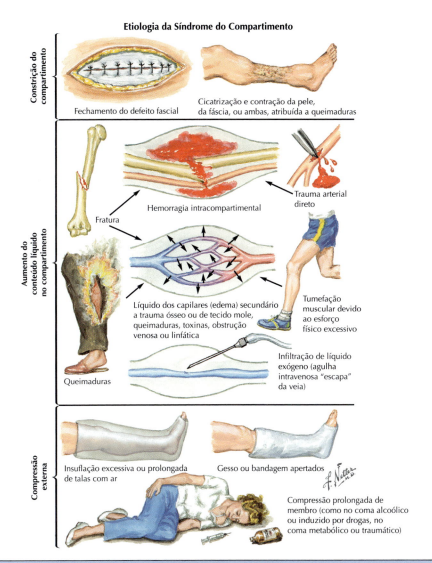

COMENTÁRIO
COMPARTIMENTOS MUSCULARES
Músculos estão contidos dentro de espaços osteofibrosos (ossos/fáscias) conhecidos como compartimentos

Síndrome do compartimento
- Resulta do aumento da pressão no interior do compartimento osteofibroso
- Etiologia variada (fratura/hematoma, edema, queimaduras, compressão etc.)
- O aumento da pressão oclui o suprimento sanguíneo para os compartimentos musculares
- Sintomas: 5 sinais: dor (no estiramento passivo, mais sensível), parestesias, paralisia, palidez e ausência de pulso (achado tardio)
- Exames físicos: compartimentos firmes/tensos, +/− presença de alguns ou todos os 5 sintomas; esse é o diagnóstico clínico
- Dois métodos para testes de pressão intracompartimental: 1. valor absoluto, 2. intervalo entre as pressões sanguíneas diastólicas
- A liberação compartimental/fasciotomia é uma emergência cirúrgica para prevenir a necrose/contratura muscular

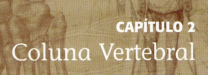

CAPÍTULO 2
Coluna Vertebral

Anatomia Topográfica	30
Osteologia	31
Radiologia	37
Trauma	39
Articulações	43
História da Doença Atual	48
Exame Físico	49
Músculos	53
Nervos	59
Artérias	65
Distúrbios	68
Distúrbios Pediátricos	72
Acessos Cirúrgicos	73

2 Coluna Vertebral • ANATOMIA TOPOGRÁFICA

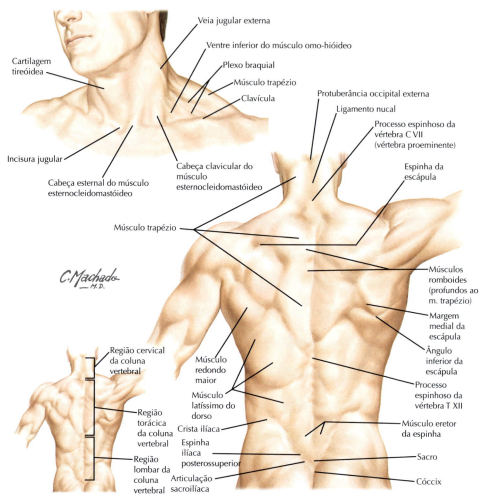

ESTRUTURA	APLICAÇÃO CLÍNICA
Plexo braquial	Bloqueio nervoso entre os músculos escalenos, comumente utilizado para os procedimentos das extremidades superiores
M. esternocleidomastóideo	Contraído em torcicolos
M. trapézio	Músculo grande; espasmo muscular do m. trapézio é uma causa comum de dor no pescoço e na região alta do dorso
Músculos romboides	Uso excessivo e espasmo comumente causam dor na região alta do dorso
Processo espinhoso de C VII	A "vértebra proeminente" é um ponto anatômico facilmente palpável
Crista ilíaca	Área de contusão da crista ilíaca Região comum para retirada de enxerto ósseo autólogo
Músculo eretor da espinha	Uso excessivo e espasmo são causas comuns de lombalgia
Espinha ilíaca posterossuperior	Área para retirada de enxerto ósseo em procedimentos posteriores da coluna vertebral
Articulação sacroilíaca	Degeneração ou lesão desta articulação pode causar lombalgia
Cóccix	Extremidade distal da coluna vertebral ("osso da cauda"), que pode ser fraturada durante uma queda

OSTEOLOGIA • Coluna Vertebral

INFORMAÇÕES GERAIS

- 33 vértebras: 7 cervicais, 12 torácicas, 5 lombares, 5 sacrais (fundidas), 4 coccígeas (fundidas)
- Vértebras formam uma coluna vertebral funcional
- Teoria das três colunas de Denis: a coluna vertebral é dividida em três segmentos
  - Anterior: LLA e 2/3 anteriores dos corpos vertebrais e do anel fibroso (ânulo)
  - Médio: LLP e terço posterior dos corpos vertebrais e do anel fibroso (ânulo)
  - Posterior: pedículos dos arcos vertebrais, lâminas dos arcos vertebrais, processos espinhosos e ligamentos
- Curvaturas da coluna vertebral: curvaturas normais
  - Lordose cervical
  - Cifose torácica
  - Lordose lombar
  - Cifose sacral

Regiões da Coluna Vertebral

Cervical	C I-C II: funcionam como ossos únicos que permitem a estabilização do osso occipital na coluna vertebral e a rotação da cabeça. Movimentos: rotação e flexão/extensão
Torácica	Relativamente rígida devido às articulações com as costelas. Movimentos: rotação; flexão/extensão (mínimas)
"Toraco-lombar"	Transição da orientação das faces articulares dos processos articulares, de semicoronais para sagitais. Os segmentos são móveis. Área mais comum de lesões na região inferior da coluna vertebral
Lombar	Maiores vértebras. Região comumente afetada por dor. Contém a cauda equina. Movimentos: flexão/extensão; rotação (mínima)
Sacral	Não há movimento. É o centro da pelve

Vértebras

- Ossos com formas únicas que sustentam a musculatura axial e protegem a medula espinal e as raízes dos nervos espinais

Corpo vertebral (centro)	Presença de cartilagem articular em ambas as faces intervertebrais (superior e inferior). Articula-se com os discos intervertebrais e torna-se maior distalmente
Arco vertebral	Constituído por pedículos e lâminas. Desenvolve-se de dois centros de ossificação que se fundem. Defeitos no processo de fusão causam a espinha bífida. Os arcos vertebrais formam o canal vertebral para a medula espinal
Processos	Espinhosos: áreas de inserção para ligamentos Transversos: áreas de inserção para as costelas e os ligamentos
Forames	Vertebrais: medula espinal/cauda equina Intervertebrais: locais de saída das raízes dos nervos espinais

NÍVEL	ESTRUTURA CORRESPONDENTE
C II-C III	Mandíbula
C III	Osso hioide
C IV-C V	Cartilagem tireóidea
C VI	Cartilagem cricóidea
C VII	Vértebra proeminente
T III	Espinha da escápula
T VII	Processo xifoide; ângulo inferior da escápula
T X	Umbigo
L I	Cone medular (extremidade da medula espinal)
L III	Bifurcação da aorta
L IV	Crista ilíaca

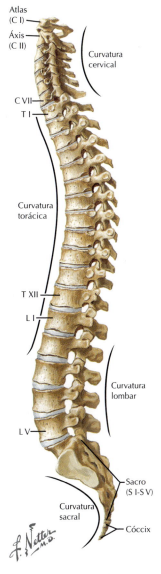

Vista lateral esquerda

NETTER ATLAS DE ANATOMIA ORTOPÉDICA

2 Coluna Vertebral • OSTEOLOGIA

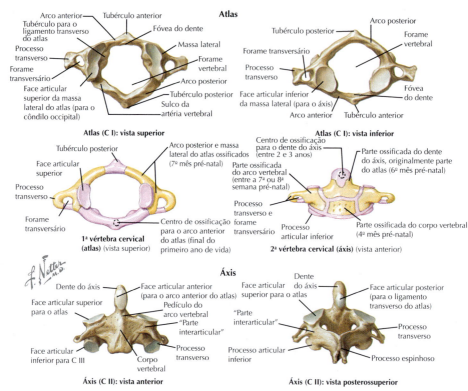

CARACTERÍSTICAS	CENTROS DE OSSIFICAÇÃO		FUSÃO	COMENTÁRIOS
CERVICOCRANIANO				
Atlas (C I)				

• Forma de anel
• Duas massas laterais com faces articulares (côncavas)
• Dois arcos vertebrais conectam as massas laterais:
  ○ tubérculo anterior
  ○ tubérculo posterior
• Processos transversos apresentam forames
	Massas laterais/arcos posteriores
	
	Corpo/arco vertebral anterior
		7º mês fetal até o nascimento
		
		6º-12º mês
			3-4 anos
			
			7 anos
				• Arcos vertebrais são suscetíveis às fraturas
				• Faces articulares superiores (côncavas) articulam-se com o occipital; faces articulares inferiores articulam-se com C II
				• Arco posterior do atlas possui um sulco para a artéria vertebral
				• Local de inserção do LLA e do m. longo do pescoço
				• Local de inserção do ligamento nucal
				• Processos transversos apresentam forames
				• Artéria vertebral passa através do forame transversário

Áxis (C II)				
• Corpo vertebral • Dente do áxis • Massas laterais com faces articulares e dois pequenos processos transversos • Pedículos dos arcos vertebrais (entre as faces articulares) • Processo espinhoso	**Primário** Corpo vertebral Massa lateral/arco vertebral [2] Dente do áxis – corpo vertebral Ápice do dente	4º mês fetal 7º mês fetal 6º mês fetal 2-3 anos	3-7 anos 2 anos 3-6 anos 12 anos	• Dente do áxis projeta-se superiormente, permitindo a rotação de C I-C II; estabilizador horizontal primário • Faces articulares superiores côncavas permitem rotação • Artéria vertebral através do forame transversário • Pedículo do arco vertebral (istmo) suscetível à fratura • Bífido, relativamente grande e palpável
Há dois centros de ossificação secundários no áxis: ossículo terminal e a epífise anular inferior				

OSTEOLOGIA • Coluna Vertebral

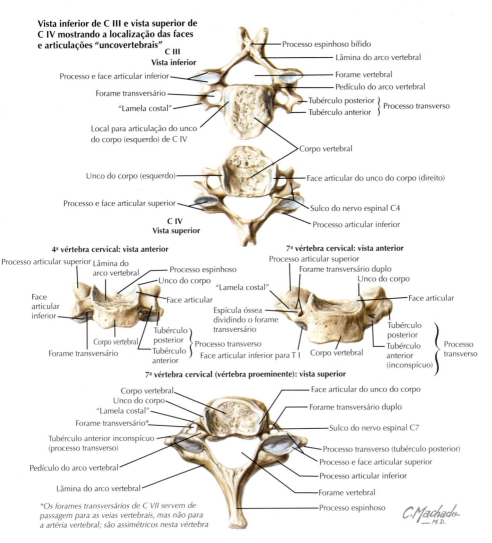

CARACTERÍSTICAS	CENTROS DE OSSIFICAÇÃO	FUSÃO		COMENTÁRIOS
\multicolumn{5}{c}{CERVICAL (C III-C VII)}				
• Corpo vertebral	**Primário**			• Côncava superiormente, convexa inferiormente
• Uncos dos corpos [2]	Corpo vertebral/centro	7ª-8ª semana	6 anos	• Articulam-se com os corpos vertebrais adjacentes
• Pedículos dos arcos vertebrais: pequenos	Arco vertebral [2]	fetal	5-8 anos	• Anguladas (medial e superiormente), muito pequenas para fixação com parafusos
• Processos transversos	**Secundário**			• Apresentam forames para a artéria vertebral, exceto C VII
• Massas laterais [2] faces articulares	Processos espinhosos	12-15 anos	25 anos	• Podem aceitar parafusos quando anguladas lateralmente (artéria em risco dentro do forame)
• Faces articulares (superior e inferior)	Processos transversos [2]			• Orientação semicoronal permite flexão e extensão
• Lâmina do arco vertebral	Epífise anular [2]			• Conecta as massas laterais aos processos espinhosos
• Processo espinhoso				• Geralmente são bífidas (C III-C V); C VII é a maior

2 Coluna Vertebral • OSTEOLOGIA

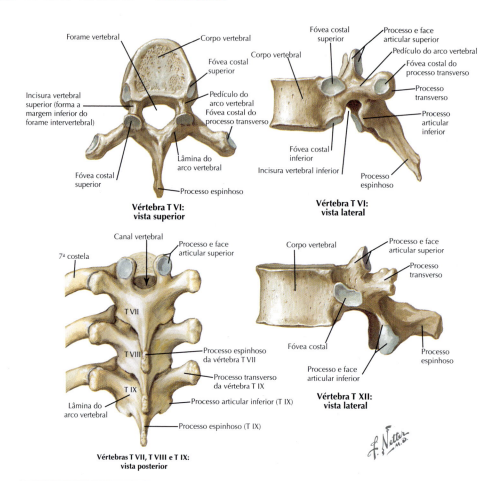

CARACTERÍSTICAS	CENTROS DE OSSIFICAÇÃO		FUSÃO	COMENTÁRIOS
	TORÁCICA			
• Corpo vertebral: fóveas costais (articulam-se com as costelas)	**Primário** Corpo vertebral/centro Arco vertebral [2] **Secundário** Processos espinhosos Processos transversos [2] Epífise anular [2]	7ª-8ª semana fetal 12-15 anos	6 anos 5-8 anos 25 anos	• As vértebras torácicas superiores têm fóveas costais superiores e inferiores; as vértebras torácicas inferiores têm uma única fóvea costal
• Pedículos dos arcos vertebrais: aumentam de tamanho na região baixa da coluna vertebral				• Podem aceitar parafusos para fixação da coluna; têm orientação anteromedial
• Processos/faces articulares				• Faces articulares dos processos articulares são semicoronais, permitindo rotação, porém mínima flexão/extensão
• Processos transversos				• Apresentam fóveas costais na parte superior da região torácica
• Lâmina do arco vertebral • Processo espinhoso				• Lâminas largas e sobrepostas (como se fossem telhas) • Longo e bastante inclinado inferiormente
Referência anatômica para fixação de parafusos nos pedículos dos arcos vertebrais: junção das linhas que passam através do terço superior dos processos transversos e bem próximas à parte lateral da linha vertical que passa através das fóveas costais				

OSTEOLOGIA • Coluna Vertebral

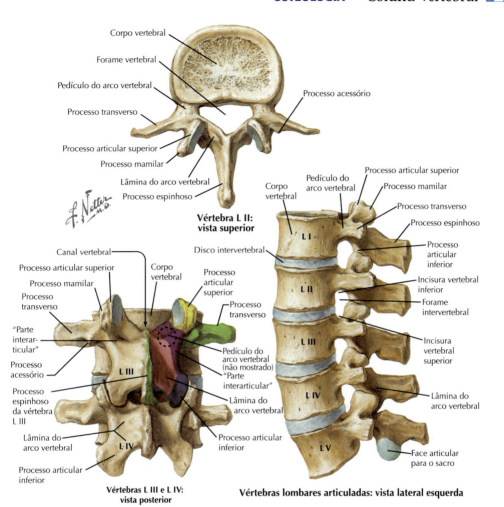

Vértebra L II: vista superior

Vértebras L III e L IV: vista posterior

Vértebras lombares articuladas: vista lateral esquerda

CARACTERÍSTICAS	CENTROS DE OSSIFICAÇÃO		FUSÃO	COMENTÁRIOS
	LOMBAR			
• Corpo vertebral: grande • Pedículos dos arcos vertebrais: largos e curtos, porém fortes • Processos e faces articulares: apresentam o processo mamilar • "Parte interarticular"	**Primário** Corpo vertebral/centro Arco vertebral [2] **Secundário** Processos mamilares Epífise anular [2]	7ª-8ª semana fetal 12-15 anos	6 anos 5-8 anos 25 anos	• Largo, oval e em forma cilíndrica • A orientação muda ao longo do segmento lombar; essa porção óssea aceita fixação com parafusos • A orientação sagital permite flexão/extensão • As faces articulares (dos processos articulares) superiores voltam-se medialmente e as inferiores lateralmente • Área entre as faces articulares que serve para fixação da espondilólise/fratura
• Processos transversos • Lâmina do arco vertebral • Processo espinhoso	Processo transverso [2] Processo espinhoso			• Podem ocorrer fraturas por avulsão neste local • Não se sobrepõem às dos níveis adjacentes • Longos e palpáveis posteriormente

Referência anatômica para fixação de parafusos nos pedículos dos arcos vertebrais: linhas de junção que passam pelo meio dos processos transversos e pela margem das articulações dos processos articulares
O defeito na fusão dos centros de ossificação das duas partes dos arcos vertebrais (pedículo/lâmina) resulta na patologia conhecida como espinha bífida

2 Coluna Vertebral • OSTEOLOGIA

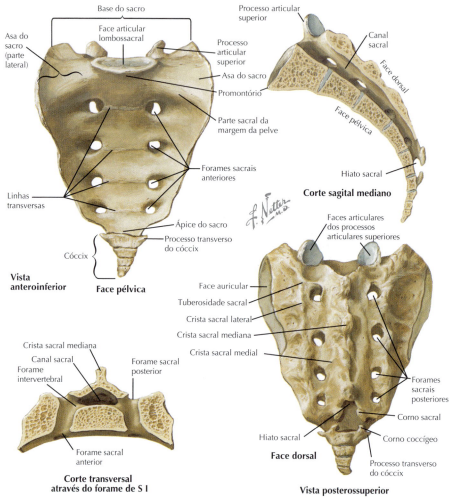

CARACTERÍSTICAS	CENTROS DE OSSIFICAÇÃO		FUSÃO	COMENTÁRIOS
SACRO				
• 5 vértebras fundidas • 4 pares de forames sacrais (direitos e esquerdos) • Asa do sacro expande-se lateralmente • Ápice cifótico em S III (aproximadamente 25°) • Canal sacral abre-se distalmente por meio do hiato sacral	**Primário** Corpo vertebral Arcos vertebrais Face costal **Secundário**	7ª-8ª semana fetal 11-14 anos	2-8 anos 12-18 anos	• Transmite o peso do corpo para a pelve • Os nervos saem através dos forames sacrais • A asa do sacro é uma região onde comumente ocorrem fraturas • O canal sacral torna-se mais estreito distalmente • Os segmentos fundem-se uns aos outros na puberdade
CÓCCIX				
• 4 vértebras fundidas • Não apresenta traços característicos das vértebras típicas • Os ossos tornam-se menores distalmente	**Primário** Corpo vertebral Arcos vertebrais	7ª-8ª semana fetal	1-2 anos 7-10 anos	• Encontra-se fixado nos músculos glúteo máximo e coccígeo • Não apresenta forames intervertebrais; é distal ao hiato sacral • Região comum para fraturas

RADIOLOGIA • Coluna Vertebral

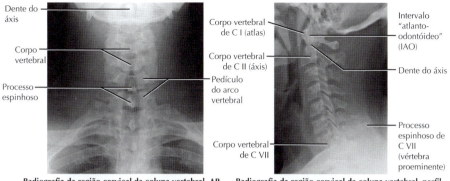

Radiografia da região cervical da coluna vertebral, AP
Radiografia da região cervical da coluna vertebral, perfil

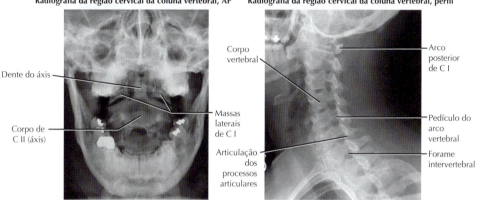

Radiografia da região cervical da coluna vertebral, dente do áxis ("odontoide")
Radiografia da região cervical da coluna vertebral, oblíqua

RADIOGRAFIA	TÉCNICA	ACHADOS	APLICAÇÃO CLÍNICA
REGIÃO CERVICAL DA COLUNA VERTEBRAL			
AP (anteroposterior)	Ereta/supina, feixe de curva suave em direção à cabeça, inclinado na parte média da região cervical da coluna vertebral	Corpos vertebrais (especialmente C III-C VII); espaços dos discos intervertebrais	Fraturas cervicais, espondilose
Em perfil (mesa cruzada)	Supina, feixe horizontal, em direção à parte média da região cervical (deve-se visualizar C VII)	Corpos vertebrais, espaços dos discos, 4 linhas facetárias: 1. Vertebral anterior (ILA); 2. Vertebral posterior (LLP); 3. Espinolaminar (ligamento amarelo); 4. Posterior (processos espinhosos)	Primeira radiografia em todos os casos de trauma. Fraturas e luxações. Intumescência retrofaríngea aumentada (> 6 mm em C II ou > 22 mm em C VI) pode indicar fratura
Do dente do áxis – "Odontoide" (com a boca aberta)	Feixe dentro da boca aberta	Dente do áxis e massas laterais	C I (Jefferson) ou C II/ fratura do dente
Incidência do nadador	Posição pronada, braço acima da cabeça, feixe dentro da axila	C VII, T I e T II	Utilizada quando a radiografia em perfil não mostra C VII. Utilizada para excluir a presença de fraturas cervicais
Oblíquas	AP, corpo em rotação de 45°	Forames intervertebrais e articulações dos processos articulares	Estenose dos forames intervertebrais
Vistas em flexão/extensão	Lateral, com flexão e extensão	Observa-se o mesmo que na radiografia em perfil	Instabilidade e espondilolistese
Diversas medidas podem ser feitas por meio da radiografia em perfil da região cervical da coluna vertebral 1. Intervalo "atlanto-odontóideo" (IAO): face posterior do arco anterior de C I até a margem anterior do dente do áxis (normal ≤ 3 mm) 2. Espaço disponível para medula espinal (EDM): face posterior do dente do áxis até a face anterior do arco posterior do atlas (normal = 17 mm) 3. Razão de força: básio (B) até o arco posterior de C I (C), opístio (O) até o arco anterior de C I (A). Razão BC/AO > 1 = luxação atlantocipital 4. Linha de Chamberlain: opístio até o palato duro. Ápice do dente do áxis ≤ 5 mm acima da linha. Medida > 5 mm representa invaginação basilar			

2 Coluna Vertebral • RADIOLOGIA

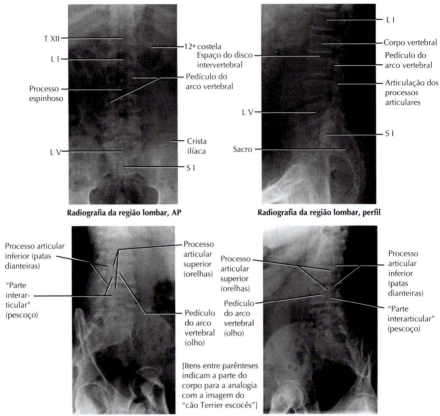

Radiografia da região lombar, AP

Radiografia da região lombar, perfil

Radiografia da região lombar, oblíqua

Radiografia da região lombar, oblíqua

[Itens entre parênteses indicam a parte do corpo para a analogia com a imagem do "cão Terrier escocês"]

RADIOGRAFIA	TÉCNICA	ACHADOS	APLICAÇÃO CLÍNICA
REGIÃO TORÁCICA DA COLUNA VERTEBRAL			
AP (anteroposterior)	Supina, feixe direcionado para a parte média da região torácica da coluna vertebral	Corpos vertebrais	Alinhamento, escoliose (ângulo de Cobb)
Em perfil	Lateral, feixe direcionado para a região torácica da coluna vertebral	Corpos vertebrais e elementos posteriores	Alinhamento, hipercifose, escoliose, fratura
Filmes inclinados	AP ou em perfil com inclinação	Vértebras torácicas	Flexibilidade das curvaturas escolióticas
REGIÃO LOMBAR DA COLUNA VERTEBRAL			
AP (anteroposterior)	Supina, quadris flexionados, feixe direcionado para L III	Corpos vertebrais, espaços dos discos intervertebrais, posições dos pedículos dos arcos vertebrais, processos transversos	Fratura (alargamento corpo-pedículo do arco vertebral, processo transverso), luxação
Em perfil	Lateral, quadris flexionados, feixe direcionado para L III	Corpos vertebrais, partes e espaços dos discos intervertebrais	Fraturas, espondilolistese
Oblíquas	AP, com o corpo virado a 45°	Forames intervertebrais, "parte interarticular", articulações dos processos articulares	Estenose foraminal, espondilose, hipertrofia facetária
Vistas em flexão/extensão	Lateral, com flexão/extensão	Mesmas estruturas observadas na radiografia em perfil	Instabilidade/espondilolistese

TRAUMA • Coluna Vertebral

Fratura do atlas (C I) (de Jefferson):
Cada arco pode ser quebrado em um ou mais pedaços

Fratura do dente do áxis

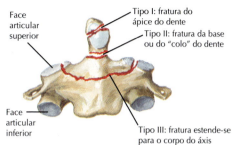

Espondilolistese traumática

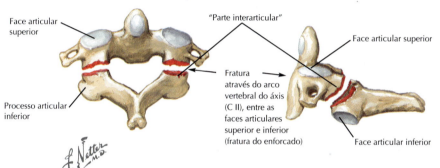

DESCRIÇÃO	AVALIAÇÃO	CLASSIFICAÇÃO	TRATAMENTO
\multicolumn{4}{LESÕES CERVICOCRANIANAS}			
• Lesões nesta região podem ser súbitas e devastadoras • Certificar-se de ter aplicado o protocolo ATLS • Luxação occipital/cervical: alta mortalidade, incidência aumentada em pacientes pediátricos • Instabilidade atlantoaxial: ruptura do ligamento transverso do atlas [LTA] +/- ligamentos alares e do ápice do dente determinam o grau de instabilidade • Em fraturas do dente do tipo II têm grande chance de ocorrer a pseudartrose • Espondilolistese traumática é uma fratura bilateral (similar à fratura do enforcado, mas com mecanismo diferente)	**HDA:** trauma de alta intensidade (p. ex., AVA, queda, mergulho), +/- dor, dormência, formigamento, fraqueza **EF:** estabilizar cabeça e pescoço Inspecionar e palpar o pescoço Exame neurológico: NC, reflexos motores e sensitivos das extremidades superiores e inferiores **RX:** em perfil, "odontoide", AP (básio para dente do áxis ≤5 mm e razão de força <1 é normal; IAO ≤3 mm é normal; vistas em flexão e extensão: avaliam a instabilidade dinâmica **TC:** melhor para todos os tipos de fraturas **RM:** ligamentos, medula espinal e raízes dos nervos espinais	**Dissociação occipitocervical/ instabilidade atlantoaxial:** 1. substância média, 2. avulsão **C I** (atlas) (7 tipos): compressão axial (3-4 fraturas, Jefferson) [1], arco posterior [2], cominutiva [3], arco anterior [4], massa lateral [5], processo transverso [6], tubérculo inferior [7] **C II** (áxis): ◦ **Fraturas do dente do áxis:** tipo 1: ápice, tipo 2: base (junção dente/corpo), tipo 3: corpo de C II ◦ **Espondilolistese traumática:** 1. não deslocada, 2. deslocada e angulada, 2a. angulada, 3. fratura com luxação dos processos articulares entre C II-C III	• Deslocamento O-C: halo vs fusão • C I-C II: IAO < 5 mm: colar • IAO >5 mm: fusão de C I-C II • Fratura C I: ◦ Instável/grande: fusão de C I-C II ◦ Estável: halo vs. colar, imobilização por 3 meses ◦ Avulsão: colar flexível por 6 semanas • Fraturas de C II: • Dente do áxis: ◦ Colar ◦ Redução aberta e fixação interna (RAFI) (deslocada) vs. halo (não deslocada) ◦ Halo com colete • Espondilolistese traumática ◦ Imobilização com colar ◦ Redução fechada/ halo vs. RAFI ◦ RAFI (parafusos em C II)

COMPLICAÇÕES: Ausência de consolidação (especialmente fraturas do dente ["odontóideas"] do tipo 2); neurológicas (trauma medular); dor persistente, instabilidade ou rigidez

2 Coluna Vertebral • TRAUMA

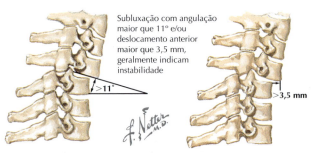

Subluxação com angulação maior que 11°

Deslocamento anterior maior que 3,5 mm

Subluxação com angulação maior que 11° e/ou deslocamento anterior maior que 3,5 mm, geralmente indicam instabilidade

Luxação da articulação dos processos articulares

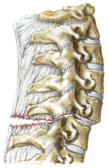
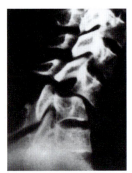

Luxação anterior do processo articular de C V sobre C VI com ruptura do ligamento interespinal, cápsulas articulares e fibras posteriores do disco intervertebral

Radiografia (em perfil) mostrando a luxação bilateral dos processos articulares de C V – C VI

DESCRIÇÃO	AVALIAÇÃO	CLASSIFICAÇÃO	TRATAMENTO
FRATURAS CERVICAIS SUBAXIAIS			

• Fratura por compressão: envolve a metade anterior do corpo vertebral
• Fratura por explosão: envolve todo o corpo vertebral, com retropulsão para dentro do canal vertebral
• Instabilidade (White & Panjabi):
  ○ >3,5 mm de translação
  ○ >11° de angulação cifótica
  ○ Teste de alongamento positivo
  ○ Lesão neural (medula espinal ou raiz do nervo espinal)
  ○ Elementos anteriores destruídos
  ○ Elementos posteriores destruídos
  ○ Canal vertebral estreitado
  ○ Estreitamento do espaço dos discos intervertebrais
• Antecipação de sobrecargas pesadas
	HDA: trauma de alta intensidade (p. ex., AVA, queda, mergulho), + / − dor, dormência, formigamento, fraqueza
	EF: estabilizar cabeça e pescoço; Inspecionar e palpar o pescoço. Exame neurológico: NC, reflexos motores e sensitivos das extremidades superiores e inferiores
	RX: em perfil, do dente ("odontoide"), AP Avaliar por critérios de estabilidade Vistas em flexão e extensão: avaliação da instabilidade dinâmica
	TC: melhor para todos os tipos de fraturas
	RM: investigação dos ligamentos posteriores e herniação do disco intervertebral na medula espinal
		Mecanismo (cada classe é subdividida de acordo com a gravidade):
		1. Flexão-compressão [nº 1]
		2. Compressão vertical
		3. Flexão-distração [nº 2]
		4. Extensão-compressão
		5. Extensão-distração
		6. Flexão lateral
		Descritiva
		  Compressão
		  Por explosão
		  Deslocamento do processo articular
		    Unilateral
		    Bilateral
			• Fratura por compressão: colar
			• Fratura por explosão: CADF (corpectomia anterior, discectomia e fusão [lâmina ant.]) – vs. descompressão/fusão posterior
			• Flexão-compressão:
			  ○ Estável: colar ou halo;
			  ○ Instável: fusão ant. ou post.
			• Flexão-distração/luxação de processo articular: fechada (aguda, apresentação consciente) vs. aberta (inconsciente ou de apresentação tardia): redução anterior (CADF) ou posterior com fusão espinal posterior

COMPLICAÇÕES: Neurológicas: quadriplegia, paraplegia, radiculopatia. Vasculares: artéria vertebral. Imobilização: halo			

TRAUMA • Coluna Vertebral

Conceito das Três Colunas de Estabilidade da Coluna Vertebral

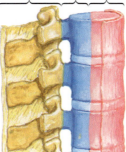

Coluna posterior | Coluna média | Coluna anterior

Conceito das três colunas. Se mais de uma coluna for comprometida pela fratura, geralmente resultará em instabilidade da coluna vertebral

Vista lateral. Note que os processos articulares laterais ("art. zigoapofisial") da coluna posterior unem-se com os forames intervertebrais da coluna média

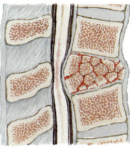

Fratura por explosão

A fratura por explosão de um corpo vertebral instável, envolvendo as colunas anterior e média, resultou em instabilidade e compressão da medula espinal

Fratura de Chance

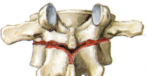

Flexão
A distração resulta em fratura transversa completa ao longo de toda vértebra. Note o efeito de dobradiça do ligamento longitudinal anterior

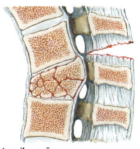

Fratura/Luxação:
Todas as três colunas estão envolvidas

DESCRIÇÃO	AVALIAÇÃO	CLASSIFICAÇÃO	TRATAMENTO
	**FRATURAS TORACOLOMBARES**		

DESCRIÇÃO	AVALIAÇÃO	CLASSIFICAÇÃO	TRATAMENTO
• Mecanismo: AVA ou queda (a parte do cinto que passa pelo pescoço pode servir de fulcro para causar uma fratura por flexão-distração) • A junção toracolombar é o local mais comumente fraturado ou lesionado • Determinar a estabilidade é a chave para o tratamento • Teoria das três colunas (Denis): >1 coluna lesionada = instabilidade • Fratura por explosão: causada por 1. flexão, 2. compressão axial • Fratura de Chance: fratura por flexão-distração, todas as três colunas falham em tensão	HDA: trauma de alta intensidade, +/− dor, dormência ou fraqueza EF: palpação para avaliação Exame neurológico: reflexos motores e sensitivos da extremidade inferior (incluindo esfíncter anal e bulbocavernoso) RX: em perfil, altura do corpo, cifose AP (alargamento do pedículo) Vistas em flexão/extensão: avaliação da instabilidade dinâmica TC: melhor exame para todos os tipos de fraturas Avalia a retropulsão RM: investigação dos discos intervertebrais e ligamentos posteriores	**Compressão:** somente 1 coluna (anterior), fratura estável **Fratura por explosão estável:** 2 colunas 1. <25° cifose 2. <50% perda da altura do corpo 3. <50% retropulsão de canal **Fratura por explosão instável:** 2-3 colunas falham, de acordo com os critérios, ou apresentam comprometimentos neurológicos **Flexão-distração:** 2-3 colunas; as colunas falham do sentido posterior para o anterior **Translação (fratura/luxação):** todas as 3 colunas falham: instabilidade	• Compressão: observação ou órtese por 12 semanas • Fratura por explosão estável: órtese OTLS ou colete em hiperextensão por 12 semanas (refazer uma radiografia para confirmar estabilidade) • Fratura por explosão instável: descompressão e fusão espinal posterior • Flexão-distração: a maioria requer fusão posterior • Translação: necessita de redução e estabilização/fusão

COMPLICAÇÕES: Neurológicas: Medula espinal/lesão da cauda equina. Imobilização: TVP, EP. Cirúrgicas: Infecção, rupturas durais.

Coluna Vertebral • TRAUMA

Síndrome da parte central da medula espinal
Hemorragia e edema da parte central da medula espinal. Partes dos três tratos principais comprometidas em ambos os lados. Os membros superiores são mais afetados que os membros inferiores

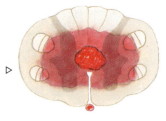

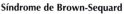

Síndrome da artéria espinal anterior
A artéria é lesionada por espículas ósseas ou cartilagíneas (área afetada sombreada). Perda bilateral de função motora e de sensibilidade à dor abaixo do segmento lesionado. Sentido de posição preservado

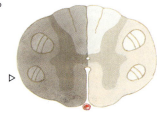

Síndrome de Brown-Sequard
Um lado da medula espinal é afetado. Perda de função motora e sentido de posição no mesmo lado e perda da sensibilidade à dor no lado oposto

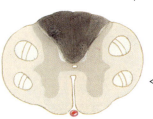

Síndrome do funículo posterior (incomum)
Perda do sentido de posição abaixo do nível da lesão; preservação da função motora e da sensibilidade à dor

DESCRIÇÃO	AVALIAÇÃO	CLASSIFICAÇÃO	TRATAMENTO
\multicolumn{4}{TRAUMA DA MEDULA ESPINAL}			

• Mais comum em homens jovens
• Grande associação de fraturas da região cervical da coluna vertebral (facilmente esquecida)
• Central: nº 1, mecanismo de hiperextensão, observado em idosos com espondilose cervical
• Anterior: nº 2, pior prognóstico
• Brown-Sequard: geralmente trauma penetrante, lesão rara, com melhor prognóstico
• Posterior: muito raro; este padrão pode não existir
	HDA: trauma de alta intensidade (AVA ou queda), + / – dormência ou fraqueza
	EF: encontrar o nível neurológico funcional mais baixo
	Central: perda motora MS>MI
	Anterior: perda motora e sensitiva MI>MS, propriocepção intacta
	B-S: perda motora ipsilateral, perda da sensibilidade à dor e temperatura contralateral
	RX: critério de exclusão para ver fratura da região cervical da coluna vertebral
	TC: para exclusão ou avaliação de fratura da região cervical da coluna vertebral
	RM: mostra a medula espinal, herniação do disco intervertebral sobre a medula espinal, ligamentos posteriores
		• **Completo:** nenhuma função abaixo do nível da lesão (choque medular deve ser resolvido antes do diagnóstico)
		• **Incompleto:** reserva parcial da função distal
		  ◦ **Central:** substância cinzenta central
		  ◦ **Anterior:** tratos espinotalâmico e corticospinal não são afetados, colunas posteriores poupadas
		  ◦ **Brown-Sequard:** metade lateral da medula espinal ("hemissecção")
		  ◦ **Posterior:** posterior: colunas posteriores
			• Metilprednisolona IV, dentro das 8 h após a lesão pode melhorar o nível funcional
			• A maioria dos pacientes recupera 1 (ou 2) níveis de função, no caso de lesões completas
			• Descompressão da medula espinal (reduzir luxações ou remover fragmentos ósseos) com imobilização interna ou externa (p. ex., colar ou halo)

COMPLICAÇÕES: Neurológicas; disreflexia autônoma (tratar com cateter urinário/desimpactação retal); instabilidade da coluna vertebral

- Choque medular (espinal): paralisia/arreflexia por lesão fisiológica da medula espinal. O retorno do reflexo bulbocavernoso marca o fim do choque medular
- Choque neurogênico: Hipotensão com bradicardia. Tônus simpático (tônus vagal sem oposição) diminuído. Tratar com vasopressores
- Choque hipovolêmico: Hipotensão com taquicardia. Tratar com ressuscitação por fluido/volume

ARTICULAÇÕES • Coluna Vertebral

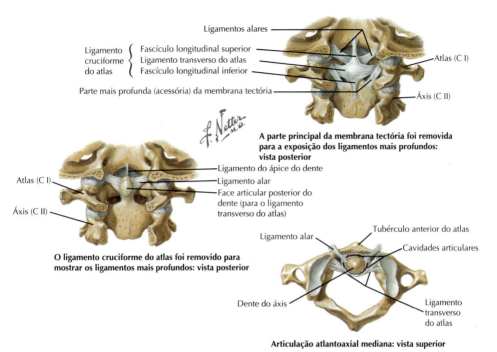

Articulação atlantoaxial mediana: vista superior

LIGAMENTO	FIXAÇÕES	COMENTÁRIOS
ARTICULAÇÃO ATLANTOCCIPITAL		
• Articulação entre os côndilos occipitais convexos e as faces articulares superiores côncavas do atlas (C I). Essa articulação é horizontal (especialmente em crianças) e permite a rotação; entretanto, é inerentemente instável horizontalmente. ADM: flexão/extensão 25°; inclinação lateral 5° (cada lado); rotação 5° (cada lado).		
Cápsula articular	Envolve a articulação (côndilo e face articular)	Tecido frouxo confere mínima estabilidade
Membrana atlantoccipital anterior	Arco anterior do atlas até a margem anterior do forame magno	Continuação do LLA
Membrana tectória	Porção posterior do áxis até a margem anterior do forame magno	Estabilizador primário. Continuação do LLP (limita a extensão)
Membrana atlantoccipital posterior	Arco posterior do atlas até a margem posterior do forame magno	Homólogo do ligamento amarelo
ARTICULAÇÃO ATLANTOAXIAL (C I-C II)		
• Existem três articulações: Articulação atlantoaxial mediana (tipo trocóidea): entre o dente do áxis e o arco anterior do atlas. Articulações atlantoaxiais laterais [2] (planas): entre as faces articulares do atlas e do áxis, permitindo rotação. ADM: flexão/extensão 20°; inclinação lateral 5° (cada lado); rotação 40° (cada lado). Fornecem 50% da capacidade de rotação cervical		
Cápsula articular	Envolve as articulações das facetas laterais	Cápsula frouxa permite rotação
Ligamento cruciforme do atlas **Ligamento transverso do atlas** (LTA) Fascículo longitudinal superior Fascículo longitudinal inferior	Porção posterior do dente do áxis até o arco anterior do atlas Dente do áxis até a margem anterior do forame magno Dente do áxis até o corpo do áxis	Possui 3 componentes e situa-se anteriormente à membrana tectória É o ligamento mais forte, mantendo o atlas e o áxis unidos. IAO < 3 mm. Lesões resultam em instabilidade entre C I-C II. Posterior ao ligamento do ápice do dente, estabilizador secundário. Estabilizador secundário
Ligamentos alares	Dente do áxis até os côndilos occipitais	Fortes ligamentos estabilizadores que limitam a rotação e a inclinação lateral. Lesões resultam em instabilidade C I-C II.
Ligamento do ápice do dente	Dente do áxis até a margem anterior do forame magno	Ligamento delgado que fornece mínima estabilidade
Parte mais profunda (acessória) da membrana tectória	Corpo do áxis até os côndilos occipitais	Estabilizadores secundários

Coluna Vertebral • ARTICULAÇÕES

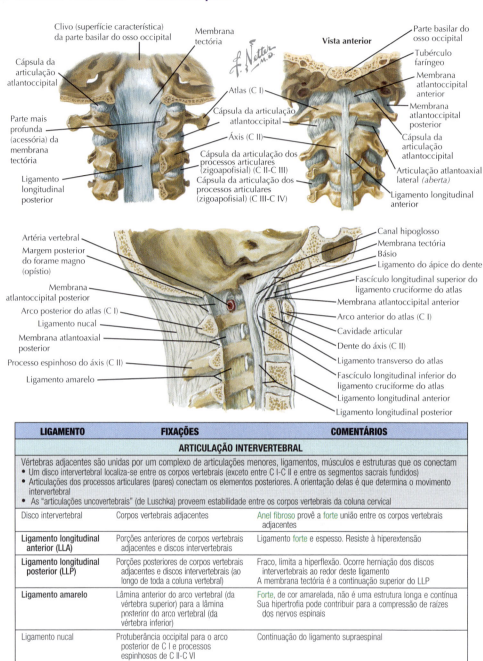

LIGAMENTO	FIXAÇÕES	COMENTÁRIOS
ARTICULAÇÃO INTERVERTEBRAL		
Vértebras adjacentes são unidas por um complexo de articulações menores, ligamentos, músculos e estruturas que os conectam • Um disco intervertebral localiza-se entre os corpos vertebrais (exceto entre C I-C II e entre os segmentos sacrais fundidos) • Articulações dos processos articulares (pares) conectam os elementos posteriores. A orientação delas é que determina o movimento intervertebral • As "articulações uncovertebrais" (de Luschka) proveem estabilidade entre os corpos vertebrais da coluna cervical		
Disco intervertebral	Corpos vertebrais adjacentes	Anel fibroso provê a forte união entre os corpos vertebrais adjacentes
Ligamento longitudinal anterior (LLA)	Porções anteriores de corpos vertebrais adjacentes e discos intervertebrais	Ligamento forte e espesso. Resiste à hiperextensão
Ligamento longitudinal posterior (LLP)	Porções posteriores de corpos vertebrais adjacentes e discos intervertebrais (ao longo de toda a coluna vertebral)	Fraco, limita a hiperflexão. Ocorre herniação dos discos intervertebrais ao redor deste ligamento A membrana tectória é a continuação superior do LLP
Ligamento amarelo	Lâmina anterior do arco vertebral (da vértebra superior) para a lâmina posterior do arco vertebral (da vértebra inferior)	Forte, de cor amarelada, não é uma estrutura longa e contínua Sua hipertrofia pode contribuir para a compressão de raízes dos nervos espinais
Ligamento nucal	Protuberância occipital para o arco posterior de C I e processos espinhosos de C II-C VI	Continuação do ligamento supraespinal
Ligamento supraespinal	Processos espinhosos dorsais de C VII	Forte. Sua continuação superior é o ligamento nucal
Ligamentos interespinais	Entre os processos espinhosos	Fracos. Sofrem rupturas nas lesões ligamentares por flexão-distração
Ligamentos intertransversários	Entre os processos transversos	Ligamentos fracos que adicionam pouco suporte
Ligamentos iliolombares	Processo transverso de L V para o ílio	Podem sofrer avulsão em fraturas pélvicas (p. ex., fratura vertical por cisalhamento)

ARTICULAÇÕES • Coluna Vertebral

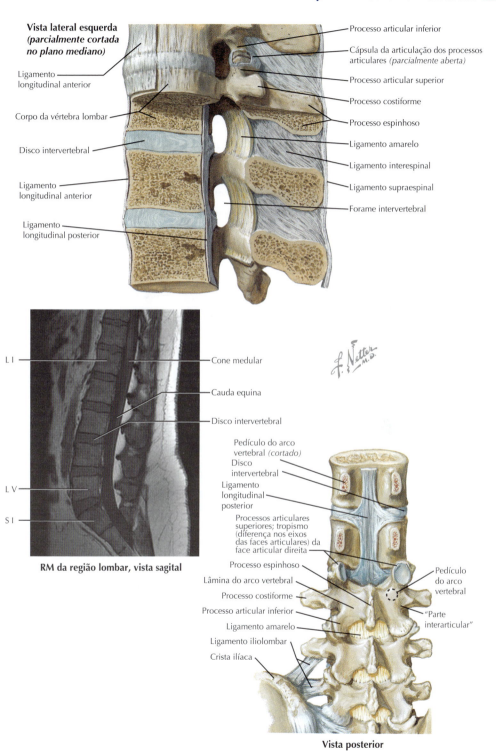

NETTER ATLAS DE ANATOMIA ORTOPÉDICA

2 Coluna Vertebral • ARTICULAÇÕES

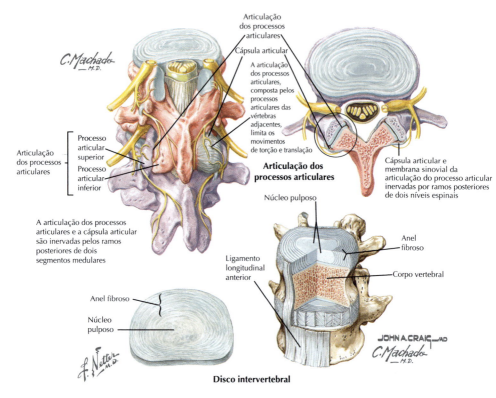

Disco intervertebral

LIGAMENTO	FIXAÇÕES	COMENTÁRIOS
ARTICULAÇÃO DOS PROCESSOS ARTICULARES (ZIGOAPOFISIAIS)		
Articulações pares (dir. e esq.) entre os processos articulares superiores e inferiores das vértebras adjacentes • A orientação muda de semicoronal (região cervical) para sagital (região lombar), permitindo/determinando o movimento daquele segmento • O processo articular inferior é anterior e inferior (região cervical) e anterior e lateral (região lombar) ao processo articular superior • A inervação da articulação é feita pelos ramos posteriores de dois níveis de raízes de nervos espinais adjacentes • Alterações hipertróficas na doença degenerativa podem causar compressão da raiz do nervo espinal		
Cápsula articular	Envolve os processos articulares	Estrutura fraca que provê pouco suporte. Pode hipertrofiar nas doenças degenerativas e estreitar os forames intervertebrais
"Disco meniscoide"	Dentro da articulação, entre os processos articulares	Pode ser lesionado ou degenerar, transformando-se em uma fonte de dor
DISCOS INTERVERTEBRAIS		
Estabilizam e mantêm a coluna vertebral, ancorando os corpos vertebrais adjacentes. Permitem a flexibilidade e absorvem/distribuem energia • Os discos perfazem 25% da altura da coluna vertebral. A degeneração dos discos com o passar da idade resulta na perda da altura total da coluna		
Anel fibroso	Fortes fixações nas placas terminais dos corpos vertebrais adjacentes (por meio das fibras mais externas do anel)	• Duas camadas: 1. fibras externas do anel: fibras densas de colágeno tipo 1; 2. fibras mais internas do anel: fibrocartilagem, fibras mais frouxas, de colágeno tipo 2 • As fibras são orientadas obliquamente para resistir às cargas tensivas • Camada externa inervada; rupturas em suas fibras podem causar dores nas costas (esp. L)
Núcleo pulposo	Contido dentro do anel fibroso	• Massa gelatinosa composta de água, proteoglicanos e colágeno tipo 2 • Resiste às cargas compressivas (mais altas quando nos sentamos inclinados para frente) • O conteúdo de água e proteoglicanos diminui com o envelhecimento • Pode sofrer herniação para fora do anel fibroso e comprimir as raízes dos nervos espinais (L4-L5 nº 1)

ARTICULAÇÕES • Coluna Vertebral

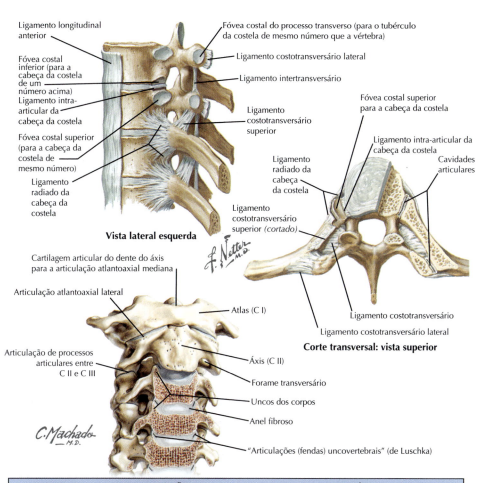

LIGAMENTO	FIXAÇÕES	COMENTÁRIOS
	**"ARTICULAÇÕES UNCOVERTEBRAIS"**	
	• Articulações (fendas) "de Luschka": "articulação" na região cervical da coluna vertebral entre o unco do corpo nas placas terminais superiores côncavas do corpo vertebral inferior e a porção articular da placa terminal inferior convexa do corpo vertebral superior adjacente • Cartilagem articular nesta articulação pode degenerar e contribuir para o desenvolvimento de espondilose cervical	
	**ARTICULAÇÕES COSTOVERTEBRAIS**	
	Articulação entre a cabeça da costela e a vértebra torácica (corpo vertebral e processo transverso)	
Cápsula articular	Envolve a cabeça da costela e a articulação	Suporte fraco para a articulação
Ligamento intra-articular da cabeça da costela	Cabeça da costela para o corpo verterbral/disco intervertebral	Profundo ao lig. radiado da cabeça da costela
Ligamento radiado da cabeça da costela	Cabeça da costela para os corpos vertebrais e o disco intervertebral	Em forma de leque, reforça a articulação anteriormente
Ligamento costotransversário	Processo transverso para a costela	Ligamento costotransversário superior fixa-se ao processo transverso da vértebra superior
	**OUTROS**	
	Forame intervertebral: Limites: *superior* e *inferior*: pedículos dos arcos vertebrais; *anterior*: corpo vertebral e discos intervertebrais (unco do corpo na região cervical da coluna vertebral); *posterior*: face articular e cápsula articular. Osteófitos, discos intervertebrais, faces articulares hipertrofiadas e o ligamento amarelo podem estreitar o forame intervertebral	

2 Coluna Vertebral • **HISTÓRIA DA DOENÇA ATUAL**

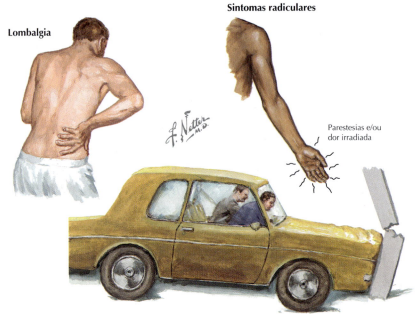

A colisão da cabeça com um objeto estacionário ou veículo em sentido oposto pode, caso o cinto de segurança não esteja sendo utilizado, levar a cabeça contra o para-brisa. Esta situação leva a uma hiperextensão repentina do pescoço, resultando em luxação com ou sem fratura de vértebras cervicais

PERGUNTA	RESPOSTA	APLICAÇÃO CLÍNICA
1. Idade	Jovem	Lesões nos discos intervertebrais, espondilolistese
	Meia-idade	Luxação/compressão, herniação do núcleo pulposo (HNP), doença degenerativa do disco intervertebral (DDD)
	Idoso	Estenose do canal vertebral, disco intervertebral herniado, DDD, espondilose
2. Dor		
a. Característica	Radiada (disparo)	Radiculopatia (HNP)
	Difusa, sem irradiar	Compressão cervical ou lombar
b. Localização	Unilateral vs. bilateral	Unilateral: HNP; bilateral: doença sistêmica ou metabólica, lesão ocupando o espaço
	Pescoço	Espondilose cervical, compressão cervical ou distensão muscular
	Braços (+/– irradiação)	Espondilose cervical (+/– mielopatia), HNP
	Lombar	DDD, compressão lombar, distensão muscular, espondilolistese
	Pernas (+/– irradiação)	HNP, estenose do canal vertebral
c. Ocorrência	Dor noturna	Infecção, tumor
	Em atividade	Geralmente de etiologia mecânica
d. Alívio	Braços elevados	Disco intervertebral cervical herniado (HNP)
	Posição sentada	Estenose da coluna (alívio da estenose)
e. Exacerbação	Extensão do dorso	Estenose da coluna (descendo escadas), DAD/hipertrofia dos processos articulares
3. Trauma	Acidente de trânsito (cinto de segurança)	Estiramento cervical (chicote), fraturas cervicais, lesões ligamentares
4. Atividade	Esportes (lesão por estiramento)	"Queimações/agulhadas" (especialmente no futebol americano), fraturas
5. Sintomas neurológicos	Dor, dormência, formigamento	Radiculopatia, neuropatia, síndrome da cauda equina
	Espasticidade, desorientação	Mielopatia
	Sintomas de intestino e bexigas	Síndrome da cauda equina
6. Queixas sistêmicas	Febre, perda de peso, suores noturnos	Infecção, tumor

48 NETTER ATLAS DE ANATOMIA ORTOPÉDICA

EXAME FÍSICO • Coluna Vertebral

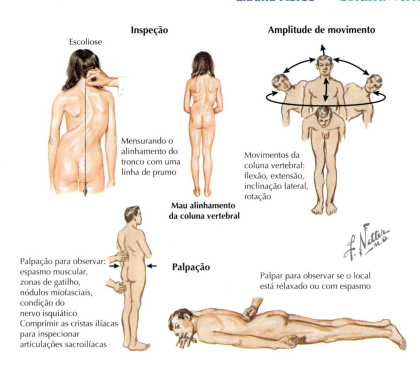

EXAME	TÉCNICA	APLICAÇÃO CLÍNICA
INSPEÇÃO		
Marcha	Inclinar-se para frente Base alargada	Estenose da coluna vertebral Mielopatia
Alinhamento	Mau alinhamento	Luxação, escoliose, hiperlordose, hipercifose
Postura	Cabeça inclinada Pelve inclinada	Luxação, espasmo, espondilose, torcicolo Perda da curvatura lordótica: espasmo
Pele	Paciente despido	Manchas café com leite: possivelmente neurofibromatose Manchas vinho do porto: possivelmente espinha bífida
PALPAÇÃO		
Estruturas ósseas	Processos espinhosos	Sensibilidade focal: fratura; deslocamento; luxação; espondilolistese
Tecidos moles	Articulações dos processos articulares na região cervical Cóccix, exame via retal Músculos paravertebrais	Sensibilidade: osteoartrite, luxação Sensibilidade: fratura ou contusão Sensibilidade difusa: distensão muscular; ponto de gatilho: espasmo
AMPLITUDE DE MOVIMENTO		
Flexão/extensão: cervical Flexão/extensão: lombar	Queixo no peito/cabeça para trás Tocar os dedos dos pés com as pernas estendidas	Normal: Flexão: queixo a 3-4 cm do peito; extensão 70° Normal: 45°-60° em flexão, 20° a 30° em extensão
Flexão lateral: cervical	Levar a orelha em direção ao ombro	Normal: 30°-40° em cada direção
Flexão lateral: lombar	Inclinar-se para cada lado	Normal: 10°-20° em cada direção
Rotação: cervical	Estabilizar os ombros e fazer a rotação	Normal: 75° em cada direção
Rotação: lombar	Estabilizar a pelve e fazer a rotação	Normal: 5°-15° em cada direção

NETTER ATLAS DE ANATOMIA ORTOPÉDICA

Coluna Vertebral • EXAME FÍSICO

Nível	Sinais motores (fraqueza)	Reflexo	Perda de sensibilidade
C5	M. deltoide	M. bíceps braquial	
C6	M. bíceps braquial	M. braquiorradial	
C7	M. tríceps braquial	M. tríceps braquial	
C8	Mm. interósseos	Nenhum	

EXAME	TÉCNICA	APLICAÇÃO CLÍNICA
NEUROVASCULAR		
Região Cervical		
Sensitivo		
C5	Porção lateral do ombro	Déficit indica uma compressão/lesão da raiz do nervo espinal cervical correspondente
C6	Polegar	Déficit indica uma compressão/lesão da raiz do nervo espinal cervical correspondente
C7	Dedo médio	Déficit indica uma compressão/lesão da raiz do nervo espinal cervical correspondente
C8	Dedo anular e mínimo	Déficit indica uma compressão/lesão da raiz do nervo espinal cervical correspondente
T1	Antebraço (área ulnar) e mão	Déficit indica uma compressão/lesão da raiz do nervo espinal cervical correspondente
Motor		
C5	M. deltoide: abdução resistida	Fraqueza indica uma compressão/lesão da raiz do nervo espinal cervical correspondente
C6	M. bíceps braquial: flexão resistida do cotovelo	Fraqueza indica uma compressão/lesão da raiz do nervo espinal cervical correspondente
C7	M. tríceps braquial: extensão resistida do cotovelo	Fraqueza indica uma compressão/lesão da raiz do nervo espinal cervical correspondente
C8	Mm. intrínsecos: abdução resistida dos dedos	Fraqueza indica uma compressão/lesão da raiz do nervo espinal cervical correspondente
T1		Fraqueza indica uma compressão/lesão da raiz do nervo espinal cervical correspondente
Reflexos		
C5	M. bíceps braquial	Reflexo hipoativo/ausente indica radiculopatia de C5
C6	M. braquiorradial (BR)	Reflexo hipoativo/ausente indica radiculopatia de C6
C7	M. tríceps braquial	Reflexo hipoativo/ausente indica radiculopatia de C7
Radial inervado	Percutir o tendão do BR no antebraço distal	Braquiorradial hipoativo e flexão dos dedos hiperativa: mielopatia
Hoffman's	Beliscar o dedo médio (DM) com articulação interfalângica distal em flexão	Patológico se a articulação interfalângica do polegar flexionar: mielopatia
Pulsos		
	Braquial, radial e ulnar	Diminuído/ausente = lesão ou comprometimento vascular

50 NETTER ATLAS DE ANATOMIA ORTOPÉDICA

EXAME FÍSICO • Coluna Vertebral **2**

Nível	Sinais motores (fraqueza)	Reflexo	Perda de sensibilidade
L4	M. quadríceps femoral; M. tibial anterior; L4	Ligamento da patela ("reflexo patelar")	Parte medial da panturrilha/tornozelo
L5	M. extensor longo do hálux	Nenhum	Dorso do pé e 1º espaço interdigital
S1	M. gastrocnêmio; S1	Tendão do calcâneo ("reflexo do tornozelo")	Planta e região lateral do pé

EXAME	TÉCNICA	APLICAÇÃO CLÍNICA
NEUROVASCULAR		
Região Lombar		
Sensitivo		
L3	Parte anterior e medial da coxa	Déficit indica uma compressão/lesão da raiz do nervo espinal lombar correspondente
L4	Parte medial da perna e tornozelo	Déficit indica uma compressão/lesão da raiz do nervo espinal lombar correspondente
L5	Dorso do pé e 1º espaço interdigital	Déficit indica uma compressão/lesão da raiz do nervo espinal lombar correspondente
S1	Planta e região lateral do pé	Déficit indica uma compressão/lesão da raiz do nervo espinal lombar correspondente
S2-S4	Sensibilidade perianal	Déficit indica uma compressão/lesão da raiz do nervo espinal lombar correspondente
Motor		
L3-L4	M. quadríceps femoral: extensão do joelho	Fraqueza indica uma compressão/lesão da raiz do nervo espinal lombar correspondente
L4	M. tibial anterior: flexão dorsal (FD) do tornozelo	Fraqueza indica uma compressão/lesão da raiz do nervo espinal lombar correspondente
L5	M. extensor longo do hálux: FD do hálux	Fraqueza indica uma compressão/lesão da raiz do nervo espinal lombar correspondente
S1	M. gastrocnêmio: flexão plantar (FP) do tornozelo	Fraqueza indica uma compressão/lesão da raiz do nervo espinal lombar correspondente
S2-S4	M. esfíncter do ânus: compressão do ânus	Fraqueza indica uma compressão/lesão da raiz do nervo espinal lombar correspondente
Reflexos		
L4	Ligamento da patela ("reflexo patelar")	Reflexo hipoativo/ausente indica radiculopatia de L4
S1	Tendão do calcâneo ("reflexo do tornozelo")	Reflexo hipoativo/ausente indica radiculopatia de S1
S2-S3	M. bulbocavernoso	Reflexo hipoativo/ausente indica radiculopatia de S2-S3 ou choque medular
Babinski	Passar uma caneta ao longo da fáscia plantar	Hálux movimenta-se para cima: neurônio motor superior/mielopatia
Clônus do tornozelo	Flexionar e estender rapidamente o tornozelo	Múltiplos movimentos de contração e relaxamento: neurônio motor superior/mielopatia
Pulsos		
	Tibial posterior e dorsal do pé	Diminuído/ausente = lesão ou comprometimento vascular

NETTER ATLAS DE ANATOMIA ORTOPÉDICA **51**

Coluna Vertebral • **EXAME FÍSICO**

Teste de inclinação para a frente

Estimativa da gibosidade das costelas e avaliação da imobilidade da curvatura à medida que o paciente move o tronco de um lado para o outro

Manobra de Spurling

Hiperextensão e flexão do pescoço ipsilateral no lado da lesão causa dor radicular no pescoço, irradiando para o braço afetado

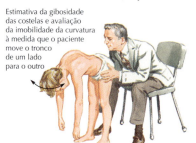
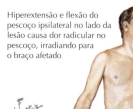

Teste de elevação da perna estendida

Flexionar o quadril passivamente. Parar quando ocorrer dor. Abaixar a perna até que a dor desapareça; depois, fazer flexão dorsal do pé

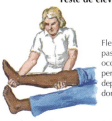

Estender o joelho com o quadril relaxado

EXAME	TÉCNICA	APLICAÇÃO CLÍNICA
\multicolumn{3}{c}{**TESTES ESPECIAIS**}		
\multicolumn{3}{c}{**Região Cervical**}		
Spurling	Carga axial, depois flexionar e rodar lateralmente o pescoço	Dor irradiada indica compressão da raiz do nervo espinal
Distração	Força de tração para cima	Alívio dos sintomas indica compressão do forame da raiz do nervo espinal
Kernig	Em posição supina, flexionar o pescoço	Dor nas pernas (ou irradiação de dor) indica irritação meníngea/infecção
Brudzinski	Em posição supina, flexionar o pescoço, quadril flexionado	Redução da dor com o joelho flexionado indica irritação meníngea
Região Lombar		
Perna estendida	Flexionar o quadril até surgir a dor e faça dorsiflexão do pé	Quando os sintomas se reproduzem (dor que irradia para baixo do joelho) indicam radiculopatia
Perna estendida 90/90	Posição supina: flexionar o quadril e o joelho a 90°, estender o joelho	>20° de flexão = mm. isquiotibiais encurtados: fonte de dor
Bowstring (corda de arco)	Elevar a perna, flexionar o joelho, pressionar a região poplítea	Dor radicular com pressão poplítea indica o nervo isquiático como causa
Raiz sentada (sinal de "sacudir")	Sentado: tracionar o paciente e estender passivamente o joelho	Paciente com dor "ciática" arqueará o corpo para trás quando o joelho for estendido
Inclinar-se para a frente	De pé, inclinar-se pela cintura	Assimetria do dorso (escápulas/costelas) é indicativa de escoliose
Hoover	Posição supina: mãos embaixo dos calcanhares, paciente eleva uma das pernas	A pressão deveria ser sentida embaixo do calcanhar oposto. Ausência de pressão indica pouco esforço, e não uma fraqueza real
Sinais de Waddell	A presença destes sinais indica patologia não orgânica: 1. Resposta exagerada; 2. Dor ao mínimo toque; 3. Localização não anatômica da dor; 4. Sinal de sacudir negativo com resultado positivo no teste da perna estendida	

MÚSCULOS • Coluna Vertebral

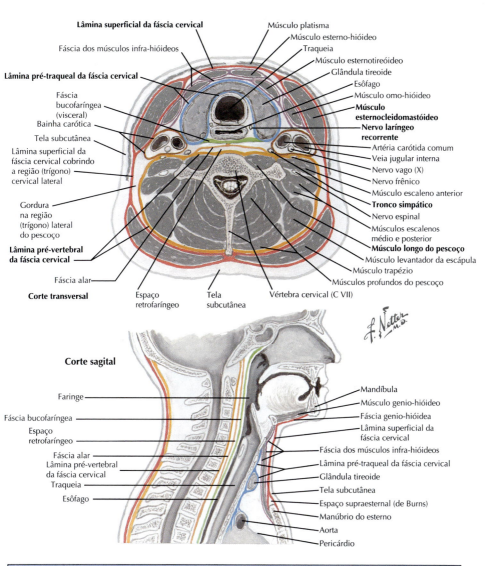

CAMADA	CONTEÚDO	COMENTÁRIOS
CAMADAS DE FÁSCIAS		
M. platisma	Músculo superficial fino	Altamente vascularizado, deve ser dividido para ter acesso à coluna cervical
Lâmina superficial da fáscia cervical	Reveste o m. esternocleidomastóideo	Faz-se uma incisão nesta fáscia em procedimentos cervicais anteriores
Lâmina pré-traqueal da fáscia cervical	Reveste a glândula tireoide e a traqueia	Retirada da bainha carótica para ter acesso à região cervical da coluna vertebral
Bainha carótica	Artéria carótida, veia jugular interna, nervo vago (NC X)	Mantida intacta e utilizada para retrair estruturas lateralmente, a menos que seja necessário o acesso às estruturas contidas na bainha
Lâmina pré-vertebral da fáscia cervical	Recobre o LLA e o músculo longo do pescoço	Camada de fáscia mais profunda, somente precisa ser incisionada para se obter acesso aos corpos vertebrais e aos discos intervertebrais

2 Coluna Vertebral • MÚSCULOS

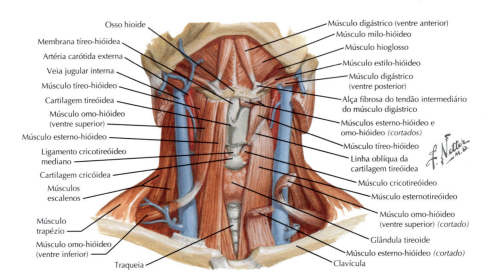

MÚSCULO	ORIGEM (Inserção Proximal)	INSERÇÃO (Inserção Distal)	AÇÃO	NERVO
FACE ANTERIOR DO PESCOÇO					
Platisma	Fáscia: deltóidea / clavipeitoral	Mandíbula e pele	Deprime a mandíbula	NC VII
Esternocleido-mastóideo	Manúbrio do esterno e clavícula	Processo mastoide	Vira a cabeça para o lado oposto	NC XI
REGIÃO CERVICAL ANTERIOR (Trígono Cervical Anterior)				
Músculos supra-hióideos				
Digástrico	Anterior: mandíbula Corpo do osso hioide	Eleva o osso hioide e deprime a mandíbula	Anterior: n. milo-hióideo (NC V)	Posterior: incisura mastóidea Posterior: n. facial (NC VII)
Milo-hióideo	Mandíbula	Rafe milo-hióidea e osso hioide	Idem ao anterior	N. milo-hióideo (NC V)
Estilo-hióideo	Processo estiloide	Corpo do osso hioide	Eleva o osso hioide	Nervo facial (NC VII)
Genio-hióideo	Espinha geniana da mandíbula	Corpo do osso hioide	Eleva o osso hioide	C1 via NC XII
Músculos infra-hióideos				
Superficiais				
Esterno-hióideo	Manúbrio do esterno e clavícula	Corpo do osso hioide	Deprime o osso hioide	Alça cervical
Omo-hióideo	Incisura supraescapular	Corpo do osso hioide	Deprime o osso hioide	Alça cervical
Profundos				
Tíreo-hióideo	Cartilagem tireóidea	Corno maior do osso hioide	Deprime hioide/laringe	C1 via NC XII
Esternotireóideo	Manúbrio do esterno	Cartilagem tireóidea	Deprime e retrai hioide/laringe	Alça cervical (C1-C3)

MÚSCULOS • Coluna Vertebral

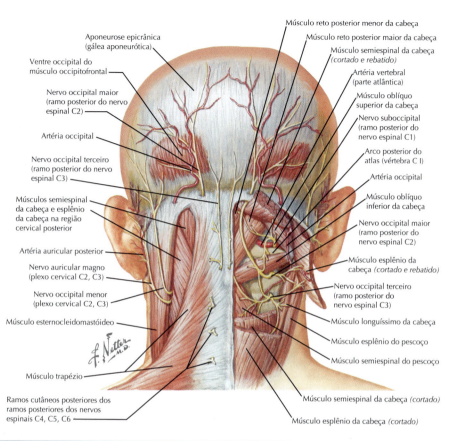

MÚSCULO	ORIGEM (Inserção Proximal)	INSERÇÃO (Inserção Distal)	AÇÃO	NERVO
REGIÃO CERVICAL LATERAL (Trígono Cervical Lateral ou "Posterior")				
Escalenos Anterior	Processos transversos C III-C VI	1ª costela	Flexionam lateralmente o pescoço e elevam a 1ª ou a 2ª costela	Raízes dos nervos espinais de C5-C8
Médio	Processos transversos C II-C VII	1ª costela		
Posterior	Processos transversos C IV-C VI	2ª costela		
Região Cervical Posterior ("Trígono Suboccipital")				
Reto posterior maior da cabeça	Processo espinhoso do áxis	Linha nucal inferior	Extensão, rotação e flexão lateral da cabeça	Nervo suboccipital
Reto posterior menor da cabeça	Tubérculo posterior do atlas	Osso occipital	Extensão, flexão lateral da cabeça	Nervo suboccipital
Oblíquo superior da cabeça	Processo transverso do atlas	Osso occipital	Extensão, rotação e flexão lateral da cabeça	Nervo suboccipital
Oblíquo inferior da cabeça	Processo espinhoso do áxis	Processo transverso do atlas	Extensão, rotação lateral da cabeça	Nervo suboccipital
M. semiespinal, ver pág. 58; M. esplênio, ver pág. 57				

NETTER ATLAS DE ANATOMIA ORTOPÉDICA

2 Coluna Vertebral • MÚSCULOS

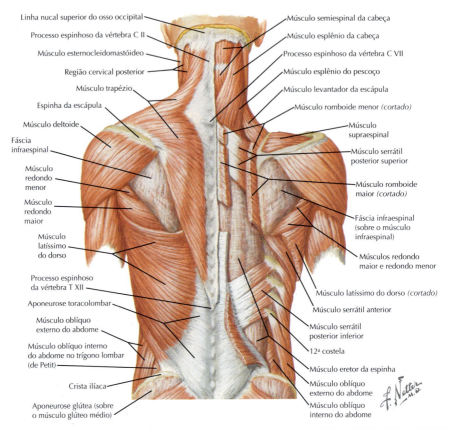

MÚSCULO	ORIGEM (Inserção Proximal)	INSERÇÃO (Inserção Distal)	AÇÃO	NERVO
MÚSCULOS DO DORSO (EXTRÍNSECOS)				
Trapézio	Processos espinhosos de C VII-T XII	Clavícula; escápula (espinha e acrômio)	Rotação da escápula	NC XI
Latíssimo do dorso	Processos espinhosos de T VI-S V	Úmero	Extensão, adução e rotação medial (RM) do braço	N. toracodorsal
Levantador da escápula	Processos transversos de C I-C IV	Porção medial da escápula	Eleva a escápula	N. dorsal da escápula e ramos posteriores dos nervos espinais C3 e C4
Romboide menor	Processos espinhosos de C VII-T I	Espinha da escápula	Aduz a escápula	N. dorsal da escápula
Romboide maior	Processos espinhosos de T II-T V	Margem medial da escápula)	Aduz a escápula	N. dorsal da escápula
Serrátil posterior superior	Processos espinhosos de C VII-T III	2ª-5ª costelas (margens superiores)	Eleva as costelas	N. intercostal (T1-T4)
Serrátil posterior inferior	Processos espinhosos de T XI-L III	9ª-12ª costelas (margens inferiores)	Deprime as costelas	N. intercostal (T9-T12)

MÚSCULOS • Coluna Vertebral

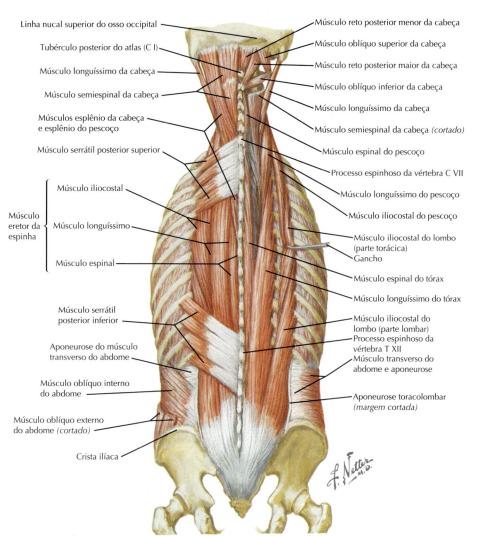

MÚSCULO	ORIGEM (Inserção Proximal)	INSERÇÃO (Inserção Distal)	AÇÃO	NERVO

MÚSCULOS PRÓPRIOS DO DORSO (INTRÍNSECOS)

Camada Superficial: Grupo dos Mm. Espinotransversais

Esplênio da cabeça	Ligamento nucal	Processo mastoide e linha nucal	Ambos: flexão lateral e rotação do pescoço para o lado da contração	Ramos posteriores dos nervos espinais cervicais inferiores
Esplênio do pescoço	Processos espinhosos de T I-T VI	Processos transversos de C I-C IV		

Camada Intermédia: Grupo Sacroespinal (M. Eretor da Espinha)

Iliocostal	Origem comum: sacro, crista ilíaca, processos espinhosos das vértebras lombares	Costelas	Flexão lateral, extensão e rotação da cabeça e da coluna vertebral (para o mesmo lado)	Ramos posteriores dos nervos espinais
Longuíssimo		Processos espinhosos das vértebras torácicas e cervicais, processo mastoide		
Espinal		Processos espinhosos das vértebras da região torácica		

Todos esses músculos apresentam três partes: do tórax, do pescoço e da cabeça.

2 Coluna Vertebral • MÚSCULOS

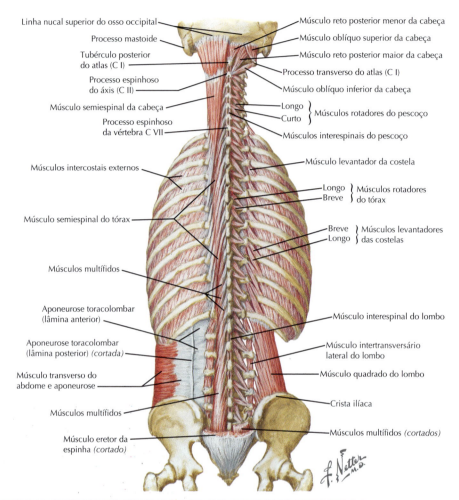

MÚSCULOS	ORIGEM (Inserção Proximal)	INSERÇÃO (Inserção Distal)	AÇÃO	NERVO
MÚSCULOS PRÓPRIOS DO DORSO (INTRÍNSECOS)				
Camada Profunda: Grupo Transversoespinal				
Semiespinal da cabeça	Processos transversos: T I-T VI	Linha nucal	Extensão da cabeça	Ramos posteriores primários
Semiespinal do pescoço e do tórax	Processos transversos	Processos espinhosos	Extensão, rotação para o lado oposto	Ramos posteriores primários
Multífidos (C II-S IV)	Processos transversos	Processos espinhosos	Flexão lateral, rotação para o lado oposto	Ramos posteriores primários
Rotadores	Processos transversos	Processos espinhosos + 1	Rotação da vértebra superior para o lado oposto	Ramos posteriores primários
Levantadores das costelas	Processos transversos	Curto: costela – 1 Longo: costela – 2	Elevação das costelas durante a inspiração	Ramos posteriores primários
Interespinais	Processos espinhosos	Processos espinhosos + 1	Extensão da coluna vertebral	Ramos posteriores primários
Intertransversários	Processos transversos	Processos transversos + 1	Flexão lateral da coluna vertebral	Ramos posteriores primários

58 NETTER ATLAS DE ANATOMIA ORTOPÉDICA

NERVOS • Coluna Vertebral

Lesão da Parte Cervical da Medula Espinal: Síndromes Medulares Incompletas

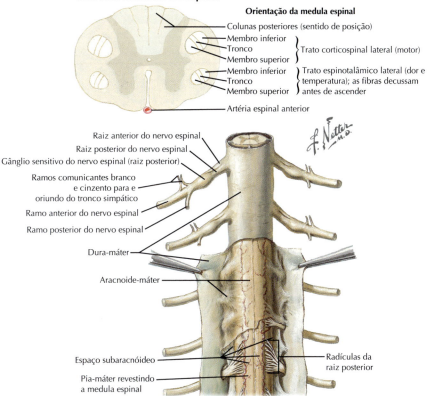

TRATO	FUNÇÃO	COMENTÁRIO
MEDULA ESPINAL		
<td colspan="3">• Estende-se do tronco encefálico até o cone medular (término em L I) dentro do canal vertebral, no qual está protegida • O filamento terminal e a cauda equina (raízes dos nervos espinais lombares e sacrais) continuam no canal vertebral • Apresenta um revestimento em camadas (membranas): dura-máter, aracnoide-máter e pia-máter • É formada por múltiplos tratos e colunas ascendentes (sensitivas) e descendentes (motoras) • Apresenta-se mais alargada nas regiões cervical e lombar da coluna vertebral, onde as raízes formam plexos para inervarem as extremidades superiores e inferiores • Raízes dos nervos espinais pares (direita e esquerda) emergem de cada nível vertebral. As raízes dos nervos espinais são formadas por componentes anteriores (motores) e posteriores (sensitivos) • Suas lesões podem ser completas ou incompletas (veja pág. 42 para lesões da medula espinal)</td>		
Vias Descendentes (Motoras)		
Trato corticospinal anterior	Inervação por neurônios motores – movimento voluntário	Menor via motora, lesionada na síndrome da medula anterior
Trato corticospinal lateral	Inervação por neurônios motores – movimento voluntário	Via motora principal, lesionada na síndrome de Brown-Sequard
Vias Ascendentes (Sensitivas)		
Trato espinotalâmico anterior	Sensibilidade ao toque	Trato lesionado na síndrome medular anterior
Trato espinotalâmico lateral	Sensação de dor e de temperatura	Trato lesionado na síndrome de Brown-Sequard
Colunas dorsais	Propriocepção e sensação vibratória	Normalmente são preservadas, mas podem ser lesionadas na síndrome medular posterior

NETTER ATLAS DE ANATOMIA ORTOPÉDICA **59**

2 Coluna Vertebral • NERVOS

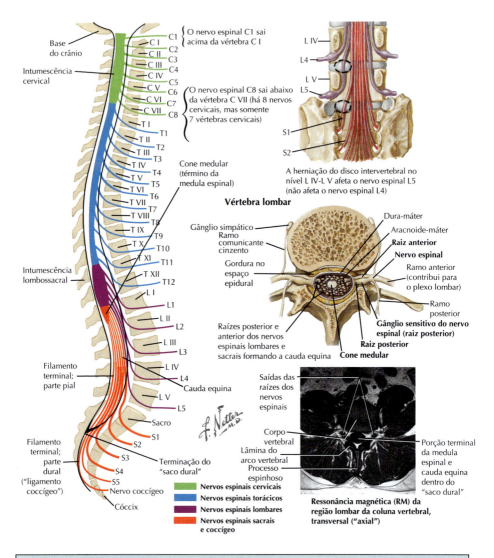

NERVOS ESPINAIS

- Os nervos espinais são formados por uma raiz anterior (motora) e uma raiz posterior (sensitiva). Há 31 pares de nervos espinais (direitos e esquerdos)
- Os corpos celulares dos nervos sensitivos encontram-se nos gânglios sensitivos dos nervos espinais das raízes posteriores. Os corpos celulares dos nervos motores encontram-se no corno anterior da medula espinal
- As raízes dos nervos espinais deixam a coluna vertebral através dos forames intervertebrais (abaixo dos pedículos dos arcos vertebrais); (os nn. C1-C7 saem acima dos níveis de suas vértebras, os nn. C8-L5 saem abaixo dos níveis de suas vértebras [C7 sai por cima e C8 sai por baixo da vértebra C VII])
- Os nervos espinais podem ser comprimidos por discos intervertebrais herniados, osteófitos e tecidos moles hipertrofiados (ligamento amarelo, cápsula da articulação dos processos articulares). Na região lombar da coluna vertebral, o nervo "transverso" geralmente é afetado, enquanto a raiz do nervo espinal que passa pelo forame intervertebral normalmente não sofre compressão (exceto na compressão lateral à distância)
- Os nervos espinais lombares e sacrais formam a cauda equina no canal vertebral antes a deixarem
- Os nervos espinais dividem-se em dois ramos: anterior e posterior. Os ramos posteriores inervam estruturas locais (musculatura do pescoço e do dorso, pele sobrejacente, cápsulas articulares etc.). Os ramos anteriores contribuem para a formação dos plexos (p. ex., cervical, braquial, lombossacral), tornando-se nervos periféricos para as extremidades
- Geralmente nos referimos aos ramos anteriores dos nervos espinais como "raízes nervosas". Essas raízes juntam-se para formar os diversos plexos

60 NETTER ATLAS DE ANATOMIA ORTOPÉDICA

NERVOS • Coluna Vertebral

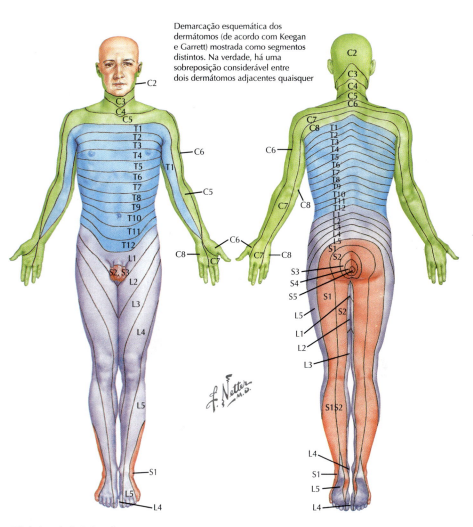

Demarcação esquemática dos dermátomos (de acordo com Keegan e Garrett) mostrada como segmentos distintos. Na verdade, há uma sobreposição considerável entre dois dermátomos adjacentes quaisquer

Níveis dos principais dermátomos

C5	Clavículas
C5, C6, C7	Partes laterais dos membros superiores
C8, T1	Partes mediais dos membros superiores
C6	Polegar
C6, C7, C8	Mão
C8	Dedos anular e mínimo
T4	Nível das papilas mamárias (mamilos)
T10	Nível do umbigo
L1	Região inguinal (virilha)
L1, L2, L3, L4	Regiões anterior e medial dos membros inferiores
L4, L5, S1	Pé
L4	Parte medial do hálux
S1, S2, L5	Regiões posterior e lateral dos membros inferiores
S1	Margem lateral do pé e do dedo mínimo
S2, S3, S4	Períneo

NETTER ATLAS DE ANATOMIA ORTOPÉDICA

2 Coluna Vertebral • NERVOS

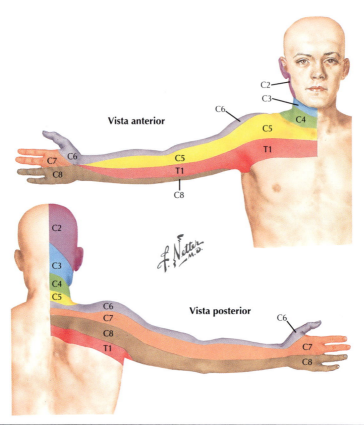

NÍVEL	MOTOR	SENSIBILIDADE	REFLEXO	COMENTÁRIO
		RAÍZES DOS NERVOS ESPINAIS CERVICAIS		
C1	M. genio-hióideo M. tíreo-hióideo M. reto da cabeça	Nenhuma	Nenhum	Parte do plexo cervical contribui para a alça cervical
C2	M. longo do pescoço/cabeça	Escalpo parietal	Nenhum	Inervação muscular via ramos dorsais
C3	Diafragma	Escalpo occipital	Nenhum	Contribui para os nervos frênico e dorsal da escápula
C4	Diafragma	Base do pescoço	Nenhum	Ramos para os nervos frênico e dorsal da escápula e músculo levantador da escápula
C5	M. deltoide	Região lateral do ombro e braço	Bicipital	Ramos do n. dorsal da escápula da raiz de C5
C6	M. bíceps braquial M. extensor radial longo do carpo, m. extensor radial curto do carpo	Região lateral do antebraço e polegar	Braquiorradial	Raiz de nervo espinal cervical mais comumente afetada
C7	M. tríceps braquial M. flexor radial do carpo, m. flexor ulnar do carpo	Antebraço posterior, região central da mão, dedo médio	Tricipital	Saída acima da vértebra C VII
C8	M. flexor superficial dos dedos, m. flexor profundo dos dedos	Antebraço medial, dedos da região ulnar	Nenhum	Saída abaixo da vértebra C VII
T1	Mm. interósseos	Parte medial do braço	Nenhum	Única raiz torácica no plexo braquial

NERVOS • Coluna Vertebral

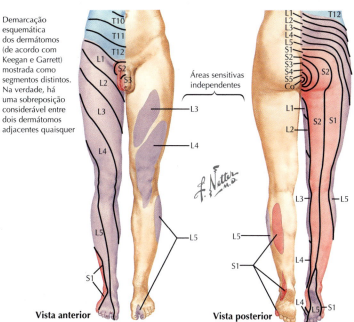

Demarcação esquemática dos dermátomos (de acordo com Keegan e Garrett) mostrada como segmentos distintos. Na verdade, há uma sobreposição considerável entre dois dermátomos adjacentes quaisquer

Áreas sensitivas independentes

Vista anterior | Vista posterior

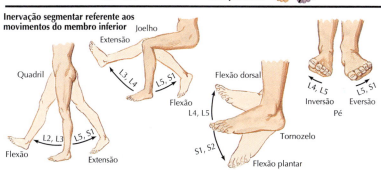

Inervação segmentar referente aos movimentos do membro inferior

NÍVEL	MOTOR	SENSIBILIDADE	REFLEXO	COMENTÁRIO
RAÍZES DOS NERVOS ESPINAIS LOMBOSSACRAIS			
L1	M. transverso do abdome M. oblíquo interno do abdome	Região inguinal	Nenhum	Raiz do nervo espinal raramente lesionada
L2	M. psoas	Região alta da coxa	Nenhum	Teste por meio da flexão do quadril
L3	M. quadríceps femoral	Coxa anterior e medial	Nenhum	L3 e L4 são testadas por meio do quadríceps
L4	M. tibial anterior	Parte medial da perna, tornozelo e pé	Patelar	Teste com dorsiflexão do tornozelo
L5	M. extensor longo do hálux	Pé (dorso e planta), 1º espaço interdigital, perna lateral	Mm. isquio-tibiais	Raiz lombar comprimida mais frequentemente; teste por meio da flexão dorsal do hálux
S1	M. gastrocnêmio	Região lateral do pé, região posterior da perna	Aquiles	Teste por meio da flexão plantar do tornozelo e andar na ponta do pé
S2-S4	M. esfíncter externo do ânus	Sensibilidade perianal	Compressão anal	Testar o tônus para avaliar a possibilidade de síndrome da cauda equina

NETTER ATLAS DE ANATOMIA ORTOPÉDICA

Coluna Vertebral • NERVOS

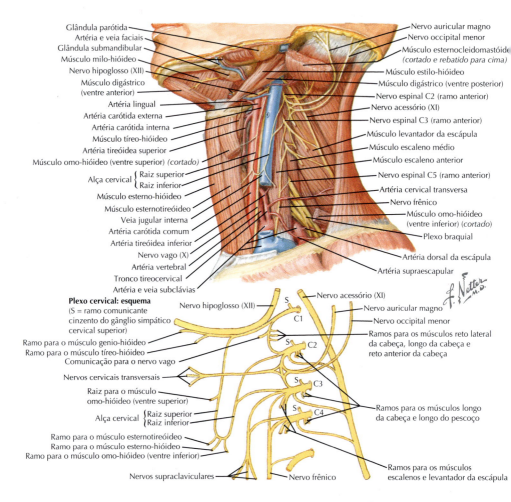

PLEXO CERVICAL	
Ramos ventrais de C1-C4 (atrás da v. jugular interna e do m. esternocleidomastóideo)	
Nervo occipital menor (C2-C3): emerge da margem posterior do m. esternocleidomastóideo *Sensitivo*: região superior atrás da orelha *Motor*: nenhum	**Nervos supraclaviculares** (C3-C4): dividem-se em 3 ramos: nn. supraclaviculares mediais, intermédios e laterais *Sensitivo*: sobre a clavícula, m. trapézio e m. deltoide *Motor*: nenhum
Nervo auricular magno (C2-C3): saída inferior ao nervo occipital menor; ascende no m. esternocleidomastóideo *Sensitivo*: Sobre a glândula parótida e atrás da orelha externa *Motor*: nenhum	**Alça cervical** (C1-C3): as raízes superior (C1-C2) e inferior (C2-C3) formam a alça *Sensitivo*: nenhum *Motor*: m. omo-hióideo; m. esterno-hióideo; m. esternotireóideo
Nervo cervical transverso (C2-C3): saída inferior ao nervo auricular magno, depois, em direção à região anterior do pescoço *Sensitivo*: região (trígono) cervical anterior *Motor*: nenhum	**Nervo frênico** (C3-C5): no escaleno anterior, por dentro do tórax, entre a artéria e a veia subclávias *Sensitivo*: pericárdio e parte mediastinal da pleura *Motor*: diafragma

ARTÉRIAS • Coluna Vertebral

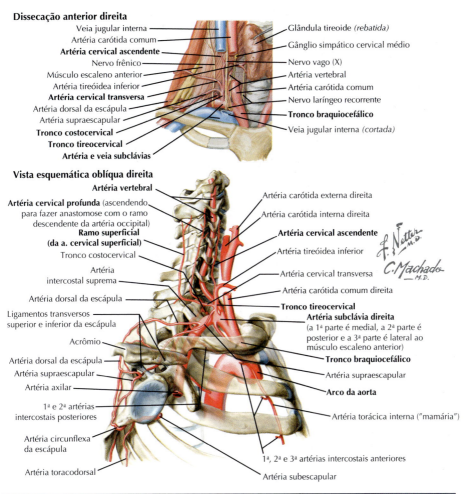

TRAJETO	RAMOS	COMENTÁRIO/IRRIGAÇÃO
ARTÉRIA SUBCLÁVIA		
Seus ramos deixam a aorta (esquerda) ou o tronco braquiocefálico (direito), entre os músculos escalenos (anterior e médio)	Artérias vertebrais (dir. e esq.) Tronco tireocervical A. cervical ascendente A. cervical transversa A. cervical profunda	Principal suprimento arterial da região cervical da coluna vertebral e da medula espinal Possui 4 ramos primários Seus ramos correm junto ao nervo frênico, nos músculos escalenos anteriores A artéria vertebral cruza o trígono cervical lateral (escalenos etc.) Deixa o tronco costocervical e faz anastomose com a artéria occipital
ARTÉRIA VERTEBRAL		
Entra nos foramens transversários de C VI até C I, depois corre em um sulco no atlas; em seguida, dirige-se ao tronco encefálico para formar a artéria basilar	Artéria espinal anterior Artérias espinais posteriores Ascendente anterior Ascendente posterior A. medular segmentar anterior A. medular segmentar posterior	A artéria única da linha mediana supre os 2/3 anteriores da medula espinal 2 artérias pareadas suprem o terço posterior da medula espinal Suprimento sanguíneo primário do dente do áxis Suprimento sanguíneo primário do dente do áxis Contribui para a artéria espinal anterior Contribui para as artérias espinais posteriores
Lesão ou infarto das artérias espinais anterior ou posterior pode resultar em síndrome medular anterior/central ou posterior		

2 Coluna Vertebral • ARTÉRIAS

Artérias espinais posteriores
Artéria espinal anterior
Artéria medular segmentar anterior
Artéria radicular anterior
Artéria radicular posterior
Ramo para o corpo vertebral e dura-máter
Ramo espinal
Ramo posterior da artéria intercostal posterior
Artéria intercostal posterior
Anastomoses paravertebrais
Anastomoses pré-vertebrais
Parte torácica (descendente) da aorta

Corte transversal no nível torácico: vista anterossuperior

TRAJETO	RAMOS	COMENTÁRIO/IRRIGAÇÃO
ARTÉRIA INTERCOSTAL POSTERIOR (TORÁCICA)/ARTÉRIA LOMBAR		
Artérias pares (dir. e esq.) deixam a aorta e correm posteriormente ao longo dos corpos vertebrais (entre as costelas na região torácica)	Ramo ventral	Para os corpos vertebrais
	Ramo dorsal	Para os elementos posteriores e para a medula espinal
	Ramos espinal	Suprimento sanguíneo da medula espinal, raízes dos nervos espinais e corpos vertebrais
	A. radicular anterior (a. medular segmentar anterior maior)	"Artéria de Adamkiewicz" — artéria medular ímpar (geralmente à esq. de T X-T XII) que conflui para a artéria espinal anterior, suprindo primariamente a porção toracolombar da medula espinal. Sua lesão pode resultar em isquemia/paralisia medular
RAMOS ESPINAIS		
Ramos deixam o ramo dorsal e entram pelos forames intervertebrais	**A. radicular anterior**	Corre na raiz anterior e faz anastomose com a artéria espinal anterior
	A. radicular posterior	Corre na raiz posterior e faz anastomose com a artéria espinal posterior
	Ramo pós-central	Supre os corpos vertebrais e dura-máter
	Ramo pré-laminar	Supre as lâminas dos arcos vertebrais e os elementos posteriores
ARTÉRIA ESPINAL ANTERIOR		
Artéria ímpar na linha mediana que supre os 2/3 anteriores da medula espinal	Ramos centrais (do sulco)	Suprimento sanguíneo da região central da medula espinal
	Plexo arterial pial	Supre os 2/3 periféricos da medula espinal
ARTÉRIA ESPINAL POSTERIOR		
Artérias pares (dir. e esq.) suprem o terço posterior da medula espinal		Estas artérias têm suprimento sanguíneo oriundo das artérias medular posterior e radicular

66 NETTER ATLAS DE ANATOMIA ORTOPÉDICA

ARTÉRIAS • Coluna Vertebral

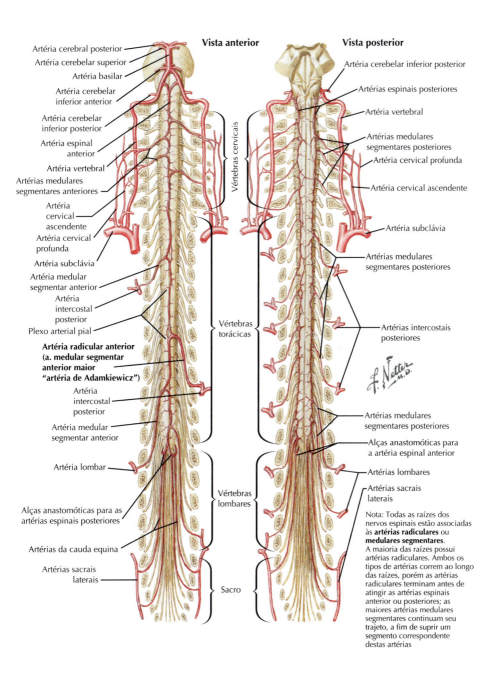

2 Coluna Vertebral • DISTÚRBIOS

Estenose Espinal: Laminectomia

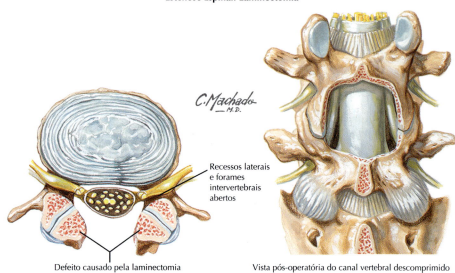

Recessos laterais e forames intervertebrais abertos

Defeito causado pela laminectomia

Vista pós-operatória do canal vertebral descomprimido

DESCRIÇÃO	HDA e EF	EXAMES COMPLEMENTARES/ ACHADOS	TRATAMENTO
COMPRESSÃO CERVICAL			
• Tensão/espasmo da musculatura cervical • Frequentemente resultado de AVA ("movimento de chicote") ou uso excessivo	**HDA:** dor (sem irradiação) **EF:** ADM diminuída, sensibilidade muscular, exame neurológico normal	**RX:** séries da região cervical da coluna vertebral **RM:** geralmente não é necessária	• Repouso, AINE, fisioterapia (habitualmente 2-6 semanas) • Pode-se considerar imobilização limitada com colar flexível
LOMBALGIA			
• 2ª queixa médica nos Estados Unidos • Etiologias múltiplas: tensão muscular, ruptura do anel, espondilose precoce ou DDD • Queixa comum de operários (compensação/incapacidade)	**HDA:** dor (pode irradiar para as nádegas, mas não abaixo do joelho) **EF:** ADM diminuída, espasmo/ sensibilidade muscular (eretor da espinha), exame neurológico normal; teste para observar os sinais de Waddell	**RX:** séries da região lombar da coluna vertebral (geralmente normais) **RM:** geralmente não é necessária	• Alguns sinais e sintomas indicam que outras investigações devem ser feitas: febre/calafrios, radiculopatia, exame neurológico anormal • Repouso, AINE, fisioterapia (2-6 semanas) • Pode-se considerar órtese lombar
ESTENOSE DO CANAL VERTEBRAL			
• Estreitamento do canal vertebral resulta em compressão da medula espinal ou da raiz do nervo espinal • Causas: hipertrofia da cápsula da articulação dos processos articulares ou do ligamento amarelo, disco edemaciado, DDD, osteófitos	**HDA:** dor, parestesias aliviadas na posição sentada ou inclinada para a frente (claudicação neurogênica) **EF:** dor à extensão do dorso; fazer um bom exame neurológico	**RX:** séries da região lombar da coluna vertebral: DDD, DAD dos processos articulares **TC:** estreitamento de canal **RM:** avaliar compressão medular ou da raiz do nervo espinal	• Modificação das atividades, AINE • Fisioterapia: exercícios de flexão • Bloqueio das raízes dos nervos espinais/infiltração epidural • Descompressão (laminectomia +/– facetectomia parcial)

DISTÚRBIOS • Coluna Vertebral

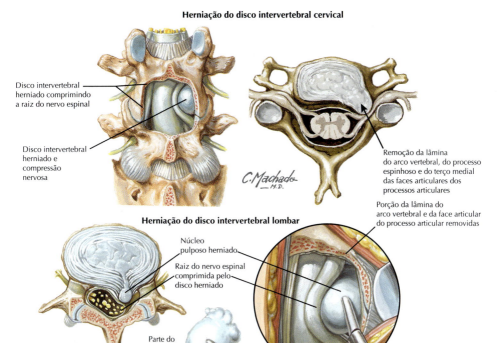

Herniação do disco intervertebral cervical

Herniação do disco intervertebral lombar

DESCRIÇÃO	HDA e EF	EXAMES COMPLEMENTARES/ ACHADOS	AINE
NÚCLEO PULPOSO HERNIADO (NPH)			

• Protrusão do núcleo pulposo através do anel fibroso
• Região lombar: L IV-L V nº 1, raiz transversal afetada, exceto em herniações laterais mais afastadas (na saída da raiz do nervo espinal)
• Região torácica: rara
• Região cervical: associada à espondilose
• Pode comprimir a medula espinal ou as raízes dos nervos espinais
	HDA: dor posterior no pescoço, +/– dor nas extremidades (com irradiação), dores, parestesias e fraqueza
	PE: variável: ADM diminuída, sensibilidade medular
	Cervical: +/– teste de Spurling
	Lombar: +/– teste da perna estendida
	Neurológico: achados radiculares
		RX: frequentemente normal (+/– estreitamento do espaço dos discos intervertebrais ou espondilose)
		RM: melhor exame para mostrar a protrusão do disco interverterbal e compressão nervosa ou medular
			• Repouso, modificação das atividades
			• AINE (limitar o uso de narcóticos)
			• Fisioterapia
			• Infiltrações esteroidais epidurais
			• Discectomia +/– fusão:
			  ◦ Tratamento conservador sem sucesso
			  ◦ Déficit neurológico progressivo
			  ◦ Síndrome da cauda equina

SÍNDROME DA CAUDA EQUINA			
• Compressão da cauda equina • Comumente de uma grande herniação discal mediana ou extrusão • Disfunção do intestino e da bexiga • Emergência cirúrgica	**HDA/EF:** anestesia perianal (em sela), dormência/fraqueza nas extremidades inferiores, tônus retal diminuído	**RX:** normal ou com estreitamento do espaço dos discos intervertebrais **RM:** exame de escolha: compressão da cauda equina	• Descompressão – laminectomia/discectomia cirúrgica emergencial • (O prognóstico deve ser cuidadoso, mesmo quando o diagnóstico e o tratamento forem imediatos)

2 Coluna Vertebral • DISTÚRBIOS

Acometimento da Coluna Vertebral na Osteoartrite

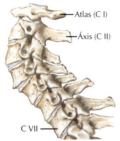
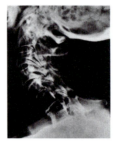

- Atlas (C I)
- Áxis (C II)
- C VII

Afilamento extensivo dos discos intervertebrais cervicais e deformidade em hiperextensão, com o estreitamento dos forames intervertebrais. A radiografia em perfil mostra alterações similares

Doença Degenerativa do Disco Intervertebral

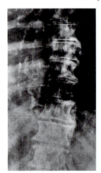
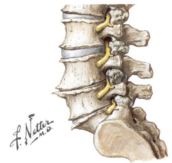

A radiografia da região torácica da coluna vertebral mostra o estreitamento dos espaços intervertebrais e a formação de esporões

Degeneração dos discos intervertebrais lombares e alterações hipertróficas nas margens dos corpos vertebrais com formação de esporões. A invasão dos forames intervertebrais por osteófitos causa compressão nos nervos espinais

DESCRIÇÃO	HDA e EF	EXAMES COMPLEMENTARES/ ACHADOS	TRATAMENTO
ESPONDILOSE CERVICAL			

• Alterações degenerativas nos discos intervertebrais, faces articulares e "articulações uncovertebrais"
• C V-C VI nº 1, C VI-C VII nº 2; homens > mulheres
• Causa dor axial no pescoço
• Pode levar à compressão medular ou da raiz do nervo espinal: mielo/radiculopatia
	HDA: dor no pescoço, +/– dor nas extremidades superiores, parestesias e/ ou fraqueza
	EF: ADM diminuída, teste de Spurling +, +/– sintomas neurológicos
		RX: diminuição ou perda da lordose, aplanamento cervical, perda do espaço dos discos intervertebrais
		RM: mostra a degeneração do disco ou herniação
			• Modificação das atividades, AINE
			• Fisioterapia, +/– tração
			• Infiltrações epidurais ou facetárias
			• Cirúrgico:
			  ○ Discectomia anterior e fusão (DAF)
			  ○ Descompressão posterior/fusão

DOENÇA DEGENERATIVA DO DISCO INTERVERTEBRAL			
• Alterações nas propriedades dos discos intervertebrais (redução na quantidade de H_2O do disco intervertebral, alterações nas proteínas, etc.) levam à diminuição das propriedades mecânicas • Ligamentos e faces articulares assumem maiores sobrecargas, o que pode gerar dor • Processo natural: não se sabe por que motivo somente alguns indivíduos sentem dor	**HDA:** dor nas costas sem radiculopatia **EF:** ADM +/– diminuída ou dolorosa, sinais de tensão normais (perna estendida/ testes para os músculos isquiotibiais	**RX:** pode ser normal ou pode haver perda da altura dos discos intervertebrais **RM:** sinal diminuído (disco escuro), altura reduzida **Discografia:** confirma que o disco intervertebral é a fonte de dor (utilizada na avaliação pré-operatória)	• Repouso, modificação das atividades, AINE, +/– relaxantes musculares • Fisioterapia: alongamento, fortalecimento, controle de peso • Considerar imobilização lombar • Cirúrgico: fusão lombar ou substituição do disco intervertebral

DISTÚRBIOS • Coluna Vertebral

Espondilólise e Espondilolistese

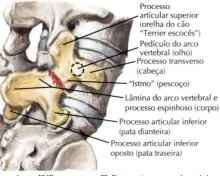
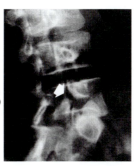

Espondilólise sem espondilolistese: vista posterolateral demonstrando a formação radiográfica do cão "Terrier escocês". Na radiografia em perfil, o cão parece estar usando uma coleira

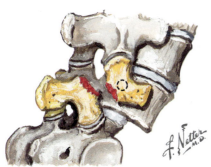
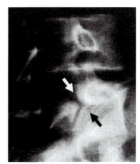

Espondilolistese do tipo ístmico: subluxação anterior de L V sobre S I em decorrência da fratura do "istmo". Note que o intervalo é maior e o cão parece ter sido decapitado

DESCRIÇÃO	HDA e EF	EXAMES COMPLEMENTARES/ ACHADOS	TRATAMENTO
ESPONDILÓLISE			
• Defeito ou fratura das "partes interarticulares" (sem deslocamento) • Associação com esportes que envolvem hiperextensão (ginástica artística) • Comum em crianças • Local mais comum: L V	**HDA:** lombalgia de início insidioso, que piora com a movimentação **EF:** lordose lombar diminuída, +/– rigidez nos músculos isquiotibiais	**RX:** incidências oblíquas da coluna lombar mostram que o "cão Terrier escocês" tem uma coleira no pescoço **TC:** para lesões súbitas **TC por emissão de fóton único (SPECT):** indica se a lesão tem capacidade de ser curada	• Repouso, modificação das atividades • Fisioterapia: especialmente alongamento, exercícios em flexão • Uso de órtese lombar • A cirurgia não é comum, a menos nos casos de espondilolistese avançada
ESPONDILOLISTESE			

• Escorregamento de uma vértebra sobre a vértebra subjacente
• Seis tipos:
  ○ Displástica (congênita)
  ○ Ístmica (nº 1, L V- S I, hiperextensão)
  ○ Degenerativa (idoso)
  ○ Pediátrico: fusão posterolateral (PL) profilática
  ○ Patológica
  ○ Pós-cirúrgica
	HDA: lombalgia de início insidioso, que piora com a movimentação; +/– sintomas radiculares
	EF: ADM diminuída e geralmente dolorosa (especialmente em extensão); +/– achados sensoriais ou motores
		RX: vista em perfil é utilizada para determinar os graus (% do corpo vertebral que escorregou)
		Grau 1: 0-25%
		Grau 2: 25%-50%
		Grau 3: 50%-75%
		Grau 4: > 75%
		TC/SPECT: para defeitos súbitos e avaliação do potencial de cura
			Grau baixo (1-2):
			• Repouso, modificação das atividades
			• Fisioterapia
			• Uso de órtese lombar
			Grau alto (3-4):
			• Traumática (fratura aguda das partes)
			• Adulto: descompressão e fusão PL

2 Coluna Vertebral • DISTÚRBIOS PEDIÁTRICOS

Escoliose

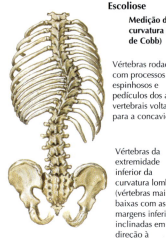

Medição da curvatura (método de Cobb)

Vértebras rodadas, com processos espinhosos e pedículos dos arcos vertebrais voltados para a concavidade

Vértebras da extremidade superior da curvatura torácica (vértebra mais alta com a margem superior inclinada em direção à concavidade torácica)

Vértebra de transição (vértebra mais baixa com a margem inferior inclinada em direção à concavidade torácica e a vértebra mais alta com a margem superior inclinada em direção à concavidade lombar)

Vértebras da extremidade inferior da curvatura lombar (vértebras mais baixas com as margens inferiores inclinadas em direção à concavidade lombar)

Torcicolo (Wryneck)

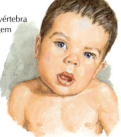

DESCRIÇÃO	AVALIAÇÃO	TRATAMENTO
MIELODISPLASIA		

• Desenvolvimento incompleto da medula espinal (defeito no fechamento do tubo neural)
• 4 tipos (dependendo da gravidade)
• Associada à alfa-fetoproteína (AFP) materna elevada
• Ácido fólico diminuído no período pré-natal
• Associada a diversas deformidades (coluna vertebral, quadris, joelhos e pés)
• Frequentemente associada à alergia ao látex
	HDA: pode ser diagnosticada na vida intrauterina
	EF/RX: com base no defeito:
	1. Espinha bífida
	2. Meningocele
	3. Mielomeningocele
	4. Raquitismo
	Sintomas/exames baseados no nível funcional mais baixo (L IV intata permite deambulação)
		• Deve ser individualizado para cada paciente
		• Pode precisar de ajuda ambulatorial e/ou uso de órteses
		• Equilíbrio muscular (liberação)
		• Deformidades individuais
		  ○ Escoliose: maioria necessita de fusão
		  ○ Quadris: mantê-los contidos
		  ○ Pés: liberados ou com artrodese

ESCOLIOSE		

• Inclinação lateral e rotação da coluna vertebral
• Tipos:
  ○ I. Congênita (vértebras anormais)
  ○ II. Idiopática: nº 1, frequente
    ○ Infantil < 3 anos meninos > meninas
    ○ Juvenil: 3-10 anos
    ○ Adolescente: nº 1, meninas > meninos, dir. > esq.
  ○ III. Neuromuscular: associada a distúrbios neuromusculares
• Progressão da curva avaliada por:
  ○ Magnitude da curva: RX (ângulo de Cobb)
  ○ Maturidade esquelética: usar estágio de Risser
• Classificações: King e Moe, Lenke
	HDA: paciente ou pais podem notar assimetria no dorso; pode ser observada na escola; +/– dor; sinais neurológicos raros
	EF: deformidade grave ou abrupta da coluna, teste de inclinar-se para a frente +; raros achados neurológicos (aumentados em curvas de convexidade esquerda)
	RX: radiografias panorâmicas: usar o método de Cobb para determinar o ângulo
	Filmes dobrados são usados para determinar a flexibilidade da curva/deformidade
		• Triagem escolar é eficiente
		• Congênita: progressão e necessidade de cirurgia dependem do tipo e da gravidade
		• Idiopática: depende da curva e da idade
		  ○ <25°: observação
		  ○ 25°-40°: colete
		  ○ >40°: fusão espinal
		• Tipo juvenil frequentemente precisa de fusão
		• Neuromuscular: normalmente requer fusões mais extensas, tanto anteriores como posteriores

TORCICOLO		
• Cabeça inclinada, queixo rodado para o lado oposto • Contratura do músculo esternocleidomastóideo (ECM) • Etiologia desconhecida • Associado à posição intrauterina • Associado a outros distúrbios	**HDA:** pais notam a deformidade, +/– "caroço" no pescoço (no ECM) **EF:** cabeça inclinada e em rotação, +/– "caroço" no ECM, assimetria cranial e/ou facial **RX:** coluna vertebral/quadris: raramente há outras deformidades	• Excluir qualquer outro distúrbio • Fisioterapia: alongamento do ECM • Pode ser necessário um capacete para o crânio • Se persistir, tratamento cirúrgico • Pode ocorrer desenvolvimento anormal dos olhos

ACESSOS CIRÚRGICOS • Coluna Vertebral 2

Acesso Anterior à Região Cervical da Coluna Vertebral

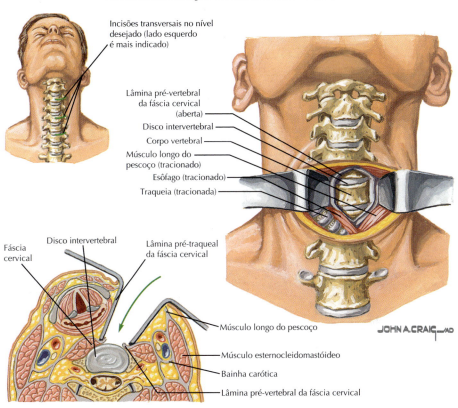

APLICAÇÕES	PLANO ENTRE OS NERVOS	RISCOS	COMENTÁRIOS
ACESSO ANTERIOR			
• Discectomia cervical anterior e fusão para espondilose cervical e/ou HNP • Tumor ou biópsia	**Superficial** Fáscia cervical: ECM passa lateralmente Lâmina pré-traqueal: bainha carótida passa lateralmente **Profunda** As artérias tireóideas limitam a extensão da abordagem	• Nervo laríngeo recorrente • Nervo simpático • Artéria carótida • Veia jugular interna • Nervo vago • Artéria tireóidea inferior	• Acesso de C III até T I • O nervo laríngeo recorrente direito é o mais suscetível à lesão; muitos cirurgiões entram pelo lado esquerdo • Lâmina pré-vertebral entre os músculos longos do pescoço (dir. e esq.)

NETTER ATLAS DE ANATOMIA ORTOPÉDICA   73

2 Coluna Vertebral • ACESSOS CIRÚRGICOS

Acesso Posterior à Região Cervical da Coluna Vertebral

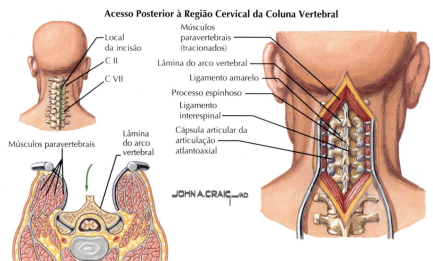

Acesso Posterior à Região Lombar da Coluna Vertebral

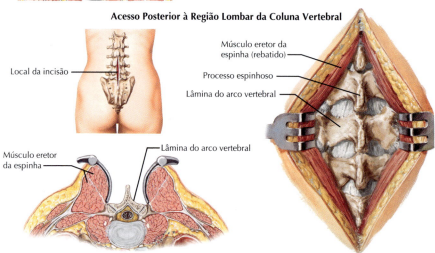

APLICAÇÕES	PLANO ENTRE OS NERVOS	RISCOS	COMENTÁRIOS
ACESSO POSTERIOR			
Região Cervical			
• Fusão posterior/espondilose • Luxação dos processos articulares	Músculos paravertebrais cervicais esquerdo e direito (ramos cervicais posteriores)	• Medula espinal • Raízes dos nervos espinais • Ramos posteriores • Artéria vertebral • Vasos segmentares	• Abordagem mais comum na região cervical da coluna vertebral • Nível de marcação da patologia com marcador pré-operatório radiopaco (ajuda a identificar o nível apropriado para o procedimento)
Região Lombar			
• Disco intervertebral herniado (HNP)/compressão nervosa e discectomia • Fusão lombar	Músculos paravertebrais esquerdo e direito (ramos dorsais)	• Vasos segmentares para os paravertebrais	• A incisão é feita ao longo dos processos espinhosos

CAPÍTULO 3
Ombro

Anatomia Topográfica	76
Osteologia	77
Radiologia	79
Trauma	80
Articulações	85
Pequenos Procedimentos	88
História da Doença Atual	89
Exame Físico	90
Músculos	94
Nervos	98
Estruturas Neurovasculares	100
Artérias	101
Distúrbios	102
Distúrbios Pediátricos	105
Acessos Cirúrgicos	106

3 Ombro • ANATOMIA TOPOGRÁFICA

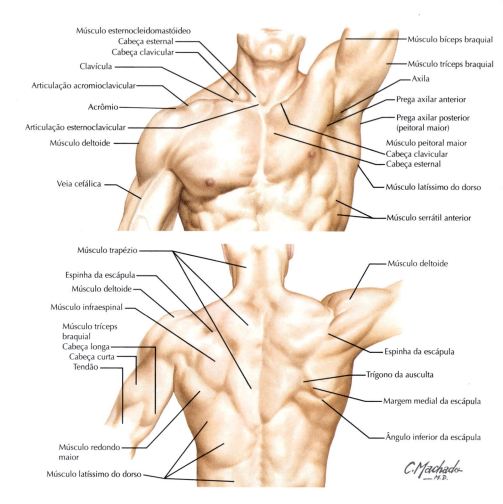

ESTRUTURA	APLICAÇÃO CLÍNICA
Articulação esternoclavicular (EC)	Sítio incomum de infecção ou luxação
Clavícula	Osso subcutâneo: osso comumente fraturado
Articulação acromioclavicular (AC)	Local comum de "luxação do ombro" ou doença/dor degenerativa articular
Acrômio	Marco anatômico do ombro (especialmente para infiltrações, p.ex., subacromial)
M. deltoide	O músculo pode ser testado para avaliar a função motora do nervo axilar
M. trapézio	Local comum de dor; a atrofia resulta em uma escápula lateralmente alada
M. serrátil anterior	A atrofia/paralisia resulta em uma escápula medialmente alada
M. peitoral maior	Pode se romper de sua inserção umeral, resultando em um defeito na prega axilar
Veia cefálica	Localiza-se no intervalo deltopeitoral
Espinha da escápula	Mais proeminente com a atrofia dos músculos supra/infraespinal (paralisia do nervo supraescapular)
Ângulo inferior da escápula	Pode ficar "alada" medial ou lateralmente na presença de atrofia muscular (paralisias nervosas)

NETTER ATLAS DE ANATOMIA ORTOPÉDICA

OSTEOLOGIA • Ombro

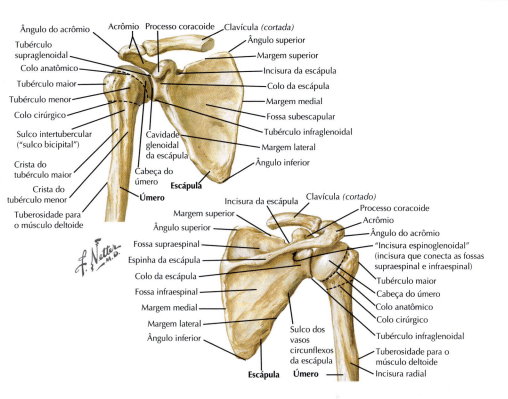

CARACTERÍSTICAS	OSSIFICAÇÃO		FUSÃO	COMENTÁRIOS
ESCÁPULA				
• Osso triangular plano • Espinha separa posteriormente duas fossas (supra/infraespinal) • Duas incisuras • Processo coracoide anteriormente • Cavidade glenoidal: em formato de pera • Acrômio: proeminência lateral em formato de gancho	**Primária** Corpo **Secundária** Processo coracoide Cavidade glenoidal Acrômio Ângulo inferior	8ª semana fetal 1 ano 15-18 anos 15-18 anos 15-18 anos	15-20 anos Todos se fundem entre os 15-20 anos	• Nervo supraescapular pode ser comprimido na incisura escapular (denerva o SE e IE) ou na "incisura espinoglenoidal" (denerva somente o IE) • Incisuras da escápula e "espinoglenoidal" • O processo coracoide é o ponto de referência para o ombro • Cavidade glenoidal: 5°-7° de retroversão, 5° inclinação superior • O acrômio não fundido resulta em *os acromiale* • O corpo da escápula é muito fino, o ângulo é mais espesso
PARTE PROXIMAL DO ÚMERO				

• A cabeça é retrovertida: 35°
• Colos anatômico e cirúrgico
• Ângulo cabeça/colo: 130°
• Dois tubérculos:
  O maior é lateral
  O menor é anterior
• Sulco intertubercular entre a crista do tubérculo maior e menor: tendão do bíceps
	Primária
	Corpo (diáfise)
	
	Secundária
	Proximal (3):
	Cabeça
	Tubérculo maior
	Tubérculo menor
		8ª-9ª semana fetal
		
		Nascimento
		1-2 anos
		
		3-4 anos
			Nascimento
			
			7-20 anos
				• Frats do colo anatômico: risco de osteonecrose
				• Colo cirúrgico: local comum de fraturas (especialmente no idoso)
				• 80% do crescimento do osso ocorre na "fise" proximal; as fraturas proximais em crianças têm grande potencial de remodelação
				• Tubérculo maior: local de inserção dos mm. supraespinal, infraespinal e redondo menor
				• Tubérculo menor: local de inserção do m. subescapular

NETTER ATLAS DE ANATOMIA ORTOPÉDICA

Ombro • OSTEOLOGIA

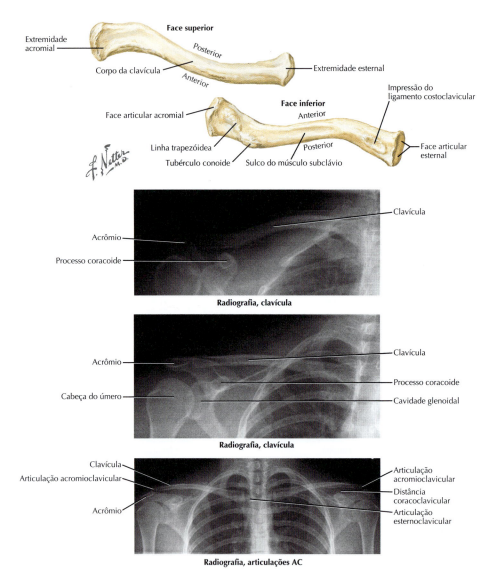

CARACTERÍSTICAS	OSSIFICAÇÃO		FUSÃO	COMENTÁRIOS
CLAVÍCULA				
• Osso cilíndrico em formato de S • 1/3 médio é mais estreito, sem inserções musculares • A clavícula alarga-se lateralmente • Ausência de cavidade medular verdadeira	**Primária** (2) Medial e lateral **Secundária** Esternal Acromial	7ª semana fetal 18-20 anos 18-20 anos	9ª semana fetal 19-25 anos 19-22 anos	• Única ligação entre o membro superior e o esqueleto axial • Osso mais fraturado do corpo; o 1/3 médio é o local mais comum da fratura (80%) • Primeiro osso a se ossificar e último a se fundir • Começa por ossificação intramembranácea e termina como uma ossificação membranácea

78 NETTER ATLAS DE ANATOMIA ORTOPÉDICA

RADIOLOGIA • Ombro

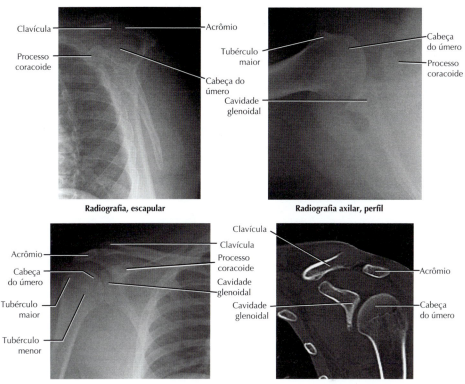

Radiografia, escapular

Radiografia axilar, perfil

Radiografia, AP

TC, frontal (coronal)

RADIOGRAFIA	TÉCNICA	ACHADOS	APLICAÇÃO CLÍNICA
CLAVÍCULA			
Clavícula (2 incidências)	AP com inclinação caudal e cefálica	Clavícula	Fratura, DAD da art. AC
Zanca	AP (da art. AC) com 10° de inclinação cefálica	Articulação acromioclavicular	Doença da art. AC (DAD, frat)
Incidências de estresse	Ambas as artt. AC com e sem carga	Articulações acromioclaviculares	Separação/instabilidade da art. AC
Serendipite	40° de inclinação cefálica no manúbrio	Articulação esternoclavicular	Doença esternoclavicular
OMBRO			
AP	Chassi perpendicular à escápula	Espaço articular glenoumeral	Trauma (frat./lux.), artrite
Axilar perfil	Braço abduzido, feixe na direção da axila	Posição da cavidade glenoidal/cabeça do úmero	Luxações, lesão de Hill-Sachs
Escapular Y	Feixe paralelo à escápula	Posição da cabeça do úmero	Trauma, tipo de acrômio
Saída do supraespinal	Y escapular com 10° inclinação caudal	Morfologia do acrômio	Acrômio em gancho (tipo 3) está associado à síndrome do impacto
De Stryker	Mão na cabeça, 10° de inclinação cefálica	Cabeça do úmero	Lesão de Hill-Sachs
West point	Decúbito ventral, feixe na direção da axila	Porção anteroinferior da cavidade glenoidal	Lesão óssea de Bankart
OUTROS ESTUDOS			
TC	Transversal (axial), frontal (coronal), sagital	Congruência articular, posição do fragmento fraturado	Fraturas (esp. da parte proximal do úmero, cavidade glenoidal/intra-articular)
RM	Sequência de pulsos varia	Tecidos moles (tendões, lábio articular)	Rupturas do "manguito rotador" ou dos lábios articulares

3 Ombro • TRAUMA

Fraturas do Terço Lateral da Clavícula

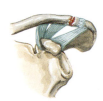 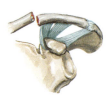 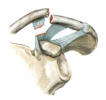 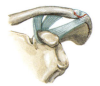

Tipo I. Fratura sem ruptura de ligamentos e sem desvio. Tratada com uma tipoia simples por algumas semanas

Tipo IIA. A fratura é medial aos ligamentos. Ambos estão intactos

Tipo IIB. A fratura localiza-se entre os ligamentos; o lig. conoide está rompido, o trapezoide está intacto. O fragmento medial pode se elevar

Tipo III. Fratura através da articulação acromioclavicular; sem desvio. Geralmente não diagnosticada ou pode causar uma osteoartrite dolorosa necessitando de artroplastia de ressecção

DESCRIÇÃO	AVALIAÇÃO	CLASSIFICAÇÃO	TRATAMENTO
FRATURA DA CLAVÍCULA			

• Fratura mais comum
• 80% no terço médio (grupo I)
• 15% grupo 2, 5% grupo 3
• Mecanismo: queda sobre o ombro (p. ex., futebol americano, hóquei)
• A clavícula não se funde até o início da terceira década de vida, podem ocorrer fraturas por avulsão da camada periostal distalmente
	HDA: trauma/queda, dor
	EF: edema, sensibilidade, +/– elevação da pele/ deformidade clínica; fazer exame neurovascular completo
	RX: 2 incidências da clavícula (avaliar presença de encurtamento)
	TC: raramente necessária
		• Grupo 1: 1/3 médio
		• Grupo 2: 1/3 distal
		  ◦ Tipo 1: lateral aos ligamentos CC
		  ◦ Tipo 2a: medial aos ligamentos CC
		  ◦ Tipo 2b: entre os ligamentos CC (conoide rompido, trapezoide intacto)
		  ◦ Tipo 3: fratura na art AC
		• Grupo 3: 1/3 proximal
			• Tratamento fechado/ tipoia para a maioria das fraturas dos grupos 1 e 3
			• RAFI para as fraturas severamente encurtadas, anguladas, abertas, associadas a lesões vasculares
			• RAFI para a maioria das fraturas grupo 2/ tipo 2 distais

COMPLICAÇÕES: Pseudartrose (esp. distal/fraturas do grupo 2); lesões vasculares ou nervosas			
FRATURA DA ESCÁPULA			

• Mecanismo: trauma de alta energia
• Lesão incomum
• Mais comum em homens jovens
• >85% apresentam lesões associadas: contusões pulmonares, pneumotórax
• Bom potencial de consolidação gerada pelos músculos ao redor
	HDA: trauma (p. ex., AVA), dor no dorso e/ou ombro
	EF: edema, sensibilidade à palpação, diminuição da ADM
	RX: AP/axilar perfil/ escapular Y; RX cervical
	TC: fraturas intra-articulares/ cavidade glenoidal, fraturas desviadas do corpo
		• Classificação anatômica: A-G
		• Ideberg (fratura da cavidade glenoidal)
		  ◦ Tipo I: fratura com avulsão anterior
		  ◦ Tipo II: fratura transversal oblíqua através da cavidade glenoidal, sai inferiormente
		  ◦ Tipo III: fratura oblíqua através da cavidade glenoidal, sai superiormente
		  ◦ Tipo IV: fratura transversal sai através do corpo da escápula
		  ◦ Tipo V: tipos II + IV
			• Tratamento fechado com tipoia durante 2 semanas para a maioria das fraturas, seguida por exercícios precoces para ADM
			• RAFI para as fraturas desviadas, instáveis, grandes fraturas intra-articulares (>25%) ou anguladas do colo

COMPLICAÇÕES: Lesões associadas: Fratura de costela nº 1, contusão pulmonar, pneumotórax, lesão vascular ou do plexo braquial			

TRAUMA • Ombro 3

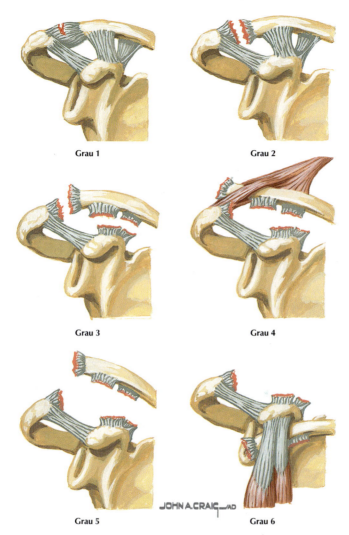

DESCRIÇÃO	AVALIAÇÃO	CLASSIFICAÇÃO	TRATAMENTO
\multicolumn{4}{c}{SEPARAÇÃO DA ARTICULAÇÃO ACROMIOCLAVICULAR}			
• Mecanismo: queda sobre o ombro (p. ex., futebol americano, bicicleta etc.) • Progressão de uma lesão isolada do ligamento AC para ruptura combinada dos ligamentos AC e CC com desvio variável da clavícula • Também conhecida como "separação do ombro"	**HDA:** queda/impacto direto, dor, edema, +/− estalidos **EF:** sensibilidade AC, +/− instabilidade e deformidade **RX:** articulação AC (+/− incidências de estresse, esp. grau II) (medir a distância CC) **RM:** avalia os ligamentos CC	Classificação de Rockwood: I. Distensão do ligamento AC II. Ruptura AC, CC intacto III. Rupturas AC e CC, desvio superior ≤100% IV. Grau III com desvio posterior V. Grau III com desvio superior ≤300% VI. Grau III com desvio inferior	• Graus I e II: tipoia, repouso, fisioterapia • Grau III: controverso. Conservador para a maioria, reconstrução CC para atletas de alto nível e trabalhadores braçais • Graus IV-VI: reconstrução do ligamento CC
\multicolumn{4}{l}{**COMPLICAÇÕES:** Artrose/DAD da AC; rigidez; lesões associadas (pneumotórax, fratura, neuropraxia)}			

NETTER ATLAS DE ANATOMIA ORTOPÉDICA

Ombro • TRAUMA

Luxação Anterior

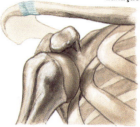

Luxação anterior (mais comum)

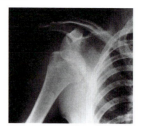

Radiografia anteroposterior
Luxação anterior

Luxação Posterior

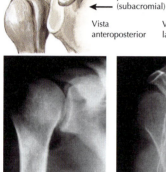

Luxação posterior (subacromial)
Vista anteroposterior
Vista lateral

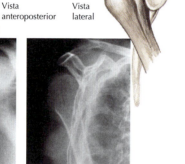

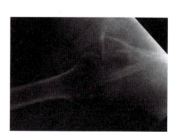

Radiografia anteroposterior. Difícil determinar se a cabeça do úmero está dentro, anterior ou posterior à cavidade glenoidal

Radiografia em perfil (paralela ao plano do corpo da escápula). Cabeça do úmero claramente vista posteriormente à cavidade glenoidal

Incidência axilar verdadeira. Também demonstra cabeça do úmero posteriormente à cavidade glenoidal

DESCRIÇÃO	AVALIAÇÃO	CLASSIFICAÇÃO	TRATAMENTO
LUXAÇÃO DA ARTICULAÇÃO DO OMBRO (GLENOUMERAL)			

• Luxação mais comum
• Comum em pacientes jovens/atletas (recorrência de >90% se <25 anos de idade)
• Associada a rupturas dos lábios articulares (<40 anos de idade) e do "manguito rotador" (>40 anos de idade)
• Associada a fraturas: tubérculo ou margem da cavidade glenoidal ("lesão óssea de Bankart")
• Luxações posteriores associadas a convulsões
• Fratura por impressão da cabeça do úmero (lesão de Hill-Sachs) pode ocorrer
	HDA: trauma/queda, dor, incapacidade de mover o braço
	EF: ombro "achatado", ausência de ADM, testar função do nervo axilar
	RX: 3 incidências para o ombro; deve incluir axilar em perfil para a luxação posterior
	TC: para avaliar fraturas: tubérculo ou cavidade glenoidal
		Anatômica (baseada na localização da cabeça do úmero):
		• Anterior (>90%)
		• Posterior (geralmente não diagnosticada)
		• Inferior (*luxatio erecta*: braço abduzido não pode ser abaixado [rara])
		• Superior (extremamente rara)
			• Agudo: reduzir luxação
			• Métodos (com sedação):
			  ◦ Hipocrática/tração
			  ◦ Stimson
			  ◦ Milch
			  ◦ Retração escapular
			• Imobilizar em tipoia por 2 semanas
			• Fisioterapia
			• RAFI para as fraturas desviadas
			• Considerar reparo precoce do lábio articular em pacientes jovens

COMPLICAÇÕES: Luxação/instabilidade recorrente (esp. em jovens <25 anos de idade); lesão nervosa (axilar, musculocutânea)			

TRAUMA • Ombro

Redução da Luxação Anterior da Articulação do Ombro (Glenoumeral)

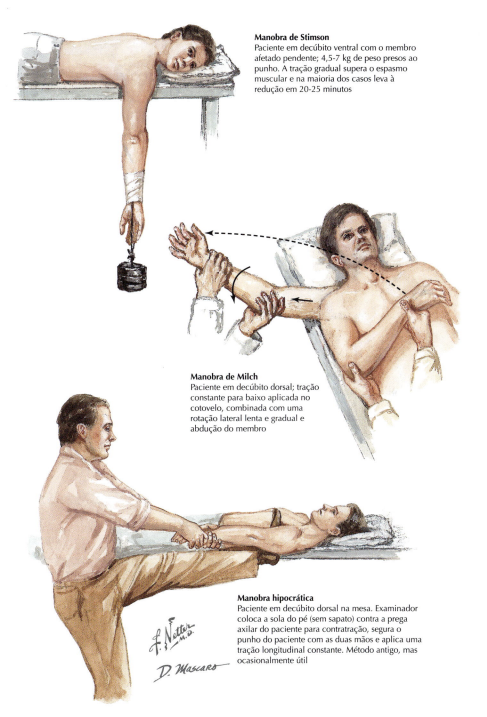

Manobra de Stimson
Paciente em decúbito ventral com o membro afetado pendente; 4,5-7 kg de peso presos ao punho. A tração gradual supera o espasmo muscular e na maioria dos casos leva à redução em 20-25 minutos

Manobra de Milch
Paciente em decúbito dorsal; tração constante para baixo aplicada no cotovelo, combinada com uma rotação lateral lenta e gradual e abdução do membro

Manobra hipocrática
Paciente em decúbito dorsal na mesa. Examinador coloca a sola do pé (sem sapato) contra a prega axilar do paciente para contratração, segura o punho do paciente com as duas mãos e aplica uma tração longitudinal constante. Método antigo, mas ocasionalmente útil

NETTER ATLAS DE ANATOMIA ORTOPÉDICA

3 Ombro • TRAUMA

Classificação de Neer para as fraturas proximais do úmero em quatro partes
1. Fragmento articular (cabeça do úmero)
2. Tubérculo menor
3. Tubérculo maior
4. Corpo (diáfise). Se não houver desvio de fragmentos, a fratura é considerada estável (mais comum) e tratada com mínima imobilização externa e exercícios precoces para a amplitude de movimento

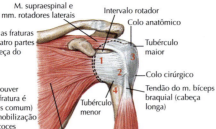
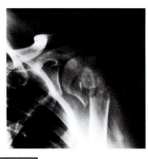

Classificação de Neer para as fraturas das partes proximais do úmero		
Parte 2	Parte 3	Parte 4
Colo anatômico		
Colo cirúrgico		
Tubérculo maior	Tubérculo maior	Tubérculos maior e menor
Tubérculo menor	Tubérculo menor	

DESCRIÇÃO	AVALIAÇÃO	CLASSIFICAÇÃO	TRATAMENTO
FRATURA DA PARTE PROXIMAL DO ÚMERO			
• Fratura comum, especialmente em pacientes idosos/osteoporóticos • A substância esponjosa da extremidade proximal do úmero é suscetível a fraturas • As fixações musculares determinam o padrão de desvio • A maioria das fraturas apresenta desvio pequeno/1 parte • Associadas a rupturas do "manguito rotador"	**HDA:** trauma/queda, dor, dificuldade de mover o braço **EF:** sensibilidade umeral, diminuição da ADM, +/– deformidade **RX:** 3 incidências do ombro **TC:** identifica os fragmentos e o desvio	• Neer: baseado no número de partes (fragmentos) • Partes (4): cabeça, tubérculo maior, tubérculo menor e corpo • Fragmento deve apresentar um desvio >1 cm ou angulação de 45° para ser considerado uma "parte" • Múltiplas combinações possíveis de fragmentos/partes	• 1 parte: tipoia, mobilização precoce • 2 partes: redução fechada e imobilização por coaptação, depois fisioterapia • 3 partes: cirúrgico: PPC vs. RAFI (placa bloqueada) • 4 partes: RAFI vs. hemiartroplastia
COMPLICAÇÕES: Rigidez do ombro, NAV (fraturas do colo anatômico), lesão nervosa (axilar, plexo braquial), pseudartrose			

ARTICULAÇÕES • Ombro

Articulação Esternoclavicular

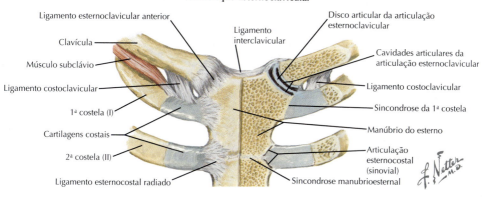

LIGAMENTO	FIXAÇÕES	COMENTÁRIOS
COMPLEXO ARTICULAR DO OMBRO		
Geral		

- O ombro é formado por 4 articulações separadas. O movimento do ombro é um movimento combinado de todas as 4 articulações: 1. Articulação esternoclavicular. 2. Articulação do ombro (glenoumeral). 3. Articulação acromioclavicular. 4. "Articulação escapulotorácica"
- A articulação do ombro é a que possui a maior amplitude de movimento do corpo
   - Flexão: 0°-170°
   - Extensão: 0°-60°
   - Abdução: 0°-170°/180°
   - Rotação medial: até a região torácica da coluna vertebral
   - Rotação lateral: até 70°
- Proporção 2:1 de movimento da articulação do ombro (glenoumeral)/articulação escapulotorácica durante a abdução do ombro
- Articulação inerentemente instável com amplo potencial de ADM. Estabilizadores estáticos e dinâmicos fornecem estabilidade articular
   - Estáticos: cavidade glenoidal, lábio articular, congruência articular, ligamentos glenoumerais e cápsula articular, pressão intra-articular negativa
   - Dinâmicos: músculos/tendões do "manguito rotador", tendão do m. bíceps braquial, estabilizadores escapulares (músculos periescapulares), propriocepção
- A cavidade glenoidal "rasa" gera mínima estabilidade óssea, mas é aprofundada/estabilizada pelo lábio articular fibrocartilagíneo
- O lábio articular serve como um "para-choque" para a subluxação umeral, bem como local de fixação para as estruturas capsuloligamentares. A instabilidade articular pode ser resultado das rupturas/desinserções do lábio articular com perda do "para-choque" e consequente frouxidão ligamentar
- "Manguito rotador": inserção confluente "em ferradura" de 4 tendões de músculos estabilizadores que se inserem na parte proximal do úmero (tubérculos maior e menor). Músculos do MR mantêm a cabeça do úmero acomodada na cavidade glenoidal durante todos os movimentos

ARTICULAÇÃO ESTERNOCLAVICULAR		
Articulação selar (diartrose dupla). Única fixação verdadeira da extremidade superior ao esqueleto axial. ADM: a clavícula realiza até 50° de rotação na articulação sobre o esterno fixo		
Cápsula articular	Reveste a articulação	Estabilizador secundário
Esternoclavicular	Da extemidade esternal da clavícula até o esterno	Estabilizador primário da articulação esternoclavicular
	Ligamentos anterior e posterior	Posterior mais forte; luxação anterior mais comum
Costoclavicular	Da parte inferior da clavícula até a cartilagem costal	Ligamento esternoclavicular mais forte
Interclavicular	Entre as extremidades esternais da clavícula	Estabilizador secundário
Disco articular	Disco intra-articular	Disco fibrocartilagíneo dentro da articulação
ARTICULAÇÃO ESCAPULOTORÁCICA		
A articulação não é uma articulação verdadeira. A escápula desliza/roda ao longo da parte posterior das costelas (II-VII). Vários músculos (incluindo o serrátil anterior e o trapézio) estão envolvidos. Proporção de 2:1 do movimento da art. do ombro (glenoumeral) em relação ao movimento escapulotorácico durante a flexão e abdução		

3 Ombro • ARTICULAÇÕES

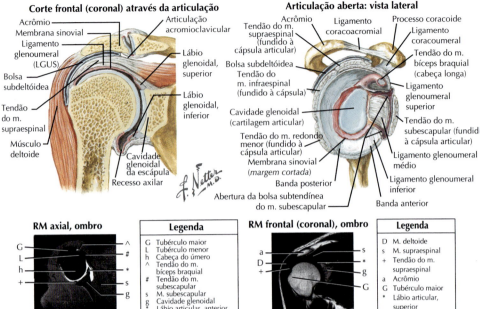

LIGAMENTO	FIXAÇÕES	COMENTÁRIOS
ARTICULAÇÃO DO OMBRO (GLENOUMERAL)		
Articulação esferóidea. Inerentemente instável estabilizada por fatores de restrição dinâmicos e estáticos		
Ligamentos Glenoumerais		
Superior (LGUS)	Margem anterossuperior da cavidade glenoidal/lábio glenoidal até a porção proximal do tubérculo menor	Resiste à translação inferior e RL na adução do ombro; Resiste à translação posterior em 90° de flexão
Médio (LGUM)	Margem anterossuperior da cavidade glenoidal/lábio glenoidal (inferior ao LGUS) para a região medial do tubérculo menor	Resiste contra a translação anteroposterior em 45° de abdução; Fator de restrição secundária para a translação e RL em adução; Complexo de Buford: espessamento do LGUM e ausência de lábio glenoidal anterior/superior
Inferior (LGUI)	Ligamento mais importante, forma a "tipoia" que enrijece em abdução e RL (banda ant.)/RM (banda post.)	
• Banda anterior (LGUIA)	Parte anterior da cavidade glenoidal/lábio glenoidal (posição de 3 horas) até a porção inferior do colo do úmero	Resiste à translação anterior e inferior em abdução e RL; deve estar tensionado/"desviado" na instabilidade anterior ou IMD
• Banda posterior (LGUIP)	Parte posterior da cavidade glenoidal/lábio glenoidal (posição em 9 horas) até a parte inferior do colo do úmero	Resiste à translação posterior na RM e 90° de flexão
Outros		
Coracoumeral (LCU)	Base do processo coracoide até os tubérculos menor e maior (em ambos os lados do sulco intertubercular)	Com o LGUS, resiste à translação inferior em adução; faz parte da polia que estabiliza o tendão do m. bíceps braquial na articulação e sulco
Lábio glenoidal	Circunferencialmente preso à cavidade glenoidal	Fibrocartilagem: aprofunda a cavidade glenoidal, promove maior área de contato, aumentando a estabilidade; local de inserção de alguns ligamentos GU
Cápsula articular	Reveste a articulação	Mantém a pressão intra-articular negativa; é fina posteriormente

- Ligamentos glenoumerais: espessamentos discretos da porção anterior e inferior da cápsula articular que geram estabilidade para a articulação. Não existem ligamentos posterior ou superiormente
- Intervalo rotador: espaço triangular entre a margem anterior do m. supraespinal e a margem superior do m. subescapular
  - Conteúdo: LGUS, LCU e tendão do m. bíceps braquial, parte anterossuperior da cápsula da articulação do ombro (glenoumeral)
  - O tensionamento desse intervalo pode diminuir a translação inferior na adução/"sinal do sulco" em um ombro instável
- Polia do bíceps: o LGUS, LCU e o m. subescapular formam uma polia anterior para manter o tendão do m. bíceps braquial localizado na articulação/sulco intertubercular

86 NETTER ATLAS DE ANATOMIA ORTOPÉDICA

ARTICULAÇÕES • Ombro 3

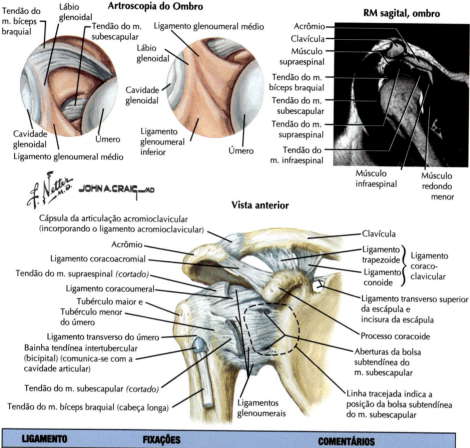

LIGAMENTO	FIXAÇÕES	COMENTÁRIOS
ARTICULAÇÃO ACROMIOCLAVICULAR		
Articulação plana (diartrose). Movimento muito limitado (5° de rotação). Local comum de lesão e/ou degeneração dolorosa		
Cápsula articular	Reveste a articulação	Estabilizador fraco, mas suficiente sob cargas rotineiras
Acromioclavicular	Espessamento da parte superior da cápsula articular	Fornece estabilidade anteroposterior e estabilidade axial. É lesionado (em algum grau) em todas as separações AC
Coracoclavicular	Base do processo coracoide até a parte inferior da clavícula	Fornece estabilidade vertical para a clavícula na articulação AC
○ Conoide	Inserção posteromedial na clavícula	Maior resistência contra carga vertical do que o trapezoide
○ Trapezoide	Inserção anterolateral na clavícula	Resiste contra carga axial sobre o ombro (fibras mais oblíquas)
Disco articular	Na articulação, entre a clavícula e o acrômio	Interposto para amortecer parcialmente a articulação incongruente
OUTRAS ESTRUTURAS		
Coracoacromial	Extremidade do processo coracoide até as partes anterior e inferior do acrômio	Componente chave do arco coracoacromial; impede a migração do úmero no ombro com deficiência do "manguito rotador"
Transverso superior da escápula	Cruza a incisura da escápula	Nervo supraescapular passa abaixo do ligamento, a artéria supraescapular passa acima dele
Transverso do úmero	Tubérculo menor até o tubérculo maior (cruza o sulco intertubercular)	Estabiliza o tendão do m. bíceps braquial dentro do sulco intertubercular. Face lateral do intervalo rotador

NETTER ATLAS DE ANATOMIA ORTOPÉDICA   **87**

3 Ombro • PEQUENOS PROCEDIMENTOS

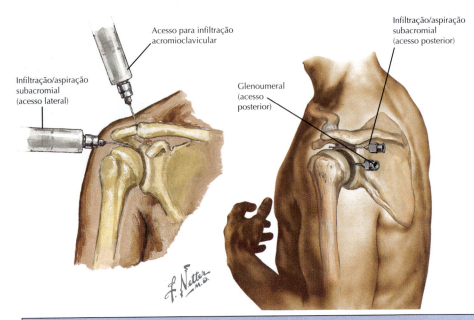

ETAPAS
INFILTRAÇÃO DA ARTICULAÇÃO ACROMIOCLAVICULAR

1. Perguntar ao paciente sobre alergias
2. Palpar a clavícula distalmente à articulação AC (sulco)
3. Preparar a pele (sabão antisséptico/iodo) sobre a articulação AC
4. Fazer a anestesia local da pele
5. Usar uma agulha de calibre 25, inseri-la no sulco verticalmente (ou com uma leve inclinação lateral para medial) e na articulação. Você deve sentir um "estalo/diminuição da resistência" conforme a agulha entra na articulação. Infiltrar 2 mL de preparação de anestésico local/corticosteroide 1:1 (a articulação pode acomodar < 2 mL de líquido). Uma protuberância subcutânea indica que a ponta da agulha está sobre a cápsula articular da articulação AC
6. Fazer curativo no local da infiltração

INFILTRAÇÃO DO ESPAÇO SUBACROMIAL

1. Perguntar ao paciente sobre alergias
2. Palpar o acrômio: definir suas margens (esp. margem lateral e o canto posterolateral)
3. Preparar a pele (sabão antisséptico/iodo) sobre a margem acromial
4. Fazer a anestesia local da pele
5. Pressionar o acrômio com o dedo (com luva estéril), inserir a agulha sob o acrômio (lateral ou posterior) com leve inclinação cefálica. Aspirar para assegurar que não é um vaso, depois infiltrar 5 mL da preparação; se estiver na articulação, fluirá facilmente. Usar: a. infiltração diagnóstica: somente anestésico local; b. infiltração terapêutica: anestésico local/corticosteroide
6. Fazer curativo no local da infiltração

INFILTRAÇÃO GLENOUMERAL

1. Perguntar ao paciente sobre alergias
2. Palpar a região posterior do ombro a procura do "ponto mole" (geralmente 2 cm para baixo, 1 cm medial ao canto posterolateral do acrômio). Também palpar o processo coracoide na face anterior do ombro
3. Preparar a pele (sabão antisséptico/iodo) sobre o "ponto mole" na região posterior do ombro
4. Anestesiar a pele sobre o "ponto mole". Com luvas estéreis, palpe o "ponto mole" e o processo coracoide
5. A seguir, inserir a agulha no "ponto mole" e direcioná-la para o processo coracoide. Se a agulha atingir o osso, ela deve ser redirecionada (cavidade glenoidal: mover lateralmente; úmero: mover medialmente). Aspirar para assegurar que não é um vaso. Infiltrar a preparação (anestésico local +/− corticosteroide) na articulação (deve fluir facilmente se estiver no espaço articular)
6. Fazer curativo no local da infiltração

HISTÓRIA DA DOENÇA ATUAL • Ombro

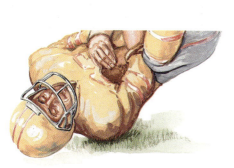

Lesão da articulação acromioclavicular. Geralmente causada por uma queda sobre a ponta do ombro, deprimindo o acrômio (separação do ombro)

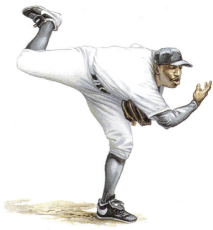

Atletas arremessadores podem desenvolver ruptura "manguito rotador", impacto interno e anormalida do movimento

A instabilidade do ombro é comum em nadadores

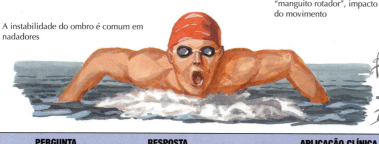

PERGUNTA	RESPOSTA	APLICAÇÃO CLÍNICA
1. Idade	Idoso	Ruptura do "manguito rotador", impacto, artrite (OA), capsulite adesiva (ombro congelado), fratura de úmero (após queda)
	Jovem	Instabilidade, ruptura de lábio articular, lesão AC, osteólise da parte lateral da clavícula, impacto em atletas
2. Dor		
a. Início	Aguda	Fratura, luxação, ruptura do "manguito rotador", lesão acromioclavicular
b. Localização	Crônica	Impacto, artrite/DAD, ruptura do "manguito rotador"
	Acima da articulação AC	Artrose/separação da articulação AC
c. Ocorrência	Dor noturna	Clássica para ruptura do MR, tumor (raro)
d. Exacerbação/	Piora acima da cabeça	Ruptura do "manguito rotador", impacto
alívio	Melhora acima da cabeça	Radiculopatia cervical
3. Rigidez	Sim	Osteoartrite (OA), capsulite adesiva
4. Instabilidade	"Desliza para dentro e para fora"	Luxação (>90% anterior), esp. em abdução e RL (p. ex., arremessos), subluxação, ruptura do lábio articular
5. Trauma	Impacto direto	Queda sobre a mão hiperestendida
	Lesão acromioclavicular (AC)	Luxação glenoumeral (subluxação; fratura)
6. Ocupação/atividade	Uso acima da cabeça	Ruptura do "manguito rotador"
	Levantamento de peso	Osteólise (parte lateral da clavícula)
	Atleta: tipo arremessador	Ruptura MR/impacto (interno), instabilidade (nadadores)
	Trabalho manual por longos períodos	Artrite (OA)
7. Sintomas neurológicos	Torpor/formigamento/"peso"	Síndrome do desfiladeiro torácico, lesão do plexo braquial
8. HPP	Cardiopulmonar/GI	Dor irradiada para o ombro

Ombro • EXAME FÍSICO

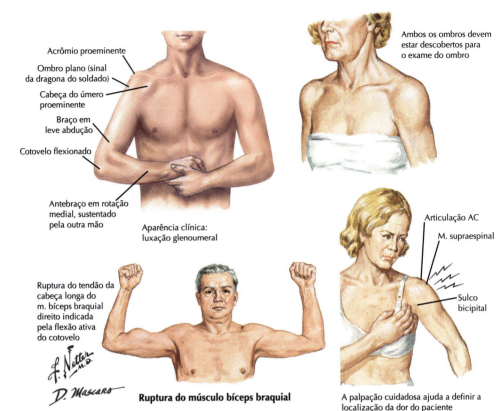

Aparência clínica: luxação glenoumeral

Ruptura do músculo bíceps braquial

A palpação cuidadosa ajuda a definir a localização da dor do paciente

EXAME/OBSERVAÇÃO	TÉCNICA	APLICAÇÃO CLÍNICA
INSPEÇÃO		
Ambos os ombros devem estar descobertos para uma inspeção e exame apropriados do ombro		
Simetria	Compare os dois lados	Separação acromioclavicular, luxação, atrofia muscular
Atrofia	Perda do contorno/massa muscular	Ruptura de MR, compressão nervosa (p. ex., m. supraescapular)
Deformidade grosseira	Luxação superior	Lesão acromioclavicular (separação)
Deformidade grosseira	Luxação anterior	Luxação anterior (articulação do ombro/glenoumeral)
Deformidade grosseira	Braço de "Popeye"	Ruptura do tendão do m. bíceps braquial (geralmente da extremidade proximal da cabeça longa)
PALPAÇÃO		
Articulação AC	Sentir a extremidade da clavícula	Dor indica lesão/doença acromioclavicular, instabilidade da parte lateral da clavícula, separação AC
Tendão do m. supraespinal	Sentir o acrômio, abaixo do sulco acromioumeral	Dor indica bursite e/ou ruptura do tendão do m. supraespinal ("manguito rotador")
Tubérculo maior	Proeminência na parte lateral da cabeça do úmero	Dor indica tendinite do "manguito rotador", ruptura ou fratura
Tendão do m. bíceps braquial/ sulco intertubercular	Sentir o tendão no sulco intertubercular	Dor indica tendinite do m. bíceps braquial

NETTER ATLAS DE ANATOMIA ORTOPÉDICA

EXAME FÍSICO • Ombro 3

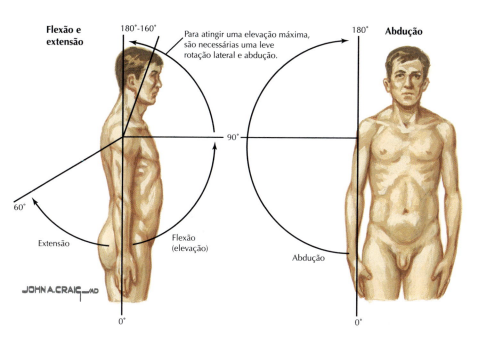

EXAME/OBSERVAÇÃO	TÉCNICA	APLICAÇÃO CLÍNICA
AMPLITUDE DE MOVIMENTO		
Flexão para a frente	Braços ao lado do corpo elevados para a frente	0-160°/180° normal
Extensão	Braços ao lado do corpo para trás	0-60° normal
Abdução	Braços para os lados	0-160°/180° normal
Rotação medial	Colocar o polegar nas costas, anotar o nível	Meio do tórax (T VII) normal, comparar lados
Rotação lateral	1. Cotovelo ao lado do corpo, rotação lateral dos antebraços 2. Abduzir o braço a 90°, rotação lateral para cima	30°-60° normal RL diminuída na capsulite adesiva

- Ruptura do "manguito rotador": ADM ativa diminuída, ADM passiva "ok". Capsulite adesiva: ADM ativa e passiva diminuídas
- RL aumentada pode indicar uma ruptura do m. subescapular

NETTER ATLAS DE ANATOMIA ORTOPÉDICA

Ombro • EXAME FÍSICO

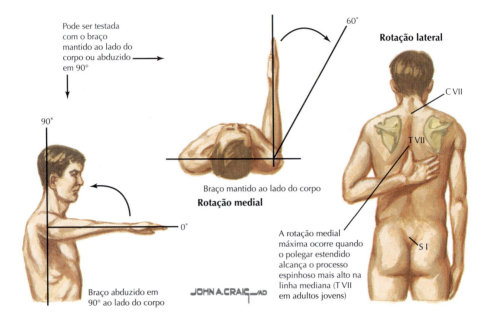

EXAME/OBSERVAÇÃO	TÉCNICA	APLICAÇÃO CLÍNICA
NEUROVASCULAR		
Sensitivo		
Nervo supraclavicular (C4)	Parte superior do ombro/área clavicular	Déficit indica lesão do nervo/raiz correspondente
Nervo axilar (C5)	Parte lateral do ombro	Déficit indica lesão do nervo/raiz correspondente
Nervo segmentar T2	Axila	Déficit indica lesão do nervo/raiz correspondente
Motor		
N. raiz espinal acessório (NC XI)	Encolhimento do ombro contra a resistência	Fraqueza = Lesão do m. trapézio ou do nervo correspondente
N. supraescapular (C5-C6)	Abdução contra a resistência	Fraqueza = Lesão do m. supraespinal ou do nervo/raiz correspondente
	Rotação lateral contra a resistência	Fraqueza = Lesão do m. infraespinal ou do nervo/raiz correspondente
N. axilar (C5)	Abdução contra a resistência	Fraqueza = Lesão do m. deltoide ou do nervo/raiz correspondente
	Rotação lateral contra a resistência	Fraqueza = Lesão do m. redondo menor ou do nervo/raiz correspondente
Nervo dorsal da escápula (C5)	Encolhimento do ombro	Fraqueza = Lesão do m. levantador da escápula/romboide ou do nervo/raiz correspondente
Nervo toracodorsal (C7-C8)	Adução contra a resistência	Fraqueza = Lesão do m. latíssimo do dorso ou do nervo/raiz correspondente
Nervo peitoral lateral (C5-C7)	Adução contra a resistência	Fraqueza = Lesão do m. peitoral maior ou do nervo/raiz correspondente
Nervo subescapular superior/inferior (C5-C6)	Rotação medial contra a resistência	Fraqueza = Lesão do m. subescapular ou do nervo/raiz correspondente
Nervo torácico longo (C5-C7)	Protração da escápula	Fraqueza = Lesão do m. serrátil anterior ou do nervo/raiz correspondente

EXAME FÍSICO • Ombro

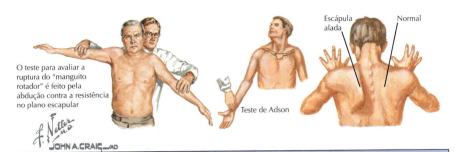

O teste para avaliar a ruptura do "manguito rotador" é feito pela abdução contra a resistência no plano escapular

Teste de Adson

Escápula alada — Normal

EXAME	TÉCNICA	APLICAÇÃO CLÍNICA/DIAGNÓSTICO DIFERENCIAL
TESTES ESPECIAIS		
Impacto/Manguito Rotador		
Sinal do impacto (teste de Neer)	Flexionar para frente > 90°	Dor indica síndrome do impacto
Teste Hawkins	Flexionar para frente 90°, depois RM	Dor indica síndrome do impacto
M. supraespinal/Teste de Jobe	Braço pronado, elevação contra resistência no plano escapular	Dor ou fraqueza indicam ruptura do "manguito rotador" (m. supraespinal) (parcial ou de toda a espessura)
Queda do braço	Elevação > 90°, tentar manter	Incapacidade de manter a flexão (braço cai) indica ruptura do m. supraespinal
Sinal do retardo da RL (lag sign)	RL do ombro, paciente mantém	Incapacidade de manter a RL indica ruptura do m. infraespinal
Sinal do Corneteiro	RL contra a resistência em leve abdução	Fraqueza indica ruptura do "manguito rotador" envolvendo o m. infraespinal
Teste de afastamento da mão no dorso (teste de Gerber)	Mão atrás do dorso (nas costas), empurrar para trás	Fraqueza indica ruptura do m. subescapular
Teste de afastamento da mão do dorso com queda	Elevar a mão do dorso, paciente mantém	Incapacidade de manter a mão afastada do dorso indica ruptura do m. subescapular
Pressão do ventre (sinal de Napoleão)	Mão no ventre, empurrar na direção do ventre	Fraqueza indica ruptura do m. subescapular
M. Bíceps Braquial/Parte Superior do Lábio		
Compressão ativa (O'Brien)	90° de flexão anterior, 10° de adução, flexão contra resistência; em pronação, depois em supinação	Dor com a flexão contra resistência, maior em pronação indica ruptura LSAP; também pode sugerir doença/lesão da articulação AC
Manivela	90° de abdução, carga axial, rotação	Dor indica ruptura LSAP
Teste de velocidade (speed)	Flexão contra resistência no plano escapular	Dor indica lesão ou tendinite do m. bíceps braquial
Teste de Yergason	Cotovelo em 90°, supinação contra resistência	Dor indica tendinite do m. bíceps braquial
Instabilidade		
Teste da apreensão	Abdução, rotação lateral	Dor ou apreensão indicam instabilidade anterior
Relocação	Abdução, RL, força posterior sobre o braço	Alívio da dor/apreensão indica instabilidade anterior
Carga e desvio	Carga axial, translação anterior e posterior	Aumento da translação indica instabilidade anterior ou posterior
Teste de Jerk	Decúbito dorsal, adução, 90° de flexão anterior, empurra posteriormente	Dor/apreensão/translação indicam instabilidade posterior
Sinal do sulco	Tração inferior sobre o braço aduzido	O aumento do sulco acromioumeral (sulco sob a parte lateral do acrômio) indica instabilidade inferior
Outros		
Adução com os braços cruzados à frente do corpo	Aduzir os braços cruzando-os no corpo	Dor na articulação AC indica lesão/doença AC (p. ex., artrose)
Escápula alada	Empurrar uma parede	A escápula alada indica paralisia nervosa ou fraqueza muscular
Teste de Adson	Palpar o pulso radial, rodar o pescoço para o mesmo lado	Torpor ou formigamento sugestivo de síndrome do desfiladeiro torácico
Teste de Wright	Extensão do braço, rotação do pescoço para o lado oposto	Torpor ou formigamento sugestivo de síndrome do desfiladeiro torácico
Teste de Spurling	Flexão lateral/compressão axial do pescoço	Reprodução dos sintomas indica lesão/doença na região cervical

3 Ombro • MÚSCULOS: ORIGENS E INSERÇÕES

Face inferior

- Músculo deltoide
- Anterior
- Músculo peitoral maior
- Ligamento costoclavicular
- Ligamento coracoclavicular
  - Ligamento trapezoide
  - Ligamento conoide
- Posterior
- Músculo subclávio
- Músculo esterno-hióideo

Face superior

- Músculo trapézio
- Posterior
- Anterior
- Músculo deltoide
- Músculo esternocleidomastóideo
- Músculo peitoral maior

Legenda:
- Origens musculares (vermelho)
- Inserções musculares (azul)
- Fixações ligamentares (verde)

Vista posterior

- Músculo supraespinal
- Músculo trapézio
- Músculo levantador da escápula
- Músculo romboide menor
- Músculo romboide maior
- Músculo infraespinal
- Músculo latíssimo do dorso (pequena faixa de origem)
- Músculo deltoide
- Músculo supraespinal
- Músculo infraespinal
- Músculo redondo menor
- Músculo tríceps braquial (cabeça lateral)
- Músculo deltoide
- Músculo tríceps braquial (cabeça longa)
- Músculo redondo menor
- Músculo redondo maior

Fixações musculares:
- Origens
- Inserções

Vista anterior

- Músculo trapézio
- Músculo peitoral menor
- Músculo omo-hióideo
- Músculo deltoide
- Músculo bíceps braquial (cabeça longa)
- Músculo supraespinal
- Músculo subescapular
- Músculo coracobraquial e Músculo bíceps braquial (cabeça curta)
- Sulco intertubercular
- Músculo peitoral maior
- Músculo latíssimo do dorso
- Músculo redondo maior
- Músculo deltoide
- Músculo tríceps braquial (cabeça longa)
- Músculo subescapular
- Músculo serrátil anterior

PROCESSO CORACOIDE	TUBÉRCULO MAIOR	PARTE PROXIMAL DO ÚMERO	ESCÁPULA (ANTERIOR)	ESCÁPULA (POSTERIOR)
ORIGENS				
M. bíceps braquial (cabeça curta)		M. subescapular		M. supraespinal
		M. tríceps braquial (cabeça longa)		M. infraespinal
M. coracobraquial		M. omo-hióideo		M. deltoide (espinha/acrômio)
				Mm. redondo maior e menor
				M. latíssimo do dorso
INSERÇÕES				
M. peitoral menor	M. supraespinal	M. peitoral maior	M. serrátil anterior	M. trapézio (espinha/acrômio)
	M. infraespinal	M. latíssimo do dorso		M. levantador da escápula
	M. redondo menor	M. redondo maior		Mm. romboide maior e menor

- A escápula possui 17 músculos que se originam ou se inserem nela
- Inserções musculares da parte proximal do úmero (de lateral para medial): mm. peitoral maior, latíssimo do dorso, redondo maior

MÚSCULOS PERIESCAPULARES • Ombro

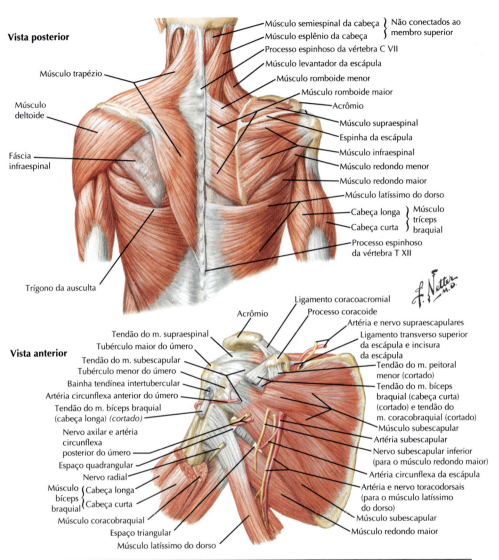

MÚSCULO	ORIGEM (Inserção Proximal)	INSERÇÃO (Inserção Distal)	NERVO	AÇÃO	COMENTÁRIOS
Trapézio	Processos espinhosos C VII-T XII	Clavícula, acrômio, espinha da escápula	NC XI	Elevação e rotação da escápula	Fraqueza resulta em escápula alada
Latíssimo do dorso	T VII-T XII, crista ilíaca	Úmero (sulco intertubercular)	N. toracodorsal	Adução, extensão do braço, RM do úmero	Usado para retalho livre
Levantador da escápula	Processos transversos de C I-C IV	Parte medial superior da escápula	N. dorsal da escápula, C3-4	Elevação da escápula	Conecta o MS à coluna vertebral
Romboide menor	Processos espinhosos de C VII-T I	Parte medial da escápula (na espinha)	N. dorsal da escápula	Adução da escápula	Conecta o MS à coluna vertebral
Romboide maior	Processos espinhosos de T II-T V	Parte medial da escápula	N. dorsal da escápula	Adução da escápula	Conecta o MS à coluna vertebral

NETTER ATLAS DE ANATOMIA ORTOPÉDICA

Ombro • MÚSCULOS: MANGUITO ROTADOR

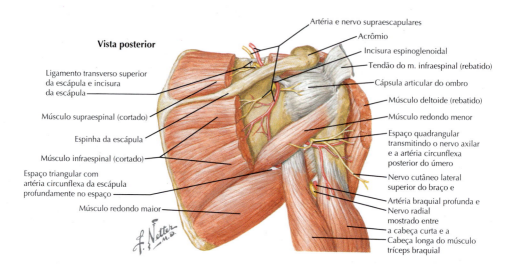

ESPAÇO/INTERVALO	MARGENS	ESTRUTURAS
Espaço triangular	M. redondo menor M. redondo maior M. tríceps braquial (cabeça longa)	Artéria circunflexa da escápula
Espaço quadrangular	M. redondo menor M. redondo maior M. tríceps braquial (cabeça longa) Úmero (margem medial)	Nervo axilar Artéria circunflexa posterior do úmero Artéria umeral
Intervalo triangular	M. redondo maior M. tríceps braquial (cabeça longa) M. tríceps braquial (cabeça curta)	Nervo radial Artéria braquial profunda

MÚSCULO	ORIGEM (Inserção Proximal)	INSERÇÃO (Inserção Distal)	NERVO	AÇÃO	COMENTÁRIOS
MANGUITO ROTADOR					
Supraespinal	Fossa supraespinal (escápula)	Tubérculo maior (superior)	N. supraescapular	Abdução do braço, estabilidade	Encarcerado no impacto; tendão mais frequentemente rompido do "manguito rotador"
Infraespinal	Fossa infraespinal (escápula)	Tubérculo maior (meio)	N. supraescapular	RL do braço, estabilidade	RL fraca: ruptura do "manguito rotador" ou lesão do nervo supraescapular na incisura
Redondo menor	Parte lateral da escápula	Tubérculo maior (inferior)	N. axilar	RL do braço, estabilidade	Tendão do "manguito rotador" raramente rompido
Subescapular	Fossa subescapular (escápula)	Tubérculo menor	Nn. subescapulares superior e inferior	RM, adução do braço, estabilidade	Em risco no acesso inferior
OUTROS					
Deltoide	Clavícula, acrômio, espinha da escápula	Úmero (tuberosidade para o m. deltoide)	N. axilar	Abdução do braço	Atrofia: lesão do nervo axilar
Redondo maior	Ângulo inferior da escápula	Úmero (sulco intertubercular)	N. subescapular inferior	RM, adução do braço	Protege o nervo radial no acesso posterior

MÚSCULOS: DELTOPEITORAL • Ombro

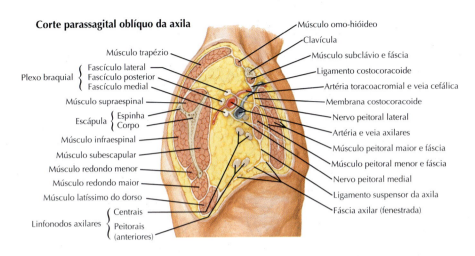

Corte parassagital oblíquo da axila

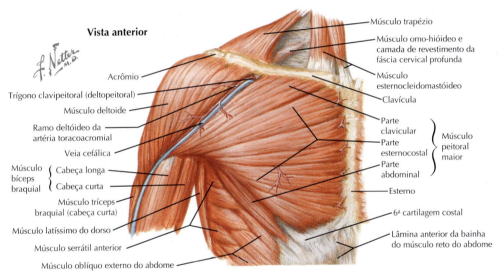

Vista anterior

MÚSCULO	ORIGEM (Inserção Proximal)	INSERÇÃO (Inserção Distal)	NERVO	AÇÃO	COMENTÁRIOS
Deltoide	Clavícula, acrômio, espinha da escápula	Úmero (tuberosidade para o m. deltoide)	N. axilar	Abdução do braço	Atrofia: lesão do nervo axilar
Peitoral maior	1. Clavícula 2. Esterno	Úmero (sulco intertubercular)	N. peitoral lateral N. peitoral medial	Adução do braço, RM do úmero	Pode se romper durante o levantamento de peso
Peitoral menor	Costelas III-V	Processo coracoide (escápula)	N. peitoral medial	Estabilização da escápula	Divide a artéria axilar em 3 partes
Serrátil anterior	Costelas I-VIII (lateral)	Escápula (margem anteromedial)	N. torácico longo	Mantém a escápula junto à parede torácica	Paralisia resulta em escápula alada
Subclávio	Costela I (e cartilagem costal)	Clavícula (margem inferior/terço médio)	Nervo para o m. subclávio	Deprime (abaixa) a clavícula	Protege os vasos subclávios

NETTER ATLAS DE ANATOMIA ORTOPÉDICA

Ombro • NERVOS

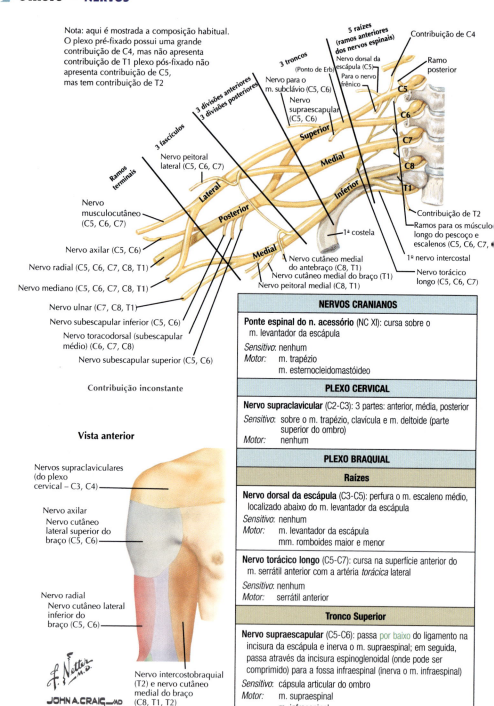

NERVOS • Ombro

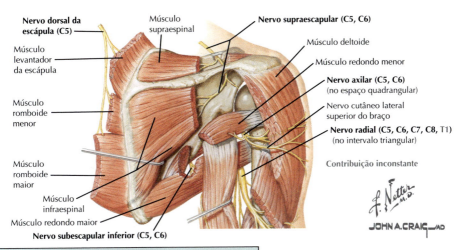

PLEXO BRAQUIAL
Fascículo Lateral
Nervo peitoral lateral (C5-C7): nomeado pelo fascículo, cursa medialmente ao nervo *peitoral* medial com a artéria *peitoral*
Sensitivo: nenhum *Motor:* m. peitoral maior (parte clavicular) m. peitoral menor (via ramo para o n. *peitoral* medial)
Raiz lateral do nervo mediano
Fascículo Medial
Nervo peitoral medial (C5-C7): nomeado pelo fascículo, cursa lateralmente ao nervo peitoral lateral
Sensitivo: nenhum *Motor:* m. peitoral menor m. peitoral maior (parte esternal)
Raiz medial do nervo mediano
Fascículo Posterior
Nervo subescapular superior (C5-C6)
Sensitivo: nenhum *Motor:* m. subescapular, parte superior
Nervo toracodorsal (C7-C8): Cursa com a artéria *toracodorsal* abaixo do músculo latíssimo do dorso
Sensitivo: nenhum *Motor:* m. latíssimo do dorso
Nervo subescapular inferior (C5-C6)
Sensitivo: nenhum *Motor:* m. subescapular, parte inferior m. redondo maior
Nervo axilar (C5-C6): imediatamente inferior à cápsula articular. Cursa posteriormente com a artéria circunflexa posterior do úmero através do espaço quadrangular; depois inclina-se anteriormente por aproximadamente 5 cm distal ao acrômio. Pode ser lesionado nas luxações glenoumerais e nos acessos laterais.
Sensitivo: parte lateral da extremidade proximal do braço: **via n. cutâneo** lateral superior do braço *Motor:* m. deltoide via **ramo profundo** m. redondo menor: **via ramo superficial**

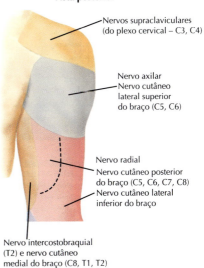

Vista posterior

NETTER ATLAS DE ANATOMIA ORTOPÉDICA **99**

3 Ombro • **ESTRUTURAS NEUROVASCULARES**

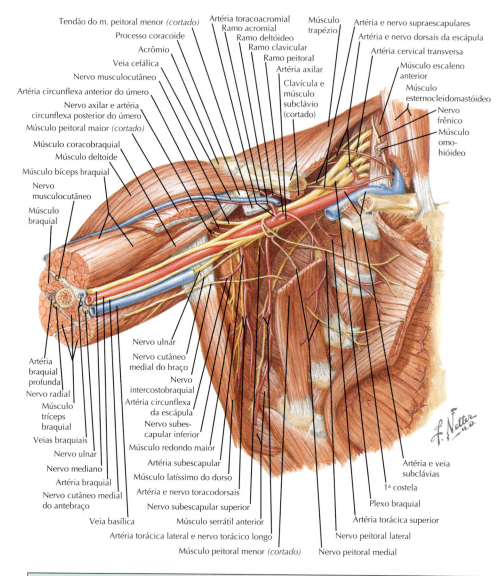

PLEXO BRAQUIAL

- O plexo braquial é um complexo de nervos entrelaçados que inervam o ombro e o membro superior
- É derivado das raízes anteriores de C5-T1 (variações: C4 [pré-fixado], T2 [pós-fixado])
- Subdivisões: ramos (raízes), troncos, divisões, fascículos e ramos
- Os ramos saem entre os músculos escalenos anterior e médio e cursam com a artéria subclávia na bainha axilar
- Os ramos e troncos são supraclaviculares. Existem 2 nervos provenientes dos ramos e 2 nervos provenientes dos troncos (superior)
- As divisões ocorrem abaixo (posteriormente à) da clavícula. As divisões anteriores inervam os músculos flexores. As divisões posteriores inervam os músculos extensores
- Os fascículos e os ramos terminais são infraclaviculares. Os fascículos são nomeados tendo em vista sua relação com a artéria axilar
- Os ramos terminais dos fascículos são nervos periféricos que inervam a região do ombro e o membro superior
- As lesões do plexo braquial podem ser parciais ou completas. As lesões afetam todos os nervos distais ao local da lesão (p. ex., paralisia de Erb: C5-C6)

ARTÉRIAS • Ombro 3

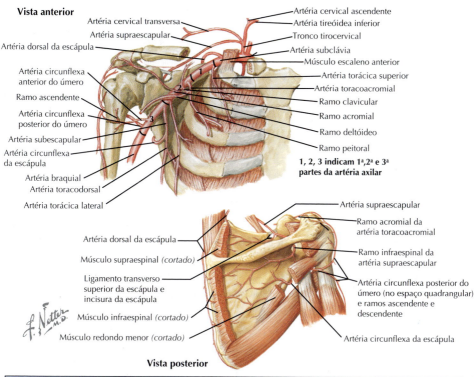

TRAJETO	RAMOS	COMENTÁRIOS/SUPRIMENTO
ARTÉRIA SUBCLÁVIA		
Ramos oriundos da aorta (esq.) ou do tronco braquiocefálico (dir.), entre os músculos escaleno anterior e médio com o plexo braquial	Tronco tireocervical Artéria supraescapular Ramo infraespinal Dorsal da escápula	3 outros ramos para o pescoço Passa sobre o ligamento transverso superior da escápula até os músculos do manguito rotador Passa ao redor da incisura espinoglenoidal com o n. supraescapular Divide-se ao redor do músculo levantador da escápula
ARTÉRIA AXILAR		
Continuação da a. subclávia depois da 1ª costela. Passa através da axila em direção ao braço, tornando-se a artéria braquial na margem inferior do músculo redondo maior	I. Torácica superior II. Toracoacromial Ramo clavicular Ramo acromial Ramo deltóideo Ramo peitoral Torácica lateral III. Subescapular Circunflexa da escápula Toracodorsal Circunflexa anterior do úmero Ramo ascendente Artéria arqueada Circunflexa posterior do úmero	Para os músculos serrátil anterior e peitorais Possui 4 ramos Pode ser lesionada nas fraturas de clavícula ou durante a cirurgia Com o ligamento coracoacromial em risco na descompressão subacromial Com a veia cefálica, em risco no acesso clavipeitoral (deltopeitoral) Cursa com o nervo peitoral lateral Cursa com o nervo torácico longo para o m. serrátil anterior Possui 2 ramos principais Vista posteriormente no espaço triangular Cursa com o nervo toracodorsal. Utilizada para retalhos Suprimento primário da cabeça do úmero (via ramos ascendentes) Lesão (p. ex., fraturas do colo anatômico) leva à osteonecrose Supre a maior parte da cabeça do úmero, também os tubérculos Vista no espaço quadrangular com o nervo axilar

A artéria axilar é dividida em 3 partes pelas margens do músculo peitoral menor (1ª proximal, 2ª posterior, 3ª distal)
A primeira parte (I) possui 1 ramo, a segunda parte (II) tem 2 ramos e a terceira parte (III), 3 ramos

Ombro • DISTÚRBIOS

Capsulite adesiva

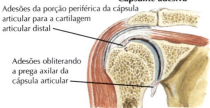

Adesões da porção periférica da cápsula articular para a cartilagem articular distal

Adesões obliterando a prega axilar da cápsula articular

Corte frontal (coronal) do ombro demonstra adesões entre a cápsula articular e a periferia da cabeça do úmero

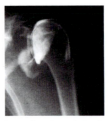 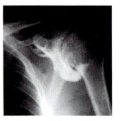

Artrografia anteroposterior de um ombro normal (esquerda). A prega axilar e a bainha do m. bíceps braquial podem ser visualizadas. Volume da cápsula articular normal. Artrografia anteroposterior de um "ombro congelado" (direita). Diminuição da capacidade articular. A prega axilar e a bainha do m. bíceps braquial não são evidentes

Radiografia AP do ombro demonstrando alterações típicas de uma osteoartrite do ombro com estreitamento das articulações e formação proeminente de osteófitos na face inferior da cabeça do úmero

Artrite da art. do ombro (glenoumeral)

DESCRIÇÃO	HDA e EF	AVALIAÇÃO	TRATAMENTO
CAPSULITE ADESIVA ("OMBRO CONGELADO")			
• Inflamação sinovial leva a fibrose capsular (espessamento) e diminuição do espaço articular (esp. no recesso) • Três estágios: dor, rigidez, resolução/"descongelamento"	**HDA:** dor, rigidez, +/– HPP (DM, doença tireoideana), trauma, imobilização **EF:** diminuição da ADM ativa e passiva	**RX:** série para ombro: geralmente normal **Artrografia:** demonstra diminuição do volume capsular	• Fisioterapia (exercícios suaves ativos e passivos para ADM) e controle da dor (6+ meses) • Lise artroscópica das adesões nos casos refratários
ARTROSE ACROMIOCLAVICULAR			
• Degeneração da articulação AC • Associada a trauma prévio, uso excessivo ou doença do "manguito rotador" • Osteólise em fisiculturistas	**HDA:** dor, +/– atrito **EF:** SP na articulação AC, dor com adução além da linha média (*crossbody*) do corpo, +/– instabilidade sutil (à palpação)	**RX:** estreitamento e esporões na art. AC **RM:** geralmente não é necessária; demonstrará edema e degeneração	• Repouso, modificação de atividades • Infiltração com corticosteroides • Ressecção aberta ou artroscópica da extremidade acromial da clavícula (Mumford)
ARTRITE DA ARTICULAÇÃO DO OMBRO (GLENOUMERAL)			
• Osteoartrite nº 1, também AR • Pode ser pós-traumática (p. ex., fraturas), secundária a ruptura do MR ou cirurgia (p. ex., Putti-Platt)	**HDA:** geralmente idoso, dor, rigidez, +/– trauma antigo **EF:** diminuição da ADM, +/– atrofia, crepitação	**RX:** estreitamento articular, osteófitos **RM:** para avaliação do "manguito rotador", se indicado	• AINE, fisioterapia • Infiltrações com corticosteroides • Hemiartroplastia *vs.* artroplastia total do ombro
TENDINITE DO M. BÍCEPS BRAQUIAL			
• Assoc. a impacto, ruptura do MR (esp. o m. subescapular) e subluxação do tendão (lesão da polia do bíceps)	**HDA:** dor, +/– estalido **EF:** SP sobre o m. bíceps braquial, testes de Speed e Yergason	**RX:** geralmente normal **RM:** avaliar a ruptura	• Fisioterapia • Infiltração com corticosteroides • Tenodese *vs.* tenotomia
RUPTURA DO TENDÃO DO M. BÍCEPS BRAQUIAL (PROXIMAL)			
• Geralmente na população mais idosa • Geralmente ruptura degenerativa • Associada a impacto e rupturas do MR	**HDA:** dor e deformidade **EF:** deformidade do tipo "braço de Popeye", fraqueza durante a supinação	**RX:** geralmente normal **RM:** geralmente não é necessária, mas demonstrará a ruptura	• Fisioterapia. o paciente geralmente apresenta uma fraqueza residual durante a supinação • Considerar tenodese (esp. em pacientes mais jovens/ativos)

DISTÚRBIOS • Ombro 3

Impacto Externo

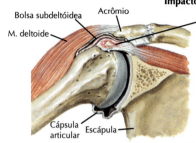

A abdução do braço causa impacto de repetição do tubérculo maior do úmero sobre o acrômio, levando à degeneração e inflamação do tendão do m. supraespinal, inflamação secundária da bolsa e dor durante a abdução do braço. O depósito calcificado sobre o tendão degenerado produz elevação que agrava ainda mais a inflamação e a dor

Ruptura do Manguito Rotador

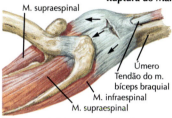

Ruptura aguda (vista superior). Geralmente associada à ruptura com fissura paralela às fibras do tendão

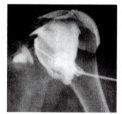

Comunicação entre a articulação do ombro e a bolsa subdeltóidea é patognomônica de ruptura do manguito rotador

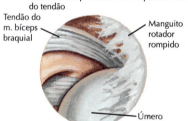

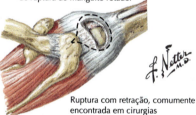

Ruptura com retração, comumente encontrada em cirurgias

DESCRIÇÃO	HDA e EF	AVALIAÇÃO	TRATAMENTO
IMPACTO EXTERNO			
• "Manguito rotador" e bolsa presos entre o acrômio e o tubérculo maior • Espectro da doença varia de bursite, tendinopatia, ruptura parcial ou até a ruptura de toda a espessura do manguito rotador	**HDA:** dor com as atividades acima da cabeça, levantamentos etc. **EF:** sinal/teste Neer +, teste Hawkins + **MR:** forte +/– doloroso	**RX:** incidência da abertura (outlet): procurar por acrômio em gancho (tipo 2, 3) ou esporão **RM:** melhor estudo para avaliar uma possível ruptura do MR	• AINE, modificação de atividade • Fisioterapia (fortalecimento do manguito rotador) • Infiltração subacromial com esteroides • Descompressão subacromial
RUPTURA DO "MANGUITO ROTADOR"			

• Crônica: associada a impacto (usualmente na face da bolsa)
• Aguda: em arremessadores (face articular) ou após luxações (> 40 anos de idade)
• M. supraespinal nº 1
• Classificada pelo tamanho: < 3 cm, 3-5 cm, > 5 cm ou pelo nº de tendões envolvidos
	HDA: dor em atividades acima da cabeça e noturnas, +/– fraqueza
	EF: dor +/– fraqueza:
	  ○ SE: elevação + Jobe
	  ○ IE: RL + corneteiro
	  ○ M. subescapular: RM + levantamento + compressão do ventre, aumento da RL
		RX: Pode demonstrar Ca++ do tendão, esporões, ou elevação da cabeça do úmero
		RM: Excelente para imagens das rupturas do "manguito rotador"; contraste demonstra comunicações entre a articulação e o espaço subacromial
			• Modificação de atividade, AINE
			• Fisioterapia: exercícios ADM, fortalecimento do MR, estabilização escapular
			• Cirúrgico
			  ○ Ruptura parcial: descompressão subacromial e desbridamento vs. reparo do manguito rotador
			  ○ Ruptura completa: reparo do MR

Ombro • DISTÚRBIOS

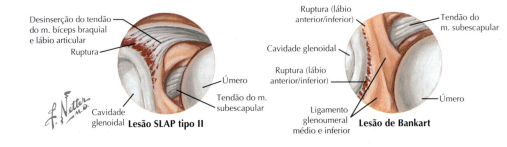

Lesão SLAP tipo II — Desinserção do tendão do m. bíceps braquial e lábio articular; Ruptura; Úmero; Tendão do m. subescapular; Cavidade glenoidal

Lesão de Bankart — Ruptura (lábio anterior/inferior); Cavidade glenoidal; Ruptura (lábio anterior/inferior); Tendão do m. subescapular; Úmero; Ligamento glenoumeral médio e inferior

DESCRIÇÃO	HDA e EF	AVALIAÇÃO	TRATAMENTO
INSTABILIDADE DA ARTICULAÇÃO DO OMBRO (GLENOUMERAL)			
TUBC			
• Resultado de uma luxação (**T**rauma) • Geralmente **U**nilateral • Ruptura do lábio articular (lesão de **B**ankart) resulta da subluxação • **C**irurgia geralmente é indicada (devido à taxa de recorrência de 90%)	**HDA:** luxação, dor e instabilidade recorrente **EF:** + apreensão e relocação, + carga e desvio (uma direção), + Jerk (lesão posterior)	**RX:** incidência West Point **TC:** para lesões da cavidade glenoidal **Artrografia por RM:** sensível para ruptura do lábio articular; pode demonstrar aumento do volume capsular	• Fisioterapia (fortalecimento do "manguito rotador") e ADM • Reparo de Bankart (do lábio articular) com imbricação capsular (aberta ou artroscópica)
AMBRI			
• **A**traumática (sem luxação) • **M**ultidirecional (ant., inf., post.) • **B**ilateral (1 lado geralmente pior) • Responde à **R**eabilitação • Desvio capsular **I**nferior pode ajudar	**HDA:** dor (pelo aumento da mobilidade articular) **EF:** carga e desvio (geralmente ant. e post.) + sinal do sulco	**RX:** geralmente normal **RM:** geralmente não é necessária na ausência de trauma; lábio articular normal na AMBRI	• Fisioterapia (tempo maior) (fortalecimento do "manguito rotador") • Desvio capsular inferior aberto *vs.* imbricação capsular artroscópica (até 270°)
RUPTURA DO M. PEITORAL MAIOR			
• Lesão rara, geralmente em pacientes jovens • Mais comum em fisiculturistas • Contração excêntrica máxima	**HDA:** dor aguda **EF:** deformidade na axila, acentuada com a adução	**RX:** procurar por avulsão **RM:** pode avaliar a retração do tendão	• Reparo precoce indicado • Reparo tardio controverso • Tratamento conservador gera resultados adequados
ESCÁPULA ALADA			
• Medial: fraqueza do m. serrátil anterior devido à paralisia do nervo torácico longo • Lateral: fraqueza do m. trapézio devido à paralisia da raiz espinal do nervo acessório (NC XI)	**HDA:** graqueza **EF:** escápula alada observada pelo dorso	**RX:** geralmente normal **EMG/ENC:** confirma a paralisia nervosa	• Observação (1-2 anos) • Casos refratários: Medial: transferência do m. peitoral maior Lateral: transferência do m. levantador da escápula
RUPTURA SUPERIOR DO LÁBIO GLENOIDAL (LESÃO SLAP)			
• Ruptura da parte **s**uperior do **l**ábio (âncora do bíceps) da região **a**nterior para a **p**osterior • Crônica (com ruptura do MR) ou aguda (carga sobre o braço hiperestendido) • 7 tipos baseados na extensão da ruptura	**HDA:** dor +/– estalidos, fraqueza etc. **EF:** + teste de O'Brien, + teste da manivela, +/– arco de movimento doloroso	**RX:** geralmente normal **Artografia por RM:** mais sensível para rupturas dos lábios articulares	• Repouso, modificação de atividade, fisioterapia • Desbridamento do lábio superior, reparo ou tenodese do m. bíceps braquial baseado no tipo da lesão (I-VII)
SÍNDROME DO DESFILADEIRO TORÁCICO			
• Compressão de estruturas neurovasculares (veia, artéria, plexo braquial) no pescoço pela primeira costela e músculos escalenos • Também associada a costelas cervicais	**HDA:** sintomas vagos: dor e torpor/sensação de frio **EF:** + teste de Adson, + teste de Wright, diminuição de pulsos	**RX:** ombro: normal Região cervical da coluna vertebral: procurar por costela cervical **RX tórax:** excluir massa pulmonar **EMG:** plexo braquial	• Modificação de atividade • Fisioterapia e treinamento da postura • Ressecção de costela (esp. costela cervical) ou ressecção do processo transverso raramente indicados

DISTÚRBIOS PEDIÁTRICOS • Ombro

Deformidade de Sprengel

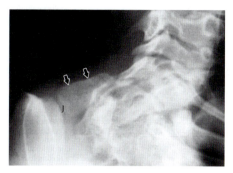

Radiografia demonstra osso omovertebral (setas) conectando a escápula aos processos espinhosos de vértebras cervicais através da articulação osteocondral (J)

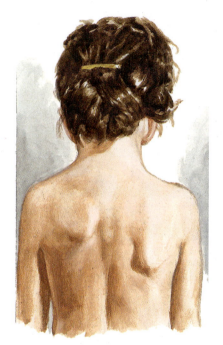

Criança com elevação congênita da escápula esquerda. Observe o encurtamento do pescoço para o mesmo lado e a tendência para o torcicolo

DESCRIÇÃO	AVALIAÇÃO	TRATAMENTO
DEFORMIDADE DE SPRENGEL		
• Escápulas pequenas (hipoplásicas) e altas, osso omovertebral conecta a região cervical da coluna vertebral (processo espinhoso) à escápula • Associada à síndrome de Klippel-Feil, escoliose, doença renal	**HDA:** os pais notam anormalidade de pescoço/escápula **EF:** o pescoço parece curto; geralmente há diminuição da ADM (esp. abdução) **RX:** procurar por osso omovertebral	• Leve: observação • Sintomática: ressecção do osso omovertebral, distalização da escápula com transferência muscular, +/− osteotomia da clavícula para proteger o plexo braquial

Ombro • ACESSOS CIRÚRGICOS

Acesso Deltopeitoral à Articulação do Ombro

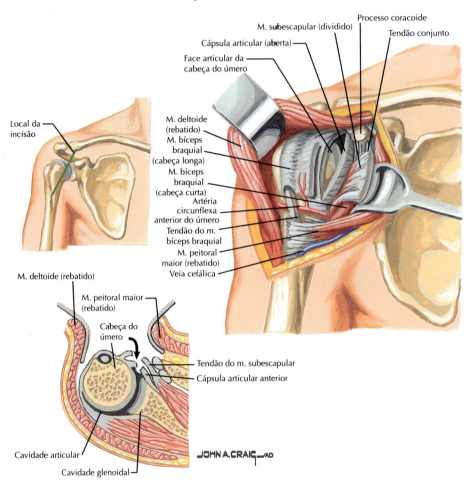

USOS	PLANO ENTRE OS NERVOS	RISCOS	COMENTÁRIOS
\multicolumn{4}{c}{**ACESSO ANTERIOR (DELTOPEITORAL)**}			
• Reparos abertos do manguito rotador (esp. do m. subescapular) ou do lábio articular • Artroplastia (hemi vs. total) • Fraturas da porção proximal do úmero	• M. deltoide (axilar) • M. peitoral maior (n. peitoral lateral e medial)	• N. musculocutâneo (com retração vigorosa do tendão conjunto) • Veia cefálica • Nervo axilar	• O m. subescapular deve ser aberto e reparado no acesso • 3 vasos cursam ao longo da margem inferior do m. subescapular; podem precisar ser ligados • Adução/RL protege o n. axilar

COMPLICAÇÕES: Ruptura do m. subescapular; neuropraxia (nervo musculocutâneo ou axilar)

ACESSOS CIRÚRGICOS • Ombro 3

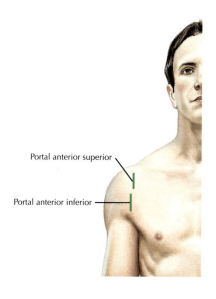
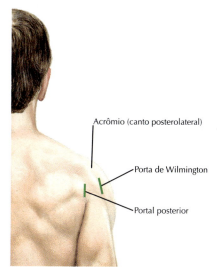
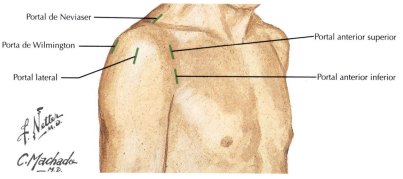

PORTAL	LOCALIZAÇÃO	RISCOS	COMENTÁRIOS
\multicolumn{4}{c}{**PORTAIS ARTROSCÓPICOS**}			
Posterior	2 cm abaixo, 1 cm medial ao canto posterolateral do acrômio (no "ponto mole")	Parte posterior da cápsula/ lábio articular	Portal de visualização primário
Anterior superior	Ambos portais anteriores localizam-se entre a articulação AC e o processo coracoide	Ligamento e/ou artéria coracoacromial	Geralmente utilizado para instrumentos
Anterior inferior	No intervalo rotador	Nervo musculocutâneo	Entra logo acima do tendão do m. subescapular
Lateral	2 cm distal à margem acromial	Nervo axilar (5 cm distal)	Visualiza o MR e o acrômio
Wilmington	1 cm ant., 1 cm distal ao canto posterolateral do acrômio	Portal seguro	Útil para o reparo do MR e lábio articular
Neviaser (supraespinal)	Posterior à articulação AC no sulco	Manguito rotador	Visualização da parte anterior da cavidade glenoidal

NETTER ATLAS DE ANATOMIA ORTOPÉDICA

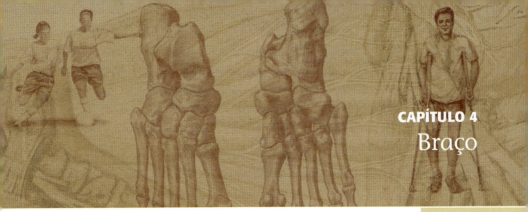

CAPÍTULO 4
Braço

Anatomia Topográfica	**110**
Osteologia	**111**
Radiologia	**113**
Trauma	**114**
Articulações	**119**
Outras Estruturas	**121**
Pequenos Procedimentos	**122**
História da Doença Atual	**123**
Exame Físico	**124**
Origens e Inserções	**127**
Músculos	**128**
Nervos	**131**
Artérias	**133**
Distúrbios	**134**
Distúrbios Pediátricos	**136**
Acessos Cirúrgicos	**137**

4 Braço • ANATOMIA TOPOGRÁFICA

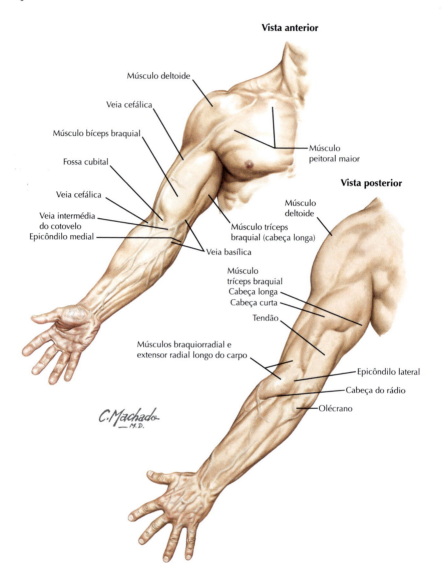

ESTRUTURA	APLICAÇÃO CLÍNICA
M. tríceps braquial	Pode ser palpado na face posterior do braço. Uma avulsão/ruptura de tendão pode ser palpada na região proximal ao olécrano
M. bíceps braquial	Pode ser palpado na face anterior do braço
Fossa cubital	O tendão do m. bíceps braquial pode ser palpado neste ponto. Se rompido, o tendão não pode ser palpado
Epicôndilo lateral	Local de origem do tendão extensor comum. Sensível na epicondilite lateral ("cotovelo de tenista")
Epicôndilo medial	Local de origem do tendão flexor comum. Sensível na epicondilite medial ("cotovelo de golfista")
Olécrano	Extremidade proximal da ulna. Sensibilidade dolorosa pode indicar fratura
Cabeça do rádio	Extremidade proximal do rádio. Sensibilidade dolorosa pode indicar fratura

OSTEOLOGIA • Braço

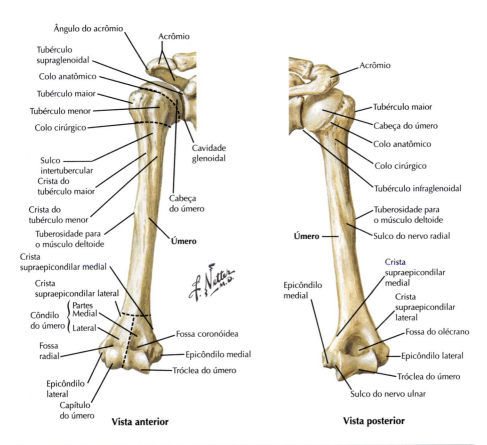

Vista anterior / **Vista posterior**

CARACTERÍSTICAS	OSSIFICAÇÃO		FUSÃO	COMENTÁRIOS
ÚMERO				

• Osso longo tubular
• Tuberosidade para o músculo deltoide
• Sulco do n. radial: nervo radial corre no sulco em espiral
• Côndilo do úmero (parte lateral)
  ◦ Capítulo do úmero (articular)
  ◦ Epicôndilo lateral
• Côndilo do úmero (parte medial)
  ◦ Tróclea (articular)
  ◦ Epicôndilo medial
  ◦ Túnel cubital
• Fossas do olécrano e coronóidea
	Primária
	Corpo (diáfise)
	
	Secundária
	Proximal (3):
	
	Cabeça
	Tuberosidades
	
	Distal (4):
	Capítulo do úmero
	
	Epicôndilo medial
	Tróclea
	Epicôndilo lateral
		6ª-7ª semana (fetal)
		
		Nascimento
		1-4 anos
		
		1 ano
		
		5 anos
		
		7 anos
		11 anos
			Nascimento
			
			14-18 anos
			
			12-17 anos
				• Potencial de remodelamento limitado nas fraturas distais
				• O m. deltoide é uma força deformante nas fraturas diafisárias
				• Nervo radial pode ser aprisionado nas fraturas diafisárias do 1/3 distal do úmero (fratura descrita por Holstein-Lewis)
				• Fratura do côndilo lateral comum na infância
				• Capítulo do úmero alinha-se com a cabeça do rádio na radiografia simples
				• Epicôndilo lateral: origem do tendão extensor comum e do LCR
				• Processo supracondilar está presente em 5%: o lig. de Struthers pode aprisionar o nervo mediano
				• Epicôndilo medial: origem do tendão flexor comum e do LCU
				• Nervo ulnar corre posteriormente ao epicôndilo medial
				• Fossas preenchidas por gordura; podem ser deslocadas na fratura, resultando em "sinal do coxim adiposo" visto na radiografia simples do cotovelo em perfil

Ordem mnemônica da ossificação do cotovelo: **C**apitão [capítulo do úmero] **R**oy [cabeça do rádio] **M**anda [epicôndilo medial] em **T**odos [tróclea] **O**s [olécrano] **L**egionários [epicôndilo lateral]; pode ser utilizada para determinar a idade aproximada do paciente				

4 Braço • OSTEOLOGIA

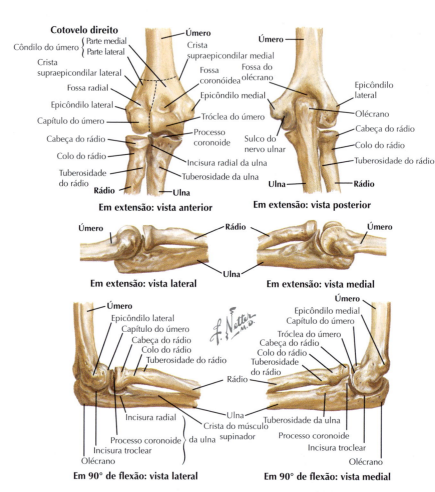

CARACTERÍSTICAS	OSSIFICAÇÃO	FUSÃO	COMENTÁRIOS
PARTE PROXIMAL DO RÁDIO			
• Cabeça e epífise do rádio são intra-articulares • Colo do rádio: ângulo de 10°-15° • Tuberosidade: inserção do m. bíceps braquial	Secundária Cabeça 2-3 anos	16-18 anos	• Parte anterolateral da cabeça do rádio possui menos osso subcondral e é mais suscetível à fratura • Cabeça do rádio deve sempre se alinhar ao capítulo do úmero • Pontos de tuberosidade da ulna na supinação
PARTE PROXIMAL DA ULNA			
• Olécrano • Processo coronoide • Crista do músculo supinador • Tuberosidade da ulna • Incisura troclear • Incisura radial	Secundária Olécrano 9 anos	16-20 anos	• Articula com a tróclea, parte da incisura troclear • O processo coronoide fornece estabilidade anterior e inserção para o LCU • Inserção do ligamento colateral radial (LCR) na crista do músculo supinador • Inserção do músculo braquial na tuberosidade da ulna • Incisura troclear: olécrano e processo coronoide • Incisura radial: articula com a cabeça do rádio

RADIOLOGIA • Braço 4

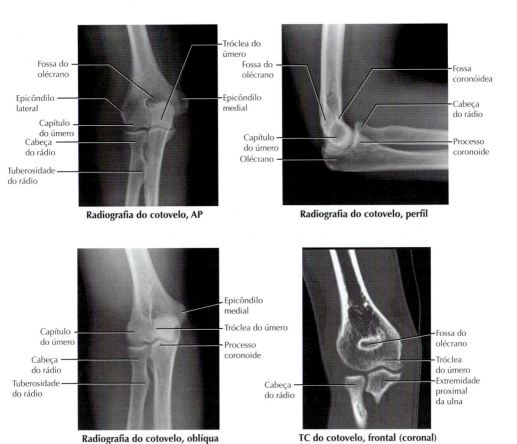

Radiografia do cotovelo, AP

Radiografia do cotovelo, perfil

Radiografia do cotovelo, oblíqua

TC do cotovelo, frontal (coronal)

RADIOGRAFIA	TÉCNICA	ACHADOS	APLICAÇÃO CLÍNICA
Anteroposterior	Cotovelo estendido, feixe perpendicular à placa	Articulação do cotovelo, parte distal do úmero e partes proximais de rádio e ulna	Fraturas, luxações, artrites/DAD, processo supracondilar
Perfil	Cotovelo flexionado a 90°, feixe da lateral para a cabeça do rádio	Articulação do cotovelo, coxins adiposos (a gordura é deslocada pelo hematoma da fratura)	Fraturas (esp. na infância : coxins adiposos, linha anterior do úmero), DAD(osteófitos)
Oblíqua	Cotovelo estendido, rotação de 30°	Alinhamento e posição dos ossos	Fratura não desviada (cabeça do rádio, fratura oculta)
Radiocapitular	Lateral, feixe de 45° para o cotovelo	Capítulo do úmero/cabeça do rádio isolados	Fraturas: cabeça do rádio, capítulo do úmero, processo coronoide
OUTROS ESTUDOS			
TC	Transversal (axial), frontal (coronal) e sagital	Congruência articular, consolidação óssea, alinhamento ósseo	Fraturas (esp. coronoide, fratura cominutiva intra-articular)
RM	Sequência de pulsos varia	Tecidos moles (ligamentos, tendões, cartilagens), ossos	Ruptura ligamentar (p. ex., LCU) e tendínea (p. ex., do tendão do m. bíceps braquial), OCD
Cintilografia óssea		Todos os ossos avaliados	Infecção, fraturas por estresse, tumores

NETTER ATLAS DE ANATOMIA ORTOPÉDICA 113

4 Braço • TRAUMA

Fratura Diafisária do Úmero

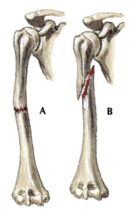
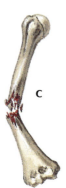

A. Fratura transversal do corpo (diáfise)
B. Fratura oblíqua (em espiral)
C. Fratura cominutiva com angulação acentuada

Após a diminuição do inchaço inicial, a maioria das fraturas de diáfise do úmero pode ser tratada com braçadeira funcional com componentes de contenção anterior e posterior integrada com tiras de Velcro

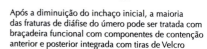

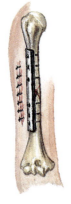

Redução aberta e fixação com placa de compressão indicada sob condições especiais

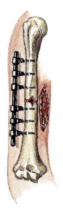

Fratura alinhada e contida com fixador externo. Útil para lesões que necessitam de mudanças frequentes de curativo

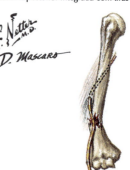

O aprisionamento do nervo radial na fratura distal da diáfise do úmero pode ocorrer no momento da fratura; deve ser evitado durante a redução

DESCRIÇÃO	AVALIAÇÃO	CLASSIFICAÇÃO	TRATAMENTO
**FRATURA DIAFISÁRIA DO ÚMERO**			
• Fratura de osso longo comum • Mecanismo: queda ou golpe direto • Deslocamento baseado na localização da fratura e nos locais de inserção dos músculos. Mm. peitoral e deltoide são forças deformantes primárias • Altas taxas de união • Local de fraturas patológicas	**HDA:** trauma/queda, dor e edema **EF:** edema +/- deformidade, úmero está SP Bom exame neurológico (esp. o n. radial) **RX:** AP e perfil do braço (além de sequências de ombro e cotovelo) **TC:** normalmente não é necessária	Descritiva: • Localização: local da fratura • Desviada, angulada ou cominutiva • Padrão transversal, espiral, oblíqua	• Gesso/imobilizador: deslocamento mínimo/alinhamento aceitável • Aceitável: <3 cm de encurtamento; <20° de angulação A/P <30° de angulação em varo/valgo • Tratamento cirúrgico: fratura aberta, cotovelo flutuante, fratura segmentar, politraumatismo, lesão vascular • Opções: RAFI, fixação externa, pino IM

COMPLICAÇÕES: paralisia do nervo radial (especialmente nas fraturas do 1/3 distal [Holstein-Lewis]: a maioria é neuropraxia e resolve-se espontaneamente na maioria dos casos; a exploração do nervo é indicada em situações específicas; pseudartrose/consolidação viciosa é incomum

TRAUMA • Braço 4

Fratura Distal do Úmero

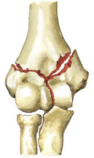
Fratura intercondilar (em T ou Y) distal do úmero

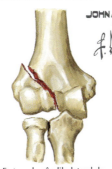
Fratura do côndilo lateral do úmero. A fratura do côndilo medial é menos frequente

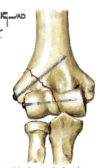
Côndilo fraturado fixado com um ou dois parafusos de compressão

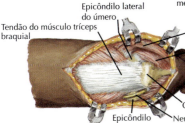
Reparo aberto (transolecraniano). A incisão posterior ultrapassa a margem medial do olécrano, expondo o tendão do m. tríceps braquial e o olécrano. Nervo ulnar identificado na superfície posterior do epicôndilo medial. Incisões feitas ao longo de cada lado do olécrano e do tendão do m. tríceps braquial

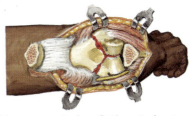
Olécrano osteotomizado e refletido proximalmente com o tendão do músculo tríceps braquial

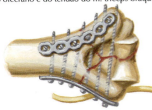
Superfície articular do úmero distal reconstruída e fixada com parafuso transversal e placas de apoio com parafusos. O nervo ulnar pode ser transposto anteriormente para prevenir o dano. Coluna lateral fixada com a placa posterior e coluna medial fixada com placa na crista supraepicondilar medial

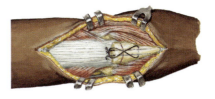
Olécrano religado com fios de Kirschner longitudinal e fio de banda de tensão envolvido em torno deles e através do furo na ulna

DESCRIÇÃO	AVALIAÇÃO	CLASSIFICAÇÃO	TRATAMENTO
FRATURA DA PARTE DISTAL DO ÚMERO			
• Na maioria das vezes intra-articular (adultos); fratura extra-articular (supracondilar) incomum em adultos • Mecanismo: queda • Unicondilar ou bicondilar • Outros: fratura de epicôndilo, capítulo do úmero, tróclea, todas menos frequente	HDA: trauma/queda, dor, especialmente durante a ADM do cotovelo (diminuída) EF: Edema e sensibilidade dolorosa Bom exame neurovascular RX: sequências de cotovelo TC: essencial para a avaliação completa da fratura/articulação	Descritiva: • Uni ou bicondilar • Tipo T, Y e λ • Desviada, cominutiva angulada (esp. na fenda coronal)	• Não operatório: raramente indicado • Cirúrgico: RAFI (placas e parafusos) • Nervo ulnar frequentemente necessita ser anteriormente transposto • ADM precoce é importante • Artroplastia total de cotovelo: se a fratura é muito cominutiva para RAFI

COMPLICAÇÕES: rigidez do cotovelo, ossificação heterotópica (profilaxia é indicada), paralisia do nervo ulnar na pseudartrose

Braço • TRAUMA

Fraturas Supracondilares

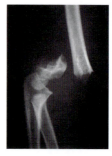
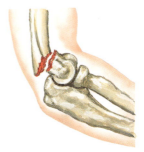

Tipo em extensão
Deslocamento posterior do fragmento distal (mais frequente)

Radiografia em perfil

Tipo em flexão
Deslocamento anterior do fragmento distal (incomum)

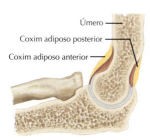
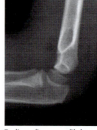
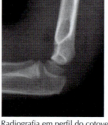

Normal

Radiografia em perfil do cotovelo em uma criança com 5 anos de idade que apresenta lesão no cotovelo esquerdo. A radiografia mostra elevação do coxim adiposo anterior e posterior. Nenhuma fratura aparente nesta vista, mas radiografias subsequentes confirmaram a presença de uma fratura supracondilar de úmero sem deslocamento[1]

Fratura

DESCRIÇÃO	AVALIAÇÃO	CLASSIFICAÇÃO	TRATAMENTO
\multicolumn{4}{c}{**FRATURA SUPRACONDILAR DO ÚMERO**}

• Fratura frequente na infância
• Fratura extraepifisial na parte fina do osso (1 mm) entre as fossas do úmero distal
• Tipo de extensão mais frequente
• Ausência de redução leva à deformidade: cotovelo varo é o mais frequente
• Relativamente alta incidência de lesão neurovascular
	HDA: queda, dor, não moverá o braço, +/– deformidade
	EF: edema +/– deformidade. Bom exame neurovascular (esp. NIA, nervo radial, pulsos)
	RX: sequências de cotovelo. Vista em perfil: linha anterior do úmero é anterior ao centro do capítulo do úmero nas fraturas desviadas. Deslocamento do tecido adiposo posterior indica fratura oculta
		• Tipo de extensão (Gartland)
		  ◦ I: não desviada
		  ◦ II: parcialmente desviada (cortical posterior íntegra)
		  ◦ III: desviada (sem continuidade cortical)
		• Tipo em flexão (incomum)
			• Tipo I: imobilização gessada axilopalmar
			• Tipos II e III: redução fechada e pinos percutâneos, 2 ou 3 pinos (cruzados ou divergentes) Pinos médios podem lesionar o nervo ulnar
			• Redução aberta para fraturas irredutíveis (incomum)
			• Explorar extremidade sem pulso/sem perfusão para aprisionamento da artéria

\multicolumn{4}{l}{**COMPLICAÇÕES:** consolidação viciosa (cotovelo varo nº 1), neurovascular (nervo mediano/NIA nº 1, nervo radial, artéria braquial)}

[1]**Nota da Revisão Científica:** Essa radiografia mostra outro sinal da fratura supracondilar que é a perda da angulação anterior do capítulo.

TRAUMA • Braço 4

Fratura do Olécrano

Fratura desviada do olécrano requer redução aberta e fixação interna

Redução aberta da fratura do olécrano. Fratura fixada com dois fios de Kirschner mais fio de banda de tensão passado ao redor das extremidades dobradas dos fios de Kirschner e através do furo

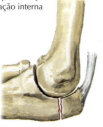

Fratura da cabeça e do colo do rádio

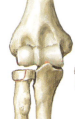 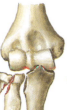 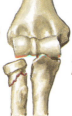 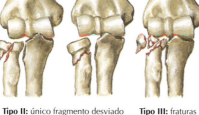 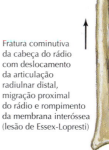

Tipo I: não desviada ou minimamente desviada

Tipo II: único fragmento desviado (geralmente >2 mm) da cabeça ou angulado (geralmente >30°) do colo

Tipo III: fraturas cominutivas graves da cabeça e do colo do rádio

Fratura cominutiva da cabeça do rádio com deslocamento da articulação radiulnar distal, migração proximal do rádio e rompimento da membrana interóssea (lesão de Essex-Lopresti)

DESCRIÇÃO	AVALIAÇÃO	CLASSIFICAÇÃO	TRATAMENTO
FRATURA DO OLÉCRANO			

• Mecanismo: queda diretamente sobre o cotovelo ou sobre a mão
• Fratura intra-articular: congruência importante para bons resultados
• Tendão do m. tríceps braquial é uma força deformante sobre o fragmento proximal
	HDA: trauma (geralmente queda), dor e edema
	EF: sensibilidade dolorosa, extensão limitada do cotovelo
	Exame neurológico, esp. do n. ulnar
	RX: sequências do cotovelo
	TC: melhor define a fratura
		Colton:
		• I. Não desviada: <2 mm
		• II. Desviada
		  ○ Avulsão
		  ○ Transversa/oblíqua
		  ○ Cominutiva
		  ○ Fratura/luxação desviada
			• Não desviada: imobilização gessada axilopalmar por 3 semanas, depois ADM suave
			• Desviada:
			  ○ Transversa: banda de tensão RAFI ou parafuso IM
			  ○ Oblíqua/cominutiva: RAFI com placa de sustentação
			• Cortar e reinserir o tendão

COMPLICAÇÕES: incômodo causado pelos materiais de implante, rigidez do cotovelo, pseudartrose, artrite (pós-traumática), lesão do nervo ulnar			
FRATURA DA CABEÇA DO RÁDIO			
• Mecanismo: queda sobre a mão • Fratura intra-articular: a parte anterolateral é mais frágil e é o local mais frequente de fratura • Essex-Lopresti: fratura da cabeça do rádio com rompimento da membrana MIO e ARUD • Associada à luxação do cotovelo	**HDA:** trauma/queda, dor **EF:** movimento reduzido (especialmente prono-supinação) Verifique a estabilidade de ARUD **RX:** sequências do cotovelo; ver a incidência radiocapitelar é útil, +/– sinal de tecido adiposo **CT:** útil nos tipos II-IV	Mason: 4 tipos • I: Não desviada (<2 mm) • II: Único fragmento desviado • III: Cominutiva • IV: Fratura com luxação do cotovelo	• Tipo I: aspiração do cotovelo, tipoia por 3 dias, ADM precoce • Tipo II: RAFI (especialmente para bloqueio mecânico do movimento) • Tipo III: excisão da cabeça do rádio e/ou artroplastia da cabeça do rádio • Essex-Lopresti: reconstrução ou artroplastia da cabeça do rádio é necessária
COMPLICAÇÕES: rigidez ou instabilidade do cotovelo; instabilidade do punho (Essex-Lopresti)			

Braço • TRAUMA

Luxação do Cotovelo

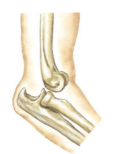

Luxação posterior. Observe a proeminência do olécrano posteriormente e da extremidade distal do úmero anteriormente

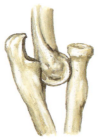

Luxação divergente, tipo anteroposterior (rara). Tipo medial-lateral também pode ocorrer (extremamente rara)

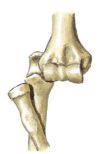

Luxação lateral (incomum)

Subluxação da cabeça do rádio

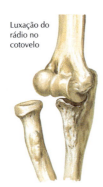

Luxação do rádio no cotovelo

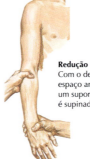

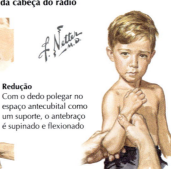

Redução
Com o dedo polegar no espaço antecubital como um suporte, o antebraço é supinado e flexionado

DESCRIÇÃO	AVALIAÇÃO	CLASSIFICAÇÃO	TRATAMENTO
	**LUXAÇÃO DO COTOVELO**		

• Mecanismo: geralmente uma queda em pacientes jovens
• luxação nº 3 mais frequente
• Associado a fraturas: "Tríade terrível" = luxação do cotovelo com fraturas da cabeça do rádio e processo coronoide
• Ligamentos colaterais e parte anterior da cápsula são tipicamente todos rompidos
	HDA: trauma/queda, incapacidade para movimentar o cotovelo
	EF: edema, deformidade, ADM limitada/não limitada do cotovelo
	Bom exame neurovascular
	RX: sequências do cotovelo
	TC: para definir fraturas associadas
		Pela direção dos ossos do antebraço:
		• Posterior
		  ○ Posterolateral (>80%)
		• Medial
		• Lateral (raro)
		• Anterior (raro)
		• Divergente (raro)
			• Agudo: redução fechada
			  ○ Estável: engessar por 7-10 dias
			  ○ Não estável: engessar por 2-3 semanas
			• Redução aberta para luxações irredutíveis e/ou fraturas RAFI
			• Fixação externa articulada para cotovelos grosseiramente instáveis

	**COMPLICAÇÕES:** rigidez ou instabilidade do cotovelo, lesão neurovascular (nervos mediano e ulnar, artéria braquial)		
	**SUBLUXAÇÃO DA CABEÇA DO RÁDIO* ("COTOVELO DE BABÁ")**		
• Mecanismo: geralmente um puxão na mão por um adulto • Muito frequente em bebês • Diminui com o aumento da idade • Estiramento do ligamento anular do rádio e subluxação da cabeça do rádio	**HDA:** criança puxada pela mão, criança não usará o braço **EF:** cotovelo flexionado, pronado. Cabeça do rádio sensível **RX:** sequência do cotovelo; normal, frequentemente não é necessário	Nenhuma	• Redução fechada: cotovelo completamente estendido, completamente supinado, depois flexionar com pressão branda na cabeça do rádio. Geralmente, um clique ou um estalo é sentido quando se reduz • Imobilização raramente é indicada
	**COMPLICAÇÕES:** recorrência		

***Nota da Revisão Científica:** Pronação dolorosa.

118 NETTER ATLAS DE ANATOMIA ORTOPÉDICA

ARTICULAÇÕES • Braço

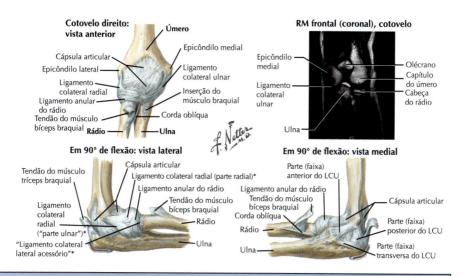

LIGAMENTOS	FIXAÇÕES	COMENTÁRIOS
COTOVELO		

- O cotovelo compreende três articulações: 1. Art. umeroulnar (tróclea e incisura troclear): articulação do tipo gínglimo
  2. Art. umerorradial (cabeça do rádio e capítulo do úmero): "Articulação do tipo trocóidea")
  3. Art. radiulnar proximal (cabeça do rádio e incisura radial)
- Sua função principal é atuar como uma alavanca para levantar e posicionar a mão adequadamente no espaço
- Dois movimentos principais: 1. Flexão e extensão: 0-150° (ADM funcional: 100° [30°-130°]); o eixo é a tróclea
  2. Pronossupinação: 70° pronação – 80° supinação (ADM funcional: 100° [50° pronação – 50° supinação]); o eixo é a articulação umerorradial
- A estabilidade é promovida pela combinação de contenções ósseas (articulações) e ligamentares; realizando ângulos de 11°-16° em valgo

	Ligamento Colateral Ulnar (LCU)	
Parte (faixa) anterior	Do epicôndilo medial (inferiormente) ao processo coronoide (medialmente) ("tubérculo sublime")	Mais importante contenção para o estresse em valgo, sempre tenso; geralmente rompe fora do processo coronoide
Parte (faixa) posterior	Do epicôndilo medial à incisura troclear	Tenso/resiste em valgo em flexão (>90°)
Parte (faixa) transversa	Do olécrano (medialmente) ao processo coronoide (medial e inferiormente)	Estabiliza a incisura troclear
	Ligamento Colateral Radial (LCR)	
"Parte radial" do LCR*	Do epicôndilo lateral ao ligamento anular do rádio (anteriormente)	Contenção em varo; estabiliza o ligamento anular do rádio
"Parte ulnar" do LCR*	Do epicôndilo lateral à crista do músculo supinador da ulna	Suporte para a subluxação da cabeça do rádio; lesão resulta em instabilidade rotatória posterolateral
"Colateral lateral acessório"*	Do ligamento anular à crista do músculo supinador	Estabiliza o ligamento anular do rádio durante o estresse em varo
Ligamento anular	Partes anterior e posterior da incisura radial da ulna	Permite a rotação da cabeça do rádio; estirado ou rompido na subluxação ou luxação da cabeça do rádio
	Outros	
Cápsula articular	Articulações adjacentes	Estabilizador secundário, propensa à contratura
Ligamento quadrado	Da ulna (anterolateralmente) ao colo do rádio (anteriormente) (sob o ligamento anular do rádio)	Tenso na supinação, estabiliza a articulação radiulnar proximal (ARUP)
Corda oblíqua	Da parte proximal da ulna (lateralmente) ao colo do rádio	Estabiliza a articulação durante a pronossupinação

*Nota da Revisão Científica: A terminologia anatômica não reconhece a divisão do ligamento colateral radial em "parte ulnar", "parte radial" e "ligamento colateral lateral acessório".

Braço • ARTICULAÇÕES

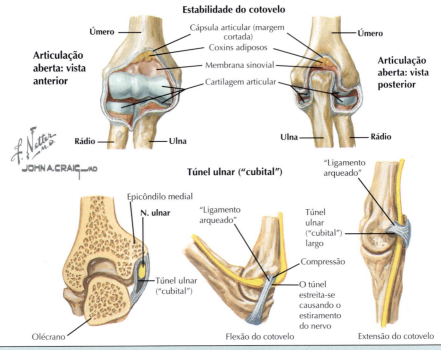

ESTABILIDADE DO COTOVELO	
Estabilizadores Primários	
Articulação umeroulnar	Contenção primária em valgo <20° ou >120° de flexão
	Contenção primária em varo em extensão (2° em flexão)
Ligamento colateral ulnar (LCU) (especialmente a faixa anterior)	Contenção primária em valgo entre 20°-120° de flexão
	Faixa anterior está sempre tensa, faixa posterior tensa >90°
Ligamento colateral radial (LCR) (especialmente a parte ulnar)	Contenção primária em varo em flexão (2° em extensão)
	A parte ulnar do LCR previne a subluxação da cabeça do rádio (p. ex., IRPL)
Estabilizadores Secundários	
Articulação umerorradial (cabeça do rádio)	Contenção em valgo de 0°-30° de flexão
Partes anterior e posterior da cápsula articular	Contenção para estresse em varo e valgo
Origens dos tendões flexor e extensor comum	Forças dinâmicas atuam para conter o estresse em varo e valgo

ESTRUTURA	COMPONENTES	COMENTÁRIOS
TÚNEL ULNAR ("CUBITAL")		
Limites	• Teto: "ligamento arqueado" (de Osborne) Do epicôndilo medial ao olécrano	• Apertado na flexão, comprime o nervo ulnar dentro do túnel ulnar ("cubital")
	• Assoalho: ligamento colateral ulnar (LCU)	• Pode ser lesionado na cirurgia de descompressão
	• Posterior: cabeça medial do m. tríceps braquial	• Tipicamente não comprime o nervo
	• Anterior: epicôndilo medial	• Epicondilectomia medial ocasionalmente indicada
	• Lateral: olécrano	• Não comprime o nervo
Conteúdo	• Nervo: nervo ulnar	• Comprimido na síndrome do túnel ulnar ("cubital")

- Fraturas (consolidação viciosa) do côndilo medial podem provocar aprisionamento do nervo ulnar no túnel ulnar ("cubital")
- O "ligamento arqueado" também é conhecido como ligamento/fáscia de Osborne e o retináculo do túnel ulnar ("cubital")
- Ver Capítulo 5, Antebraço para o túnel radial

OUTRAS ESTRUTURAS • Braço 4

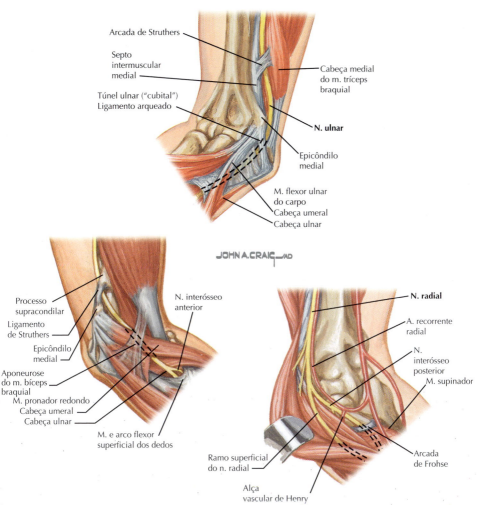

ESTRUTURA	DESCRIÇÃO	COMENTÁRIOS
OUTRAS ESTRUTURAS		
Coxins adiposos	Localizado nas fossas coronóidea e do olécrano, envolvido na flexão ou na extensão completa	Pode ser deslocado pelo hematoma da fratura e visto na radiografia como uma radioluscência ("sinal de vela")
Bolsa subcutânea do olécrano	Na ponta do processo do olécrano	Pode tornar-se inflamada ou infectada
Ligamento de Struthers	Uma faixa fibrosa corre do processo supracondilar anômalo para o epicôndilo medial do úmero	Pode comprimir o nervo mediano proximalmente
Aponeurose do músculo bíceps braquial	Faixa fascial do m. bíceps braquial e do tendão distal que corre profundamente para a fáscia do antebraço	Cobre o nervo mediano e a artéria braquial e pode comprimir o nervo mediano
Arcada de Struthers	Fáscia espessa do septo IM para o m. tríceps braquial (cabeça medial), 8 cm proximal ao epicôndilo medial	Ocorre em 70% da população; pode comprimir o nervo ulnar proximal ao túnel ulnar ("cubital")
Alça vascular de Henry	Ramos da artéria recorrente radial	Pode comprimir o nervo radial/NIP

NETTER ATLAS DE ANATOMIA ORTOPÉDICA

4 Braço • PEQUENOS PROCEDIMENTOS

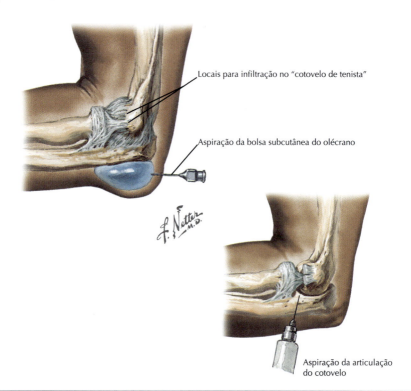

Locais para infiltração no "cotovelo de tenista"

Aspiração da bolsa subcutânea do olécrano

Aspiração da articulação do cotovelo

PASSOS
ARTROCENTESE DO COTOVELO
1. Flexionar e estender o cotovelo, palpar a parte lateral do côndilo do úmero, a cabeça do rádio e o olécrano lateralmente; sentir o sulco triangular ("ponto fraco") entre os três
2. Preparar a pele sobre o sulco (sabão antisséptico/iodo)
3. Anestesiar localmente a pele (1/4 do tamanho do ponto)
4. O braço pode ser mantido em extensão ou flexão. Inserir a agulha no "triângulo" entre os pontos de referência ósseos (mirar no epicôndilo medial)
5. O líquido deve ser aspirado facilmente
6. Fazer curativo no local da infiltração
ASPIRAÇÃO DA BOLSA SUBCUTÂNEA DO OLÉCRANO
1. Preparar a pele sobre o olécrano (sabão antisséptico/iodo)
2. Anestesiar localmente a pele (1/4 do tamanho do ponto)
3. Inserir uma agulha de calibre 18 na parte flutuante da bolsa e aspirar o líquido
4. Se há suspeita de infecção, enviar o líquido para a coloração de Gram e cultura
5. Fazer curativo no local da infiltração
INFILTRAÇÃO NO "COTOVELO DE TENISTA"
1. Perguntar ao paciente sobre alergias
2. Flexionar o cotovelo em 90°, palpar a inserção ERCC (local de sensibilidade máxima) no epicôndilo lateral
3. Preparar a pele sobre a região lateral do cotovelo (sabão antisséptico/iodo)
4. Anestesiar localmente a pele (1/4 do tamanho do ponto)
5. Inserir uma agulha de calibre 22 ou menor no tendão ERCC na sua inserção no epicôndilo lateral. Aspirar para garantir que a agulha não está em um vaso, em seguida infiltrar 2-3 ml de preparação 1:1 local/corticosteroide (espalhar a infiltração por todo o tendão)
6. Fazer curativo no local da infiltração
7. Anotar a melhora dos sintomas

HISTÓRIA DA DOENÇA ATUAL • Braço

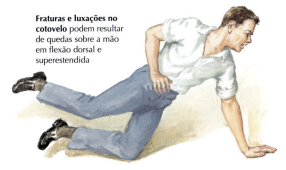

Fraturas e luxações no cotovelo podem resultar de quedas sobre a mão em flexão dorsal e superestendida

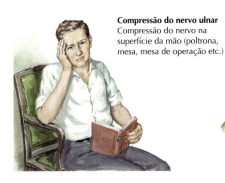

Compressão do nervo ulnar
Compressão do nervo na superfície da mão (poltrona, mesa, mesa de operação etc.)

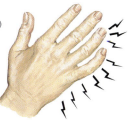

Dormência e formigamento na distribuição do nervo ulnar na mão. Atrofia interóssea entre os dedos polegar e indicador

PERGUNTA	RESPOSTA	APLICAÇÃO CLÍNICA
1. Idade	Jovem	Luxação, fratura
	Meia-idade, idoso	Cotovelo de tenista (epicondilite), compressão do nervo, artrite
2. Dor		
a. Início	Agudo	Luxação, fratura, avulsão/ruptura do tendão, lesão do ligamento
	Crônico	Artrite, patologia da região cervical da coluna vertebral
b. Localização	Anterior	Rompimento do tendão do m. bíceps braquial, artrite, contratura do cotovelo
	Posterior	Bursite do olécrano (inflamatória ou séptica)
	Lateral	Epicondilite lateral, fratura (especialmente da cabeça do rádio)
	Medial	Epicondilite medial, aprisionamento do nervo, fratura, estiramento do LCU
	Dor noturna/em repouso	Infecção, tumor
c. Ocorrência	Com atividade	Etiologia ligamentar e/ou tendínea
3. Rigidez	Sem fechamento	Artrite, efusão (trauma), contratura
	Com fechamento	Corpo solto, lesão do ligamento colateral radial
4. Edema	Sobre o olécrano	Bursite do olécrano. Outros: luxação, fratura, gota
5. Trauma	Queda sobre o cotovelo, a mão	Luxação, fratura
6. Atividade	Esportes, movimentos repetitivos	Epicondilite, paralisia do nervo ulnar
	Arremesso	Estiramento ou rompimento do LCU
7. Sintomas neurológicos	Dor, dormência, formigamento	Aprisionamento do nervo (vários locais possíveis), patologia da região cervical da coluna vertebral, síndrome do desfiladeiro torácico
8. História de artrites	Várias articulações envolvidas	Lúpus, artrite reumatoide, psoríase, gota

Braço • EXAME FÍSICO

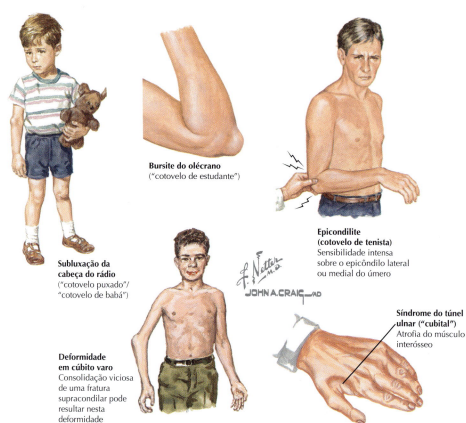

Bursite do olécrano ("cotovelo de estudante")

Subluxação da cabeça do rádio ("cotovelo puxado"/ "cotovelo de babá")

Epicondilite (cotovelo de tenista) Sensibilidade intensa sobre o epicôndilo lateral ou medial do úmero

Síndrome do túnel ulnar ("cubital") Atrofia do músculo interósseo

Deformidade em cúbito varo Consolidação viciosa de uma fratura supracondilar pode resultar nesta deformidade

EXAME/OBSERVAÇÃO	TÉCNICA	APLICAÇÃO CLÍNICA
INSPEÇÃO		
Recusando a usar o braço	Observar o paciente (criança)	Fratura, luxação, subluxação da cabeça do rádio (pronação dolorosa)
Deformidade grosseira, inchaço	Comparar os dois lados	Luxação, fratura, bursite
Realizando ângulos (normal 5°-15°)	Negativo (<5°) Positivo (>15°)	Cúbito varo (p. ex., fratura supracondilar) Cúbito valgo (p. ex., fratura do epicôndilo lateral)
Atrofia muscular	Examinar os músculos da mão	Aprisionamento do nervo (p. ex., síndrome do túnel cubital)
PALPAÇÃO		
Medial	Epicôndilo e crista supraepicondilar medial Nervo ulnar no sulco ulnar	Dor: epicondilite medial (cotovelo de golfista), fratura, ruptura/estiramento do LCU Parestesia indica aprisionamento do nervo ulnar
Lateral	Epicôndilo e crista supraepicondilar lateral Cabeça do rádio	Dor: epicondilite lateral (cotovelo de tenista), fratura Dor: artrite, fratura, sinovite
Anterior	Tendão do m. bíceps braquial na fossa cubital	Dor: ausência do tendão indica o rompimento do tendão do m. bíceps braquial
Posterior	Cotovelo flexionado: olécrano, fossa do olécrano, tendão do m. tríceps braquial	Bursite do olécrano, rompimento do tendão do m. tríceps braquial

EXAME FÍSICO • Braço 4

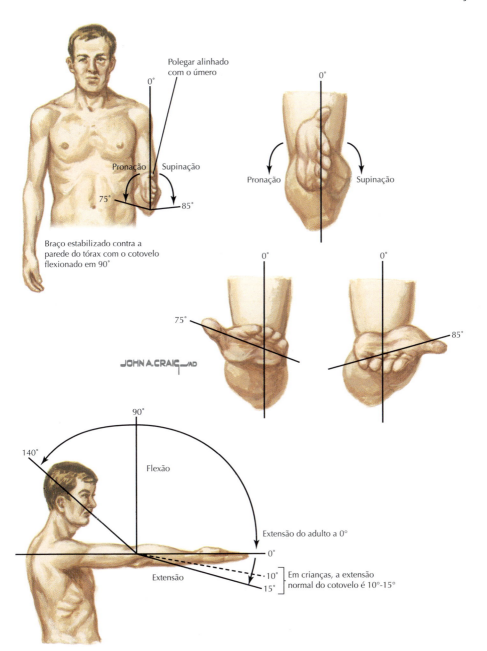

EXAME/OBSERVAÇÃO	TÉCNICA	APLICAÇÃO CLÍNICA
AMPLITUDE DE MOVIMENTO		
Flexionar e estender	Cotovelo ao lado: flexionar e estender o cotovelo	Normal: 0° a 140°-150°; observe se ADM passiva > ADM ativa
Pronado e supinado	Dobrar os cotovelos, polegares para cima, girar o antebraço	Normal: supinado 80°-85°, pronado 75°-80°

NETTER ATLAS DE ANATOMIA ORTOPÉDICA **125**

Braço • EXAME FÍSICO

Teste de flexão do cotovelo

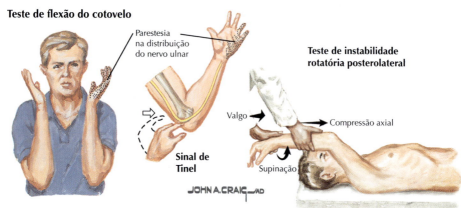

EXAME	TÉCNICA	APLICAÇÃO CLÍNICA
NEUROVASCULAR		
Sensitivo		
N. axilar (C5)	Porção lateral e proximal do braço	Déficit indica lesão no nervo/raiz correspondente
N. radial (C5)	Porção inferolateral e posterior do braço	Déficit indica lesão no nervo/raiz correspondente
N. cutâneo medial do braço (T1)	Região medial do braço	Déficit indica lesão no nervo/raiz correspondente
Motor		
N. musculocutâneo (C5-C6)	Resiste à flexão do cotovelo	Fraqueza = lesão do m. braquial/bíceps braquial ou no nervo/raiz correspondente
N. musculocutâneo (C6)	Resiste à supinação	Fraqueza = lesão do m. bíceps braquial ou no nervo/raiz correspondente
N. mediano (C6)	Resiste à pronação	Fraqueza = lesão do m. pronador redondo ou no nervo/raiz correspondente
N. radial (C7)	Resiste à extensão do cotovelo	Fraqueza = lesão do m. tríceps braquial ou no nervo/raiz correspondente
Reflexos		
C5	Bicipital	Hipoatividade/ausência indica radiculopatia
C6	Braquiorradial	Hipoatividade/ausência indica radiculopatia
C7	Tricipital	Hipoatividade/ausência indica radiculopatia
Pulsos: braquial, radial, ulnar		
TESTES ESPECIAIS		
Cotovelo de tenista	Deixar o punho fechado, pronado, estender o punho e os dedos contra resistência	Dor no epicôndilo lateral sugere epicondilite lateral
Cotovelo de golfista	Braço supinado, estender o punho e o cotovelo	Dor no epicôndilo medial sugere epicondilite medial
Instabilidade ligamentar	Flexão de 25°, aplicar estresse em varo/valgo	Dor ou fraqueza indica lesão no LCR/LCU
Pivot shift (IRPL)	Cotovelo supinado, estendido, flexionar o ombro acima da cabeça. Carga axial supinada, cotovelo em valgo e flexionado	Apreensão, subluxação palpável da cabeça do rádio ou ondulações da pele sobre a cabeça do rádio, teste positivo para instabilidade rotatória posterolateral (IRPL)
Sinal de Tinel	Batida no sulco do n. ulnar (nervo)	Formigamento na distribuição ulnar indica aprisionamento
Flexão do cotovelo	Flexão máxima do cotovelo por 3 minutos	Formigamento na distribuição ulnar indica aprisionamento
Pinch grip	Pinçar com a ponta do polegar e do indicador	Inabilidade (ou pinçar com a polpa digital, não com a ponta): patologia NIA

MÚSCULOS: ORIGENS E INSERÇÕES • Braço 4

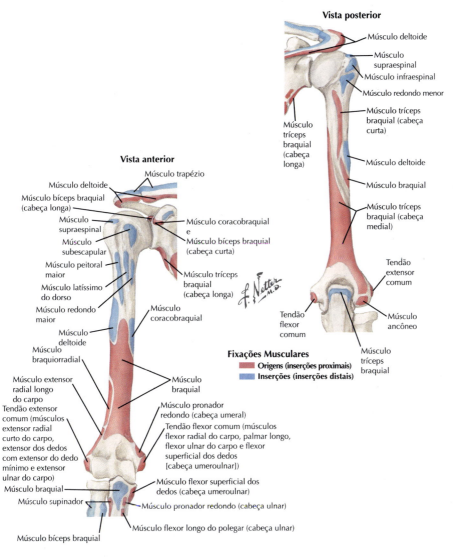

PROCESSO CORACOIDE	TUBÉRCULO MAIOR	FACE ANTERIOR DA PARTE PROXIMAL DO ÚMERO	EPICÔNDILO MEDIAL	EPICÔNDILO LATERAL
ORIGENS				
M. bíceps braquial (cabeça curta) M. coracobraquial			M. pronador redondo Tendão flexor comum (FRC, PL, FUC, FSD)	M. ancôneo Tendão extensor comum (ERCC, ED, EDM, EUC)
INSERÇÕES				
M. peitoral menor	M. supraespinal M. infraespinal M. redondo menor	M. peitoral maior M. latíssimo do dorso M. redondo maior		

4 Braço • MÚSCULOS: ANTERIOR

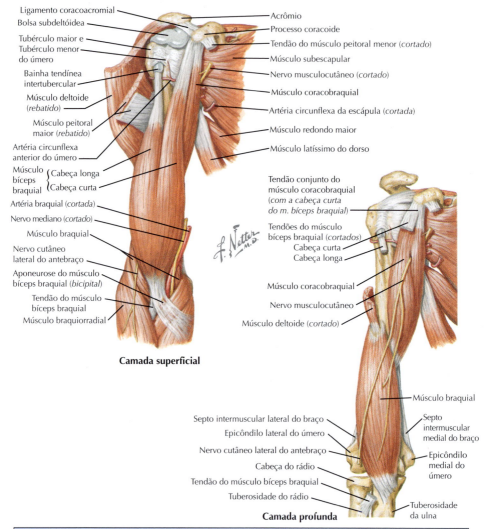

MÚSCULO	ORIGEM (Inserção Proximal)	INSERÇÃO (Inserção Distal)	NERVO	AÇÃO	COMENTÁRIO
Coracobraquial	Processo coracoide	Porção média do úmero	Musculocutâneo	Flexão e adução do braço	Parte do tendão "conjunto"
Braquial	Face anterior da parte distal do úmero	Tuberosidade da ulna (parte proximal da ulna)	Medial: n. musculocutâneo Lateral: n. radial	Flexão do antebraço	Dividido no acesso cirúrgico anterior
Bíceps braquial Cabeça longa	Tubérculo supraglenoidal	Tuberosidade do rádio (parte proximal do rádio)	Musculocutâneo	Supinação e flexão do antebraço	Rompimento, resulta em "sinal do Popeye"
Cabeça curta	Processo coracoide	Tuberosidade do rádio (parte proximal do rádio)	Musculocutâneo	Supinação e flexão do antebraço	Parte do tendão "conjunto"

128 NETTER ATLAS DE ANATOMIA ORTOPÉDICA

MÚSCULOS: POSTERIOR • Braço 4

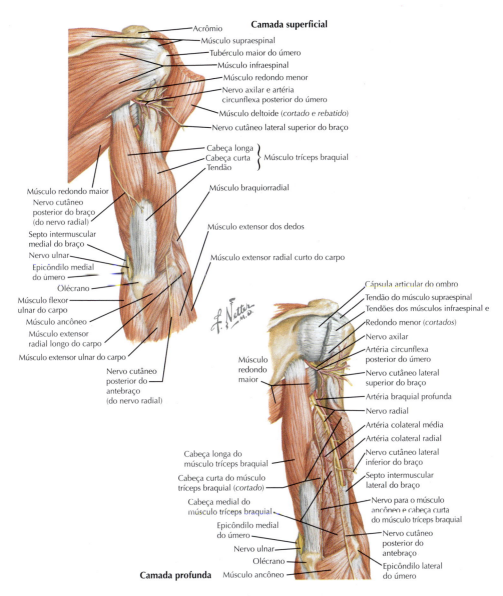

MÚSCULO	ORIGEM (Inserção Proximal)	INSERÇÃO (Inserção Distal)	NERVO	AÇÃO	COMENTÁRIO
Tríceps braquial					
Cabeça longa	Tubérculo infraglenoidal	Olécrano	Nervo radial	Estender o cotovelo	Margem dos espaços quadrangular e triangular e intervalo
Cabeça lateral	Face posterior do úmero (parte proximal)	Olécrano	Nervo radial	Estender o cotovelo	Margem no acesso lateral
Cabeça medial	Face posterior do úmero (parte distal)	Olécrano	Nervo radial	Estender o cotovelo	Um plano muscular no acesso posterior

NETTER ATLAS DE ANATOMIA ORTOPÉDICA 129

Braço • MÚSCULOS: CORTES TRANSVERSAIS

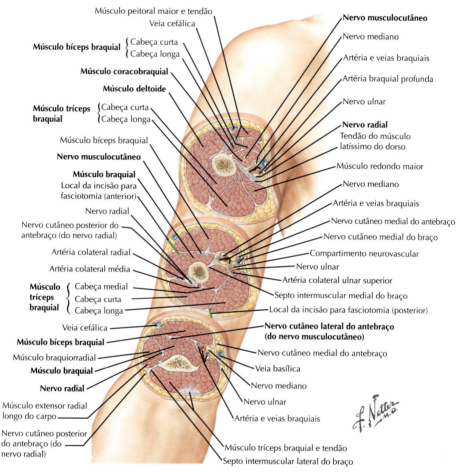

ESTRUTURA	RELAÇÃO
RELAÇÕES	
N. musculocutâneo	Perfura o m. coracobraquial 8 cm distal ao processo coracoide, então fica entre os músculos bíceps braquial e braquial de onde emerge o nervo cutâneo lateral do antebraço (ramo terminal)
N. radial	Começa medial, então se torna espiralado posterior e lateralmente ao redor do úmero (no sulco do n. radial em espiral) e emerge entre os músculos braquial e braquiorradial na face lateral do braço distalmente
N. ulnar	Na face medial do braço, no sentido anteroposterior do compartimento (atravessa o septo IM) dentro do túnel ulnar ("cubital")
N. mediano	Na face anteromedial do braço, inicialmente lateral à artéria braquial, mas ao cruzá-la torna-se medial
Artéria braquial	Corre com o nervo mediano, então cruza por baixo dele para tornar-se mais mediana na parte distal do braço/cotovelo
COMPARTIMENTOS	
Anterior do braço	Músculos: braquial, bíceps braquial, coracobraquial Neurovascular: nervo musculocutâneo, nervo mediano, artéria braquial, nervo radial (distalmente)
Posterior do braço	Músculos: tríceps braquial Neurovascular: nervo radial (parte média do braço), nervo ulnar (parte distal do braço), artéria recorrente radial

NERVOS • Braço 4

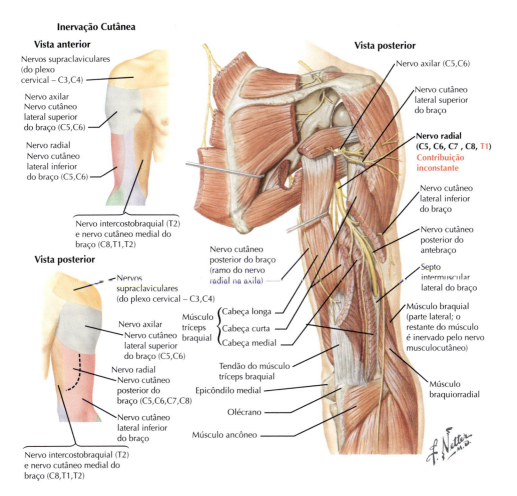

PLEXO BRAQUIAL
Fascículo Lateral e Medial
N. mediano (C[5]6-T1): corre na face medial do braço (compartimento anterior), medialmente aos mm. bíceps braquial e braquial (lateralmente à artéria braquial), então cruza (medialmente) por cima da artéria e entra no antebraço sob a aponeurose do músculo bíceps braquial (bicipital)
Sensitivo: Nenhum (no braço, ver Capítulo 6, Mão)
Motor: Nenhum (no braço, ver Capítulos 5 e 6, Antebraço e Mão)
Fascículo Posterior
N. radial (C5-T1): começa medialmente ao úmero, atravessa posteriormente pelo sulco do n. radial (onde ele pode ser aprisionado em uma fratura de úmero, especialmente nas fraturas do 1/3 distal) com a artéria braquial profunda, então fica entre os mm. braquiorradial e braquial; divide-se, em seguida, nos ramos profundo (motor-NIP) e superficial (sensitivo)
Sensitivo: Face posterior: via **nervo cutâneo posterior do braço** Face lateral: via **nervo lateral inferior do braço**

Motor: • Compartimento posterior do braço
  ○ M. tríceps braquial
• Compartimento anterior do braço
  ○ M. braquial (parte lateral)

NETTER ATLAS DE ANATOMIA ORTOPÉDICA **131**

4 Braço • NERVOS

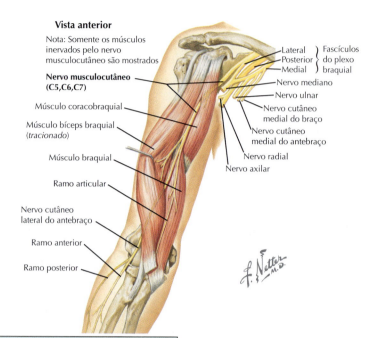

Vista anterior

Nota: Somente os músculos inervados pelo nervo musculocutâneo são mostrados

- **Nervo musculocutâneo (C5,C6,C7)**
- Músculo coracobraquial
- Músculo bíceps braquial (*tracionado*)
- Músculo braquial
- Ramo articular
- Nervo cutâneo lateral do antebraço
- Ramo anterior
- Ramo posterior

- Lateral ⎱ Fascículos
- Posterior ⎰ do plexo
- Medial ⎰ braquial
- Nervo mediano
- Nervo ulnar
- Nervo cutâneo medial do braço
- Nervo cutâneo medial do antebraço
- Nervo radial
- Nervo axilar

Nervos do braço — Vista anterior

- Nervo musculo-cutâneo
- Artéria braquial
- Artéria braquial profunda
- Nervo mediano
- Artéria recorrente radial
- Artéria radial
- Fascículo lateral
- Fascículo medial do plexo braquial
- Artérias circunflexas anterior e posterior do úmero
- Nervo cutâneo medial do braço
- Nervo ulnar
- Nervo cutâneo medial do antebraço
- Artéria colateral ulnar superior
- Septo intermuscular medial do braço
- Artéria colateral ulnar inferior
- Aponeurose do músculo bíceps braquial (bicipital)
- Artéria ulnar

PLEXO BRAQUIAL

Fascículo Lateral

N. musculocutâneo (C5-C7): penetra o m. coracobraquial (6-8 cm abaixo do processo coracoide, onde há o risco de retração do tendão conjunto), e depois corre entre os mm. bíceps braquial e braquial, inervando a ambos. Existe um ramo terminal sensitivo entre os mm. bíceps braquial e braquial no cotovelo

Sensitivo: Nenhum (no braço, ver Capítulo 5, Antebraço)
Motor:
- Compartimento anterior do braço
  - M. coracobraquial
  - M. bíceps braquial
  - M. braquial (parte medial)

Fascículo Medial

N. cutâneo medial do braço (C8-T1): os ramos do fascículo unem-se ao nervo intercostobraquial e passam subcutaneamente na face medial do braço

Sensitivo: Face medial do braço
Motor: Nenhum

N. ulnar (C[7]8-T1): passa do compartimento anterior para o compartimento posterior do braço, na face medial do braço sobre o septo IM, e depois sob a "arcada de Struthers" em direção ao m. tríceps braquial (cabeça medial), em seguida atravessa o túnel ulnar (cubital) posteriormente ao epicôndilo medial do úmero.

Sensitivo: Nenhum (no braço, ver Capítulos 5 e 6, Antebraço e Mão)
Motor: Nenhum (no braço, ver Capítulos 5 e 6, Antebraço e Mão)

ARTÉRIAS • Braço

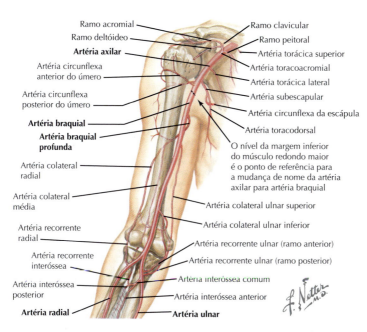

RAMOS	TRAJETO	COMENTÁRIO/IRRIGAÇÃO
ARTÉRIA BRAQUIAL		
A continuação da artéria axilar. Ela corre lateralmente ao n. mediano e, depois, cruza por baixo desse nervo para assumir uma posição mediana		
Artéria braquial profunda	No sulco do nervo radial	Segue o trajeto junto com o nervo radial, pode ser lesada neste local
Artéria nutrícia do úmero	Penetra no canal nutrício	Irriga o úmero
Artéria colateral ulnar superior	Com o nervo ulnar na parte média do braço	Anastomosa-se com a artéria recorrente ulnar posterior
Artéria colateral ulnar inferior	Ramos na parte distal do braço	Anastomosa-se com a artéria recorrente ulnar anterior
Ramos musculares	Geralmente ramifica lateralmente	Irriga a musculatura do braço
Artéria radial	Ramo terminal	Um dos 2 ramos terminais
Artéria ulnar	Ramo terminal	Um dos 2 ramos terminais
ARTÉRIA BRAQUIAL PROFUNDA		
Artéria colateral radial	Na região anterolateral do braço	Anastomosa-se com a artéria recorrente radial
Artéria colateral média	Posteriormente ao úmero	Anastomosa-se com a artéria recorrente interóssea Usada como pedículo no retalho lateral do braço
ARTÉRIA RADIAL		
Artéria recorrente radial	Passa na parte anterolateral do braço	Anastomosa-se com a artéria colateral radial Os ramos (alça vascular de Henry) podem comprimir o n. radial
ARTÉRIA ULNAR		
Artéria recorrente ulnar (r. anterior)	Na parte anteromedial do braço	Anastomosa-se com a artéria colateral ulnar inferior
Artéria recorrente ulnar (r. posterior)	Na parte posteromedial do braço	Anastomosa-se com a artéria colateral ulnar superior
Artéria interóssea comum	Ramo localizado medialmente	É um tronco com vários ramos
Artéria recorrente interóssea	Posteriormente ao cotovelo	Anastomosa-se com a artéria colateral média
Artéria interóssea (AA. interósseas anterior e posterior)	Junto com a membrana interóssea	Irriga a musculatura do antebraço

4 Braço • DISTÚRBIOS

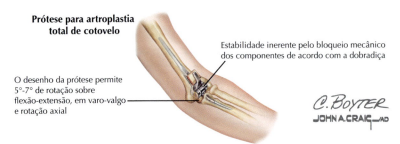

Prótese para artroplastia total de cotovelo

O desenho da prótese permite 5°-7° de rotação sobre flexão-extensão, em varo-valgo e rotação axial

Estabilidade inerente pelo bloqueio mecânico dos componentes de acordo com a dobradiça

Três tipos de artroplastia total de cotovelo foram usados. Os resultados foram melhores com uma prótese irrestrita, mas com 5%-20% de incidência de instabilidade pós-operatória, a maioria dos pacientes é tratada agora com uma prótese semirrestrita, que possui estabilidade inerente pela ligação dos componentes geralmente com uma dobradiça (mostrada acima) ou com um arranjo de encaixe do eixo

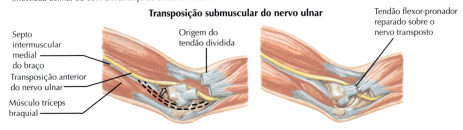

Transposição submuscular do nervo ulnar

Septo intermuscular medial do braço
Transposição anterior do nervo ulnar
Músculo tríceps braquial
Origem do tendão dividida
Tendão flexor-pronador reparado sobre o nervo transposto

DESCRIÇÃO	HDA e EF	EXAMES COMPLEMENTARES/ ACHADOS	TRATAMENTO
ARTRITE			
• Condição menos comum • Osteoartrite observada em atletas/trabalhadores • Locais de artrites (AR, gota etc.)	**HDA:** dor crônica, rigidez, +/– trauma anterior **EF:** ADM diminuída e sensibilidade dolorosa (especialmente na extensão)	• **RX:** OA *vs* artrite inflamatória • **Sangue:** FR, VHS, AAN • **Sinóvia:** cristais, células, cultura	1. Conservador (repouso, AINE) 2. Debridamento (osteófito, corpos soltos) 3. Artroplastia umeroulnar 4. Artroplastia total de cotovelo
SÍNDROME DO TÚNEL ULNAR ("CUBITAL")			

• Aprisionamento do nervo ulnar no cotovelo
• Locais:
  ◦ Septo intermuscular
  ◦ Arcada de Struthers
  ◦ Túnel ulnar ("cubital")
  ◦ Fáscia do FUC
	HDA: dormência/ formigamento na região de distribuição do n. ulnar, +/– dor no cotovelo
	EF: +/– força de contenção diminuída, atrofia intrínseca, + teste de flexão do cotovelo e/ou de Tinel
		RX: procurar pelo epicôndilo medial anormal
		EMG: confirmar o diagnóstico
			1. Repouso, gelo, AINE, modificação da atividade
			2. Colocar talas (dia e/ou noite)
			3. Transposição do nervo ulnar (submuscular *vs* subcutâneo)

EPICONDILITE LATERAL (COTOVELO DE TENISTA)			
• Degeneração do tendão extensor comum (especialmente o ERCC) • Devido ao exagero (p. ex., tênis) e/ou lesão (microtrauma) do tendão	**HDA:** idade 30-60 anos, dor crônica na parte lateral do cotovelo, piora com a extensão do punho **EF:** epicondilite lateral SP, dor com extensão do punho fletido	**RX:** excluir fratura e OA. Pode ocorrer calcificação dos tendões (especialmente do ERCC)	1. Modificação da atividade, AINE 2. Uso de aparelho ortopédico (órtese) ou tipoia 3. Alongamento/fortalecimento 4. Infiltração de corticosteroide 5. Liberação cirúrgica do tendão (ERCC n.1)
BURSITE DO OLÉCRANO			
• Inflamação da bolsa (infecção/trauma/outros)	**HDA:** edema, dor aguda ou crônica **EF:** massa palpável/flutuante no olécrano	**LABS:** aspirar a bolsa, enviar o líquido para a cultura, contar as células, coloração de Gram e cristais	1. Bandagem compressiva 2. Modificação da atividade 3. Infiltração de corticosteroide 4. Debridamento cirúrgico

DISTÚRBIOS • Braço 4

Lesão osteocondral do capítulo do úmero

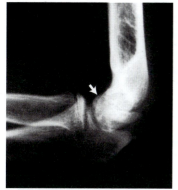

Reabsorção óssea observada como áreas radiolucentes e superfície irregular do capítulo do úmero

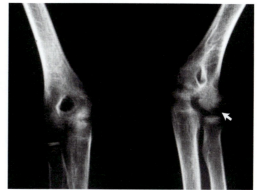

Alterações características no capítulo do úmero esquerdo (seta) comparado com o cotovelo direito normal

DESCRIÇÃO	HDA e EF	EXAMES COMPLEMENTARES/ ACHADOS	TRATAMENTO
RUPTURA DISTAL DO TENDÃO DO M. BÍCEPS BRAQUIAL			
• Mecanismo: sobrecarga excêntrica do cotovelo parcialmente flexionado • Geralmente homens com 40-60 anos de idade • Diagnóstico precoce é importante	**HDA:** lesão aguda/ "tiro" **EF:** tendão não palpável, fraco e/ou dolorido na flexão e supinação	**RX:** geralmente normal **RM:** pode confirmar o diagnóstico, mas geralmente não é necessário	1. Precoce: reparo principal (1 ou 2 técnicas de incisão) 2. Tardio: sem cirurgia; fisioterapia
INSTABILIDADE MEDIAL DO COTOVELO			
• Lesão do LCU (faixa anterior) por estresse em valgo repetitivo • Aguda ou crônica, associada a arremessos (beisebol, dardo)	**HDA:** dor com arremesso ou falta de habilidade para arremessar **EF:** sensibilidade dolorosa do LCU, +/− fraqueza em valgo (em >30°)	**RX:** imagem em estresse pode mostrar os osteófitos posteromediais largos (geralmente dinâmico) **RM:** avulsão e rompimento	1. Repouso, modificação da atividade 2. Fisioterapia (ADM) 3. Reconstrução do ligamento e debridamento dos osteófitos/corpos soltos
OSTEOCONDRITE DISSECANTE DO COTOVELO			
• Insuficiência vascular ou microtrauma do capítulo do úmero • Adolescentes arremessadores/ ginastas com grande carga em valgo/compressiva	**HDA:** dor na parte lateral do cotovelo, +/− preso, rígido **EF:** capítulo do úmero SP, dor com estresse em valgo	**RX:** lucente, +/− fragmentação do capítulo do úmero **TC:** ajuda a identificar os corpos soltos	1. Repouso e fisioterapia 2. RAFI dos fragmentos ou debridamento artroscópico dos corpos soltos e condroplastia
INSTABILIDADE ROTATÓRIA POSTEROLATERAL			
• Lesão do ligamento colateral radial (parte ulnar) • Permite que a cabeça do rádio sofra subluxação • Mecanismo: traumático (luxação do cotovelo) ou iatrogênico (cirurgia de cotovelo)	**HDA:** história de trauma ou cirurgia, dor, +/− fazendo clique **EF:** + teste do *Pivot Shift*	**RX:** frequentemente normal **RX em estresse:** mostra subluxação da cabeça do rádio **RM:** identifica o rompimento do LCR	1. Repouso, modificação da atividade 2. Fisioterapia (ADM) 3. Reconstrução do LCR (geralmente com um enxerto palmar)
COTOVELO RÍGIDO			
• <30°-120° • Etiologia intrínseca vs extrínseca • Intrínseca: alterações articulares/ artrose (pós-traumática etc.) • Extrínseca: contratura da cápsula articular	**HDA:** trauma, rigidez, dor mínima **EF:** ADM diminuída (especialmente na flexão e na extensão)	**RX:** AP/perfil/oblíqua Procurar por osteófitos ou outros sinais de artrose intrínseca da articulação	1. Fisioterapia: ADM 2. Cirúrgico: Intrínseco: excisão dos osteófitos, corpos soltos Extrínseco: liberação da cápsula articular

4 Braço • DISTÚRBIOS PEDIÁTRICOS

Luxação congênita da cabeça e do rádio

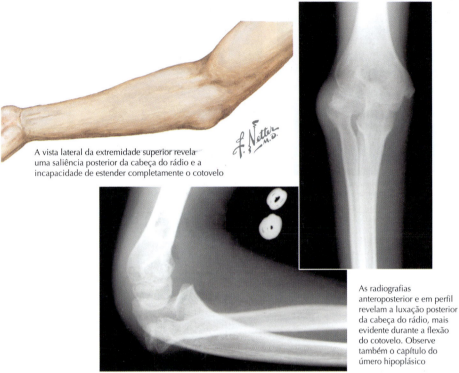

A vista lateral da extremidade superior revela uma saliência posterior da cabeça do rádio e a incapacidade de estender completamente o cotovelo

As radiografias anteroposterior e em perfil revelam a luxação posterior da cabeça do rádio, mais evidente durante a flexão do cotovelo. Observe também o capítulo do úmero hipoplásico

DESCRIÇÃO	AVALIAÇÃO	TRATAMENTO
LUXAÇÃO CONGÊNITA DA CABEÇA DO RÁDIO		
• Luxação congênita da cabeça do rádio • Geralmente diagnosticada entre 2-5 anos de idade • Pacientes são tipicamente muito funcionais • Unilateral ou bilateral • Associada a outras síndromes	**HDA:** pais observam a ADM diminuída, +/− dor ou deformidade (tardia) **EF:** ADM diminuída, +/− visível a cabeça do rádio e/ou sensibilidade dolorosa **RX:** malformação da cabeça do rádio e do capítulo do úmero	• Assintomática: observação • Sintomática (dor): excisão da cabeça do rádio na maturidade esquelética (diminui a dor, mas tipicamente não aumenta a ADM)
SINOSTOSE RADIULNAR		
• Falha da separação de rádio e ulna • Rotação do antebraço está ausente • Pode estar associada a outras síndromes • Bilateral em 60% dos casos	**HDA/EF:** ausência de prono-supinação do cotovelo/antebraço. Diferentes graus de deformidade fixa (>60° é grave) **RX:** Rádio está espessado, ulna está estreita	• Ressecção da sinostose sem sucesso • Mediana/unilateral: observação • Osteotomia: mão dominante 20° de pronação, não dominante 30° de supinação
OSTEOCONDROSE DO CAPÍTULO DO ÚMERO (DOENÇA DE PANNER)		
• Ossificação endocondral desorganizada • Mecanismo: compressão em valgo (arremessador) ou sobrecarga axial (ginastas) • Geralmente < 10 anos de idade; meninos >meninas • Prognóstico favorável a longo prazo	**HDA:** dor na parte lateral do cotovelo de início insidioso e por uso excessivo (beisebol, ginástica) **EF:** capítulo do úmero SP, ADM diminuída **RX:** margens irregulares, +/− fissurada, fragmentação (raramente corpos soltos)	1. Repouso (não arremessar, exercícios de ginástica etc.) 2. AINE 3. Imobilização (3-4 semanas) Os sintomas podem persistir por meses, mas a maioria resolve completamente

ACESSOS CIRÚRGICOS • Braço

Acesso Anterolateral ao Úmero

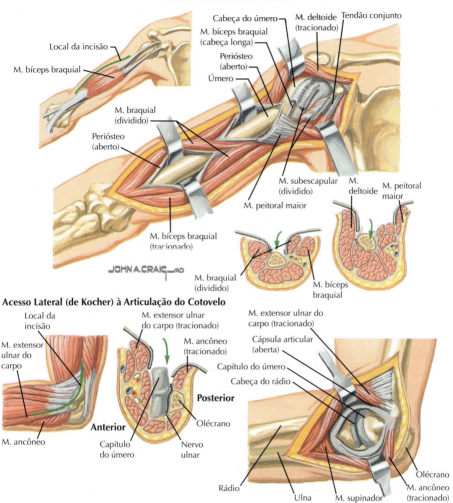

Acesso Lateral (de Kocher) à Articulação do Cotovelo

USOS	PLANOS ENTRE OS NERVOS	RISCOS	COMENTÁRIO
**ÚMERO: ACESSO ANTERIOR**			

• RAFI das fraturas
• Biópsia óssea ou remoção do tumor
	Proximal
	• M. deltoide (axilar)
	• M. peitoral maior (peitoral)
	Distal
	• Divisão do m. braquial:
	  ○ Lateral (radial)
	  ○ Medial (MC)
		Proximal
		• Nervo axilar
		• Artéria circunflexa do úmero
		Distal
		• Nervo radial
		• Nervo musculocutâneo
			• A artéria circunflexa anterior do úmero pode precisar de ligação
			• O m. braquial possui uma inervação dividida que pode ser usada para um plano entre os nervos

**COTOVELO: ACESSO LATERAL (de KOCHER)**			
Maioria dos procedimentos na cabeça do rádio e no côndilo (lateral)	• M. ancôneo (radial) • EUC (NIP)	• NIP • Nervo radial	• Proteger o NIP: ficar acima do ligamento anular do rádio; manter o antebraço em pronação

NETTER ATLAS DE ANATOMIA ORTOPÉDICA

Braço • ACESSOS CIRÚRGICOS

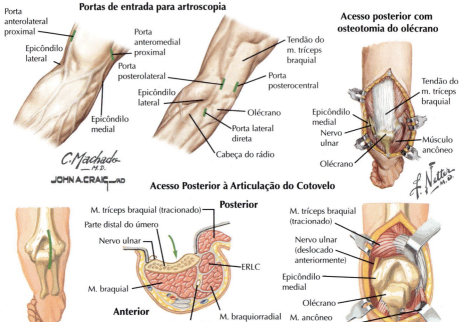

USOS	PLANOS ENTRE OS NERVOS	RISCOS	COMENTÁRIO
ACESSO POSTERIOR			
• Fratura da parte distal do úmero • Remoção de corpo solto, procedimentos condrais • Artroplastia umeroulnar • Artroplastia total de cotovelo	• Nenhum plano internervoso • Olécrano está osteotomizado e refletido para expor a parte distal do úmero/articulação	• Nervo ulnar • Pseudartrose do olécrano após a osteotomia	• Melhor exposição da articulação • Olécrano deve ser perfurado e fresado antes da osteotomia • Osteotomia em Chevron é a melhor • Risco de ocorrer a pseudartrose do olécrano
ACESSO POSTERIOR: BRYAN/MORREY			
• Alternativa para o acesso posterior com osteotomia • Mesmas indicações dadas acima	• Nenhum plano internervoso • O m. tríceps braquial está parcialmente descolado e tracionado lateralmente	• Nervo ulnar	• Visualização da articulação não é tão boa como na osteotomia, não há risco de pseudartrose
PORTAS DE ACESSO PARA ARTROSCOPIA			
Usos: remoção de corpo solto/lesões articulares, debridamento e liberação capsular, redução de fratura, artroplastia limitada			
Anteromedial proximal	2 cm proximalmente do epicôndilo medial anterior ao septo IM	Nervo ulnar Nervo CMA	Compartimento anterior, cabeça do rádio, capítulo do úmero e cápsula articular
Anterolateral proximal	2 cm proximalmente do epicôndilo lateral anterior ao úmero	Nervo radial	Articulação medial, recesso lateral e articulação umerorradial
Posterocentral	3 cm da ponta do olécrano	Seguro (através do tendão)	Compartimento posterior, canais
Posterolateral	3 cm da ponta do olécrano na margem lateral do tendão do m. tríceps braquial	Nervo cutâneo medial e posterior do antebraço	Ponta e fossa do olécrano, tróclea posteriormente
Lateral direta ("ponto fraco")	Entre o epicôndilo lateral, a cabeça do rádio e o olécrano	Nervo cutâneo posterior do antebraço	Capítulo do úmero inferior e articulação radiulnar proximal

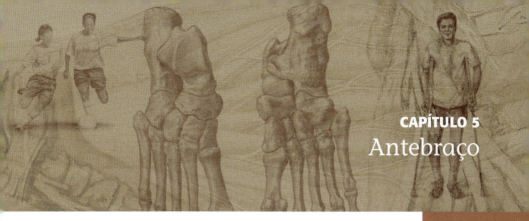

CAPÍTULO 5
Antebraço

Anatomia Topográfica	140
Osteologia	141
Radiologia	143
Trauma	144
Articulações	149
Túneis	154
Outras Estruturas	155
Pequenos Procedimentos	156
História da Doença Atual	157
Exame Físico	158
Músculos	161
Nervos	170
Artérias	173
Distúrbios	174
Distúrbios Pediátricos	179
Acessos Cirúrgicos	180

5 Antebraço • ANATOMIA TOPOGRÁFICA

Vista anterior

Vista posterior

Veia cefálica

Veia intermédia do cotovelo

Músculo braquiorradial

Tendão do m. flexor radial do carpo

Eminência tenar

Veia basílica

"Massa" do flexor/pronador

Tendão do m. palmar longo

Músculos braquiorradial e extensor radial longo do carpo

Tendões do m. flexor superficial dos dedos

"Compartimento móvel"

Tendão do m. flexor ulnar do carpo

Músculo extensor radial curto do carpo

"Tabaqueira anatômica"

Tendão do m. extensor longo do polegar

Tendão do m. extensor do indicador

Olécrano

Cabeça do rádio

Músculo flexor ulnar do carpo

Músculo extensor ulnar do carpo

Veia cefálica

Tubérculo dorsal (do rádio) (de Lister)

Processo estiloide da ulna

Tendões do m. extensor dos dedos

C. Machado
— M.D.

ESTRUTURA	APLICAÇÃO CLÍNICA
Olécrano	Extremidade proximal da ulna. A sensibilidade dolorosa pode indicar fratura
Cabeça do rádio	Extremidade proximal do rádio. A sensibilidade dolorosa pode indicar fratura
Tendão do m. flexor radial do carpo	Marco anatômico para a via de acesso palmar ao punho*. O pulso radial é exatamente lateral ao tendão
Tubérculo dorsal (de Lister)	Tubérculo dorsal na parte distal do rádio. "Farol do punho." O tendão do ELP passa ao seu redor
Processo estiloide da ulna	Extremidade distal proeminente da ulna. Sensibilidade dolorosa pode indicar fratura
Tendão do m. palmar longo	Não está presente em todas as pessoas. Pode ser usado para enxertos tendíneos
"Tabaqueira anatômica"	Local de palpação do escafoide. A sensibilidade dolorosa pode indicar fratura do escafoide

*Nota da Revisão Científica: O termo "punho" será mantido em razão de sua aplicação corriqueira na prática clínica, apesar de não constar na Terminologia Anatômica. O termo correspondente correto deveria ser "região radiocarpal".

140 NETTER ATLAS DE ANATOMIA ORTOPÉDICA

OSTEOLOGIA • Antebraço

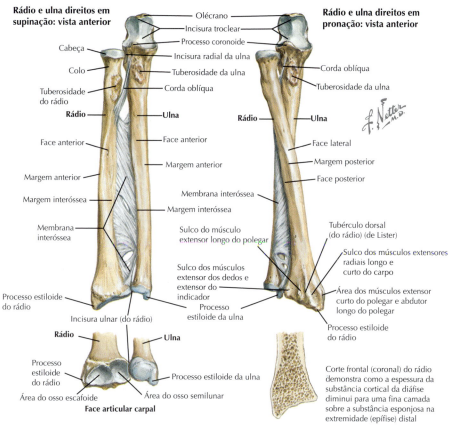

CARACTERÍSTICAS	OSSIFICAÇÃO		FUSÃO	COMENTÁRIOS
RÁDIO				
• Osso longo cilíndrico • A cabeça é intra-articular • Tuberosidade: inserção do m. bíceps braquial • O corpo (diáfise) é arqueado • A extremidade distal alarga-se, é constituída por substância esponjosa, possui áreas para o escafoide e o semilunar e apresenta o processo estiloide • Incisura ulnar: ARUD	**Primária** Corpo (diáfise) **Secundária** Cabeça Epífise distal	8ª-9ª semana 2-3 anos 4 anos	14 anos 16-18 anos 16-18 anos	• A porção anterolateral da cabeça do rádio tem menos osso subcondral (suscetível à fratura) • A tuberosidade aponta no sentido ulnar na supinação • O arqueamento do rádio permite a rotação ao redor da ulna • A extremidade distal do rádio é constituída por substância esponjosa e é local frequente de fraturas (principalmente em pacientes pediátricos e idosos) • Medições radiográficas da extremidade distal do rádio: 11° de inclinação palmar, 22° de inclinação radial, 11-12 mm de altura radial
ULNA				
• Osso longo: osso reto • Corte transversal triangular • Tuberosidade: inserção do m. braquial • Extremidade proximal: olécrano, processo coronoide, incisura radial • Extremidade distal: processo estiloide	**Primária** Corpo (diáfise) **Secundária** Olécrano Epífise distal	8ª-9ª semana 9 anos 5-6 anos	16-18 anos 16-20 anos 16-20 anos	• O rádio roda em torno da ulna estacionária através das incisuras proximal e distal durante a pronação/supinação • 75% do crescimento da epífise distal • Olécrano e o processo coronoide proporcionam a estabilidade óssea primária para a articulação do cotovelo • A fratura do processo coronoide pode resultar em instabilidade • Local comum de fratura (frequentemente associada à fratura da parte distal do rádio)

5 Antebraço • OSTEOLOGIA

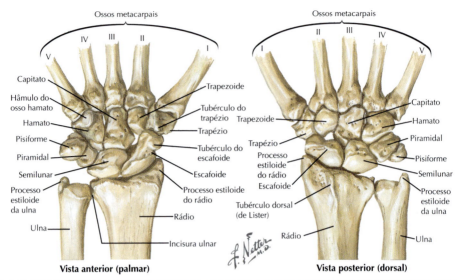

Vista anterior (palmar)   **Vista posterior (dorsal)**

CARACTERÍSTICAS	OSSIFICAÇÃO	FUSÃO	COMENTÁRIOS
FILEIRA PROXIMAL			
Escafoide: formato de barco, 80% coberto por cartilagem articular (não no meio)	5º	5 anos	14-16 anos	• A irrigação sanguínea entra na região dorsal do "colo", fazendo uma ponte entre as fileiras • Osso mais acometido nas fraturas do carpo As fraturas proximais têm risco de pseudartrose/necrose avascular
Sumilunar: formato de meia-lua. Quatro articulações: 1. rádio ("faceta" do semilunar), 2. escafoide, 3. piramidal, 4. capitato	4º	4 anos	14-16 anos	• Luxações: raras, mas frequentemente passam despercebidas • Rodará quando as inserções ligamentares dos ossos adjacentes forem rompidas (instabilidade carpal)
Piramidal: formato de pirâmide. Localiza-se sob o pisiforme e o processo estiloide da ulna	3º	3 anos	14-16 anos	• 3ª fratura carpal mais comum • Articula-se com o complexo fibrocartilagíneo triangular "TFCC*")
Pisiforme: grande osso sesamoide. No tendão do FUC, anterolateral ao piramidal	8º	9-10 anos	14-16 anos	• Múltiplas inserções: FUC, "ligamento carpal transverso" (LCT), m. abdutor do dedo mínimo, múltiplos ligamentos
FILEIRA DISTAL			
Trapézio: forma de sela	6º	5-6 anos	14-16 anos	• Tem um sulco para o FRC
Trapezoide: forma trapezoidal/de cunha	7º	6-7 anos	14-16 anos	• Articula-se com o 2º MC
Capitato: maior osso carpal, 1º osso carpal a se ossificar	1º	1 ano	14-16 anos	• Base do arco do carpo, assoalho da "tabaqueira anatômica" • Irrigação sanguínea retrógrada
Hamato: tem um hâmulo ("gancho") com orientação palmar que é distal e radial ao pisiforme	2º	2 anos	14-16 anos	• O hâmulo pode fraturar, a artéria ulnar pode ser lesionada • O "ligamento carpal transverso" insere-se na margem do túnel ulnar (canal de Guyon)

- Ossificação: cada um de um único centro, em uma direção anti-horária (posição anatômica) começando com o capitato
- Cada osso tem múltiplas articulações (4-7) com os ossos adjacentes
- A fileira proximal é considerada o "segmento intercalado" entre a extremidade distal do rádio/"TFCC" e a fileira distal dos ossos carpais
- O ângulo escafossemilunar (medido na radiografia em perfil): média 47° (faixa de 30°-60°; <30° = VISI*, > 60 = DISI*).

*Nota da Revisão Científica: as siglas TFCC (*triangular fibrocartilage complex* – complexo fibrocartilagíneo triangular), TFC (*triangular fibrocartilage* – fibrocartilagem triangular) e os acrônimos VISI (*volar intercalated segment instability* – instabilidade do segmento intercalado palmar) e DISI (*dorsal intercalated segment instability* – instabilidade do segmento intercalado dorsal) são termos consagrados pelo uso na clínica ortopédica, sendo usados em português sem tradução.

142 NETTER ATLAS DE ANATOMIA ORTOPÉDICA

RADIOLOGIA • Antebraço

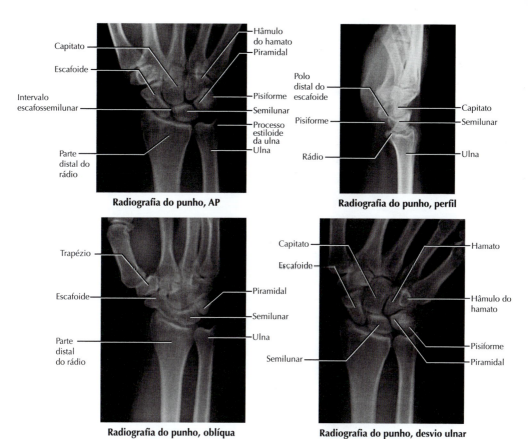

RADIOGRAFIA	TÉCNICA	ACHADOS	APLICAÇÃO CLÍNICA
AP (anteroposterior)	Região palmar para baixo sobre o chassi, feixe perpendicular ao chassi	Ossos carpais, articulação radiocarpal	Luxações ou fraturas na extermidade distal do rádio, ulna e nos ossos carpals
Perfil	Margem ulnar do punho e mão sobre o chassi	Alinhamento dos ossos, articulações	Idêntico ao anterior, instabilidade carpal (semilunar)
Oblíqua	Lateral com rotação de 40°	Alinhamento e posição dos ossos	Idêntico ao anterior
AP com desvio ulnar	AP, desviar o punho no sentido ulnar	Isola o escafoide	Fraturas do escafoide
Incidência do túnel do carpo	Extensão máxima do punho, feixe a 15°	Hamato, pisiforme, trapézio	Fraturas (principalmente hâmulo do hamato)
OUTROS EXAMES			
TC	Transversal (axial), frontal (coronal) e sagital	Congruência articular, consolidação óssea, alinhamento ósseo	Fraturas (escafoide, hâmulo do hamato), pseudartrose
RM	Sequência de pulsos varia	Tecidos moles (ligamentos, tendões, cartilagens), ossos	Fraturas ocultas (p. ex., escafoide), lacerações (p. ex., "TFCC", ligamento escafossemilunar)
Cintilografia óssea		Todos os ossos avaliados	Infecção, fraturas por estresse, tumores

5 Antebraço • TRAUMA

Fratura de Ambos os Ossos do Antebraço

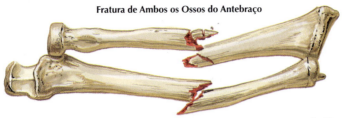

Fratura tanto do rádio quanto da ulna com angulação, encurtamento e cominuição do rádio

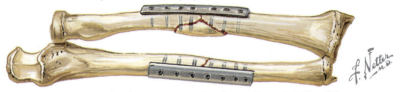

Redução aberta e fixação com placa de compressão e parafusos fixos em duas corticais. Bom alinhamento, com restauração do arqueamento radial e do espaço interósseo

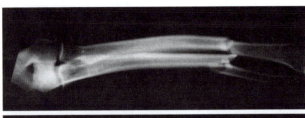

Radiografia pré-operatória. Fraturas dos corpos (diáfises) de ambos os ossos do antebraço

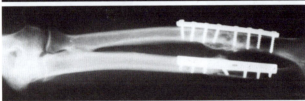

Radiografia pós-operatória. Placas de compressão aplicadas e fragmentos com bom alinhamento

DESCRIÇÃO	AVALIAÇÃO	CLASSIFICAÇÃO	TRATAMENTO
\multicolumn{4}{c}{**FRATURAS DO RÁDIO E DA ULNA**}			
\multicolumn{4}{c}{**Fratura de Ambos os Ossos**}			
• Mecanismo: queda ou alta energia • Os dois ossos comumente fraturam à medida que a energia passa através de ambos • As fraturas podem estar em níveis diferentes	**HDA:** trauma, dor e edema, +/− deformidade **EF:** edema, sensibilidade dolorosa, +/− deformidade clínica **RX:** AP e perfil do antebraço	Descritivo: • Terço proximal, médio, distal • Desviada/angulada • Cominutiva • Aberta ou fechada	• Pediátrica (<10-12 anos): redução fechada e imobilização gessada • Adultos: redução aberta com fixação interna (placas e parafusos) por meio de incisões separadas
COMPLICAÇÕES: consolidação viciosa (perda do arqueamento radial leva à diminuição da pronossupinação), leva à perda da amplitude de movimento			
\multicolumn{4}{c}{**Fratura de Apenas um dos Ossos do Antebraço**}			
• Mecanismo: impacto direto; "fratura por cassetete" (fratura de defesa) • Mais frequente na ulna	**HDA:** impacto direto no antebraço **EF:** edema, sensibilidade dolorosa **RX:** AP e perfil do antebraço	Descrição: • Desviada, encurtada, angulada, cominutiva	• Sem desvio: aparelho gessado • Desviada: RAFI
COMPLICAÇÕES: pseudartrose, consolidação viciosa			

TRAUMA • Antebraço 5

Fratura de Monteggia

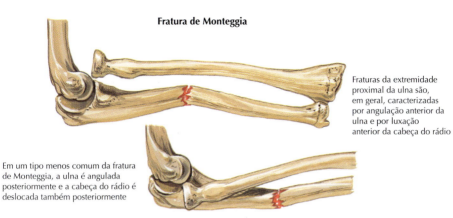

Fraturas da extremidade proximal da ulna são, em geral, caracterizadas por angulação anterior da ulna e por luxação anterior da cabeça do rádio

Em um tipo menos comum da fratura de Monteggia, a ulna é angulada posteriormente e a cabeça do rádio é deslocada também posteriormente

Fratura de Galeazzi

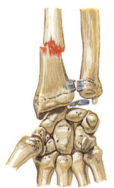

Vista anteroposterior da fratura do rádio associada à luxação da articulação radiulnar distal

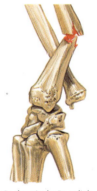

Luxação da articulação radiulnar distal mais facilmente identificada na incidência em perfil

DESCRIÇÃO	AVALIAÇÃO	CLASSIFICAÇÃO	TRATAMENTO
FRATURA DE MONTEGGIA			
• Na fratura da parte proximal da ulna, as forças de encurtamento resultam em luxação da cabeça do rádio • Mecanismo: impacto direto ou queda sobre a mão em extensão	**HDA:** queda, dor e edema **EF:** sensibilidade dolorosa, deformidade. Verificar os compartimentos e fazer o exame neurovascular **RX:** AP/perfil: antebraço; também, punho e cotovelo	Baseada na localização da cabeça do rádio: • I: anterior (comum) • II: posterior • III: perfil • IV: anterior com fratura de ambos os ossos associada	• Ulna: RAFI (placa/parafusos) • Cabeça do rádio: redução fechada (aberta, quando irredutível ou instável) • Pediátrica: redução fechada e aparelho gessado
COMPLICAÇÕES: lesão do nervo radial/NIP (a maioria se resolve), ADM diminuída, síndrome compartimental, pseudartrose			
FRATURA DE GALEAZZI			
• Mecanismo: queda sobre a mão em extensão • Fratura do terço distal do corpo (diáfise) do rádio, as forças de encurtamento resultam em luxação radiulnar distal	**HDA:** queda, dor e edema **EF:** sensibilidade dolorosa, deformidade. Verificar os compartimentos e fazer o exame neurovascular **RX:** AP/perfil do antebraço: ulna comumente dorsal. Da mesma forma, séries do punho e cotovelo	Por mecanismo: • Pronação: Galeazzi • Supinação: Galeazzi invertida (fratura da diáfise da ulna com luxação da ARUD)	• Rádio: RAFI • ARUD: redução fechada, +/− pinos percutâneos para fixar a articulação em supinação (redução aberta quando instável) • Aparelho gessado por 4-6 semanas • Pediátrico: redução e aparelho gessado
COMPLICAÇÕES: lesão nervosa, ADM diminuída, pseudartrose, artrose da ARUD			

NETTER ATLAS DE ANATOMIA ORTOPÉDICA

5 Antebraço • TRAUMA

Classificação de Frykman para as Fraturas da Parte Distal do Rádio

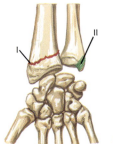
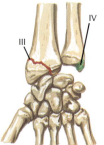
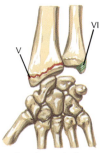
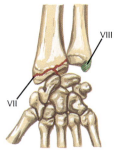

Parte extra-articular do rádio: tipo I
Processo estiloide da ulna: tipo II

Parte intra-articular radiocarpal: tipo III
Processo estiloide da ulna: tipo IV

Parte intra-articular radiulnar distal: tipo V
Processo estiloide da ulna: tipo VI

Parte intra-articular radiocarpal e radiulnar distal: tipo VII
Processo estiloide da ulna: tipo VIII

Redução da Fratura de Colles

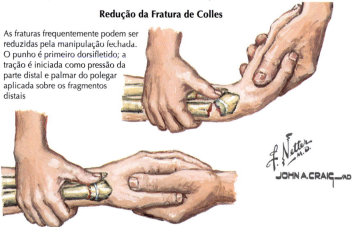

As fraturas frequentemente podem ser reduzidas pela manipulação fechada. O punho é primeiro dorsifletido; a tração é iniciada como pressão da parte distal e palmar do polegar aplicada sobre os fragmentos distais

Com a pressão e tração mantidas, o punho é suavemente realinhado

DESCRIÇÃO	AVALIAÇÃO	CLASSIFICAÇÃO	TRATAMENTO
FRATURA DA PARTE DISTAL DO RÁDIO			
• Mecanismo: queda sobre a mão em extensão • Muito comum (Colles nº 1) • A substância esponjosa é suscetível à fratura (inclusive frat. osteoporótica) • Colles (nº 1): luxação dorsal (angulação palmar do ápice) • Fratura de Smith: fratura com desvio palmar • Fratura de Barton: fratura da margem articular • Processo estiloide do rádio ("fratura do motorista")	HDA: trauma (geralmente queda), dor e edema EF: edema, sensibilidade dolorosa, +/− deformidade. Realizar o exame neurovascular completo RX: série de punho (3 incidências) Medições normais ◦ Inclinação palmar de 11° ◦ Altura radial de 11-12 mm ◦ Inclinação radial de 23° TC: para fraturas intra-articulares	Frykman (para Colles): • Tipos I, II: extra-articular • Tipos III, IV: articulação radiocarpal • Tipos V, VI: articulação radiocarpal • Tipos VII, VIII: as articulações radiulnar e radiocarpal envolvidas • Mesmo nas fraturas que apresentam frat. do processo estiloide da ulna associada Outras fraturas, descritivas: luxadas, anguladas	• Não desviada: aparelho gessado • Desviada: ◦ Estável: redução fechada, aparelho gessado bem moldado, 4-6 semanas ◦ Instável: redução fechada, aplicação de pino percutâneo +/− fixação externa ou RAFI • Intra-articular: RAFI (p. ex., placa palmar) • Idosos: aparelho gessado, ADM precoce
COMPLICAÇÕES: consolidação viciosa, osteoartrite pós-traumática, rigidez/perda de amplitude de movimento			

TRAUMA • Antebraço 5

Fratura do Escafoide

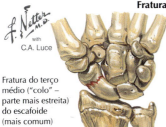

Fratura do terço médio ("colo" – parte mais estreita) do escafoide (mais comum)

Fraturas menos comuns
- Tubérculo
- Polo distal
- Cisalhamento vertical
- Polo proximal

Luxação Perissemilunar do Carpo

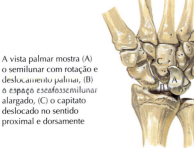

A vista palmar mostra (A) o semilunar com rotação e deslocamento palmar, (B) o espaço escafossemilunar alargado, (C) o capitato deslocado no sentido proximal e dorsamente

- Capitato
- Tuberosidade do escafoide
- Semilunar

A vista lateral mostra o semilunar com deslocamento palmar e rotação. A linha tracejada indica a luxação adicional até a face palmar da parte distal do rádio

DESCRIÇÃO	AVALIAÇÃO	CLASSIFICAÇÃO	TRATAMENTO
FRATURA DO ESCAFOIDE			
• Mecanismo: queda sobre a mão em extensão • Fratura carpal mais comum • A irrigação sanguínea retrógrada para o polo proximal é interrompida nas fraturas do "colo", podendo levar à pseudartrose ou à NAV • O polo distal comumente cura • O alto índice de desconfiança diminuirá o risco de fraturas despercebidas	**HDA:** trauma (geralmente queda), dor e edema **EF:** sensibilidade dolorosa na "tabaqueira anatômica", diminuição da ADM **RX:** incidências de punho AP/Perfil e AP com desvio ulnar **TC:** para a maioria das fraturas; mostra luxação/padrão **RX:** fratura oculta, NAV	Localização: • Polo proximal • Meio/"colo" (nº 1) • Polo distal Posição: • Luxada (deslocada) • Angulada/encurtada	• Não desviada: 1. Imobilização gessada ("GAP e GL"), média de 10-12 semanas; 2. Parafuso percutâneo • Luxada: RAFI +/– enxerto ósseo • Pseudartrose: RAFI com enxerto de osso tricortical ou enxerto ósseo vascularizado
COMPLICAÇÕES: pseudartrose, artrose do punho ("CAES" no punho da pseudartrose crônica), osteonecrose (principalmente polo proximal)			
INSTABILIDADE/LUXAÇÃO PERISSEMILUNAR			
• Mecanismo: queda; compressão axial e hiperextensão • A instabilidade progride por meio de 4 estágios (Mayfield) quando diversos ligamentos são rompidos • A luxação (estágio 4) ocorre através do ponto fraco (espaço de Poirier) • A luxação transescafóidea é o padrão de lesão nº 1	**HDA:** trauma/queda, dor **EF:** "plenitude" palmar característica, diminuição da ADM **RX:** intervalo ES >3 mm ângulo ES: >60° ou <30° **TC:** avaliar fraturas carpais **RM:** mostra a lesão ligamentar nos estágios iniciais sutis	Instabilidade (Mayfield [4]) • I: ruptura escafossemilunar • II: ruptura semilunar-capitato • III: ruptura semilunar-piramidal • IV: luxação (peri) semilunar Luxação (Instabilidade em estágio 4) • Arco menor: apenas ligamentos • Arco maior: fratura carpal associada	• Instabilidade: redução fechada vs. aberta, aplicação de pino percutâneo e reparação primária dos ligamentos • Luxação: redução aberta do semilunar, aplicação de pino percutâneo +/– RAFI da fratura do carpo • Artrose tardia/do punho: carpectomia da fileira proximal ou fusão "ETT"
COMPLICAÇÕES: artrose de punho (p. ex., CAES da instabilidade), pseudartrose da fratura, dor crônica e/ou instabilidade			

NETTER ATLAS DE ANATOMIA ORTOPÉDICA **147**

5 Antebraço • TRAUMA

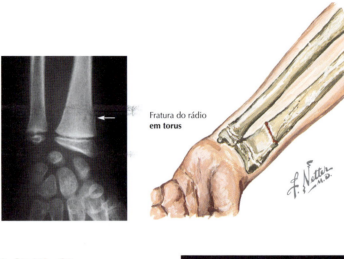

Fratura do rádio **em torus**

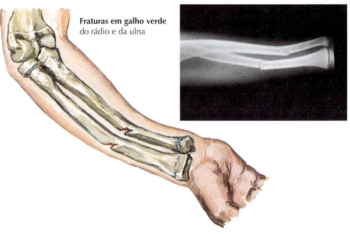

Fraturas em galho verde do rádio e da ulna

DESCRIÇÃO	AVALIAÇÃO	CLASSIFICAÇÃO	TRATAMENTO
FRATURA INCOMPLETA: FRATURA EM TORUS E EM GALHO VERDE			
• Comum em crianças (geralmente 3-12 anos) • Mecanismo: queda sobre a mão em extensão é o mais frequente • Mais comum na parte distal do rádio • A elasticidade aumentada do osso infantil permite a deformidade plástica e/ou a fratura unicortical	**HDA:** trauma, dor, incapacidade/falta de vontade de usar a mão/membro **EF:** +/− deformidade. Sensibilidade dolorosa pontual e edema **RX:** AP e perfil. Fratura em torus: "afivelamento" cortical. Fratura em galho verde: fratura unicortical	• Fratura em torus (fivela): compressão côncava do córtex (fivela), lado convexo/de tensão: intacto • Fratura em galho verde: lado côncavo, córtex intacto ou afivelado, lado convexo/de tensão, fratura ou deformidade plástica	• Fratura em torus: a redução raramente é necessária, aparelho gessado por 2-4 semanas • Fratura em galho verde: não desviada – "GL", por 2-4 semanas. Reduzir quando angulação >10° – "GAP" bem moldado, 3-4 semanas
COMPLICAÇÕES: deformidade, consolidação viciosa, lesão neurovascular (rara)			

ARTICULAÇÕES • Antebraço

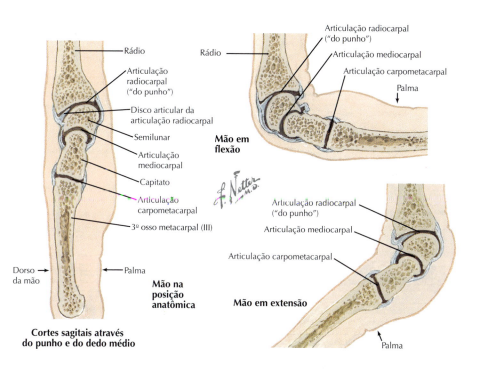

Cortes sagitais através do punho e do dedo médio

PUNHO
GERAL

- O punho é uma região complexa, compreendendo 3 articulações principais: 1. Radiocarpal (parte distal do rádio/"TFCC" até a fileira proximal), 2. Articulação radiulnar distal (ARUD), 3. Mediocarpal (entre as fileiras do carpo)
- Outras articulações: pisopiramidal e intercarpal "múltipla" (entre 2 ossos adjacentes na mesma fileira)
- A fileira proximal não possui inserções musculares, é considerada o "segmento intercalado" e responde às forças transmitidas. Os ossos da fileira distal estão intimamente interligados e agem como uma única unidade em um punho normal
- Amplitude de movimento
  - Flexão de 65°-80° (40% art. radiocarpal, 60% art. mediocarpal); extensão de 55°-75° (65% art. radiocarpal, 35% art. mediocarpal)
  - Desvio radial: 15°-25°; desvio ulnar: 30°-45° (55% art. mediocarpal, 45% art. radiocarpal)
- Tipos de ligamentos
  - **Extrínsecos:** conectam a parte distal do antebraço (rádio e ulna) ao carpo
  - **Intrínsecos:** conectam os ossos do carpo entre si (i. e., origem e inserção do ligamento, ambos dentro do carpo)
    - Interósseos: ligamentos que unem os ossos do carpo dentro da mesma fileira (proximal ou distal)
    - Mediocarpais/intercarpais: ligamentos que conectam os ossos carpais entre as fileiras proximal e distal
- Os ligamentos palmares são mais fortes e mais desenvolvidos; a maioria é intracapsular

5 Antebraço • ARTICULAÇÕES

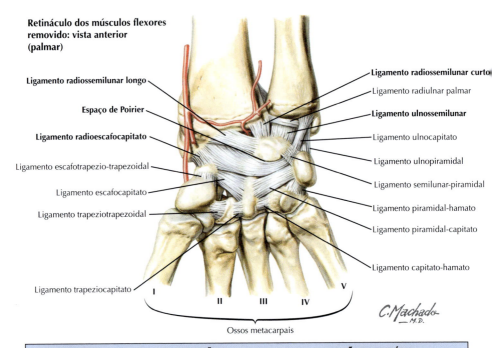

Retináculo dos músculos flexores removido: vista anterior (palmar)

Ossos metacarpais

LIGAMENTOS	FIXAÇÕES	FUNÇÃO/COMENTÁRIO
ARTICULAÇÃO RADIOCARPAL		
Ligamentos Extrínsecos – Palmares		
Superficiais		
Radioescafocapitato	Rádio ao carpo	Mistura-se com o LUC para formar a margem distal do espaço de Poirier
○ Radioescafoide (LRE)	Processo estiloide do rádio até o escafoide	Estabiliza o polo proximal
○ Radiocapitato (LRC)	Rádio ao corpo do capitato	Forma um fulcro ao redor do qual roda o escafoide
Radiossemilunar longo (LRSL)	Face anterior (volar) do rádio ao semilunar	Mistura-se com o ligamento interósseo semilunar-piramidal palmar
Ulnocapitato (LUC)	Ulna/TFC ao capitato	Mistura-se com o LREC lateralmente. Margem distal do espaço de Poirier
Profundos		
Radiossemilunar curto (LRSC)	Porção distal do rádio ao semilunar	**Resistente e vertical. Impede a lux. na hiperextensão**
Ulnossemilunar (LUS)	TFC ao semilunar	O LUS e o LUP se misturam com o LUC para ajudar a estabilizar a ARUD
Ulnopiramidal (LUP)	TFC ao piramidal	O LUS e o LUP são considerados por alguns como parte do "TFCC"
Radioescafossemilunar	Rádio à articulação ES	"Ligamento de Testut", um feixe neurovascular para a articulação ES
Ligamentos Extrínsecos – Dorsais		
Radiocarpal dorsal (LRCD)	Rádio ao semilunar/piramidal	Também conhecido como "radiossemilunar-piramidal" (LRSP); principal estabilizador dorsal
○ Feixe superficial	Rádio ao piramidal	Os dois feixes geralmente são indistinguíveis
○ Feixe profundo	Rádio à articulação semilunar-piramidal	As fibras inserem-se no semilunar e/ou no ligamento semilunar-piramidal

- Espaço de Poirier: ponto fraco no sentido palmar ("volar") onde ocorrem as luxações perissemilunares (entre a margem proximal do LREC e LUC, distalmente, e a margem distal do LRSL, proximalmente).
- Não existe um ligamento colateral ulnar verdadeiro no punho. O músculo EUC e a bainha propiciam alguma sustentação colateral ulnar
- Os ligamentos extrínsecos palmares profundos podem ser facilmente observados durante a artroscopia do punho; os superficiais são de difícil visualização
- O LUC, o LUS e o LUP formam o complexo ligamentar ulnocarpal

ARTICULAÇÕES • Antebraço 5

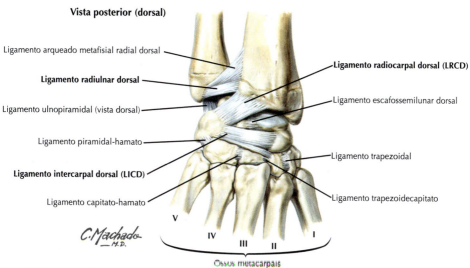

Vista posterior (dorsal)

- Ligamento arqueado metafisial radial dorsal
- Ligamento radiulnar dorsal
- Ligamento ulnopiramidal (vista dorsal)
- Ligamento piramidal-hamato
- **Ligamento intercarpal dorsal (LICD)**
- Ligamento capitato-hamato
- **Ligamento radiocarpal dorsal (LRCD)**
- Ligamento escafossemilunar dorsal
- Ligamento trapezoidal
- Ligamento trapezoidecapitato

Ossos metacarpais (V, IV, III, II, I)

LIGAMENTOS	FIXAÇÕES	FUNÇÃO/COMENTÁRIOS
	**LIGAMENTOS INTRÍNSECOS**
	**Articulação Mediocarpal**
	**Palmar**
Piramidal-hamato-capitato (LPHC) ○ Piramidal-hamato (LPH) ○ Piramidal-capitato (LPC)	Piramidal para: Hamato Capitato	Porção medial/"ulnar" do ligamento arqueado Ligamento curto e resistente Frequentemente confluente com a parte do ligamento ulnocapitato (LUC)
Escafocapitato (LEC)	Escafoide até o capitato	Estabiliza a parte distal do escafoide. Parte radial do ligamento arqueado
	**Dorsal**
Intercarpal dorsal (LICD)	Do piramidal para o trapézio/trapezoide	Sustentação dorsal primária
Escafotrapezio-trapezoidal (LETT)	Do escafoide para o trapézio/trapezoide	Sustentação lateral ("radial") e da articulação escafotrapezoidal
	**Articulações Interósseas**
	FILEIRA PROXIMAL: 2 articulações. Os ligamentos possuem a forma de "C" com os ramos dorsal e palmar e uma porção membranácea entre eles. A membrana impede a comunicação entre as articulações radiocarpal e mediocarpal. Não aumenta a estabilidade. 1. Articulação escafossemilunar (ES): o escafoide confere uma força de flexão ao semilunar. Arco de movimento durante a ADM: escafoide > semilunar. 2. Articulação semilunar-piramidal (SP): o piramidal confere uma força de extensão ao semilunar, o qual sofre resistência pelo semilunar-piramidal
Escafossemilunar (ES)	Escafoide até o semilunar	As fibras dorsais são mais fortes. Ruptura: instabilidade, ("DISI") As fibras palmares são mais frouxas e permitem a rotação do escafoide
Semilunar-piramidal (SP)	Semilunar ao piramidal	As fibras palmares são mais fortes. A ruptura (com lesão do LRCD) leva à instabilidade do carpo ("VISI")
	FILEIRA DISTAL: 3 articulações conforme abaixo. Os fortes ligamentos interósseos mantêm a fileira distal movimentando-se como uma unidade
Trapeziotrapezoidal Trapezoidecapitato Capitato-hamato	Do trapézio ao trapezoide Do trapezoide ao capitato Do capitato ao hamato	Cada ligamento possui 3 partes (palmar, dorsal, profunda/interóssea). Os ligamentos da fileira distal são mais fortes dos que os da fileira proximal. O lig. capitato-hamato é o ligamento mais forte da fileira distal.
	**"Articulação Pisopiramidal"**
Piso-hamato	Do pisiforme ao hamato	Insere-se no hâmulo do hamato; parte do canal de Guyon
Pisometacarpal	Do pisiforme à base do 5º metacarpal (V)	Auxilia na flexão do FUC

5 Antebraço • ARTICULAÇÕES

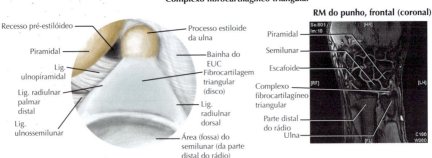

Túnel do carpo: vista anterior (palmar)

Articulação radiocarpal

RM do punho, transversal ("axial")

Complexo fibrocartilagíneo triangular

RM do punho, frontal (coronal)

ARTICULAÇÕES • Antebraço

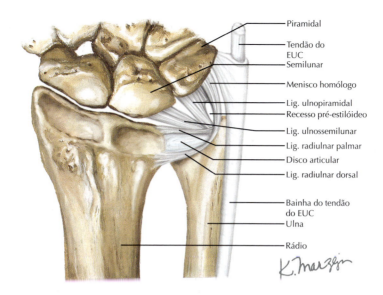

- Piramidal
- Tendão do EUC
- Semilunar
- Menisco homólogo
- Lig. ulnopiramidal
- Recesso pré-estilóideo
- Lig. ulnossemilunar
- Lig. radiulnar palmar
- Disco articular
- Lig. radiulnar dorsal
- Bainha do tendão do EUC
- Ulna
- Rádio

LIGAMENTOS	FIXAÇÕES	FUNÇÃO/COMENTÁRIO
ARTICULAÇÃO RADIULNAR DISTAL		
• Esta articulação (ARUD) é estabilizada por uma combinação de estruturas que formam o complexo fibrocartilagíneo triangular ("TFCC") • O movimento primário é a pronação (60°-80°) e supinação (60°-85°); o rádio roda em torno da ulna estacionária • 20% de uma carga axial é transmitida para a ulna em um punho ulnar neutro. A ulna recebe mais carga quando ela é ulna positiva		
Complexo Fibrocartilagíneo Triangular		
• O "TFCC" está interposto entre a extremidade distal da ulna e a porção medial (ulnar) da fileira proximal do carpo (piramidal). Ele origina-se na margem articular da incisura ulnar (do rádio) e insere-se na base do processo estiloide da ulna • O suprimento vascular para o "TFCC" (da artéria ulnar e da artéria interóssea anterior) penetra nos 10%-25% periféricos		
Fibrocartilagem triangular	Rádio até a "fóvea" da ulna (fibras profundas) e processo estiloide (fibras superficiais)	O TFC tem 3 porções: disco central e 2 ligamentos periféricos (radiulnares)
○ Disco central (articular)	Mistura-se com a cartilagem articular do rádio	Resiste à compressão e à tensão; avascular e aneural
○ Radiulnar dorsal	Face dorsal do rádio até a "fóvea" da ulna (*ligamentum subcruentum*)	Mistura-se com o TFC; tenso na pronação, frouxo na supinação
○ Radiulnar palmar	Face anterior ("volar") do rádio até a "fóvea" da ulna (*ligamentum subcruentum*)	Mistura-se com o TFC; tenso na supinação, frouxo na pronação
Homólogo meniscal	Face dorsal do rádio até a face palmar ("volar") do piramidal	Prega sinovial altamente vascularizada
Bainha do tendão do EUC	Processo estiloide da ulna, piramidal, hamato	Considerado um "ligamento colateral medial"
Outros		
• O LUS, o LUP e o recesso pré-estilóideo são considerados por alguns como sendo parte do TFCC		
Ulnossemilunar (LUS) Ulnopiramidal (LUP)	TFC ao semilunar TFC ao piramidal	O LUS e o LUP misturam-se com o lig. ulnocapitato para contribuir para a fixação do "TFCC" e para estabilizar a ARUD
Recesso pré-estilóideo	Nenhum	Entre o ligamento radiulnar palmar e o menisco homólogo

- Outras estruturas que contribuem para a estabilidade da ARUD: EUC, m. pronador quadrado, membrana interóssea
- O "TFCC" pode ser lacerado (degenerativo ou traumático). As lacerações periféricas podem ser reparadas, as lacerações centrais precisam de debridamento

NETTER ATLAS DE ANATOMIA ORTOPÉDICA

5 Antebraço • TÚNEIS

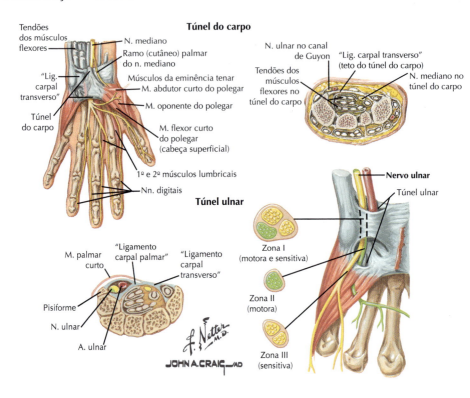

ESTRUTURA	COMPONENTES	COMENTÁRIOS
TÚNEL DO CARPO		
"Ligamento carpal transverso" (LCT, retináculo dos músculos flexores)	Fixações: Medial: pisiforme e hamato Lateral: escafoide e trapézio	• Teto do túnel do carpo; pode comprimir o nervo mediano • O "ligamento carpal transverso" é incisado na liberação do túnel do carpo • O túnel é mais estreito no hâmulo do hamato
Margens	Teto: "ligamento carpal transverso" Assoalho: ossos centrais do carpo Parede medial: pisiforme e hamato Parede lateral: trapézio e escafoide	• Ver acima • Principalmente capitato e o trapezoide • O hâmulo do hamato forma a parede medial • O trapézio é a principal estrutura da parede
Conteúdo	Tendões: FSD (4), FPD (4), FLP Nervo: mediano	• 9 tendões dentro do túnel do carpo • Comprimido na síndrome do túnel do carpo
• O ramo motor tenar do nervo mediano pode sair sob, através ou distal ao "ligamento carpal transverso" • Uma artéria mediana persistente ou um músculo aberrante pode ocorrer no túnel e pode provocar a síndrome do túnel do carpo		
TÚNEL ULNAR/"CANAL DE GUYON"		
Margens	Assoalho: "ligamento carpal transverso" Teto: "ligamento carpal palmar" Parede medial: pisiforme Parede lateral: hâmulo do hamato	• Pode ser liberado simultaneamente com o túnel do carpo • Contínuo com a fáscia do antebraço • O feixe neurovascular está sob o ligamento piso-hamato • A fratura pode provocar compressão do nervo
Conteúdo	Nervo ulnar Artéria ulnar	• Divide-se no canal em ramos profundo e superficial • Termina como arco superficial ao redor do hamato
• As fraturas (consolidação viciosa) ou as massas (p. ex., cistos ganglionares n° 1) podem comprimir o nervo ou a artéria ulnar dentro do canal		

OUTRAS ESTRUTURAS • Antebraço **5**

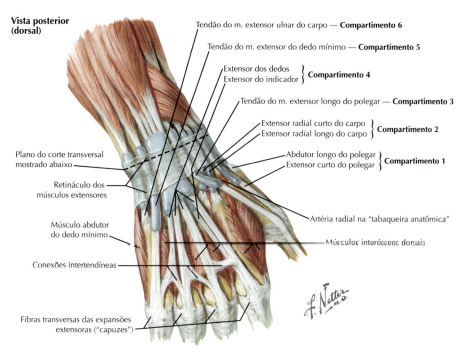

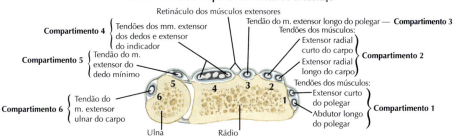

ESTRUTURA	FUNÇÃO		COMENTÁRIOS
COMPARTIMENTOS EXTENSORES			
Retináculo dos músculos extensores	Cobre dorsalmente o punho		Forma seis compartimentos osteofibrosos através dos quais passam os tendões dos músculos extensores
	Número	**Tendão**	**Condição Clínica**
Compartimentos dorsais	I	ECP, ALP	Aqui, pode desenvolver-se a tenossinovite de De Quervain
	II	ERLC, ERCC	A tendinite pode acontecer aqui
	III	ELP	Faz trajeto ao redor do tubérculo dorsal (do rádio) (de Lister), pode se romper
	IV	ED, EI	Este compartimento é aberto no acesso dorsal do punho
	V	EDM	Ruptura (síndrome de Jackson-Vaughn) na AR
	VI	EUC	O tendão pode colidir sobre o processo estiloide da ulna, causando dor

- Os tendões do EI e do EDM são mediais aos tendões do ED até os dedos indicador e mínimo, respectivamente
- O 1º compartimento pode ter múltiplos deslizamentos que precisam, sem exceção, ser liberados na doença de De Quervain para uma liberação total

NETTER ATLAS DE ANATOMIA ORTOPÉDICA **155**

5 Antebraço • **PEQUENOS PROCEDIMENTOS**

Aspiração/Infiltração no Punho

Aspiração/Infiltração no Túnel do Carpo

Tubérculo dorsal (do rádio) (de Lister)

Tendão do m. extensor longo do polegar

Tendão do m. extensor radial longo do carpo

Tendão do m. extensor radial curto do carpo

Tendão do m. palmar longo

Nervo mediano

Nervo ulnar

Ramo superficial do nervo radial

Ramo dorsal do nervo ulnar

ETAPAS
ASPIRAÇÃO/INFILTRAÇÃO NO PUNHO

1. Perguntar ao paciente sobre alergias
2. Palpar a articulação radiocarpal dorsalmente, encontrar o tubérculo dorsal (do rádio) (de Lister) e o espaço ulnar relacionado a ele
3. Preparar a pele sobre a região dorsal do punho (sabão antisséptico/iodo)
4. Anestesiar localmente a pele (um quarto do tamanho do local)
5. Aspiração: inserir uma agulha de calibre 20 no espaço ulnar ao tubérculo dorsal (do rádio) (de Lister)/ELP/ERCC e lateral ao ED, aspirar
   Infiltração: inserir uma agulha de calibre 22 no mesmo espaço, aspirar para ter certeza de que não atingiu nenhum vaso, em seguida injetar 1-2 mL de preparação local ou local/esteroide dentro da articulação radiocarpal
6. Fazer curativo no local da infiltração
7. Se houver suspeita de infecção, enviar o líquido para coloração por Gram e cultura

INFILTRAÇÃO NO TÚNEL DO CARPO/BLOQUEIO DO NERVO MEDIANO

1. Perguntar ao paciente sobre alergias
2. Pedir ao paciente para apertar a ponta do polegar com a ponta do dedo mínimo; o tendão do m. palmar longo (PL) irá fazer protrusão (10%-20% não possuem esse músculo). O nervo mediano está abaixo do PL, imediatamente medial ao FRC dentro do túnel do carpo
3. Preparar a pele sobre a superfície palmar ("volar") do punho (sabão antisséptico/iodo)
4. Anestesiar localmente a pele (um quarto do tamanho local)
5. Inserir a agulha de calibre 22 ou menor no punho até o PL na prega formada pela flexão em ângulo de 45°. Aspirar para ter certeza de que a agulha não atingiu nenhum vaso. Infiltrar 1-2 mL de anestésico local ou de preparação de anestésico local/esteroide
6. Fazer curativo no local da infiltração

BLOQUEIO DO PUNHO

Quatro nervos separados são bloqueados. Com base na anestesia necessária, pode ser realizado um bloqueio completo ou parcial:
1. Perguntar ao paciente sobre alergias
2. Preparar a pele sobre cada marco anatômico (sabão antisséptico/iodo)
3. **Nervo ulnar:** palpar o tendão do FUC imediatamente proximal à prega palmar do punho. Inserir a agulha sob o tendão do FUC. Aspirar para ter certeza de que a agulha não atingiu a artéria ulnar (o nervo é medial à artéria). Infiltrar 3-4 mL de anestésico local no espaço dorsal ao tendão do FUC
4. **Ramo dorsal (cutâneo) do nervo ulnar**: palpar a parte distal da ulna/processo estiloide. Fazer um "botão anestésico" subcutâneo na região dorsal e medial do punho, imediatamente proximal ao processo estiloide da ulna
5. **Ramo superficial do nervo radial:** bloquear no processo estiloide do rádio por meio de um "botão anestésico" subcutâneo na região dorsolateral do punho
6. **Nervo mediano:** bloquear no túnel do carpo conforme descrito acima
7. **Ramo palmar (cutâneo) do nervo mediano:** fazer um "botão anestésico" sobre a região palmar ("volar") do punho

- Os bloqueios do ramo superficial do nervo radial e do mediano são efetivos para lesões do polegar, indicador e na maioria das lesões do dedo médio
- Os bloqueios do nervo ulnar e do ramo dorsal são usados para as lesões do dedo mínimo. Muitas lesões do dedo anular requerem bloqueio completo do punho

156 NETTER ATLAS DE ANATOMIA ORTOPÉDICA

HISTÓRIA DA DOENÇA ATUAL • Antebraço

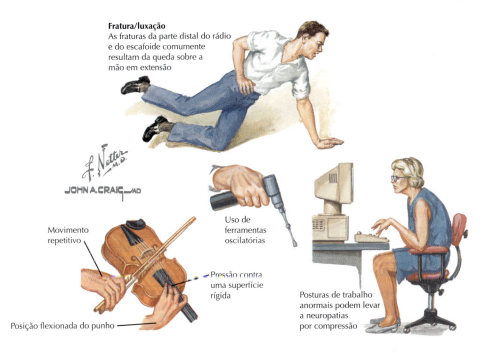

Fratura/luxação
As fraturas da parte distal do rádio e do escafoide comumente resultam da queda sobre a mão em extensão

Uso de ferramentas oscilatórias

Movimento repetitivo

Pressão contra uma superfície rígida

Posturas de trabalho anormais podem levar a neuropatias por compressão

Posição flexionada do punho

PERGUNTA	RESPOSTA	APLICAÇÃO CLÍNICA
1. Idade	Jovem	Trauma: fraturas e luxações, cistos
	Meia-idade, idosos	Artrite, síndrome de compressão nervosa de nervo, desgaste, LER
2. Dor		
a. Início	Agudo	Trauma
	Crônico	Artrite
b. Localização	Dorsal	Doença de Kienböck, cisto
	Palmar	Síndrome do túnel do carpo (STC), cisto (principalmente radiopalmar)
	Radial	Fratura do escafoide, tenossinovite de De Quervain, artrite
	Ulnar	Laceração do complexo fibrocartilagíneo triangular "TFCC", tendinite (p. ex., EUC)
3. Rigidez	Com dor dorsal	Doença de Kienböck
	Com dor palmar (à noite)	Síndrome do túnel do carpo
4. Edema	Articulação: depois do trauma	Fratura ou entorse
	Articulação: sem trauma	Artrites, infecção, gota
	Ao longo dos tendões	Tendinite de flexor ou extensor (calcificação), doença de De Quervain
5. Instabilidade	Cliques, estalidos	Instabilidade do carpo (p. ex., luxação escafossemilunar)
6. Massa	Ao longo da articulação do punho	Cisto
7. Trauma	Queda sobre a mão	Fraturas: parte distal do rádio, escafoide; luxação: semilunar; laceração do "TFCC"
8. Atividade	Movimento repetitivo (p. ex., digitação)	STC, tenossinovite de De Quervain
9. Sistemas neurológicos	Dormência, formigamento	Síndrome de compressão nervosa (p. ex., STC), síndrome do desfiladeiro torácico, radiculopatia (região cervical da coluna vertebral)
	Fraqueza	Síndrome de compressão nervosa (mediano, ulnar, radial)
10. História de artrites	Múltiplas articulações envolvidas	Artrites

5 Antebraço • EXAME FÍSICO

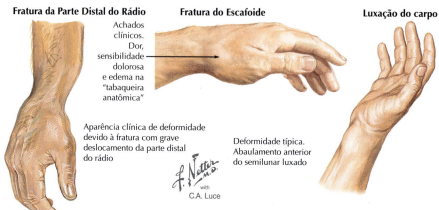

Fratura da Parte Distal do Rádio
Aparência clínica de deformidade devido à fratura com grave deslocamento da parte distal do rádio

Fratura do Escafoide
Achados clínicos. Dor, sensibilidade dolorosa e edema na "tabaqueira anatômica"

Luxação do carpo
Deformidade típica. Abaulamento anterior do semilunar luxado

Doença de De Quervain
Ponto de sensibilidade dolorosa sobre o processo estiloide do rádio e bainha dos tendões envolvidos

Síndrome do Túnel do Carpo
Atrofia tenar

Cisto Sinovial
Edema firme, elástico, por vezes lobulado, sobre a região carpal, mais proeminente durante a flexão do punho. A linha tracejada indica a linha de incisão cutânea

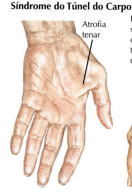

EXAME	TÉCNICA	APLICAÇÃO CLÍNICA
INSPEÇÃO		
Deformidade macroscópica	Ossos e tecidos moles	Fraturas, luxações: antebraço e punho
Edema	Especialmente dorsal ou radial Difusa	Cisto sinovial Trauma (fratura/luxação), infecção
Atrofia	Perda de músculo	Compressão do nervo periférico (p. ex., STC)
PALPAÇÃO		
Alterações cutâneas	Quente, avermelhada Fria, seca	Infecção, gota Comprometimento neurovascular
Processos estiloides do rádio e da ulna	Palpar cada um separadamente	A sensibilidade dolorosa pode indicar fratura
Ossos carpais	Fileiras proximal e distal Fileira proximal Pisiforme	Sensibilidade dolorosa na "tabaqueira anatômica": fratura do escafoide; sensibilidade dolorosa no semilunar: doença de Kienböck Dissociação escafossemilunar Sensibilidade dolorosa: artrite pisopiramidal ou tendinite do FUC
Tecidos moles	6 compartimentos extensores dorsais "TFCC": distal ao processo estiloide da ulna Compartimentos	Sensibilidade dolorosa sobre o 1º compartimento: doença de De Quervain Sensibilidade dolorosa indica a lesão do "TFCC" Compartimentos firmes/tensos = síndrome compartimental.

EXAME FÍSICO • Antebraço

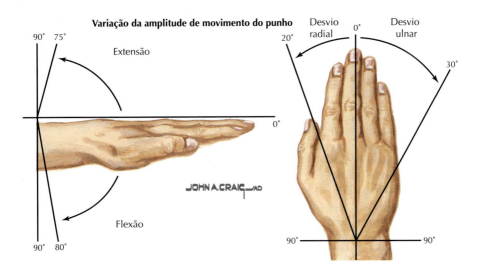

EXAME	TÉCNICA	APLICAÇÃO CLÍNICA
AMPLITUDE DE MOVIMENTO		
Flexionar e estender	Flexionar (no sentido da palma), estender no sentido oposto	Normal: flexão 80°, extensão 75°
Desvio radial/ulnar	No mesmo plano que a palma	Normal: radial 15°-25°; ulnar 30°-45°
Pronar e supinar	Flexionar o cotovelo em 90°, rodar o punho	Normal: supinação de 90°; pronação 80°-90° (apenas 10°-15° no punho; a maioria do movimento ocorre no cotovelo)
NEUROVASCULAR		
Sensitivo		
Nervo cutâneo lateral do antebraço (C6)	Região lateral do antebraço	O déficit indica a lesão do nervo/raiz correspondente
Nervo cutâneo medial do antebraço (T1)	Região medial do antebraço	O déficit indica a lesão do nervo/raiz correspondente
Nervo cutâneo posterior do antebraço	Região posterior do antebraço	O déficit indica a lesão do nervo/raiz correspondente
Motor		
Nervo radial (C6-C7)	Extensão do punho contra resistência	Fraqueza = Lesão do ERLC/C ou do nervo/raiz correspondente
NIP (C6-C7)	Desvio ulnar contra resistência	Fraqueza = Lesão do EUC ou do nervo/raiz correspondente
Nervo ulnar (C8)	Flexão do punho contra resistência	Fraqueza = Lesão do FUC ou do nervo/raiz correspondente
Nervo mediano (C7)	Flexão do punho contra resistência	Fraqueza = Lesão do FRC ou do nervo/raiz correspondente
Nervo mediano (C6)	Pronação contra resistência	Fraqueza = Lesão do m. pronador redondo ou do nervo/raiz correspondente
Musculocutâneo (C6)	Supinação contra resistência	Fraqueza = Lesão do m. bíceps braquial ou do nervo/raiz correspondente
Reflexo		
C6	Braquiorradial	Hipoativo/ausência indica a radiculopatia correspondente
Pulsos		
	Radial, ulnar	Diminuídos/ausentes = lesão ou comprometimento vascular (realizar o teste de Allen)

5 Antebraço • EXAME FÍSICO

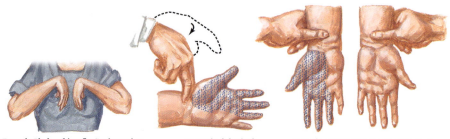

Teste de Phalen (hiperflexão do punho)   Teste/Sinal de Tinel   Teste de compressão do túnel do carpo

Testes de provocação geram parestesias na mão

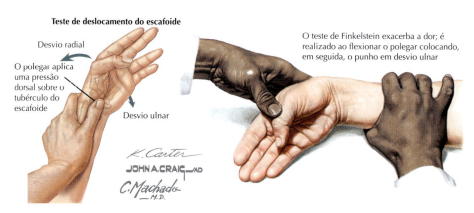

Teste de deslocamento do escafoide
- Desvio radial
- O polegar aplica uma pressão dorsal sobre o tubérculo do escafoide
- Desvio ulnar

O teste de Finkelstein exacerba a dor; é realizado ao flexionar o polegar colocando, em seguida, o punho em desvio ulnar

EXAME	TÉCNICA	APLICAÇÃO CLÍNICA/DIAGNÓSTICO DIFERENCIAL
\multicolumn{3}{c}{TESTES ESPECIAIS}		
Compressão carpal de Durkan	Pressão manual sobre o nervo mediano no túnel do carpo	Reprodução dos sintomas (p. ex., formigamento, dormência): compressão do nervo mediano (teste mais sensível para a síndrome do túnel do carpo [STC])
Teste de Phalen	Flexionar ambos os punhos por 1 minuto	Reprodução dos sintomas (p. ex., formigamento): compressão do n. mediano (STC)
Tinel	Percutir a região palmar ("volar") do punho (túnel do carpo/LCT)	Reprodução dos sintomas (p. ex., formigamento): compressão do n. mediano (STC)
Finkelstein	Flexionar o polegar em direção à palma, desviar o punho no sentido ulnar	Dor no 1º compartimento dorsal (tendões do ALP/ECP) sugere a tenossinovite de De Quervain
"Tecla de piano"	Estabilizar a ulna e realizar a translação do rádio no sentido dorsal e "volar"	Frouxidão ou subluxação (estalido) indica a instabilidade da ARUD
Watson (desvio do escafoide)	Empurrar dorsalmente sobre o polo distal do escafoide, trazer o punho do desvio ulnar para o desvio radial	Um estalido ou pancada (subluxação do escafoide sobre a margem da parte distal do rádio) é positivo para a instabilidade carpal (dissociação escafossemilunar)
Teste de Allen	Ocluir manualmente as artérias radial e ulnar, fechar a mão e, em seguida, liberar apenas uma artéria	A demora ou a ausência do "retorno da cor" da palma e dos dedos sugere o comprometimento arterial da artéria liberada

MÚSCULOS: ORIGENS E INSERÇÕES • Antebraço

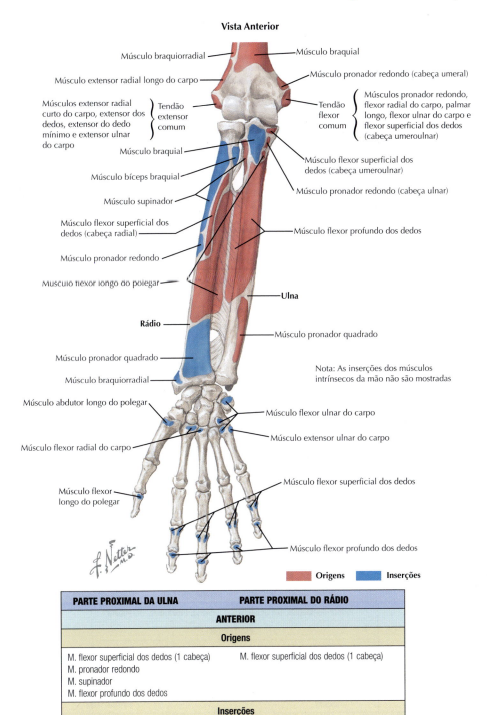

Vista Anterior

PARTE PROXIMAL DA ULNA	PARTE PROXIMAL DO RÁDIO
ANTERIOR	
Origens	
M. flexor superficial dos dedos (1 cabeça) M. pronador redondo M. supinador M. flexor profundo dos dedos	M. flexor superficial dos dedos (1 cabeça)
Inserções	
M. braquial	M. bíceps braquial M. supinador

NETTER ATLAS DE ANATOMIA ORTOPÉDICA **161**

5 Antebraço • MÚSCULOS: ORIGENS E INSERÇÕES

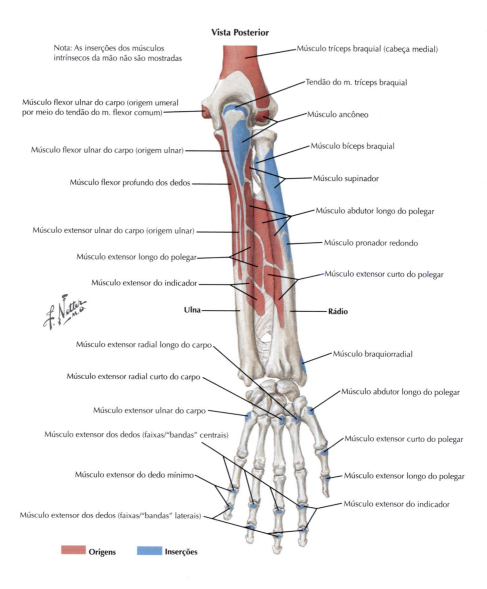

PARTE PROXIMAL DA ULNA	PARTE PROXIMAL DO RÁDIO
POSTERIOR	
Origens	
M. flexor ulnar do carpo M. flexor profundo dos dedos M. supinador	Nenhum
Inserções	
M. tríceps braquial M. ancôneo	M. bíceps braquial M. supinador

MÚSCULOS: COMPARTIMENTO ANTERIOR • Antebraço

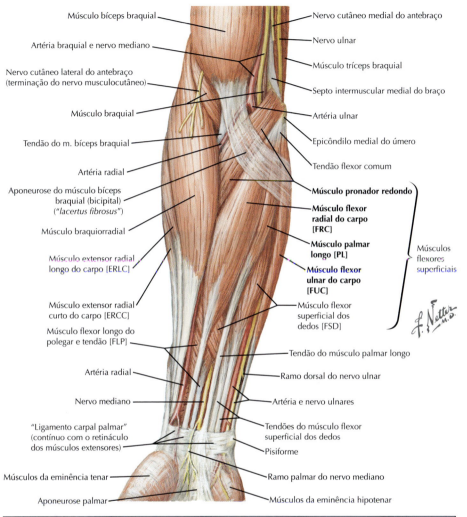

MÚSCULO	ORIGEM (Inserção Proximal)	INSERÇÃO (Inserção Distal)	NERVO	AÇÃO	COMENTÁRIOS
FLEXORES SUPERFICIAIS					
Pronador redondo (PR) Cabeça umeral Cabeça ulnar	Epicôndilo medial Parte proximal da ulna	Parte lateral do terço médio do rádio	Mediano	Pronação e flexão do antebraço	Pode comprimir o nervo mediano (síndrome do pronador)
Flexor radial do carpo (FRC)	Epicôndilo medial	Base do 2º (e 3º) metacarpal	Mediano	Flexão do punho, desvio radial	A artéria radial é imediatamente lateral
Palmar longo (PL)	Epicôndilo medial	Retináculo dos músculos flexores/ aponeurose palmar	Mediano	Flexão do punho	Usado para transferências de tendão, 10% de ausências congênitas
Flexor ulnar do carpo (FUC)	1. Epicôndilo medial 2. Face posterior da ulna	Pisiforme, hâmulo do hamato, 5º MC	Ulnar	Flexão do punho, desvio ulnar	Flexor mais poderoso da mão. Pode comprimir o nervo ulnar

NETTER ATLAS DE ANATOMIA ORTOPÉDICA **163**

5 Antebraço • MÚSCULOS: COMPARTIMENTO ANTERIOR

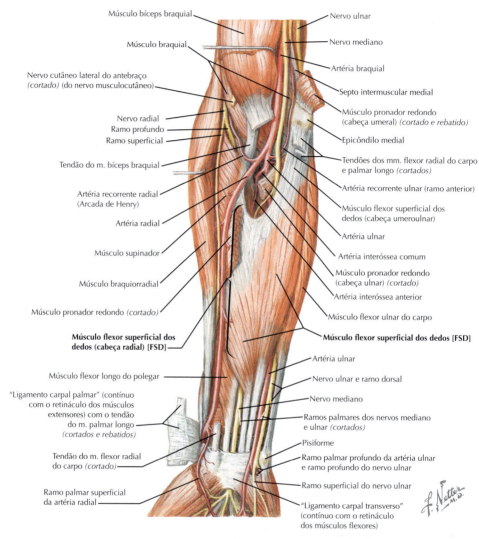

MÚSCULO	ORIGEM (Inserção Proximal)	INSERÇÃO (Inserção Distal)	NERVO	AÇÃO	COMENTÁRIO
FLEXORES SUPERFICIAIS					
Flexor superficial dos dedos (FSD)	1. Epicôndilo medial na parte proximal da ulna 2. Face anterior da parte proximal do rádio	Falanges médias dos dedos (exceto o polegar)	Mediano	Flexiona a AIFP (também flexiona os dedos e a mão)	O teste do tendão do FSD (flexor superficial "*sublimus*") sublimar isolará o músculo e testará a função
O FSD é frequentemente considerado um "flexor intermédio" por causa de sua posição entre os músculos					

164 NETTER ATLAS DE ANATOMIA ORTOPÉDICA

MÚSCULOS: COMPARTIMENTO ANTERIOR • Antebraço 5

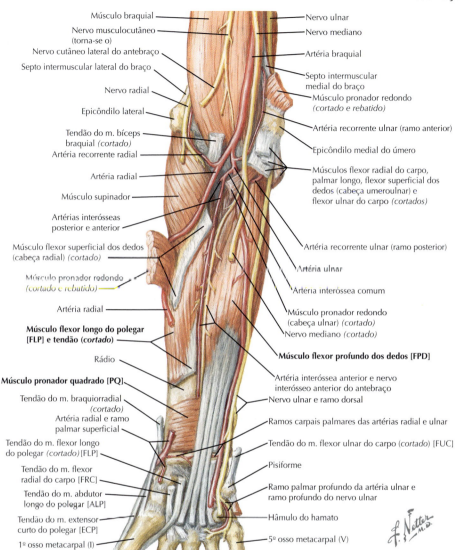

MÚSCULO	ORIGEM (Inserção Proximal)	INSERÇÃO (Inserção Distal)	NERVO	AÇÃO	COMENTÁRIO
FLEXORES PROFUNDOS					
Flexor profundo dos dedos (FPD)	Região anterior da ulna e membrana interóssea	Falange distal (DI, +/− DM) Falange distal (DA, DMin, +/− DM)	Mediano/NIA Ulnar	Flexiona a AIFD (também flexiona o dedo e a mão)	Avulsão: dedo de Jersey O teste profundo isolará e testará a função
Flexor longo do polegar (FLP)	Região anterior do rádio e parte proximal da ulna	Falange distal do polegar	Mediano/NIA	Flexiona o polegar (art. IF)	FPD e FLP são mais suscetíveis à contratura de Volkmann
Pronador quadrado (PQ)	Região medial da parte distal da ulna	Região anterior da parte distal do rádio	Mediano/NIA	Pronação do antebraço	Pronador primário (inicia a pronação)

• O NIA inerva todos os três flexores profundos. É testado ao se fazer sinais de "OK"

NETTER ATLAS DE ANATOMIA ORTOPÉDICA **165**

5 Antebraço • MÚSCULOS: COMPARTIMENTO POSTERIOR

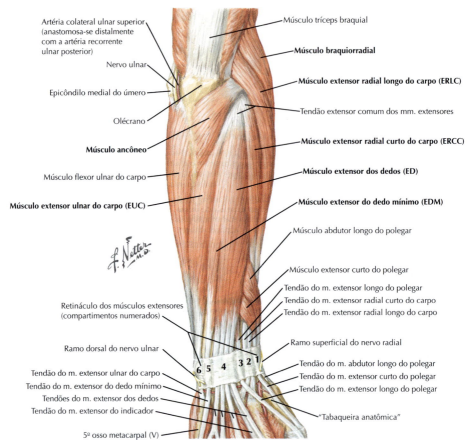

MÚSCULO	ORIGEM (Inserção Proximal)	INSERÇÃO (Inserção Distal)	NERVO	AÇÃO	COMENTÁRIO
EXTENSORES SUPERFICIAIS					
Ancôneo	Epicôndilo lateral (região posterior)	Parte proximal da ulna (região posterior)	Radial	Extensão do antebraço	Plano muscular no acesso de Kocher
Extensor dos dedos (ED)	Epicôndilo lateral	MCF: faixas (bandas) sagitais F2: feixe central F3: inserção terminal	Radial-NIP	Extensão dos dedos	Avulsão do tendão: F2: em botoeira F3: dedo em martelo
Extensor do dedo mínimo (EDM)	Epicôndilo lateral	Idêntico ao anterior no dedo mínimo	Radial-NIP	Extensão do DM	No 5º compartimento dorsal
Extensor ulnar do carpo (EUC)	Epicôndilo lateral	Base do 5º MC	Radial-NIP	Extensão e adução da mão	Pode provocar ressalto doloroso sobre a ulna
"COMPARTIMENTO MÓVEL"					
Braquiorradial (BR)	Côndilo parte lateral	Parte distal do rádio (região lateral)	Radial	Flexão do antebraço	É uma força de deformação nas fraturas do rádio
Extensor radial longo do carpo	Côndilo parte lateral	Base do 2º MC	Radial	Extensão da mão	ERLC
Extensor radial curto do carpo	Epicôndilo lateral	Base do 3º MC	Radial-NIP	Extensão da mão	O ERCC degenera no cotovelo de tenista

166 NETTER ATLAS DE ANATOMIA ORTOPÉDICA

MÚSCULOS: COMPARTIMENTO POSTERIOR • Antebraço 5

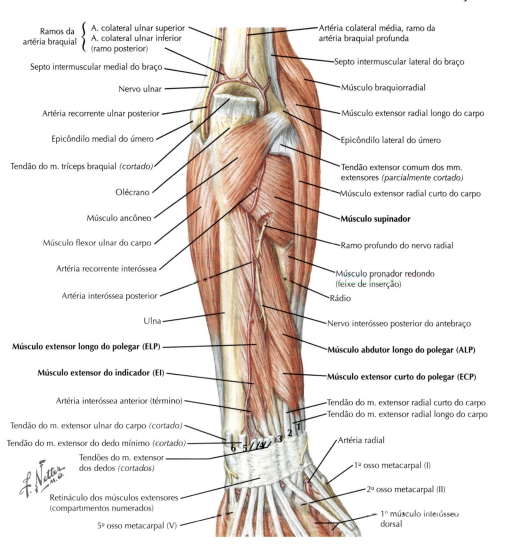

MÚSCULO	ORIGEM (Inserção Proximal)	INSERÇÃO (Inserção Distal)	NERVO	AÇÃO	COMENTÁRIO
EXTENSORES PROFUNDOS					
Supinador	Região posteromedial da ulna	Parte proximal do rádio (região lateral)	Radial-NIP	Supinação do antebraço	O NIP perfura músculos, pode ser comprimido
Abdutor longo do polegar (ALP)	Região posterior do(a) rádio/ulna	Base do 1º MC	Radial-NIP	Abdução e extensão do polegar (ACMC)	Doença de De Quervain (pode ter múltiplos feixes)
Extensor curto do polegar (ECP)	Região posterior do rádio	Base da falange proximal do polegar	Radial-NIP	Extensão do polegar (AMCF)	Margem radial da "tabaqueira anatômica"
Extensor longo do polegar (ELP)	Região posterior da ulna	Base da falange distal do polegar	Radial-NIP	Extensão do polegar (AIF)	O tendão vira 45° no tubérculo dorsal (do rádio) (de Lister)
Extensor do indicador (EI)	Região posterior da ulna	Idêntico ao ED e EDM	Radial-NIP	Extensão do dedo indicador	Medial até o tendão do ED; último músculo do NIP

NETTER ATLAS DE ANATOMIA ORTOPÉDICA **167**

5 Antebraço • MÚSCULOS: CORTES TRANSVERSAIS

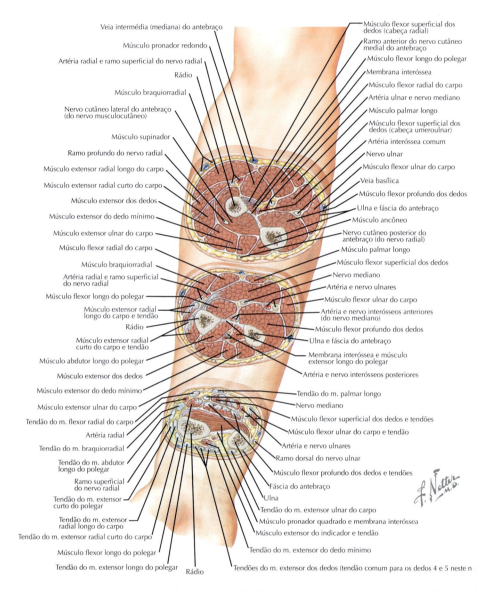

ESTRUTURA	RELAÇÃO
RELAÇÕES	
Nervo/artéria ulnar	Passa sob o FSD, sobre o ápice do FPD, medialmente (ulnar) à artéria
Nervo radial (ramo superficial)	Passa sob o tendão/músculo braquiorradial, lateralmente (radial) à artéria
Artéria radial	É lateral (radial) ao tendão e músculo FRC
Nervo mediano	É lateral (radial) ao nervo ulnar, passa entre o FPD e FLP para dentro do túnel do carpo
Nervo interósseo posterior (NIP)	Perfura proximalmente o músculo supinador, passa entre o ALP e o ELP, ao longo da membrana interóssea

MÚSCULOS: COMPARTIMENTOS • Antebraço

Incisões para a Síndrome Compartimental do Antebraço e da Mão

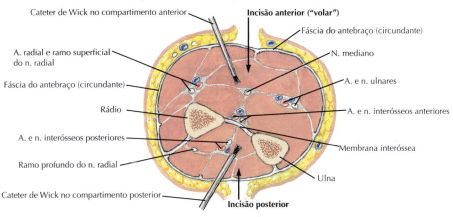

Corte através da porção média do antebraço

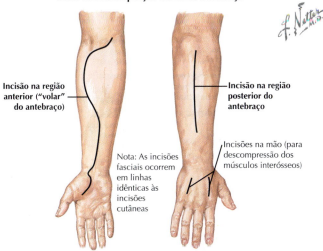

Nota: As incisões fasciais ocorrem em linhas idênticas às incisões cutâneas

Incisões na mão (para descompressão dos músculos interósseos)

ESTRUTURA	CONTEÚDO
COMPARTIMENTOS	
Anterior	
Superficial	Pronador redondo (PR), flexor radial do carpo (FRC), palmar longo (PL), flexor ulnar do carpo (FUC)
Médio	Flexor superficial dos dedos (FSD)
Profundo	Flexor profundo dos dedos (FPD), flexor longo do polegar (FLP), pronador quadrado (PQ)
Posterior	
Superficial	Ancôneo, extensor dos dedos (ED), extensor do dedo mínimo (EDM), extensor ulnar do carpo (EUC)
Profundo	Supinador, abdutor longo do polegar (ALP), extensor curto do polegar (ECP), extensor longo do polegar (ELP), extensor do indicador (EI)
"Móvel"	
	Braquiorradial, extensor radial longo do carpo (ERLC), extensor radial curto do carpo (ERCC)
FASCIOTOMIAS	
Incisão anterior (palmar)	Libera todo o compartimento anterior
Incisão posterior (dorsal)	Libera todo o compartimento posterior e o compartimento móvel

5 Antebraço • NERVOS

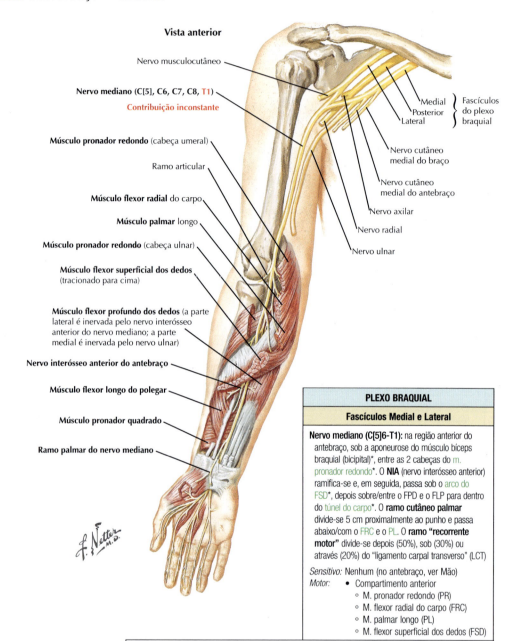

Vista anterior

- Nervo musculocutâneo
- **Nervo mediano (C[5], C6, C7, C8, T1)**
  Contribuição inconstante
- **Músculo pronador redondo** (cabeça umeral)
- Ramo articular
- **Músculo flexor radial do carpo**
- **Músculo palmar longo**
- **Músculo pronador redondo** (cabeça ulnar)
- **Músculo flexor superficial dos dedos** (tracionado para cima)
- **Músculo flexor profundo dos dedos** (a parte lateral é inervada pelo nervo interósseo anterior do nervo mediano; a parte medial é inervada pelo nervo ulnar)
- **Nervo interósseo anterior do antebraço**
- **Músculo flexor longo do polegar**
- **Músculo pronador quadrado**
- **Ramo palmar do nervo mediano**

- Medial ⎫
- Posterior ⎬ Fascículos do plexo braquial
- Lateral ⎭
- Nervo cutâneo medial do braço
- Nervo cutâneo medial do antebraço
- Nervo axilar
- Nervo radial
- Nervo ulnar

PLEXO BRAQUIAL

Fascículos Medial e Lateral

Nervo mediano (C[5]6-T1): na região anterior do antebraço, sob a aponeurose do músculo bíceps braquial (bicipital)*, entre as 2 cabeças do m. pronador redondo*. O **NIA** (nervo interósseo anterior) ramifica-se e, em seguida, passa sob o arco do FSD*, depois sobre/entre o FPD e o FLP para dentro do túnel do carpo*. O **ramo cutâneo palmar** divide-se 5 cm proximalmente ao punho e passa abaixo/com o FRC e o PL. O **ramo "recorrente motor"** divide-se depois (50%), sob (30%) ou através (20%) do "ligamento carpal transverso" (LCT).

Sensitivo: Nenhum (no antebraço, ver Mão)
Motor: • Compartimento anterior
  ◦ M. pronador redondo (PR)
  ◦ M. flexor radial do carpo (FRC)
  ◦ M. palmar longo (PL)
  ◦ M. flexor superficial dos dedos (FSD)

Nervo interósseo anterior (NIA): ramifica-se proximalmente, depois faz trajeto ao longo da membrana interóssea com a artéria interóssea anterior, entre o FLP e o FPD.

Sensitiva: Região palmar ("volar") da cápsula do punho
Motor: • Compartimento anterior – flexores profundos
  ◦ M. flexor profundo dos dedos (FPD) para o 2º (3º) dedos
  ◦ M. flexor longo do polegar (FLP)
  ◦ M. pronador quadrado (PQ)

*Local com grande potencial para compressão do nervo

NERVOS • Antebraço

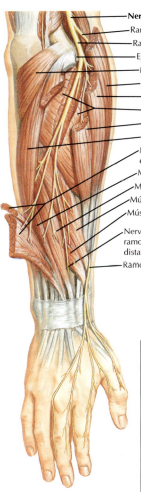

- Nervo radial (C5, C6, C7, C8, [T1])   Contribuição inconstante
- Ramo superficial (terminal)
- Ramo profundo (terminal) (NIP)
- Epicôndilo lateral do úmero
- Musculo ancôneo
- Músculo braquiorradial
- Músculo extensor radial longo do carpo
- Músculo supinador
- Músculo extensor radial curto do carpo
- Músculo extensor ulnar do carpo
- Músculo extensor dos dedos e músculo extensor do dedo mínimo
- Músculo extensor do indicador
- Músculo extensor longo do polegar
- Músculo abdutor longo do polegar
- Músculo extensor curto do polegar
- Nervo interósseo posterior (continuação do ramo profundo do nervo radial, distalmente ao músculo supinador)
- Ramo superficial (sensitivo) do nervo radial

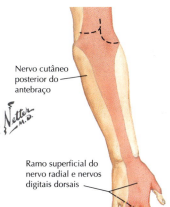

Vista posterior

- Nervo cutâneo posterior do antebraço
- Ramo superficial do nervo radial e nervos digitais dorsais

Inervação cutânea a partir dos nervos radial e axilar

PLEXO BRAQUIAL
Fascículo Posterior
Nervo radial (C5-T1): entra no antebraço entre o m. braquiorradial (BR) e o braquial, em seguida divide-se nos ramos profundo e superficial. O **ramo superficial** passa sob o BR até o primeiro espaço intermetacarpal. Ele pode ser comprimido sob o tendão do BR*. É lateral à artéria radial. O ramo profundo perfura o m. supinador, em seguida transforma-se no **NIP**
Sensitivo: Região posterior do antebraço: por meio do **nervo cutâneo posterior do antebraço**

Motor: Ancôneo
• "Compartimento móvel"
  ○ M. braquiorradial (BR)
  ○ M. extensor radial longo do carpo (ERLC)

Nervo Interósseo Posterior do Antebraço (NIP): passa além da artéria radial recorrente* (arcada de Henry) e do ERCC, através da arcada do m. supinador (de Frohse)* (parte proximal), para dentro do m. supinador, além de sua margem distal*, em seguida ao longo da membrana interóssea sob o ED e entre o ALP e o ELP

Sensitivo: Região posterior na cápsula do punho (no 4º compartimento dorsal)
Motor:
• "Compartimento móvel"
  ○ M. extensor radial curto do carpo (ERCC)
• Compartimento posterior – extensores superficiais
  ○ M. supinador
  ○ M. extensor dos dedos (ED)
  ○ M. extensor do dedo mínimo (EDM)
  ○ M. extensor ulnar do carpo (EUC)
• Compartimento posterior – extensores profundos
  ○ M. abdutor longo do polegar (ALP)
  ○ M. extensor curto do polegar (ECP)
  ○ M. extensor longo do polegar (ELP)
  ○ M. extensor do indicador (EI)

*Local com grande potencial para compressão do nervo

Antebraço • NERVOS

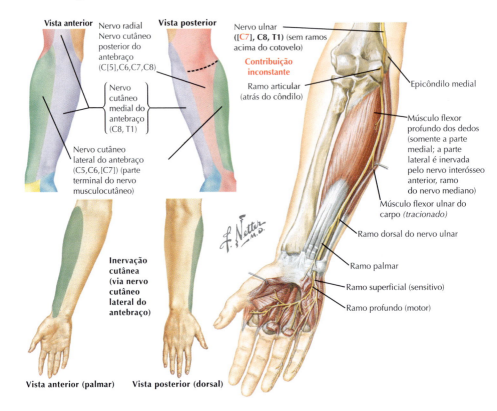

PLEXO BRAQUIAL
Fascículo Lateral
Musculocutâneo (C5-C7): sai entre o m. bíceps braquial e o braquial, puramente sensitivo, passa nos tecidos subcutâneos acima do m. braquiorradial
Sensitivo: Região lateral do antebraço: por meio do **nervo cutâneo lateral do antebraço**   *Motor:* Nenhum (no antebraço)
FASCÍCULO MEDIAL
Nervo Cutâneo Medial do Antebraço (C8-T1): ramifica-se diretamente do fascículo, passa por via subcutânea anteriormente ao epicôndilo medial para dentro da região medial do antebraço
Sensitivo: Antebraço medial   *Motor:* Nenhum
Ulnar (C[7]8-T1): passa posteriormente ao epicôndilo medial dentro do túnel cubital*, em seguida através da aponeurose/cabeças do FUC*, depois passa sobre o FPD (sob o FSD) até o punho. Os ramos **dorsal** e **palmar (cutâneos)** dividem-se 4-5 cm proximalmente ao punho; depois, o nervo passa para dentro do túnel ulnar (canal de Guyon*), onde se divide nos ramos profundo (motor) e **superficial (sensitivo)**
Sensitivo: Nenhum (no antebraço)   *Motor:* • Compartimento anterior   ○ M. flexor ulnar do carpo (FUC)   ○ M. flexor profundo dos dedos (FPD) para o (3º), 4º, 5º dedos
*Local com grande potencial para compressão do nervo

ARTÉRIAS • Antebraço 5

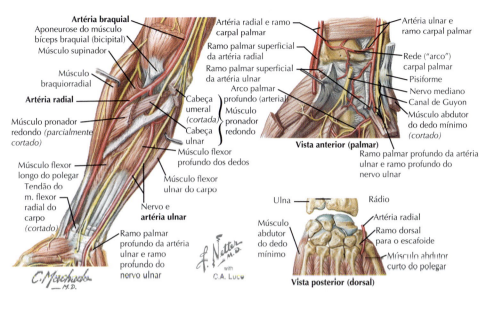

TRAJETO	RAMOS
ANTEBRAÇO	
Artéria Radial	
Passa sobre o m. pronador redondo, sobre o FSD e FLP e *lateralmente* ao FRC	Recorrente radial (arcada de Henry) Ramos musculares
Artéria Ulnar	
Passa sob a cabeça ulnar do m. pronador redondo, sobre o FPD, *lateral* e adjacente ao nervo ulnar	Recorrente ulnar – ramo anterior Recorrente ulnar – ramo posterior Interóssea comum ◦ Interóssea anterior ◦ Interóssea posterior ◦ Recorrente interóssea Ramos musculares
PUNHO	
Artéria Radial	
Lateral ao tendão do FRC, curva-se dorsalmente, sob os tendões do ALP e ECP, entre as 2 cabeças do 1º músculo interósseo dorsal, até a região palmar, terminando no arco palmar profundo	Ramo carpal palmar — Profundamente aos tendões dos mm. flexores Ramo carpal dorsal — Profundamente aos tendões dos mm. extensores **Ramo palmar superficial** — Anastomosa-se com o arco palmar superficial ◦ Ramo palmar para o escafoide — Supre 25% do escafoide (parte distal) Ramo dorsal para o escafoide — Supre 75% do escafoide (parte proximal) **Arco palmar profundo** — Ramo terminal da artéria radial na mão
Artéria Ulnar	
No "ligamento carpal transverso" (LCT), dentro do túnel ulnar (canal de Guyon), divide-se nos ramos palmares profundo e "superficial"	Ramo carpal palmar — Profundo aos tendões dos mm. flexores Ramo carpal dorsal — Profundo aos tendões dos mm. extensores **Ramo palmar** profundo — Anastomosa-se com o arco palmar profundo **Arco palmar superficial** — Ramo terminal da artéria ulnar

- Teste de Allen: ocluir as artérias radial e ulnar no punho. O paciente deve comprimir a mão fechada. Libere a pressão em uma artéria e verifique a perfusão da mão. Repita com a outra artéria. O teste confirma a permeabilidade dos arcos/vasos

NETTER ATLAS DE ANATOMIA ORTOPÉDICA **173**

5 Antebraço • DISTÚRBIOS

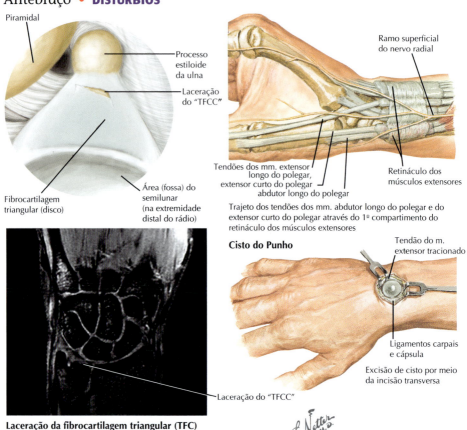

Laceração da fibrocartilagem triangular (TFC)

Cisto do Punho

DESCRIÇÃO	HDA e EF	EXAMES COMPLEMENTARES/ ACHADOS	TRATAMENTO
	**LACERAÇÃO DO COMPLEXO FIBROCARTILAGÍNEO TRIANGULAR (TFCC)**		
• Pode ser traumática (classe 1) ou degenerativa (classe 2) • Apenas a periferia é vascular (p. ex., a laceração periférica pode ser reparada)	**HDA:** dor na região medial do punho, +/− estalido/rangido **EF:** a TFC é sensível à palpação, + TFCC, crepitação, +/− tecla do piano	**RX:** geralmente normal; as lacerações estão associadas à fratura da base do processo estiloide **RM:** exame de escolha para o diagnóstico de lacerações	1. Classe 1: reparar ou debridar a laceração (fixar a fratura do estiloide, quando necessário) 2. Classe 2: AINE, imobilização, procedimento de encurtamento ulnar
	**TENOSSINOVITE DE "DE QUERVAIN"**		
• Inflamação do primeiro compartimento dorsal (tendões do ALP/ECP) • Mulheres de meia-idade nº 1 • Associada à anormalidade de tendão	**HDA:** dor/edema radial **EF:** sensibilidade dolorosa no 1º compartimento dorsal, teste de Finkelstein +	**RX:** geralmente normal **RM:** nenhuma indicação	1. Imobilizar e AINE 2. Infiltração com corticosteroide dentro da bainha 3. Liberação cirúrgica
	**CISTO SINOVIAL**		
• Cisto preenchido por sinóvia originando-se de uma articulação do punho • Massa mais comum no punho • Localização mais comum na região dorsal do punho (geralmente da articulação ES)	**HDA:** massa, +/− dor **EF:** massa móvel e palpável, +/− sensibilidade dolorosa, transiluminação +	**RX:** a série de punho geralmente se mostra normal **RM:** mostrará bem o cisto, necessária apenas quando o diagnóstico é incerto	1. Observação, quando for assintomático 2. Aspiração (recidiva de 20%) 3. Excisão (incluindo a base do cisto; recidiva de <10%)

174 NETTER ATLAS DE ANATOMIA ORTOPÉDICA

DISTÚRBIOS • Antebraço 5

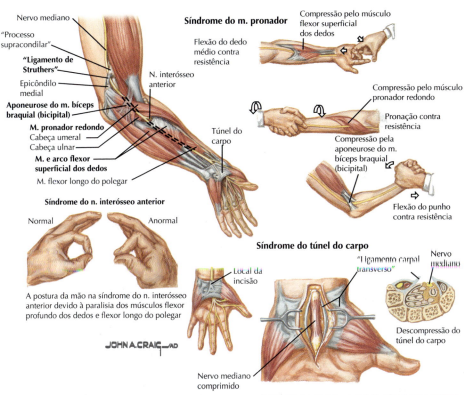

DESCRIÇÃO	HDA e EF	EXAMES COMPLEMENTARES/ ACHADOS	TRATAMENTO
	COMPRESSÃO DO NERVO MEDIANO		
	Síndrome do Músculo Pronador		
• Compressão da parte proximal do nervo mediano • Locais: 1. "Ligamento de Struthers", 2. M. pronador redondo, 3. Aponeurose do m. bíceps braquial (bicipital), 4. Aponeurose/arco FSD	HDA: dormência, formigamento, +/− fraqueza EF: sensibilidade diminuída na palma, sinal do pronador ou FSD +	RX: observar se o processo supracondilar está ausente no úmero EMG/ECN: pode confirmar o diagnóstico (também pode estar normal)	1. Mudança de atividade/ repouso 2. Imobilização, AINE 3. Descompressão cirúrgica de todos os locais de compressão proximais
	Síndrome do Nervo Interósseo Anterior (NIA)		
• Raramente há compressão do nervo • Mesmos locais da síndrome do m. pronador • Apenas sintomas motores	HDA: fraqueza, +/− dor EF: pinçamento fraco com polegar (FLP) e IF (FPD)	RX: geralmente normal EMG/ECN: confirmará o diagnóstico quando incerto	1. Mudança de atividade 2. Imobilização, AINE 3. Descompressão cirúrgica
	Síndrome do Túnel do Carpo		
• Compressão no túnel do carpo • Neuropatia mais comum • Associada a doenças metabólicas (da gl. tireoide, diabetes), gravidez	HDA: dormência, +/− dor EF: +/− atrofia tenar, testes de Durkin +, de Phalen +/− e de Tinel +	RX: geralmente normal EMG/ECN: confirmará o diagnóstico, quando incerto (latência aumentada, velocidade diminuída)	1. Mudança de atividade 2. Imobilizações noturnas, AINE 3. Infiltração com corticosteroide 4. Liberação do túnel do carpo

NETTER ATLAS DE ANATOMIA ORTOPÉDICA **175**

5 Antebraço • DISTÚRBIOS

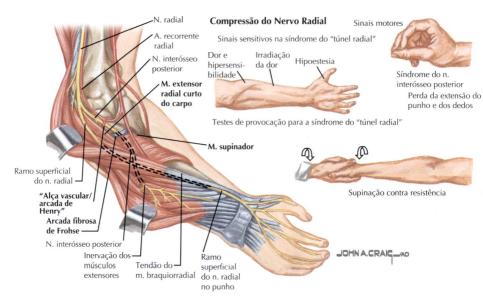

DESCRIÇÃO	HDA e EF	EXAMES COMPLEMENTARES/ ACHADOS	TRATAMENTO
COMPRESSÃO DO NERVO RADIAL			
Síndrome do Nervo Interósseo Posterior (Síndrome do M. Supinador)			
• Compressão no "túnel radial" • Locais: 1. Faixas (bandas) fibrosas, 2. Arcada de Henry, 3. ERCC, 4. Arcada de Frohse (margem proximal do m. supinador), 5. Margem distal do m. supinador	HDA: fraqueza da mão e punho, +/− dor no cotovelo EF: extensão do polegar/dedo fraca, SP no "túnel radial"	RX: pesquisar por anormalidades radioumerais (rádio e capítulo) RM: avaliar massas EMG/ECN: confirmar o diagnóstico e localizar a lesão	1. Modificação da atividade 2. Imobilização, AINE 3. Descompressão cirúrgica (liberação completa)
Síndrome do "Túnel Radial"			
• Compressão no "túnel radial" • Mesmos locais do anterior • Apenas dor, nenhuma fraqueza	HDA: dor na região lateral do cotovelo EF: SP, "túnel radial", sem fraqueza	RX: avaliar a articulação radiocarpal RM: avaliar massas EMG/ECN: inúteis	1. Modificação da atividade 2. Imobilização, AINE 3. Descompressão cirúrgica
Síndrome de Wartenberg			
• Compressão do ramo superficial do nervo radial no punho (entre os tendões do ERLC e BR) • Apenas sintomas sensitivos	HDA: dormência/dor EF: sensibilidade diminuída no DI/polegar, sinal de Tinel +, sintoma com pronação	RX: geralmente normal RM: geralmente sem valor EMG/ECN: pode confirmar o diagnóstico	1. Modificação da atividade 2. Imobilização do punho, AINE 3. Descompressão cirúrgica
COMPRESSÃO DO NERVO ULNAR			
Síndrome do Túnel Ulnar (Canal de Guyon)			
• Compressão no canal de Guyon • Etiologia: cisto sinovial, consolidação viciosa do hamato, artéria trombótica, músculo • Sintomas sensitivos (zona 3), motores (zona 2) ou mistos (zona 1)	HDA: dormência, fraqueza na mão EF: sensibilidade diminuída, +/− atrofia, mão em garra, fraqueza	RX: pesquisar por fratura TC: avaliar fratura/consolidação viciosa RM: útil para massas US: avaliar trombose EMG: confirmar o diagnóstico	1. Modificação da atividade 2. Imobilização, AINE 3. Descompressão cirúrgica (abordar a causa subjacente da compressão)

DISTÚRBIOS • Antebraço

Síndrome do túnel ulnar

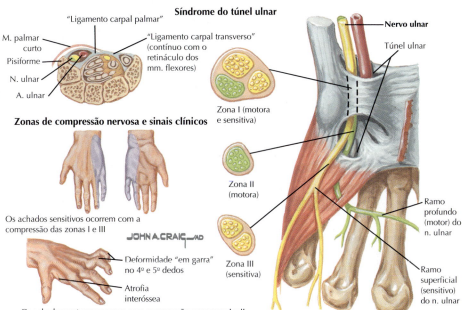

DESCRIÇÃO	AVALIAÇÃO	TRATAMENTO
INSTABILIDADE CARPAL		
Instabilidade Carpal, Dissociativa (ICD)		

Instabilidade dentro de uma fileira carpal; dois tipos principais:
1. Instabilidade do segmento intercalado dorsal (**DISI**)
  ○ Devido à ruptura do ligamento escafossemilunar (ES) ou à fratura/pseudoartrose do escafoide
  ○ Deformidade: escafoide flexionado, semilunar estendido
  ○ Pode levar à artrite ETT ou ao CAES do punho
2. Instabilidade do segmento intercalado palmar ("volar") (**VISI**)
  ○ Devido à ruptura do ligamento semilunar piramidal (também requer a lesão do ligamento radiocarpal dorsal)
	HDA: trauma, dor +/− estalido
	EF: diminuição da ADM +/−, dor na "tabaqueira anatômica" ou no intervalo ES/SLP +/−, teste de Watson + (DISI) ou teste de Regan + (VISI)
	RX: incidências do punho e com o punho fechado
	  ○ DISI: intervalo ES >3 mm, ângulo ES >70°, "sinal do anel"
	  ○ VISI: arcos carpais rompidos
	RM: pode confirmar a lesão do ligamento
		Tratamento agudo/inicial:
		1. Fratura: RAFI do escafoide
		2. Ligamento: reparação ou reconstrução do ligamento ES ou SLP com fixação por pino
		3. Capsulodese
		Tratamento crônico/tardio:
		1. Fusão limitada (p. ex., fusão ETT para DISI)

Instabilidade Carpal, Não Dissociativa (ICND)		

• Instabilidade entre as fileiras do carpo
• Variações mediocarpais ou radiocarpais
• Associada à hiperfrouxidão generalizada ou a trauma dos ligamentos (p. ex., translação ulnar na articulação radiocarpal) ou dos ossos (p. ex., fratura da parte distal do rádio)
	HDA: queda/trauma ou hiperfrouxidão ligamentar; estalido/batida
	EF: sensibilidade dolorosa, instabilidade
	RX: avaliar fraturas e translação carpal estática
	Fluoroscopia: translação carpal dinâmica
		1. Conservador: imobilização com tala/aparelho gessado (esp. mediocarpal)
		2. Artrodese (fusão)
		  ○ Mediocarpal
		  ○ Radiocarpal

Instabilidade Carpal, Combinada (ICC)		
• Instabilidade tanto dentro de uma fileira, quanto entre fileiras • Luxação perissemilunar mais comum • Lesão do arco maior = lesão transóssea • Lesão do arco menor = lesão ligamentar	**HDA:** queda/trauma, dor **EF:** sensibilidade dolorosa, instabilidade **RX:** ruptura dos arcos do carpo, anormalidade do semilunar (ângulo e/ou posição)	1. RAFI dos ossos com reparação primária dos ligamentos 2. Tardia: artrodese

5 Antebraço • DISTÚRBIOS

Artrite Reumatoide

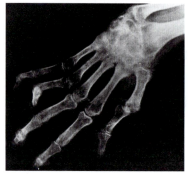

A radiografia mostra o adelgaçamento da cartilagem nas articulações interfalângicas proximais, erosão dos ossos carpais e da articulação do punho, osteoporose e deformidades dos dedos

Doença de Kienböck

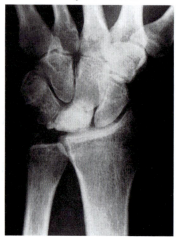

Radiografia do punho mostra a característica esclerose do semilunar

DESCRIÇÃO	HDA e EF	EXAMES COMPLEMENTARES/ACHADOS	TRATAMENTO
CONDIÇÕES DEGENERATIVAS/ARTRÍTICAS			
• A osteoartrite primária no punho é incomum. Geralmente, é pós-traumática (fratura da parte distal do rádio/escafoide ou lesão do ligamento)			
Colapso Escafossemilunar Avançado (CESA)			
• Artrite do punho decorrente da deformidade em flexão pós-traumática do escafoide (lesão do ligamento ES ou fratura do escafoide) • A artrite progride durante quatro estágios (I-IV)	HDA: trauma/queda prévio (frequentemente não tratada), dor EF: diminuição da ADM +/− com dor, sensibilidade dolorosa à palpação	RX: 4 estágios. DAD em: I. Proc. estiloide do rádio e escafoide II. Articulação entre o rádio e o escafoide III. Articulação entre o capitato e o semilunar IV. Migração do capitato (a articulação entre o rádio e o semilunar é poupada)	I. Estiloidectomia e fusão do escafoide, do trapézio e do trapezoide II. Carpectomia da fileira proximal ou escafoidectomia e fusão de 4 cantos (semilunar, piramidal, capitato, hamato) III. Fusão dos 4 cantos IV. Artrodese do punho (fusão)
Artrite Reumatoide			
• O transtorno inflamatório ataca a membrana sinovial e destrói a articulação • Articulação radiocarpal (supinação e translação palmar medial) e a ARUD (ulna subluxa dorsalmente) afetadas	HDA: dor (principalmente pela manhã), rigidez, deformidade EF: edema, deformidade (volar, translação ulnar do carpo)	RX: série do punho. Depende da gravidade. Degeneração branda à destruição da articulação LABS: FR, AAN, VHS	1. Tratamento clínico 2. Sinovectomia 3. Transferências de tendão 4. Fusão ou artroplastia do punho
Doença de Kienböck			
• Osteonecrose do semilunar • Etiologia: traumática ou microtrauma por repetição no semilunar • 4 estágios radiográficos • Associado à variância ulnar negativa do punho	HDA: dor, rigidez e incapacidade do punho EF: sensibilidade dolorosa do semilunar/fileira proximal, diminuição da ADM, força de preensão diminuída	RX: Estágio I: radiografia normal; II: esclerose do semilunar IIIA: semilunar fragmentado IIIB: IIIA + scafoide flexionado IV. DAD das articulações adjacentes RM: necessária para diagnosticar o estágio I	Estágio: I: Imobilização I-IIIA: Encurtamento radial IIIB: Fusão ETT ou carpectomia da fileira proximal (CFP) IV: Fusão do punho ou CFP

DISTÚRBIOS PEDIÁTRICOS • Antebraço

Deformidade de Madelung

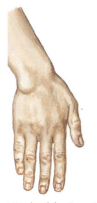
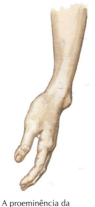
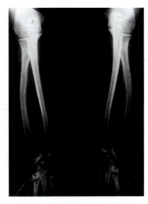
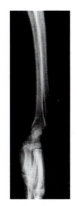

Vista dorsal da mão mostrando a proeminência da cabeça da ulna

A proeminência da cabeça da ulna, o desvio palmar da mão e o arqueamento do antebraço são claramente observados na incidência radial

Radiografia mostrando a inclinação ulnar das faces articulares da parte distal do rádio, o encunhamento dos ossos do carpo no espaço resultante e o arqueamento do rádio

Radiografia em perfil demonstrando a proeminência dorsal da cabeça da ulna com desvio palmar dos ossos do carpo

Mão em Clava Radial

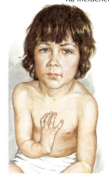
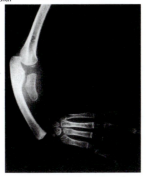
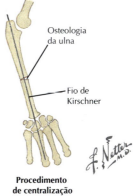

Osteologia da ulna

Fio de Kirschner

Antebraço curto e arqueado com acentuado desvio radial da mão. Polegar ausente. A radiografia mostra o déficit parcial do raio radial (presença de vestígios do rádio). Escafoide, trapézio, metacarpal e falanges do polegar ausentes

Procedimento de centralização

DESCRIÇÃO	AVALIAÇÃO	TRATAMENTO
DEFORMIDADE DE MADELUNG		
• Deformidade da parte distal do rádio • A lesão da "fise" ulnar "volar" provoca o aumento da inclinação radial e "volar" do rádio • Idades 6-12; mulheres > homens	**HDA:** dor nos punhos e deformidade **EF:** deformidade e cabeça da ulna proeminente **RX:** deformidade da parte distal do rádio (inclinação e declive aumentados) e subluxação dorsal da ulna	Assintomático: observação e/ou modificação da atividade Sintomático: osteotomia radial +/– recesso ulnar
MÃO EM CLAVA RADIAL (HEMIMELIA RADIAL)		
• Falha da formação (parcial ou completa: estágios I-IV) do rádio • Associada a síndromes (TAR, VATER)	**HDA/EF:** arqueamento do antebraço, desvio radial da mão **RX:** rádio curto ou ausente, ulna arqueada	1. ADM do cotovelo (nenhuma cirurgia, quando rígido) 2. Centralização da mão (1 ano de idade)

NETTER ATLAS DE ANATOMIA ORTOPÉDICA **179**

5 Antebraço • ACESSOS CIRÚRGICOS

Acesso Posterior ao Antebraço

Local de incisão com o braço em supinação
Rádio
Ulna
Periósteo (aberto)
Ulna
M. flexor longo do polegar
Rádio
M. flexor superficial dos dedos
Dissecção profunda feita com o antebraço em pronação

M. supinador
M. braquiorradial
M. braquial
Ramo superficial do nervo radial
M. bíceps braquial
Aponeurose do m. bíceps braquial
Tendão do m. bíceps braquial
M. flexor radial do carpo
M. pronador redondo
Artéria radial

M. pronador redondo
M. braquiorradial
M. supinador
M. flexor radial do carpo
Ramo superficial do n. radial
Rádio
Ulna
Antebraço em pronação

JOHN A. CRAIG—AD

USOS	PLANO ENTRE OS NERVOS	RISCOS	COMENTÁRIO
ANTEBRAÇO: ACESSO ANTERIOR (DE HENRY)			

• RAFI das fraturas
• Osteotomia
• Biópsia e tumores ósseos
	Proximal
	  ○ M. braquiorradial (radial)
	  ○ M. pronador redondo (mediano)
	Distal
	  ○ M. braquiorradial (radial)
	  ○ FRC (mediano)
		• Artéria radial
		• Ramo superficial do nervo radial
		• Nervo interósseo posterior (NIP)
			• O mais comum é que apenas uma parte da incisão seja necessária/usada
			• A artéria recorrente radial deve ser ligada proximalmente
			• Distalmente, deve afastar o m. pronador quadrado para alcançar a parte distal do rádio

PUNHO: ACESSO DORSAL			
• RAFI das fraturas • Carpectomia ou fusão do punho • Reparação do tendão	• Nenhum plano entre nervos (todos os músculos inervados pelo nervo radial [NIP]) • O 4º compartimento dorsal é aberto, e os tendões são retraídos	• Ramo superficial do nervo radial • Artéria radial	• Quando necessário, um compartimento diferente do 4º pode ser aberto • O ramo sensitivo capsular do NIP está no 4º compartimento
PUNHO: ACESSO PALMAR			

• RAFI (p. ex., parte distal do rádio, escafoide)
• Liberação do túnel do carpo
• Reparação de tendão
	Proximal (idêntico ao de Henry)
	  ○ M. braquiorradial (radial)
	  ○ FRC (mediano)
	Distal (sobre o punho e a região palmar)
	  ○ Nenhuma
		• Nervo mediano
		  ○ Ramo palmar
		  ○ Ramo recorrente motor
		• Arco palmar superficial
			• Incisar o "ligamento carpal transverso" para acessar a região palmar ("volar") da cápsula do punho/ossos
			• Deve afastar o m. pronador quadrado para expor a parte distal do rádio

180 NETTER ATLAS DE ANATOMIA ORTOPÉDICA

ACESSOS CIRÚRGICOS • Antebraço

Acesso Dorsal à Articulação do Punho

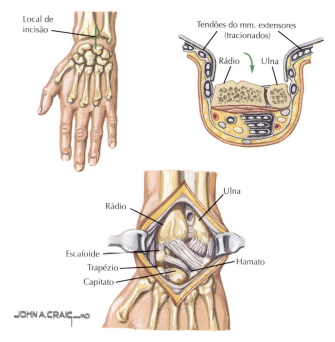

Acesso Palmar à Articulação do Punho

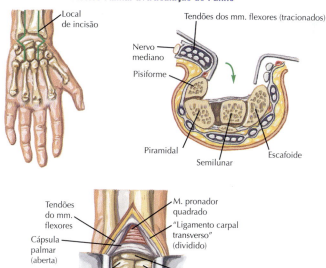

5 Antebraço • ACESSOS CIRÚRGICOS

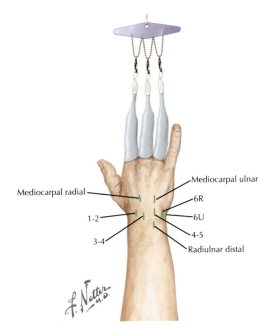

PORTAL	LOCALIZAÇÃO	RISCOS	COMENTÁRIOS
PORTAIS DE ARTROSCOPIA DO PUNHO			
• Usos: diagnóstico, **lacerações** do "TFCC", sinovectomia, auxilia na fixação de fratura, remoção de corpo livre, lesões condrais • Os portais são denominados em relação aos compartimentos extensores dorsais do punho (R e U indicam o lado radial ou ulnar do tendão)			
1-2	Entre os tendões do ALP e ERLC. Distal ao processo estilóide do rádio	1. Ramo profundo da artéria radial 2. Ramo superficial do n. radial 3. Nervo cutâneo lateral do antebraço	• O uso é limitado devido à grande proximidade e ao risco de lesão neurovascular • Mostra a parte distal do escafoide e do processo estilóide do rádio
3-4	Entre os tendões do ELP e ED, 1 cm distal ao tubérculo dorsal (do rádio) (de Lister)	Nenhum (ramo capsular do NIP no 4º compartimento)	• Portal artroscópico de trabalho "*workhorse*" da artroscopia • Mostra o ligamento interósseo ES, o ligamento de Testut (LRES), as fossas da região distal do rádio
4-5	Entre os tendões do ED e EDM	Nenhum	• Mostra a inserção radial do "TFCC", ligamento interósseo SLP
6R	Lado radial do tendão do EUC (entre o EDM e EUC)	Ramo dorsal do n. ulnar	• Mostra a inserção ulnar do "TFCC", LUP, LUS e recesso pré-estilóideo
6U	Lado ulnar do tendão do EUC	Ramo dorsal do n. ulnar	• Similar ao 6R. Menos usado devido ao risco de lesão nervosa. Pode ser usado para infusão
Mediocarpal radial	1 cm distal ao portal 3-4, ao longo da margem radial do 3º MC	Nenhum	• Parte distal do escafoide, parte proximal do capitato, ligamento ES, articulação ETT
Mediocarpal ulnar	1 cm distal ao portal 4-5, em linha com o 4º MC	Nenhum	• Articulação entre o semilunar-piramidal, ligamento ES, articulação entre o piramidal-hamato
Outros portais: mediocarpal: ETT e piramidal-hamato. Radiulnar distal: proximal e distal à cabeça da ulna			
FASCIOTOMIAS			
Ver pág. 169			

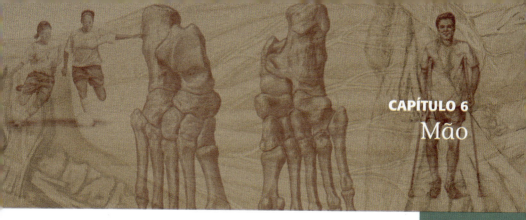

CAPÍTULO 6
Mão

Anatomia Topográfica	184
Osteologia	185
Radiologia	186
Trauma	187
Tendões	190
Articulações	192
Outras Estruturas	196
Procedimentos Menores	199
História da Doença Atual	200
Exame Físico	201
Origens e Inserções	206
Músculos	207
Nervos	210
Artérias	212
Distúrbios	213
Distúrbios Pediátricos	216
Acessos Cirúrgicos	218

6 Mão • ANATOMIA TOPOGRÁFICA

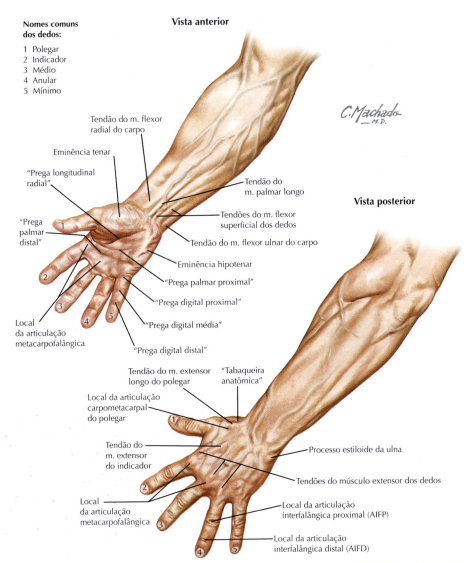

ESTRUTURA	APLICAÇÃO CLÍNICA
Tendão do m. palmar longo	Não está presente em todas as pessoas. Pode ser usado para enxerto de tendões
"Tabaqueira anatômica"	Local do escafoide. Sensibilidade dolorosa no local pode indicar fratura do escafoide
Articulação carpometacarpal do polegar	Local comum de artrite e fonte de dor radial na mão
Eminência tenar	Atrofia pode indicar compressão do nervo mediano (p. ex., síndrome do túnel do carpo)
Eminência hipotenar	Atrofia pode indicar compressão do nervo ulnar (p. ex., síndrome do túnel cubital ou ulnar)
"Prega palmar proximal"	Local aproximado do arco palmar superficial na palma
"Prega palmar distal"	Local das articulações metacarpofalângicas na região palmar

OSTEOLOGIA • Mão

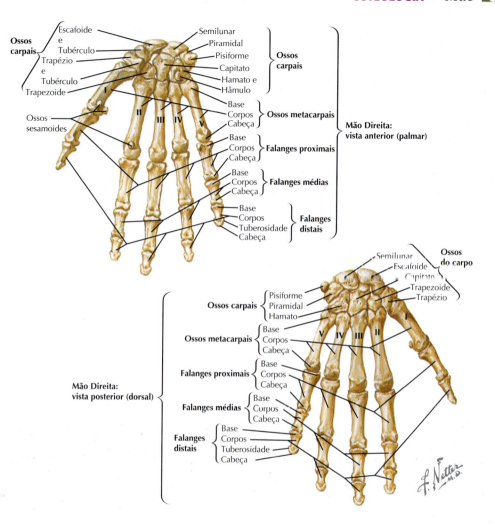

CARACTERÍSTICAS	OSSIFICAÇÃO		FUSÃO	COMENTÁRIOS
METACARPAIS				
• Triangular em corte transversal: apresenta dois locais de inserção muscular palmar • O MC do polegar tem base em forma de sela: aumenta a mobilidade	**Primária:** corpo **Secundária:** epífise	9ª semana (fetal) 2 anos	18 anos 18 anos	• Denominados I-V (do polegar ao dedo mínimo) • Apenas uma "fise" por osso na cabeça; no MC do polegar, está na base
FALANGES				
• A face palmar é quase plana • Tubérculos e cristas são locais de inserção	**Primário:** corpo **Secundário:** epífise	8ª semana (fetal) 2-3 anos	14-18 anos 14-18 anos	• 3 falanges em cada dedo, exceto nos polegares • Apenas uma das "fises" por osso, localizada na base
• Terminologia para os dedos: polegar, dedo indicador (DI), dedo médio (DM), dedo anular (DA), dedo mínimo (DMin), falange proximal (F1), falange média (F2), falange distal (F3)				

NETTER ATLAS DE ANATOMIA ORTOPÉDICA

6 Mão • RADIOLOGIA

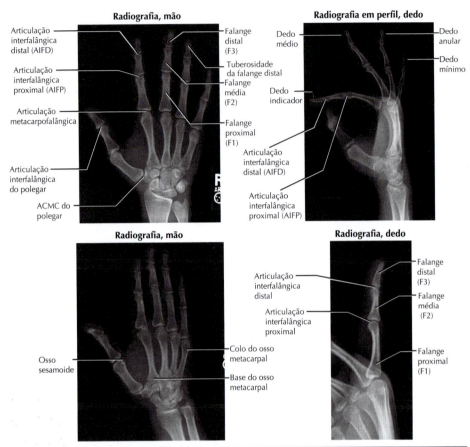

RADIOGRAFIA	TÉCNICA	ACHADOS	APLICAÇÃO CLÍNICA
AP (anteroposterior)	Palma da mão para baixo no chassi, o feixe deve passar perpendicular ao chassi	Metacarpais, falanges e articulações CMC, MCF e IF	Fraturas de mão e dedos, luxações das articulações da mão e DAD
Perfil	Região medial (ulnar) do punho e mão sobre o chassi, com flexão dos dedos	Alinhamento dos ossos, articulações	As mesmas acima
Oblíqua	Lateral com 40° de rotação	Alinhamento e posição dos ossos	As mesmas acima
Incidência com estresse no polegar	Polegar abduzido 0° com 30° de flexão, feixe sobre AMCF	AMCF do polegar sobre estresse	Avaliar a integridade do ligamento colateral medial (ulnar) (polegar do esquiador)
OUTROS EXAMES			
TC	Transversal (axial), frontal (coronal) e sagital	Congruência articular, consolidação e alinhamento ósseo	Fraturas (especialmente escafoide, hâmulo do hamato), pseudartrose
RM	Sequência de pulsos varia	Tecidos moles (ligamentos, tendões), ossos	Fraturas ocultas (p. ex. escafoide), lesões de ligamentos/tendões
Cintilografia óssea		Todos os ossos são avaliados	Infecção, fraturas de estresse, tumores

TRAURA • Mão   6

Fraturas Metacarpais

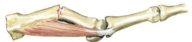

Fraturas transversais do corpo do osso metacarpal geralmente são anguladas dorsalmente devido à tração dos músculos interósseos

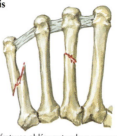

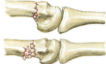

Nas fraturas do colo do osso metacarpal, a substância cortical palmar frequentemente sofre fratura cominutiva, resultando em marcante instabilidade depois da redução, que, em geral, necessita da colocação de pinos

As fraturas oblíquas tendem a encurtar e provocar a rotação do osso metacarpal, particularmente porque os metacarpais dos dedos médio e anular são estabilizados pelos ligamentos metacarpais transversos profundos

Fratura da Base do Osso Metacarpal do Polegar

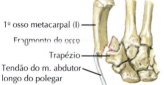

1º osso metacarpal (I)
Fragmento de osso
Trapézio
Tendão do m. abdutor longo do polegar

Tipo I (Fratura de Bennett). Fratura intra-articular com luxação proximal e lateral (radial) do primeiro metacarpal. O fragmento ósseo triangular é arrancado

Tipo II (Fratura de Rolando). Fratura intra-articular em forma de "Y"

Fratura da Falange Proximal

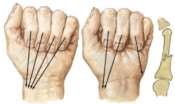

A redução das fraturas das falanges ou dos ossos metacarpais requer um alinhamento rotacional e longitudinal correto. Na mão normal, as pontas dos dedos flexionados apontam em direção ao tubérculo do escafoide, como mostrado na mão à esquerda

DESCRIÇÃO	AVALIAÇÃO	CLASSIFICAÇÃO	TRATAMENTO
FRATURAS METACARPAIS			

• Comum em adultos, geralmente um mecanismo de queda ou soco
• 5º MC mais comum (Fratura do boxeador)
• Fraturas da base do 1º MC: luxação, fraturas intra-articulares problemáticas
  ◦ Fratura de Bennett: deformidade da fratura gerada pelo ALP
  ◦ Fratura de Rolando: pode provocar DAD
• 4º e 5º MC podem tolerar alguma angulação, 2º e 3º não toleram
	HDA: trauma, dor, edema, +/− deformidade
	EF: edema, sensibilidade dolorosa. Observar a deformidade em rotação. Observar a integridade neurovascular
	RX: mão. Avaliar a angulação e o encurtamento
	TC: útil para avaliar pseudartrose
		Por localização:
		• Cabeça
		• Colo (mais comum)
		• Corpo (transversa, em espiral)
		• Base
		  ◦ do 1º MC
		    ◦ Bennett: fratura do lábio palmar do MC
		    ◦ Rolando: cominutiva
		  ◦ do 5º MC: "Bennett invertido"
			• Não desviada: imobilizar
			• Desviada: reduzir
			  ◦ Estável: imobilizar
			  ◦ Instável: RF-FP vs. RAFI
			  ◦ Encurtada: RAFI
			• Intra-articular
			  ◦ Cabeça: RAFI
			  ◦ Base do polegar:
			    ◦ Bennett: RF-FP
			    ◦ Rolando: RAFI

COMPLICAÇÕES: pseudartrose/consolidação viciosa, deficiência de preensão, osteoartrite pós-traumática (especialmente nas fraturas de Rolando)			

6 Mão • TRAUMA

Fraturas das Falanges

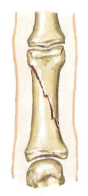

Fratura oblíqua
(diáfise) **extra-articular**

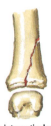

Fratura intra-articular da base da falange. Fraturas intra-articulares da falange sem desvios e estáveis podem ser tratadas com imobilização, observação cuidadosa e exercícios ativos precoces

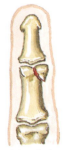

Fraturas intra-articulares do côndilo

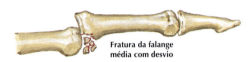

Fratura da falange média com desvio

Fraturas da falange distal

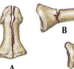
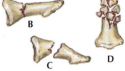

Tipos de fraturas
A. Longitudinal
B. Transversa sem desvio
C. Transversa angulada
D. Cominutiva

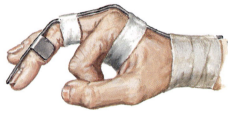

Tala com bloqueio para extensão utilizada nas fraturas com desvio em direção proximal

DESCRIÇÃO	AVALIAÇÃO	CLASSIFICAÇÃO	TRATAMENTO
FRATURAS DAS FALANGES			

• Lesão comum
• Mecanismos: compressão, esmagamento ou torção
• A falange distal é a mais afetada
• A rigidez é um problema comum; a movimentação precoce aliada à terapia ocupacional são necessárias para alcançar melhores resultados
• As fraturas intra-articulares podem provocar o desenvolvimento precoce da osteoartrite
• É comum a lesão do vale da unha com a fratura da tuberosidade da falange distal
	HDA: trauma, dor, edema, +/– deformidade
	EF: edema e sensibilidade dolorosa. Checar deformidade rotacional. Checar integridade neurovascular
	RX: mão. Avaliar angulação e encurtamento.
	TC: útil para avaliar a pseudartrose da fratura
		Descrição:
		• Intra vs. extra-articular
		• Deslocadas e não deslocadas
		• Transversas, espirais e oblíquas
		Localização:
		• Côndilo
		• Colo
		• Corpo/diáfise
		• Base
		• Tuberosidade da falange distal
			• Extra-articular:
			  ◦ Estáveis: enfaixar/tala
			  ◦ Instáveis: RF-FP vs. RAFI
			• Intra-articular: RAFI
			• Fratura da parte palmar da base da falange média
			  ◦ Estáveis: Tala com bloco de extensão
			  ◦ Instável: RAFI
			• Fratura da tuberosidade da falange distal: irrigar o ferimento, tratar o vale (leito) da unha se necessário, tala (splint) digital para fraturas

COMPLICAÇÕES: rigidez, perda da amplitude de movimento (em especial para as fraturas intra-articulares), pseudartrose e consolidação viciosa das fraturas, osteoartrite			

TRAUMA • Mão 6

Polegar do Esquiador

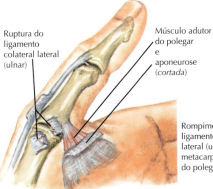

- Ruptura do ligamento colateral lateral (ulnar)
- Músculo adutor do polegar e aponeurose (cortada)
- Rompimento do ligamento colateral lateral (ulnar) da articulação metacarpofalângica do polegar

Dedo em Martelo

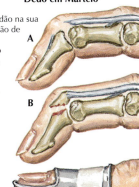

A. Ruptura do tendão na sua inserção. B. Avulsão de fragmento ósseo juntamente com o tendão. Em A e B, existe 40°-45° de deformidade em flexão e perda do movimento de extensão ativo

Dedo em martelo imobilizado

Avulsão do Tendão do M. Flexor Profundo dos Dedos (lesão da camisa de Rugby)

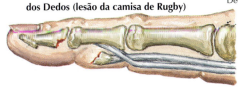

O tendão do m. flexor profundo dos dedos pode ser lacerado diretamente da falange distal ou provocar a avulsão de fragmento ósseo grande ou pequeno

DESCRIÇÃO	HDA e EF	EXAMES COMPLEMENTARES/ ACHADOS	TRATAMENTO
DEDO EM MARTELO – AVULSÃO DO TENDÃO DO M. EXTENSOR DOS DEDOS			
• Ruptura do tendão do m. extensor dos dedos da falange distal • Forma de osso ou tecidos moles • Mecanismo: bloqueamento súbito do dedo	HDA: "bloqueamento" do dedo, dor, deformidade da AIFD EF: lentidão na extensão da AIFD; incapacidade para iniciar a extensão da AIFD	RX: série de mão. Procurar fratura óssea por avulsão (ED) da base do dorso da F3	1. Tala de extensão para AIFD por 6 semanas na maioria das lesões 2. Fragmento avulsionado com subluxação de AIFD: considerar PPC vs. RAFI
LESÃO DA CAMISA DE RUGBY – AVULSÃO DO TENDÃO DO M. FLEXOR PROFUNDO DOS DEDOS			
• Ruptura do tendão do FPD da F3 • Mecanismo: extensão forçada contra o dedo fletido • O tendão retrai irregularmente	HDA: extensão forçada da AIFD, lesão e dor EF: incapacidade de flexionar a AIFD (teste minucioso)	RX: série de mãos. Procurar fratura por avulsão na face palmar da base de F3. Pode estar retraído em direção ao dedo/palma	Classificação de Leddy: Tipo: • 1: para a palma. Reparo precoce • 2: para a AIFP Reparo < 6 semanas • 3: ósseo para A4: RAFI
POLEGAR DO ESQUIADOR			
• Lesão do ligamento colateral ulnar característica da art. CM do polegar • Mecanismo: desvio radial forçado • Geralmente um ferimento do bastão do esqui	HDA: dor, diminuição da força do movimento de pinçamento EF: dor e frouxidão da AMCF em 30° de flexão, massa palpável +/- (Lesão de Stener)	RX: mão, excluir fratura por avulsão **Fluoroscopia:** comparar a assimetria bilateral **RM:** se o diagnóstico não for claro	• Rompimento incompleto (entorse) ou sem lesão de Stener: tala de 4-6 semanas • Rompimento completo ou lesão de Stener: reparo primário
• Lesão de Stener: quando o ligamento colateral lateral (ulnar) rompido fica acima da aponeurose adutora, produzindo uma massa palpável • A manobra de estresse da art. CM do polegar em extensão testa a integridade do ligamento colateral acessório e da lâmina palmar			

NETTER ATLAS DE ANATOMIA ORTOPÉDICA **189**

Mão • TENDÕES

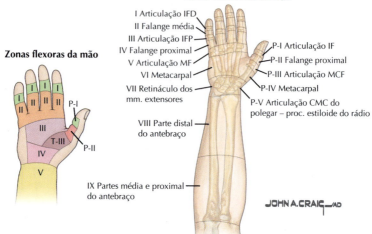

ZONA	LIMITES	COMENTÁRIOS
		**ZONAS DOS TENDÕES DOS MM. FLEXORES**
I	Distal à inserção do FSD	Lesão de um único tendão (FSD). Reparo primário. O encurtamento do tendão >1 cm resulta em contratura da AIFD. Pode também resultar em efeito quadriga
II	Retináculo dos mm. flexores dos dedos	"Terra de ninguém". Os dois tendões (do FSD e do FPD) requerem reparo precoce (com 7 dias) e mobilização. Lesões podem ocorrer em diferentes locais de cada tendão e longe do corte da pele. Preservar as "polias" A2 e A4 da bainha fibrosa durante o reparo
III	Palma	Reparo primário. Lesões ao arco arterial e ao nervo mediano são comuns
IV	Túnel do carpo	Deve liberar e reparar o "ligamento carpal transverso" durante o reparo do tendão
V	Punho e antebraço	Reparo primário (+ alguma lesão neurovascular). Os resultados são geralmente favoráveis
Polegar I	Distal à inserção do FLP	Reparo primário do tendão. Taxa de re-ruptura é alta
Polegar II	Retináculo dos mm. flexores do polegar	Reparo primário do tendão. Preservar tanto a "polia" A1, como também a oblíqua
Polegar III	Eminência tenar	Não operar nessa zona. O ramo recorrente (motor) tem risco de ser lesionado
		**ZONAS DOS TENDÕES DOS MM. EXTENSORES**
I	Articulação IFD	"Dedo em Martelo". Tala de extensão por 6 semanas contínuas
II	Falange média	Rupturas completas: reparo primário e tala de extensão
III	Articulação IFP	Lesão no feixe central. Tala de extensão por 6 semanas. Se os "ligamentos triangulares" romperem também, as faixas (bandas) laterais migram para a palma, resultando no dedo em botoeira
IV	Falange proximal	Reparo primário do tendão (e das faixas [bandas] laterais, se for necessário) seguido de tala de extensão
V	Articulação MCF	Geralmente soco com lesão cortocontusa pelos dentes. É necessário o reparo do tendão e das faixas (bandas) sagitais
VI	Metacarpal	Reparo primário e movimentação precoce/tala dinâmica
VII	Punho	O retináculo provavelmente será lesionado. Reparo primário do tendão, mobilização precoce/tala dinâmica
VIII	Parte distal do antebraço	Na junção musculotendínea. Reparo primário do tecido tendíneo com imobilização
IX	Parte proximal do antebraço	Frequentemente há lesão muscular. Alto índice de lesão neurovascular. Reparo muscular e imobilização

TENDÕES • Mão

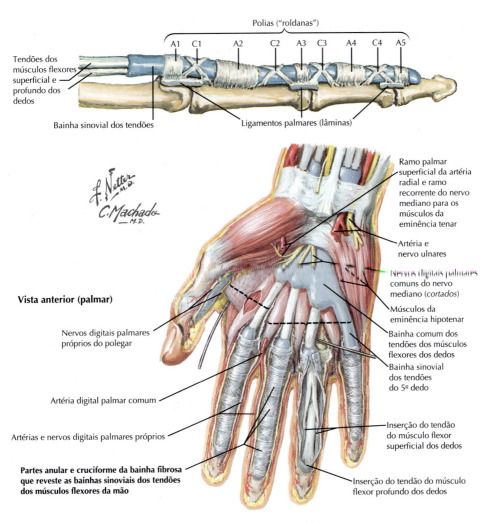

ESTRUTURA	DESCRIÇÃO	COMENTÁRIO
BAINHA SINOVIAL DOS TENDÕES DOS MM. FLEXORES		
Bainha comum dos tendões dos músculos flexores	Túnel osteofibroso revestido com tenossinóvia Protege, lubrifica e nutre o tendão	Local de possível infecção; procurar por sinais de Kanavel (ver a tabela de Distúrbios)
Polias ("roldanas")	Espessamentos da bainha para estabilizar os tendões – 5 partes anulares (A1[AMCF], A3[AIFP], A5[AIFD] sobre as articulações; A2 e A4 sobre as falanges) e 3 ou 4 partes cruciformes da bainha fibrosa	A2 e A4 (sobre F1 e F2) são mais importantes; devem estar intactas para prevenir a deformidade em "corda de arco" dos tendões A1 pode levar ao dedo "em gatilho" A3 cobre a AIFP e o ligamento palmar (lâmina)
Vínculos	Os 2 vínculos (longo e curto) garantem a vascularização dos tendões dentro da bainha	Os vínculos são arrancados na ruptura do FPD do tipo 1 (lesão hipovascular) e ficam preservados nas rupturas dos tipos 2 e 3
Ligamento palmar ("lâmina")	Espessamento anterior (palmar) da cápsula articular das articulações interfalângicas	Os tendões dos músculos FSD e FPD inserem-se aqui para flexionar a AIFP e a AIFD, respectivamente. Previnem a hiperextensão

NETTER ATLAS DE ANATOMIA ORTOPÉDICA

6 Mão • ARTICULAÇÕES

Vista posterior (dorsal)

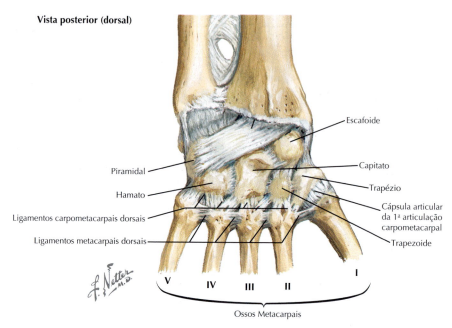

Labels: Escafoide, Capitato, Trapézio, Cápsula articular da 1ª articulação carpometacarpal, Trapezoide, Piramidal, Hamato, Ligamentos carpometacarpais dorsais, Ligamentos metacarpais dorsais, Ossos Metacarpais (V, IV, III, II, I)

LIGAMENTO	FIXAÇÕES	COMENTÁRIOS
ARTICULAÇÃO CARPOMETACARPAL		
Do Polegar		
• Articulação selar. Altamente móvel, apresenta estabilidade óssea e ligamentar. Predisposto a desenvolver osteoartrite • Movimentos primários: flexão, extensão, adução e abdução • Movimentos complexos (combinados): oposição, retropulsão, abdução palmar, abdução/adução radial (lateral)		
Cápsula articular	Da base do metacarpal ao trapézio	Reveste a articulação e é um estabilizador secundário
"Oblíquo anterior" (palmar)	Da "face ulnar" da base do 1º MC ao tubérculo do trapézio	"Beak" ligament. Fixa os fragmentos na fratura de Bennett. Fornece resistência primária para impedir a subluxação. Lesões podem levar à osteoartrite
"Radial dorsal"	Do dorso do trapézio à região dorsal da base do MC	O mais forte. Fornece suporte radial e dorsal. Rompe na luxação posterior (dorsal)
1º intermetacarpal	Da "face ulnar" da base do 1º MC à "face radial" da base do 2º MC	Previne o desvio radial do 1º MC
"Oblíquo posterior"	Do trapézio à região dorsal da "face ulnar" da base do MC	Estabilizador secundário
"Colateral ulnar"	Da região anterolateral do trapézio à "face ulnar" da base do MC	Limita a abdução e a extensão
"Radial lateral"	Radialmente no trapézio e na base MC	Abaixo da inserção do tendão ALP
Dos Dedos		
• Articulações planas. A 2ª e 3ª articulações CMC quase não possuem movimento; assim, em razão desta imobilidade, permitem uma angulação mínima na fratura metacarpal. A 4ª e 5ª articulações CMC apresentam maior mobilidade anteroposterior; logo, em razão desta mobilidade, permitem uma angulação maior na fratura metacarpal		
Cápsula articular	Da base do metacarpal ao carpo	Aumenta a estabilidade
Ligamentos CMC	Da base do metacarpal ao carpo	Ligamentos dorsais (mais fortes), palmares, interósseos
Intermetacarpal	Entre as bases dos ossos metacarpais adjacentes	Aumenta a estabilidade ulnar e radial da articulação CMC

ARTICULAÇÕES • Mão

Vista anterior (palmar)

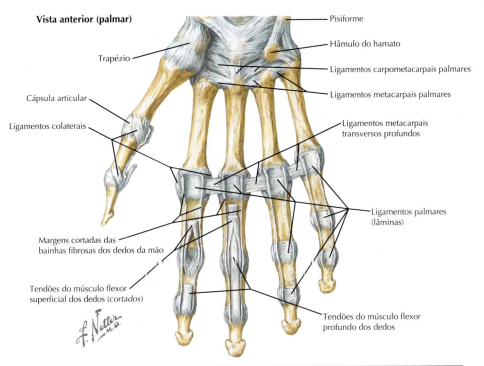

LIGAMENTO	FIXAÇÕES	COMENTÁRIO
	ARTICULAÇÃO METACARPOFALÂNGICA	
	**Do Polegar**	
	• Articulação sinovial (diartrose). Movimento: primário = flexão e extensão; secundário = rotação, adução, abdução	
Cápsula articular	Reveste a articulação	Estabilizador secundário (dorsalmente). Tenso em flexão
Colaterais ("radial e ulnar")	Da cabeça do metacarpal à região palmar da falange proximal	Estabilizador primário. Tenso em flexão, testar em 30° de flexão. O lig. colateral "ulnar" é afetado na lesão do polegar do esquiador
Colateral ("parte acessória")	Do ligamento palmar ao lig. colateral	Tenso em extensão. Testar sua integridade em extensão
Palmar (lâmina)	Da região palmar da cabeça do metacarpal à região palmar da base da falange proximal	Estabilizador primário em extensão. Frouxidão em extensão indica lesão no lig. palmar (+/– "lig. colateral acessório").
	**Dos dedos**	
	• Articulação sinovial (diartrose). Movimento: primário = flexão e extensão (ADM 0-90°); secundário = desvio radial e ulnar • A assimetria da cabeça do metacarpal e da origem do ligamento colateral resulta no efeito de virabrequim ("cam effect") (tenso na flexão e frouxo na extensão)	
Cápsula articular	Reveste a articulação	Estabilizador secundário, reflexões sinoviais palmar e dorsal
Colaterais ("radial/lateral e ulnar/medial")	Da região dorsal da cabeça do MC à região palmar da base da F1	Estabilizador primário, tenso na flexão, frouxo na extensão
Colateral ("parte acessória")	Da região palmar da cabeça do MC ao lig. palmar (lâmina)	Do palmar aos colaterais; estabilizam os ligamentos palmares
Palmar (lâmina)	Da região palmar da cabeça do MC à região palmar da base da F1	Limita a extensão, suporte palmar
Metacarpal transverso profundo	Entre as cabeças dos metacarpais adjacentes e o lig. palmar das articulações MCF	Conecta os ligamentos palmares, as articulações MCF e os metacarpais. Pode prevenir encurtamentos em decorrência de fraturas isoladas dos metacarpais

6 Mão • ARTICULAÇÕES

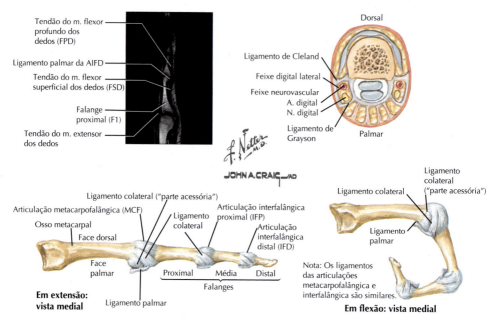

Em extensão: vista medial

Em flexão: vista medial

Nota: Os ligamentos das articulações metacarpofalângica e interfalângica são similares.

LIGAMENTO	FIXAÇÕES	COMENTÁRIOS
ARTICULAÇÃO INTERFALÂNGICA PROXIMAL			
• Articulações do tipo gínglimo. Movimento primário = flexão e extensão (AIFP: ADM 0-110°, AIFD: ADM 0-60°). Movimento mínimo de rotação ou desvio. Não há efeito virabrequim "cam effect" nesta articulação. A articulação IFP tem propensão ao enrijecimento/contratura após lesão e/ou imobilização			
Cápsula articular	Reveste a articulação	Estabilizador fraco, especialmente no dorso (o feixe central fornece mais suporte)
Colateral ("radial e ulnar")	Da parte central da cabeça da F1 à região palmar da F2	Estabilizador primário para os movimentos de desvio. Tensão constante durante toda ADM
Colateral ("parte acessória")	Da região palmar da cabeça da falange proximal ao lig. palmar (não no osso)	Origem palmar até o eixo de rotação: tenso na extensão, frouxo na flexão. Isto pode resultar em contratura (não imobilizar em flexão)
Palmar (lâmina)	Da região palmar da falange média à região palmar da falange proximal (via ligamentos de contenção)	Resiste (impede) primariamente à hiperextensão. Possui fixação distal forte e fixação proximal frouxa (mais propensa à lesão). Os ligamentos "de contenção" geralmente se encurtam após a lesão: contratura
OUTRAS ARTICULAÇÕES INTERFALÂNGICAS			
• Articulação interfalângica (AIF) do polegar e articulações interfalângicas distais (AIFD) • Articulações do tipo gínglimo: Movimento primário = flexão e extensão (AIF: ADM 0°-90°; AIFD: ADM 0°-60°). Mínima rotação ou desvio			
Cápsula articular	Reveste as articulações	Estabilizador fraco
Colateral ("radial e ulnar")	Entre as falanges adjacentes	Similar à AIFP, tensão constante, sem efeito virabrequim
Colateral ("parte acessória")	Da região palmar aos ligamentos colaterais	Similar ao AIFP, menos propenso à contratura do que a AIFP
Palmar (lâmina)	Região palmar, entre as falanges	Resiste primariamente à hiperextensão, pode ser lesionado
OUTRAS ESTRUTURAS			
Ligamento de Grayson	Da bainha dos tendões do m. flexor à pele; da região palmar ao feixe neurovascular	Estabiliza a pele e o feixe neurovascular. Está envolvido na doença/nódulos de Dupuytren
Ligamento de Cleland (lig. cutâneo digital [interfalângico])	Do periósteo à pele	Estabiliza a pele durante a flexão/extensão; da região do dorso até o feixe neurovascular

ARTICULAÇÕES • Mão

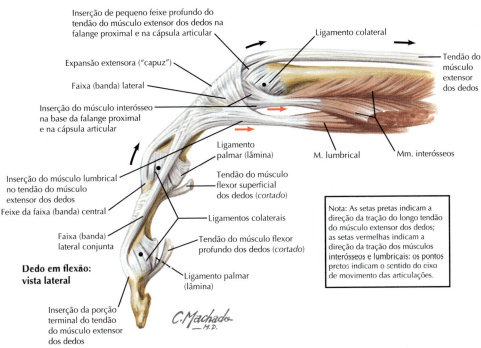

Dedo em flexão: vista lateral

Nota: As setas pretas indicam a direção da tração do longo tendão do músculo extensor dos dedos; as setas vermelhas indicam a direção da tração dos músculos interósseos e lumbricais; os pontos pretos indicam o sentido do eixo de movimento das articulações.

MOVIMENTO	ESTRUTURA	COMENTÁRIO
MOVIMENTO ARTICULAR		
Articulação Metacarpofalângica		
Flexão	Músculos interósseos	Inserem-se na falange proximal e na faixa (banda) lateral (da região palmar ao eixo de movimento)
	Lumbricais	Inserem-se na faixa (banda) (radial) lateral (região palmar ao eixo de movimento da AMCF)
Extensão	ED pela faixa (banda) sagital	Inserção da faixa (banda) sagital na lâmina palmar, criando um "laço" em torno da base da falange proximal e a articulação estendida por meio do "laço". ED possui uma inserção mínima na F1 (que não estende a articulação), mas estende as articulações via faixas (bandas) sagitais
Articulação Interfalângica Proximal		
Flexão	Flexor superficial dos dedos (FSD)	Flexor primário da AIFP por meio da inserção na região palmar da base da falange média
	Flexor profundo dos dedos (FPD)	Flexor secundário da AIFP
Extensão	ED via feixe central (faixa/banda)	O feixe central do tendão do ED insere-se na região dorsal da base da F2 para estender a AIFP
	Lumbricais via faixas (bandas) laterais	Possui fixação na faixa (banda) (radial) lateral (dorsal ao eixo de movimento)
Articulação Interfalângica Distal		
Flexão	Flexor profundo dos dedos (FPD)	O tendão fixa-se na região palmar da base, tracionando através da bainha tendínea
Extensão	ED via porção terminal do tendão do m. extensor dos dedos	A faixa (banda) lateral converge para se inserir na região dorsal da base da F3
	"Ligamento retinacular oblíquo (LRO)"	Liga a AIFP e a AIFD durante a extensão; estende a AIFD quando a AIFP está estendida

6 Mão • OUTRAS ESTRUTURAS

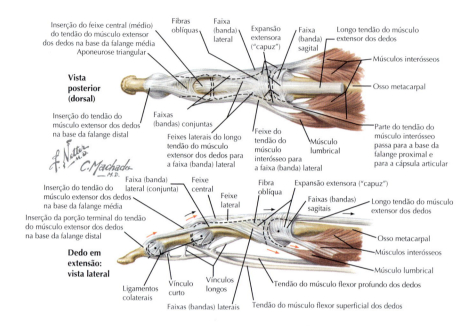

ESTRUTURA	DESCRIÇÃO	COMENTÁRIO
APARELHO INTRÍNSECO		
• **Aponeurose extensora dorsal** (também chamada de expansão extensora, "capuz" dorsal ou "capuz" extensor)		
○ Faixa (banda) sagital	Inserção na lâmina palmar (F1); o tendão do m. extensor dos dedos (ED) desliza por baixo	Estende a AMCF por um "laço" em torno da base de F1; as faixas (bandas) sagitais radiais (laterais) são fracas e podem se romper
○ Fibras oblíquas	Cobrem a AMCF e a base da falange proximal	Mantêm o ED alinhado (no centro) acima da AMCF
○ Faixas (bandas) laterais	As fibras laterais da expansão extensora conectam as porções tendíneas dos mm. interósseos/lumbricais para formar as faixas (bandas) laterais	Palmar ao eixo da AMCF: flexão da AMCF Dorsal ao eixo da AIFP: extensão da AIFP
• **Tendão do músculo extensor dos dedos (ED)** (extrínseco) desliza por baixo da expansão extensora "capuz dorsal" (para estender a AMCF) antes de se dividir em 3 partes na falange proximal		
○ Feixe lateral	ED divide-se em 3 partes acima da F1 formando dois feixes laterais	Estes feixes se unem às faixas (bandas) laterais
○ Feixe central	Feixe central da divisão em 3 partes; inserção na base da F2	Extensão da AIFP; rompe na lesão em botoeira
○ Porção terminal do tendão do músculo extensor dos dedos	Confluência de duas faixas (bandas) laterais conjuntas na região dorsal da base da falange distal	Extensão da AIFD por meio da inserção na região dorsal da base da F3; sofre avulsão na lesão do dedo em martelo
• Faixa (banda) lateral conjunta	Confluência dos feixes laterais do ED e das faixas (bandas) laterais da aponeurose extensora	Os dois se unem distalmente para fazer a porção terminal do tendão do músculo extensor dos dedos
• "Ligamento retinacular transverso"	Da lâmina palmar da AIFP e da bainha dos mm. flexores para as faixas (bandas) laterais conjuntas	Previne a subluxação dorsal da faixa (banda) lateral conjunta durante a extensão da AIFP
• Ligamento triangular (aponeurose)	Faixas (bandas) transversais sobre F2 conectam ambas as faixas (bandas) laterais conjuntas e a porção terminal do tendão do m. extensor dos dedos	Previne a subluxação palmar da faixa (banda) lateral durante a flexão da AIFP; rompe na lesão em botoeira
• "Ligamento retinacular oblíquo"	Da região palmar da F1 para a região dorsal da F3/porção terminal do tendão do m. extensor dos dedos	Estende a AIFD quando a AIFP está estendida
OUTRAS ESTRUTURAS		
Junção tendínea	Conexões tendíneas entre os tendões do ED para os dedos adjacentes proximalmente à AMCF	Previne extensão completa do dedo quando o dedo adjacente está flexionado (ver pág. 155)

OUTRAS ESTRUTURAS • Mão

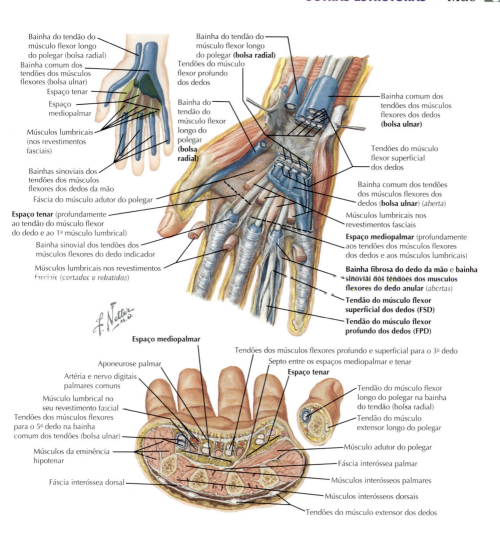

ESPAÇOS DA MÃO		
ESTRUTURA	**CARACTERÍSTICAS**	**COMENTÁRIO**
Espaço tenar	Entre os tendões flexores e o músculo adutor do polegar	Espaço potencial: local de possível infecção
Espaço mediopalmar	Entre os tendões flexores e os metacarpais	Espaço potencial: local de possível infecção
Espaço de Parona	Entre o tendão flexor e o músculo pronador quadrado. As bainhas flexoras do polegar e do dedo mínimo se comunicam aqui	Espaço potencial: abcesso em ferradura pode ocorrer aqui como trajeto de infecção proximal
Bolsa radial	Extensão proximal da bainha do FLP	A infecção pode ter trajetória proximal
Bolsa ulnar	Comunica-se com a bainha flexora dos tendões do DMin, FSD e FPD	A infecção da bainha comum dos tendões dos mm. flexores pode ter trajetória proximal para a bolsa

NETTER ATLAS DE ANATOMIA ORTOPÉDICA **197**

6 Mão • OUTRAS ESTRUTURAS

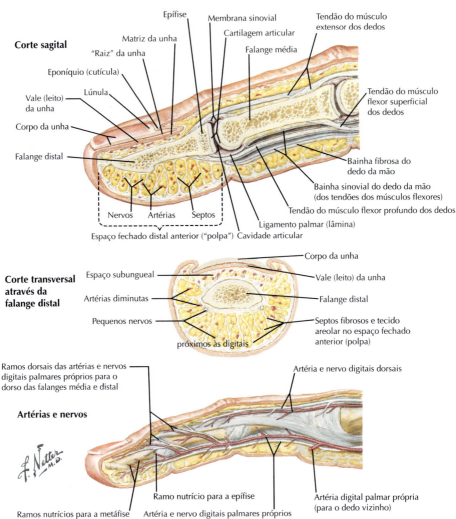

ESTRUTURA	CARACTERÍSTICAS	COMENTÁRIO
PONTA DO DEDO		
Unha	Epitélio córneo	Em caso de avulsão completa, considerar substituição para evitar eponíquio e adesão da matriz
Vale (leito)/matriz da unha		
Germinal	Abaixo do eponíquio e do vale da unha para a margem da lúnula	O local em que a unha cresce (1 mm por semana) deve estar intacto (reparado) para o crescimento normal da unha
Estéril	Abaixo da unha, distalmente à lúnula	Adere à unha. O reparo pode prevenir a deformidade da unha
"Polpa"	Múltiplos septos, nervos e artérias	O panarício é uma infecção da "polpa"
Paroníquia	Pregas radial e ulnar da unha	Lugar comum de infecção
Eponíquio	Prega proximal da unha	Lugar comum de infecção

- A artéria digital é superficial/anterior ao nervo proximalmente, mas passa dorsalmente ao nervo no dedo
- O feixe vasculonervoso palmar supre a parte distal e a ponta do dedo

PROCEDIMENTOS MENORES • Mão 6

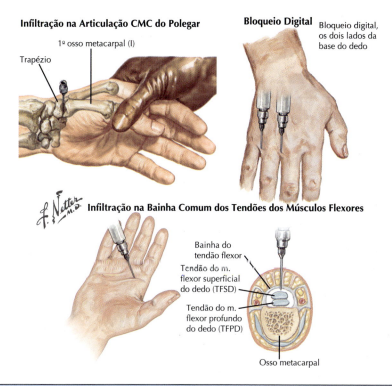

Infiltração na Articulação CMC do Polegar
- 1º osso metacarpal (I)
- Trapézio

Bloqueio Digital — Bloqueio digital, os dois lados da base do dedo

Infiltração na Bainha Comum dos Tendões dos Músculos Flexores
- Bainha do tendão flexor
- Tendão do m. flexor superficial do dedo (TFSD)
- Tendão do m. flexor profundo do dedo (TFPD)
- Osso metacarpal

PASSOS

INFILTRAÇÃO DA ARTICULAÇÃO CMC DO POLEGAR

1. Perguntar ao paciente sobre alergias
2. Palpar a articulação CMC na região radial/lateral palmar
3. Preparar a pele sobre a articulação (sabão antisséptico/iodo)
4. Anestesiar a pele localmente (1/4 do tamanho do local)
5. Palpar a base do osso MC do polegar, fazer tração axial no polegar, com leve flexão para abrir a articulação. Usar agulha de calibre 22 ou menor e introduzí-la na articulação (se for necessário, usar um intensificador de imagem para confirmar que a agulha está na articulação). Aspirar para assegurar que a agulha não atingiu um vaso. Infiltrar 1-2 mL de 1:1 preparação local de corticosteroide (sem epinefrina) na articulação CMC. O líquido deve fluir facilmente se a agulha estiver na articulação
6. Fazer um curativo no local da infiltração

BLOQUEIO NA BAINHA COMUM DOS TENDÕES DOS MÚSCULOS FLEXORES

1. Perguntar ao paciente sobre alergias
2. Palpar os tendões dos músculos flexores na prega palmar distal acima da cabeça do osso metacarpal/roldana A1
3. Preparar a pele sobre a palma (sabão antisséptico/iodo)
4. Inserir agulha de calibre 25 no tendão flexor ao nível da prega palmar distal. Retirar a agulha muito suavemente, de modo que fique apenas fora do tendão, mas no interior da bainha. Infiltrar 2-3 mL de anestésico local sem epinefrina (Adicionar corticosteroide se a infiltração for para o dedo em gatilho).
5. Fazer curativo no local da infiltração

BLOQUEIO DIGITAL/METACARPAL

1. Preparar a pele sobre o espaço interdigital proximal dorsal (sabão antisséptico/iodo)
2. Inserir agulha de calibre 25 entre as cabeças ("colos") dos ossos metacarpais (bloqueio metacarpal) ou também dos dois lados da falange proximal (bloqueio digital) no espaço interdigital. Aspirar para assegurar que a agulha não atingiu um vaso. Infiltrar 1-2 mL de anestésico local (sem epinefrina) dos dois lados do osso. Considerar a possibilidade de ser necessário infiltrar o anestésico também no dorso do dedo (acima do osso)
3. Tomar cuidado para não infiltrar muito líquido no espaço fechado da parte proximal do dedo
4. Fazer curativo no local das infiltrações

6 Mão • HISTÓRIA DA DOENÇA ATUAL

Fraturas e luxações do polegar
Lesões na falange proximal ou na articulação metacarpofalângica do polegar provocadas por queda com a mão em extensão ou pelo bastão do esqui

Fratura do boxeador
As fraturas do colo do osso metacarpal geralmente são resultado de um golpe de mão fechada. Normalmente são chamadas de fratura do lutador de rua ou do boxeador

Soco nos dentes com ferimento cortocontuso
Penetração dos dentes na articulação metacarpofalângica durante um golpe com a mão fechada

Dedo em martelo

Geralmente é causado por um trauma direto com a falange distal em extensão, como no beisebol ou voleibol

PERGUNTA	RESPOSTA	APLICAÇÃO CLÍNICA
1. Mão dominante	Direita ou esquerda	A mão dominante é lesionada com mais frequência
2. Idade	Jovem Meia-idade	Trauma, infecção Artrite, compressão nervosa

3. Dor
  a. Início
 	
  b. Localização
	
	Aguda
	Crônica
	ACMC do polegar
	Articulações MCF, IF
	Palmar (dedos)
		
		Trauma, infecção
		Artrite
		Artrite (OA) especialmente em mulheres
		Artrite (osteoartrite, reumatoide)
		Tenossinovite purulenta (+ sinais de Kanavel)

4. Rigidez	Durante a manhã, há "travamento"/rigidez Prendendo/gatilho	Artrite reumatoide Dedo em gatilho
5. Edema	Depois do trauma Sem trauma	Infecção (p. ex., tenossinovite purulenta, panarício, paroníquia) Dedo em gatilho, artrite, gota e tendinite
6. Massa		Cisto sinovial, contratura de Dupuytren, tumor de células gigantes
7. Trauma	Queda, lesões esportivas Ferida aberta	Fratura, luxação, avulsão do tendão, lesão ligamentar Infecção
8. Atividade	Esportes, mecânica	Trauma (p. ex., fratura, luxação, lesão tendínea ou ligamentar)
9. Sintomas neurológicos	Dor, torpor, formigamento Fraqueza	Compressão nervosa (p. ex., túnel do carpo), síndrome do desfiladeiro torácico, radiculopatia (cervical) Compressão nervosa (normalmente no punho ou mais proximal).
10. História de artrites	Várias articulações envolvidas	Artrite reumatoide, síndrome de Reiter etc.

EXAME FÍSICO • Mão 6

Artrite reumatoide
Deformidade "em botoeira" do dedo indicador com deformidade em "pescoço de cisne" nos outros dedos

Osteoartrite
"Nódulos" de Heberden vistos nas articulações interfalângicas distais dos dedos indicador e médio. "Nódulos" de Bouchard vistos nas articulações interfalângicas proximais dos dedos anular e mínimo

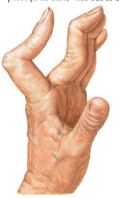

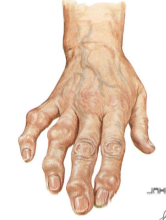

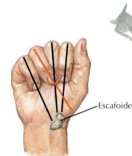

Escafoide

Compressão do nervo ulnar
Atrofia dos músculos interósseos devido à compressão do nervo ulnar

Rotação e desvio do dedo anular
Todos os dedos devem apontar para o escafoide quando a mão é fechada

Compressão do nervo mediano
Atrofia dos músculos tenares devido à compressão do nervo mediano

EXAME	TÉCNICA	APLICAÇÃO CLÍNICA
INSPEÇÃO		
Deformidade grosseira	Desvio ulnar/pescoço de cisne, lesão em botoeira	Artrite reumatoide
	Deformidade rotacional ou angular	Fratura
Posição do dedo	Flexão	Contratura de Dupuytren, tenossinovite purulenta
	Rotação dos dedos	Fratura (aguda), consolidação viciosa de uma fratura
Alterações na pele, no cabelo e na unha	Fria, alopecia, unhas côncavas etc.	Doenças neurovasculares: de Raynaud, diabetes, lesão nervosa
Edema	IFD	Osteoartrite: "nódulos" de Heberden (nas IFD: nº 1),
	IFP	Nódulos de Bouchard (nas IFP)
	MCF	Artrite reumatoide
	Dedo fusiforme	Tenossinovite purulenta
Atrofia muscular	Eminência tenar	Lesão no nervo mediano, STC, comprometimento de C8/T1
	Eminência hipotenar/mm. intrínsecos	Lesão do nervo ulnar (p. ex., síndrome do túnel cubital)

NETTER ATLAS DE ANATOMIA ORTOPÉDICA **201**

Mão • EXAME FÍSICO

Infecção dos dedos

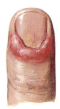
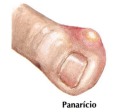

Paroníquia   Panarício

Tenossinovite estenosante (dedo em gatilho)

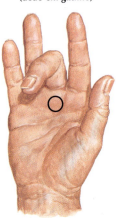

O paciente não é capaz de estender o dedo afetado. Pode ser estendido passivamente; a extensão ocorre com um estalo distinto e doloroso. O círculo indica o ponto de sensibilidade dolorosa em que o nódulo aumentado dos tendões e da bainha geralmente é palpável

Contratura de Dupuytren

Contratura em flexão do 4º e 5º dedos (mais comum). Abaulamentos e pregueamentos da pele. Nódulos fasciais palpáveis perto da prega de flexão da palma na base dos dedos envolvidos, com formações semelhantes a cordões que se estendem para a parte proximal da palma

Tenossinovite purulenta. Quatro sinais importantes de Kanavel

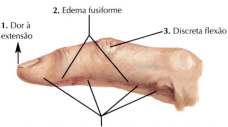

1. Dor à extensão
2. Edema fusiforme
3. Discreta flexão
4. Sensibilidade dolorosa ao longo da bainha do tendão

EXAME	TÉCNICA	APLICAÇÃO CLÍNICA
PALPAÇÃO		
Pele	Quente, vermelha Fria, seca	Infecção Comprometimento neurovascular
Ossos metacarpais	Em todo seu comprimento	Sensibilidade dolorosa pode indicar fratura
Falanges e articulações dos dedos	Separadamente	Sensibilidade dolorosa: fratura e artrite Edema: artrite
Tecidos moles	Eminência tenar Eminência hipotenar Palma (fáscia palmar) Tendões dos mm. flexores: ao longo da região palmar do dedo Todas as partes da ponta dos dedos	Atrofia indica lesão no nervo mediano Atrofia indica lesão no nervo ulnar Nódulos: contratura de Dupuytren, estalo na roldana A1 durante a extensão dos dedos: dedo em gatilho Sensibilidade dolorosa sugere tenossinovite purulenta Sensibilidade dolorosa: dolorosa paroníquia ou panarício

EXAME FÍSICO • Mão

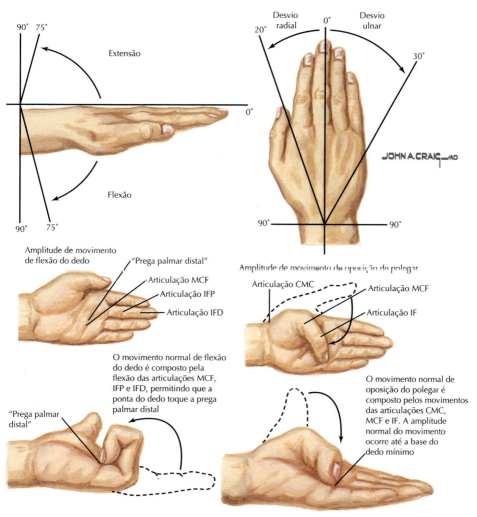

EXAME	TÉCNICA	APLICAÇÃO CLÍNICA
AMPLITUDE DE MOVIMENTO		
Dedo		
Articulação MCF	Flexionar 90°, estender 0°, aduzir/abduzir 0°-20°	Redução da flexão se engessado em extensão (ligamentos colaterais encurtam)
Articulação IFP	Flexionar 110°, estender 0°	A hiperextensão conduz à deformidade em "pescoço de cisne"
Articulação IFD	Flexionar 80°, estender 10°	Todos os dedos devem apontar na direção do escafoide em flexão total
Polegar		
Articulação CMC	Abdução radial: flexionar 50°, estender 50°	O movimento é no plano da palma
	Abdução palmar: abduzir 70°, aduzir 0°	O movimento é perpendicular ao plano da palma
Articulação MCF	No plano da palma: flexionar 50°, estender 0°	
Articulação IF	No plano da palma: flexionar 75°, estender 10°	
Oposição	Tocar o polegar na base do dedo mínimo	O movimento ocorre principalmente na articulação MCF

NETTER ATLAS DE ANATOMIA ORTOPÉDICA

Mão • EXAME FÍSICO

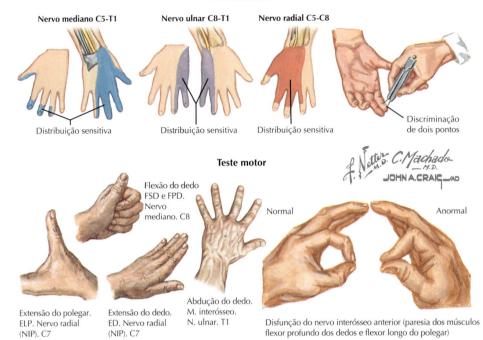

EXAMES	TÉCNICA	APLICAÇÃO CLÍNICA
NEUROVASCULAR		
Sensitivo		
Nervo radial (C6)	Espaço interdigital dorsal do polegar	O déficit indica lesão do nervo/raiz correspondente
Nervo mediano (C6-C7)	Margem radial do dedo indicador	O déficit indica lesão do nervo/raiz correspondente
Nervo ulnar (C8)	Margem ulnar do dedo mínimo	O déficit indica lesão do nervo/raiz correspondente
Motor		
Nervo radial/NIP (C7)	Extensão do dedo na art. MCF Abdução/extensão do polegar	Fraqueza = m. extensor dos dedos ou lesão do nervo Fraqueza = ALP/ELP ou lesão do nervo/raiz
Nervo mediano/NIA (C8) Ramo recorrente motor	Flexão da art. IFP dos dedos Flexão da art. IFD do dedo indicador Flexão da art. IF do polegar Oposição do polegar	Fraqueza = Lesão do FSD ou do nervo/raiz correspondente Fraqueza = Lesão do FPD ou do nervo (NIA) Fraqueza = Lesão do FLP ou do nervo/raiz correspondente Fraqueza = ACP, OP, ½ FCP ou lesão do nervo; (STC)
Nervo ulnar (ramo profundo) (T1)	Abdução do dedo Adução do polegar	Fraqueza = Lesão dos mm. interósseos dorsal/palmar ou do nervo Fraqueza = m. adutor do polegar ou lesão do nervo/raiz
Reflexo		
Hoffmann	Pinçar a falange distal do DM na flexão da AIFD	Só é patológico se a AIF do polegar flexionar: mielopatia
Vascular		
Enchimento capilar Teste de Allen Doppler	Comprimir a ponta do dedo Ocluir as artérias radial e ulnar, então liberar uma delas Arcos, pulsos digitais	A cor (sangue) deve retornar em menos de 2 segundos As mãos devem ficar rosas se a artéria que foi liberada e os arcos estiverem patentes. Se a coloração "rosada" não retornar = lesão arterial Usar se estiver em dúvida a respeito de pulsos/vasos patentes

EXAME FÍSICO • Mão 6

Sinal de Froment Positivo

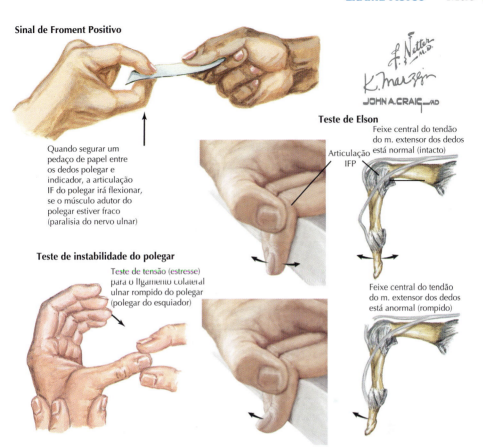

Quando segurar um pedaço de papel entre os dedos polegar e indicador, a articulação IF do polegar irá flexionar, se o músculo adutor do polegar estiver fraco (paralisia do nervo ulnar)

Teste de instabilidade do polegar
Teste de tensão (estresse) para o ligamento colateral ulnar rompido do polegar (polegar do esquiador)

Teste de Elson
Feixe central do tendão do m. extensor dos dedos está normal (intacto)

Articulação IFP

Feixe central do tendão do m. extensor dos dedos está anormal (rompido)

EXAME	TÉCNICA	APLICAÇÃO CLÍNICA
TESTES ESPECIAIS		
Teste profundo	Estabilizar a AIFP em extensão, flexionar apenas a AIFD	Incapacidade para flexionar só a AIFD indica doença do FPD
Teste do flexor superficial	Estender todos os dedos, flexionar um só dedo na AIFP	Incapacidade de flexionar a AIFP de um dedo isolado indica doença do FSD
Sinal de Froment	Segurar papel com o polegar e com o indicador; puxar o papel	A flexão positiva da AIF sugere paralisia do m. adutor do polegar e/ou do nervo ulnar
Teste de atrito na articulação CMC	Compressão axial e rotação da articulação CMC	Dor indica artrite na articulação CMC do polegar
Teste de instabilidade do dedo	Estabilizar a articulação proximal; aplicar estresse em varo e valgo	Lassidão indica lesão no ligamento colateral
Teste de instabilidade do polegar	Estabilizar a AMCF, aplicar estresse em valgo em extensão e em 30° de flexão	Lassidão em 30°: lesão do ligamento colateral ulnar. Lassidão em extensão: lesão do ligamento colateral acessório e/ou da lâmina palmar
Teste Bunnell-Littler	Estender a AMCF, flexionar passivamente a AIFP	A flexão forçada da AIFP ou a incapacidade de flexioná-la indica músculos intrínsecos rígidos
Teste de Elson	Flexionar a AIFP a 90° acima da borda da mesa e aplicar resistência à extensão na F2	A extensão rígida da AIFD (por meio das faixas [bandas] laterais) indica lesão do feixe central do tendão do m. extensor dos dedos (lesão em botoeira)

NETTER ATLAS DE ANATOMIA ORTOPÉDICA

6 Mão • ORIGENS E INSERÇÕES

Vista anterior (palmar)

Vista posterior (dorsal)

Fixações musculares
- Origens
- Inserções

CARPO	METACARPO	FALANGES – DORSO	FALANGES – PALMA
Trapézio	M. interósseo dorsal	**Falange proximal**	**Falange proximal**
M. abdutor curto do polegar	M. interósseo palmar	M. extensor curto do polegar	M. abdutor curto do polegar
M. flexor curto do polegar	M. adutor do polegar	Mm. interósseos dorsais	M. flexor curto do polegar
M. oponente do polegar	M. abdutor longo do polegar	M. abdutor do dedo mínimo	M. adutor do polegar
Capitato	M. oponente do polegar	**Falange média**	Mm. interósseos palmares
M. adutor do polegar	M. oponente do dedo mínimo	M. extensor dos dedos	M. flexor curto do dedo mínimo
Hamato	M. flexor radial do carpo	(feixe central)	M. abdutor do dedo mínimo
M. flexor curto do dedo mínimo	M. flexor ulnar do carpo	**Falange distal**	**Falange média**
M. oponente do dedo mínimo	M. extensor radial longo do carpo	M. extensor longo do polegar	M. flexor superficial dos dedos
Pisiforme	M. extensor radial curto do carpo	M. extensor dos dedos	**Falange distal**
M. abdutor do dedo mínimo	M. extensor ulnar do carpo	(porção terminal do tendão)	M. flexor longo do polegar
			M. flexor profundo dos dedos

Os músculos lumbricais originam-se no tendão do músculo flexor profundo dos dedos (FPD) e inserem-se nas faixas (bandas) laterais

206 NETTER ATLAS DE ANATOMIA ORTOPÉDICA

MÚSCULOS • Mão

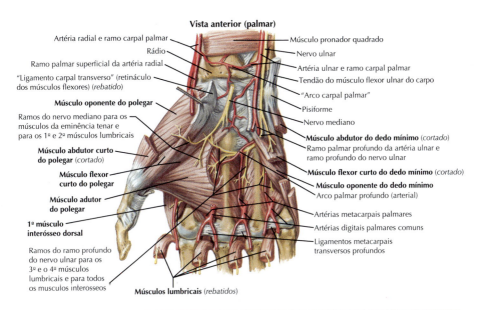

Vista anterior (palmar)

MÚSCULO	ORIGEM (Inserção Proximal)	INSERÇÃO (Inserção Distal)	NERVO	AÇÃO	COMENTÁRIO
COMPARTIMENTO TENAR					
Abdutor curto do polegar (ACP)	Escafoide, trapézio	Região lateral da falange proximal do polegar	Mediano	Pronação palmar	Músculo primário no movimento de oposição
Flexor curto do polegar 1. Cabeça superficial 2. Cabeça profunda	"Ligamento carpal transverso" Trapézio	Base da falange Proximal do polegar	Mediano Ulnar	Flexão da AMCF do polegar	O músculo possui inervação dupla
Oponente do polegar	Trapézio	Região lateral do MC do polegar	Mediano	Oposição (flexão/ abdução) do polegar	Pronação/ estabilização da art. MCF do polegar
COMPARTIMENTO ADUTOR					
Adutor do polegar 1. Cabeça oblíqua 2. Cabeça transversa	1. Capitato, 2º e 3º MC 2. 3º MC	Base ulnar da falange proximal do polegar	Ulnar	Adução do polegar e flexão da MCF do polegar	Testar a função com o teste Froment
COMPARTIMENTO HIPOTENAR					
Palmar curto (PC)	"Ligamento carpal transverso" (LCT)	Pele na parte medial da palma	Ulnar	Enruga a pele	Protege o nervo ulnar
Abdutor do dedo mínimo (ADMin)	Pisiforme (tendão do FUC)	Base ulnar da falange proximal	Ulnar	Abdução do DMin	Nervo e artéria ulnar abaixo dele
Flexor curto do dedo mínimo (FCDMin)	Hamato (LCT)	Base da falange proximal do DMin	Ulnar	Flexão da AMCF do DMin	Profundo ao ADMin e nervo
Oponente do dedo mínimo (ODMin)	Hamato (LCT)	Região medial do 5º MC	Ulnar	Oposição do DMin (flexão e supinação)	Profundo aos outros músculos

- Os músculos abdutores são superficiais; os músculos oponentes são profundos
- O ramo recorrente (motor) do n. mediano inerva os músculos tenares e os dois mm. lumbricais laterais/radiais
- O ramo profundo do n. ulnar inerva os mm. hipotenares, adutor do polegar, interósseos e os dois lumbricais mediais/ulnares

Mão • MÚSCULOS

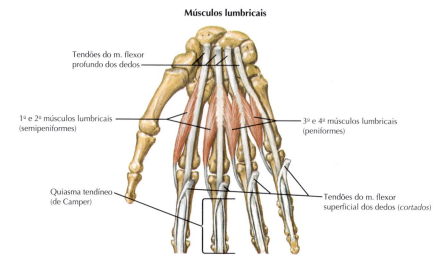

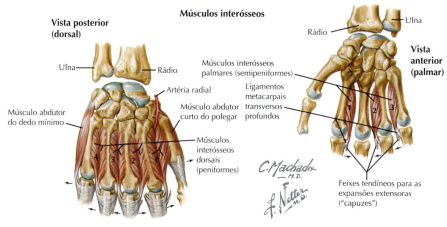

MÚSCULO	ORIGEM (Inserção Proximal)	INSERÇÃO (Inserção Distal)	NERVO	AÇÃO	COMENTÁRIO
INTRÍNSECOS					
Lumbricais 1 e 2	Tendões do FPD (lateral 2)	Faixas (bandas) laterais	Mediano	Estende AIFP, flexiona AMCF	Únicos músculos do corpo a se inserirem em seus próprios antagonistas (FPD). Anterior aos ligamentos MC transversos profundos
Lumbricais 3 e 4	Tendões do FPD (medial 3)	Faixas (bandas) laterais	Ulnar	Estende a AIFP, flexiona a AMCF	
Interósseo dorsal (IOD)	Ossos metacarpais adjacentes	Falange proximal e expansão extensora (faixas (bandas) laterais)	Ulnar	Abdução dos dedos Flexão da AMCF	DAB: "os Dorsais Abduzem" Peniforme: cada ventre possui uma inserção separada
Interósseo palmar (IOP)	Ossos metacarpais adjacentes	Expansão extensora (faixas (bandas) laterais)	Ulnar	Adução dos dedos	PAD: "os Palmares Aduzem" Semipeniforme

MÚSCULOS • Mão

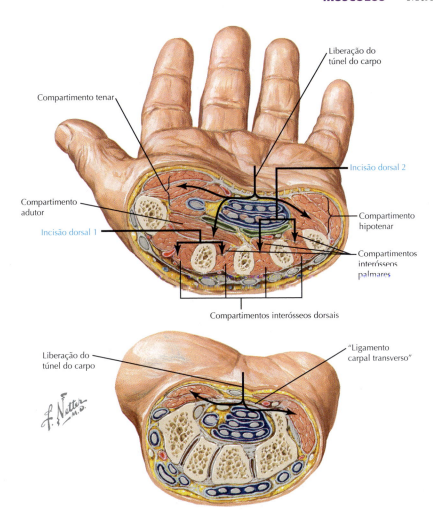

CONTEÚDO	COMPARTIMENTO
COMPARTIMENTOS (10)	
Tenar	Músculos abdutor curto do polegar, flexor curto do polegar e oponente do polegar
Hipotenar	Músculo abdutor do dedo mínimo, flexor curto do dedo mínimo e oponente do dedo mínimo
Adutor	Músculo adutor do polegar
Interósseo palmar (3)	Músculos interósseos palmares
Interósseo dorsal (4)	Músculos interósseos dorsais
FASCIOTOMIAS	
Incisões	3 incisões (2 dorsais e 1 liberação do túnel do carpo) podem liberar todos os compartimentos
Dorsal (1)	Sobre o 2º MC, dissecar dos 2 lados: liberação lateral/radial de 2 interósseos (2 dorsais e 1 palmar)
Dorsal (2)	Sobre o 4º MC, dissecar dos 2 lados: liberação medial/ulnar de 4 interósseos (2 dorsais e 2 palmares)
Medial	Liberação do "ligamento carpal transverso" e, em seguida, dos compartimentos tenar, hipotenar e adutor

NETTER ATLAS DE ANATOMIA ORTOPÉDICA **209**

6 Mão • NERVOS

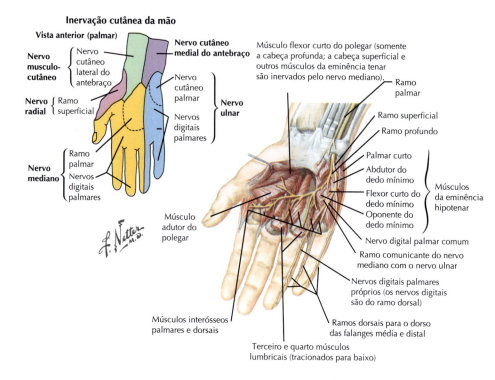

Inervação cutânea da mão

PLEXO BRAQUIAL
Fascículo Medial

N. ulnar (C[7] 8- T1): passa pelo antebraço abaixo do FUC, sobre o FPD. O **ramo dorsal** (cutâneo) divide-se proximalmente a 5 cm do punho. Esse nervo continua na região ulnar da face dorsal dos dedos como **nervos digitais dorsais**. O nervo ulnar entra no canal de Guyon e então divide em ramos **superficial** (sensitivo) e **profundo** (motor). O ramo profundo contorna o hâmulo do hamato e passa junto com o arco palmar profundo (arterial). O ramo superficial continua na face palmar dos dedos como **nervos digitais palmares**.

Sensitivos: Região ulnar do dorso da mão: via **ramo dorsal**
Região dorsal dos dedos mínimo e anular: via **nervos digitais dorsais**
Região ulnar (medial) proximal da palma: via **ramo palmar**
Região ulnar (medial) distal da palma: via **nervo digital palmar comum**
Região palmar dos dedos mínimo e anular: via **nervos digitais palmares próprios**

Motor: **Ramo superficial** (sensitivo)
  ◦ Palmar curto – apenas um músculo é inervado por esse ramo
  Ramo profundo (motor): segue com o arco palmar profundo (arterial)
  • Compartimento hipotenar
    ◦ Abdutor do dedo mínimo (ADMin)
    ◦ Flexor curto do dedo mínimo (FCDMin)
    ◦ Oponente do dedo mínimo (ODMin)
  • Compartimento adutor
    ◦ Adutor do polegar
  • Músculos intrínsecos
    ◦ Lumbricais (medial dois [3,4])
    ◦ Interósseos dorsais (IOD)
    ◦ Interósseos palmares (IOP)
  • Compartimento tenar
    ◦ Flexor curto do polegar (FCP) – apenas a cabeça profunda

NERVOS • Mão 6

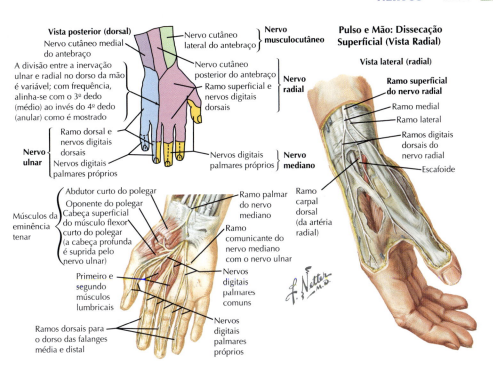

PLEXO BRAQUIAL

Fascículos Lateral e Medial

N. mediano (C[5]8-T1): passa pelo antebraço sobre o FPD. O **ramo palmar** (cutâneo) ramifica-se proximalmente ao túnel do carpo. O nervo mediano passa pelo túnel do carpo. O **ramo recorrente motor** surge distalmente ao "ligamento carpal transverso" (LCT) e supre os músculos da eminência tenar. Variações anatômicas incluem a saída através (em risco na liberação do túnel do carpo) ou abaixo do LCT. O restante do nervo é sensitivo e inerva a região radial palmar de 3½ dedos.

Sensitivo: Palma: via **ramo palmar** (cutâneo)
Região palmar do polegar, DI, DM, região radial do DA: via **nervos digitais palmares**
Região dorsal e distal do polegar, DI, DM, região radial do DA: via **nervos digitais palmares próprios**

Motor: **Ramo recorrente motor**
- Compartimento tenar
  - Abdutor curto do polegar (ACP)
  - Oponente do polegar
  - Flexor curto do polegar (FCP) – apenas a cabeça superficial
- Músculos intrínsecos
  - Lumbricais (lateral dois [1,2])

Fascículo Posterior

Radial (C5-T1): o ramo superficial passa abaixo do m. braquiorradial até o punho, então se bifurca em ramos medial e lateral que suprem o dorso da mão e o espaço interdigital do polegar. Eles continuam como **nervos digitais dorsais** até a região dorsal dos dedos

Sensitivo: Região dorsal radial da mão: via **ramo superficial**
Região dorsal e proximal do polegar, DI, DM, região radial do DA: via **nervos digitais dorsais**

Motor: Nenhum (na mão)

NETTER ATLAS DE ANATOMIA ORTOPÉDICA **211**

Mão • ARTÉRIAS

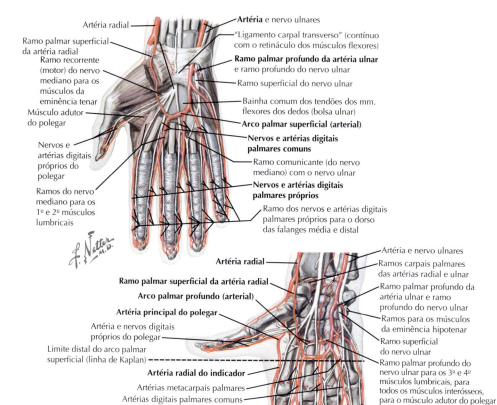

TRAJETO	RAMOS	COMENTÁRIO/IRRIGAÇÃO
• **Artéria radial:** no punho, se divide e emite o **ramo superficial**, que se anastomosa com o arco palmar superficial. O **ramo profundo** passa através do ventre muscular do 1º músculo interósseo dorsal e termina como **arco palmar profundo** • **Artéria ulnar:** no punho, se divide e emite o **ramo profundo**, que se anastomosa com o arco palmar profundo. O **ramo superficial** termina como **arco palmar superficial**		
ARCO PALMAR PROFUNDO		
Passa anteriormente às bases dos ossos metacarpais É proximal ao arco superficial	A. principal do polegar A. radial do indicador Aa. digitais próprias do polegar (2) A. metacarpal palmar (3)	Continuação do ramo profundo da artéria radial Irriga a região radial do DI; pode se originar do arco profundo Dois ramos terminais da bifurcação da artéria principal do polegar Anastomosa-se com as artérias digitais comuns
ARCO PALMAR SUPERFICIAL		
Localizado na linha de Kaplan; distal ao arco profundo	A. digital palmar própria para o DMin A. digital palmar comum (3) A. digital palmar própria	Primeiro ramo do arco; irriga a região ulnar do dedo mínimo Bifurcam-se no 2º ao 4º espaços interdigitais Passa nas margens radial e ulnar dos dedos

- O arco palmar superficial irriga a maior parte da mão/dedos. É dominante em 2/3 dos indivíduos. Esse arco aparece completo em 80% dos indivíduos
- O arco palmar profundo irriga o polegar (e a região radial do DI). Normalmente não é o arco dominante. Esse arco aparece completo em 98% dos indivíduos
- Os arcos são codominantes em 1/3 dos indivíduos. O teste de Allen determina se o arco é completo (mas não mostra qual é o dominante)
- As artérias são anteriores (palmares) em relação aos nervos, mas cruzam os nervos e tornam-se dorsais a eles nos dedos

DISTÚRBIOS • Mão **6**

Osteoartrite

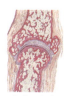
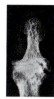

Artrite Reumatoide

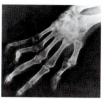

O corte através da articulação interfalângica distal mostra "nódulos" ósseos irregulares e hiperplásticos ("nódulos" de Heberden) nas margens articulares da falange distal. A cartilagem articular sofreu erosão e a cavidade articular diminuiu

A radiografia da articulação interfalângica distal mostra alterações degenerativas em estágio avançado. Destruição da cartilagem articular e osteófitos marginais ("nódulos" de Heberden)

Radiografia mostra a diminuição da cartilagem articular nas articulações interfalângicas proximais, erosão dos ossos carpais e da articulação do punho, osteoporose e deformidades dos dedos

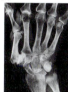
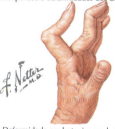

Alterações degenerativas em estado avançado na articulação carpometacarpal do polegar

Deformidade em botoeira no dedo indicador com deformidade dos outros dedos em pescoço de cisne

DESCRIÇÃO	HDA e EF	EXAMES COMPLEMENTARES/ ACHADOS	TRATAMENTO
OSTEOARTRITE			
• Perda da cartilagem articular • Devido ao desgaste ou situação pós-traumática • AIFD nº 1 ("nódulos" de Heberden) • AIFP nº 2 ("nódulos" de Bouchard)	**HDA:** velhice ou HDA de lesão Dor: piora com atividade **EF:** "nódulos"/deformidade, sensibilidade dolorosa, diminuição da ADM	**RX:** achados OA: perda do espaço articular, osteófitos, esclerose, cistos subcondrais	1. AINE 2. Infiltração de esteroide 3. Anquilose/artrodese 4. Artroplastia
CISTO MUCOSO			
• Cisto sinovial da articulação artrítica (AIFD nº 1)	**HDA:** massa próxima à articulação **EF:** massa, +/− sensibilidade dolorosa	**RX:** Articulação artrítica	1. Retirada do cisto e osteófito associado
ARTRITE REUMATOIDE			
• Doença autoimune que ataca a membrana sinovial e destrói as articulações • AMCF nº 1 • Desenvolve múltiplas deformidades	**HDA:** dor e enrijecimento (piora durante a manhã) **EF:** deformidades (desvio ulnar, pescoço de cisne, botoeira)	**RX:** destruição da articulação **LABS:** FR, AAN, VHS, hemograma, ácido úrico	1. Administração de medicamentos 2. Sinovectomia (uma articulação) 3. Transferência/reparo do tendão 4. Artrodese/artroplastia
DEFORMIDADE EM PESCOÇO DE CISNE			
• Inserção do FSD/lesão da lâmina palmar • Traumática ou associada à AR • Faixas laterais subluxadas dorsalmente/hiperextensão da AIFP	**HDA:** lesão ou AR **EF:** deformidade: AIFD flexionada, AIFP hiperestendida (lesão)	**RX:** mostra deformidade óssea	1. Início: tala 2. Final: liberação cirúrgica e reconstrução 3. Artrodese
DEFORMIDADE EM BOTOEIRA			
• Lesão no feixe central do tendão do m. extensor dos dedos (ED) e no ligamento triangular • Traumático ou associado à AR • Faixas (bandas) laterais subluxadas anteriormente, hiperflexão da AIFP	**HDA:** lesão traumática ou AR **EF:** deformidade: flexão da AIFP, + teste de Elson (incapacidade de estender a AIFP fletida)	**RX:** mostra deformidade óssea	1. Início: tala na AIFP em extensão 2. Reconstrução das faixas (bandas) laterais e do feixe central 3. Artrodese/artroplastia

NETTER ATLAS DE ANATOMIA ORTOPÉDICA **213**

6 Mão • DISTÚRBIOS

Tenossinovite

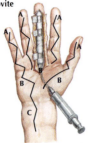

Tenossinovite do dedo médio. Tratada com incisão em zigue-zague na palma. A bainha do tendão foi aberta para expor as partes cruciformes das roldanas ("polias") da bainha fibrosa. Um fino cateter de plástico foi inserido para irrigação. As linhas de incisão indicam as bainhas dos tendões dos outros dedos (A); bolsas radial e ulnar (B); espaço subtendíneo de Parona (C)

Infecção de Paroníquia

Eponíquio elevado da superfície da unha

Esporotricose

Começa como um pequeno nódulo e espalha-se pela mão, pelo punho e pelo antebraço (até de forma sistêmica)

Abcesso em ferradura

Difunde-se de um foco no polegar através das bolsas radial e ulnar e da bainha do tendão do dedo mínimo, com ruptura no espaço subtendíneo de Parona

Panarício

Corte transversal mostra a divisão de septos na "polpa" do dedo

DESCRIÇÃO	HDA e EF	EXAMES COMPLEMENTARES/ ACHADOS	TRATAMENTO
TENOSSINOVITE PURULENTA (DOS TENDÕES DOS MÚSCULOS FLEXORES)			
• Infecção da bainha tendínea • Geralmente por feridas puntiformes/mordida • Pode se espalhar proximalmente nos espaços profundos ou no espaço de Parona (abcesso em ferradura)	**HDA:** dor e edema **EF:** sinais de Kanaval (4): 1. Posição flexionada 2. Edema fusiforme 3. Dor à extensão passiva 4. Sensibilidade dolorosa na bainha dos músculos flexores	**RX:** radiografias simples, excluir corpo estranho, ar subcutâneo **LABS:** hemograma, VHS, PCR	1. Diagnóstico < 24 h: antibióticos IV, observação cuidadosa (I&D/LMC se não melhorar) 2. Diagnóstico > 24 h: irrigação e debridamento da bainha + antibióticos IV
PANARÍCIO			
• Infecção ou abcesso profundo na "polpa" do dedo • *S. aureus*, nº 1	**HDA:** dor e edema **EF:** abcesso localizado, edema, eritema, +/– drenagem	**RX:** geralmente não é necessário	1. Incisão e drenagem (deve liberar os septos na "polpa") 2. Antibióticos (IV *vs*. oral)
PARONÍQUIA/EPONÍQUIO			
• Infecção no vale da unha • Infecção da mão mais comum • Etiologia: roer a unha ou a pele solta acima da cutícula	**HDA:** dor e edema **EF:** eritema, sensibilidade, drenagem +/–	**RX:** geralmente não é necessário	1. Fase inicial: banhos com água quente 2. I&D /LMC e antibióticos orais 3. Retirada parcial da unha
INFECÇÕES DE ESPAÇOS PROFUNDOS			
• Infecções nos espaços ou tecidos profundos (p. ex. tenar, hipotenar, de Parona [em ferradura])	**HDA:** dor e edema **EF:** edema, eritema, sensibilidade dolorosa flutuação, +/– drenagem	**RX:** geralmente, normal **RM/TC:** podem ajudar se o diagnóstico não é claro	1. Incisão e drenagem, colocar dreno, antib. IV 2. Tratar e cobrir o ferimento/ trocar o curativo quando necessário
ESPOROTRICOSE			
• Infecção fúngica (*Sporothrix s.*) por plantas/ rosas • Propagação pelos vasos linfáticos	**HDA:** erupção cutânea (exantema)/manchas na pele **EF:** fase inicial: nódulo solitário Fase final: múltiplos nódulos/ erupção cutânea (exantema)	**RX:** geralmente não é necessário	Solução de iodo e potássio

DISTÚRBIOS • Mão 6

Infecções de espaço profundo

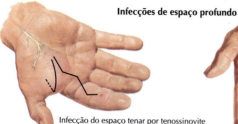

Infecção do espaço tenar por tenossinovite do dedo indicador devido a ferimento por objeto perfurante

Infecção do espaço palmar médio secundária à tenossinovite do dedo médio. O foco é uma lesão infectada por objeto perfurante na prega distal. A linha de incisão está indicada

Doença de Dupuytren

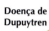

Excisão parcial da fáscia palmar com cuidado para não atingir os feixes neurovasculares

Tenossinovite Estenosante (dedo em gatilho)

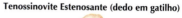
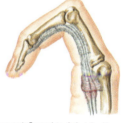

Espessamento inflamatório da bainha fibrosa ("polia") dos tendões dos músculos flexores com aumento nodular fusiforme de ambos os tendões.

DESCRIÇÃO	HDA e EF	EXAMES COMPLEMENTARES/ ACHADOS	TRATAMENTO
MORDIDAS: HUMANAS/DE ANIMAIS			

• Normalmente, mão dominante
• Luta com a mão fechada = soco na boca nº 1
• Bactéria: *Streptococcus, Staphylococcus aureus*
  Humano: *Eikenella corrodens*
  Animal: *Pasteurella multocida*
	HDA: mordida, dor e edema
	EF: laceração ou ferimento perfurante, edema, +/– drenagem, eritema (local ou extensão proximal)
		RX: séries de mão: excluir corpo estranho (p. ex., dente) ou gás nos tecidos/ articulações
		LABS: hemograma, VHS, PCR
			1. dT e profilaxia antirrábica se necessário
			2. I&D/LMC, cuidado com a ferida
			3. Antibióticos IV (ampicilina/ sulbactam)

TENOSSINOVITE ESTENOSANTE (DEDO EM GATILHO)			
• Estenose/espessamento da polia A1 no tendão flexor • Associado a DM, AR, idade • Forma congênita em crianças	**HDA:** +40 anos, dor, ressalto ou bloqueio (esp. no período da manhã) **EF:** sensibilidade na bainha do tendão flexor com crepitação na flexão/extensão	**RX:** geralmente normal **RM:** não é necessário, o EF é diagnóstico	1. Tala, radiografia ocupacional 2. Infiltração de corticosteroides na bainha do tendão 3. Liberação da polia A1
DOENÇA DE DUPUYTREN			
• Contratura da fáscia palmar • Os miofibroblastos produzem cordões espessos de colágeno tipo III • Associada aos europeus do norte (descendentes), DM, álcool	**HDA:** geralmente homens, + 40 anos, com queixa de massa na mão **EF:** nódulos na palma, +/– contratura da AMCF ou AIFP	**RX:** geralmente normal **RM:** não é necessária se o diagnóstico é claro. Pode ser útil se a etiologia da massa não é clara.	1. Fase inicial (massa, sem contratura): confirmar 2. Fase tardia (contratura): excisão cirúrgica dos cordões
CISTO RETINACULAR			
• Cisto (tipo ganglionar) da bainha do tendão flexor • Tipo de massa mais comum na mão	**HDA:** massa pequena na palma **EF:** firme, nódulo com o tamanho de uma ervilha, não se move com o tendão	**RX:** geralmente normal **RM:** não é necessária	1. Aspiração/punção 2. Excisão cirúrgica, se recorrente

6 Mão • DISTÚRBIOS PEDIÁTRICOS

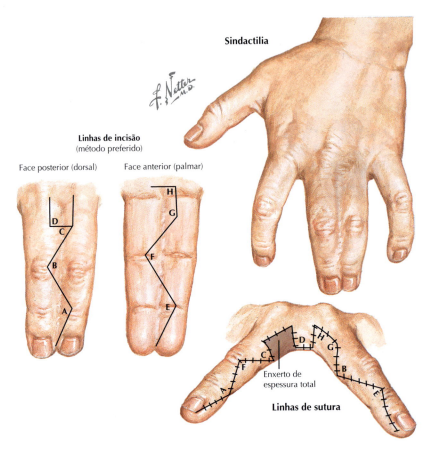

Sindactilia

Linhas de incisão (método preferido)

Face posterior (dorsal)   Face anterior (palmar)

Enxerto de espessura total

Linhas de sutura

DESCRIÇÃO	AVALIAÇÃO	TRATAMENTO
SINDACTILIA		
• Falha na diferenciação do tecido do dedo • Anomalia congênita mais comum da mão • Completo (até a ponta do dedo) *vs.* incompleto • Simples (tecido mole) *vs.* complexo (osso)	**HDA:** dedos estão conectados **EF:** os dedos estão conectados até as pontas ou mais abaixo (incompletamente) **RX:** determinará se os ossos estão fundidos (complexo)	1. Aguardar aproximadamente um ano, depois realizar cirurgia para separar os dedos 2. O planejamento cuidadoso da incisão e o enxerto de pele melhoram os resultados
CAMPTODACTILIA		
• Anomalia congênita em flexão dos dedos • Geralmente afeta a AIFP do dedo mínimo • Tipo 1 (crianças), tipo 2 (adolescentes) • Etiologia: inserção anormal dos lumbricais ou do FSD	**HDA:** dedo flexionado. Percebido ao nascimento ou durante a adolescência. **EF:** incapacidade de extensão completa da articulação **RX:** mostra a flexão, ossos tipicamente normais	1. Conservador: alongamento e tala. 2. Contratura funcionalmente debilitante: cirurgia de liberação/transferência tendínea
CLINODACTILIA		
• Desvio do dedo no plano coronal • Desvio radial do dedo mínimo nº 1 • Etiologia: falange média em forma de delta	**HDA/EF:** desvio do dedo, queixas estéticas e funcionais **RX:** mostra a falange média em forma de delta	1. Moderado: sem tratamento 2. Déficit funcional: correção cirúrgica/ osteotomia e realinhamento

DISTÚRBIOS PEDIÁTRICOS • Mão   6

Polidactilia

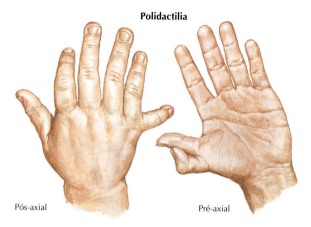

Pós-axial   Pré-axial

Síndrome da (faixa) banda de constrição congênita

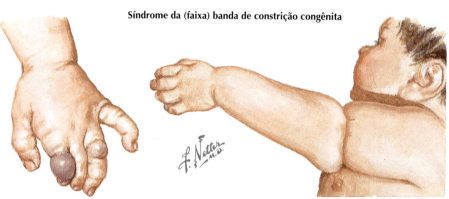

DESCRIÇÃO	AVALIAÇÃO	TRATAMENTO
POLEGAR DUPLICADO (POLIDACTILIA PRÉ-AXIAL)		
• Um polegar extra ou uma porção extra dele • Classificação de Wassel (7 tipos): o tipo 4 é o mais comum • Autossômico dominante ou esporádico • Associada a algumas síndromes	HDA/EF: polegar extra/porção extra do polegar RX: mostrará falanges bífidas ou extras dependendo do tipo de duplicação	1. Reconstrução cirúrgica para obter estabilidade do polegar. Geralmente conservam as estruturas mediais do polegar e reconstroem o lado lateral (p. ex., tipo 4)
HIPOPLASIA DO POLEGAR		
• Ausência parcial ou completa do polegar • Classificação de Blauth: tipos I-V • Tratamento baseado na presença da articulação CMC • Associada a algumas síndromes	HDA/EF: polegar pequeno ou ausência do polegar RX: varia entre ossos pequenos, encurtados ou ausentes (falanges, metacarpal e trapézio). Avaliar a presença da articulação CMC	1. Tipo I: polegar pequeno: sem tratamento 2. Tipo II-IIIA: reconstrução 3. Tipo IIIB-V (sem ACMC): amputação e policização
SÍNDROME DA FAIXA (BANDA) DE CONSTRIÇÃO CONGÊNITA		
• Faixas (bandas) constritivas levam à necrose dos dedos ou redução do seu crescimento e/ou desenvolvimento • Não é hereditário	HDA/EF: dedos curtos/truncados com as faixas (bandas) de redução do crescimento RX: falanges pequenas, encurtadas ou ausentes	1. Amputações completas se necessário 2. Retirada/liberação das faixas (bandas). Suturar a pele com a técnica de Z-plastia pode ser necessário

NETTER ATLAS DE ANATOMIA ORTOPÉDICA **217**

6 | Mão • ACESSOS CIRÚRGICOS

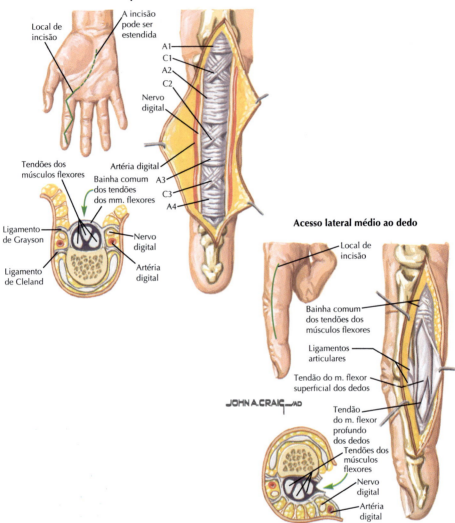

USOS	PLANO ENTRE OS NERVOS	RISCOS	COMENTÁRIO
DEDO: ACESSO PALMAR			
• Tendões dos músculos flexores (reparo/exploração) • Nervos digitais • Liberação dos tecidos moles • Tendões dos mm. flexores	Sem planos	• Artéria digital • Nervo digital • Drenagem da infecção	• Fazer incisão em "zigue-zague" conectando as pregas do dedo • O feixe neurovascular é lateral à bainha comum dos tendões
DEDO: ACESSO LATERAL MÉDIO			
• Fraturas de falanges	Sem planos	• Nervo digital • Artéria digital	• Os tecidos moles são finos, a cápsula articular pode ser cortada se não houver cuidado

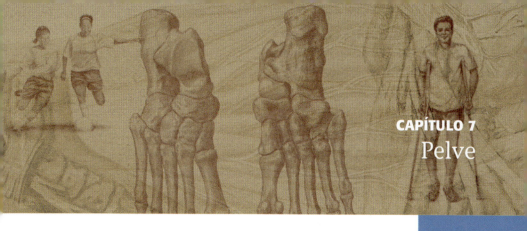

CAPÍTULO 7
Pelve

Anatomia Topográfica	**220**
Osteologia	**221**
Radiologia	**225**
Trauma	**227**
Articulações	**232**
História da Doença Atual	**234**
Exame Físico	**235**
Origens e Inserções	**237**
Músculos	**238**
Nervos	**241**
Artérias	**244**
Distúrbios	**246**
Acessos Cirúrgicos	**247**

7 Pelve • ANATOMIA TOPOGRÁFICA

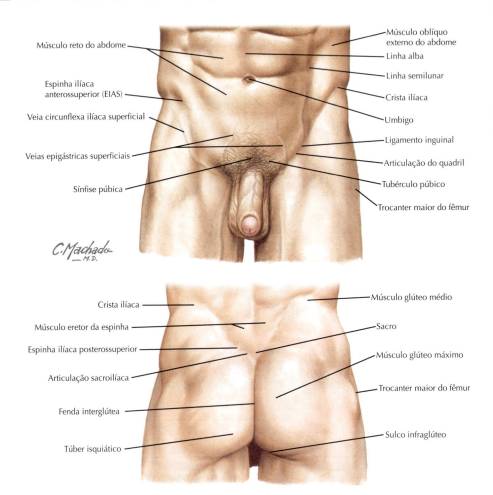

ESTRUTURA	APLICAÇÃO CLÍNICA
Crista ilíaca	Local comum de contusão da pelve ("*hip pointers*") Local de retirada de enxerto ósseo autólogo
Espinha ilíaca anterossuperior	Origem do músculo sartório. Uma fratura por avulsão pode ocorrer aqui O nervo cutâneo femoral lateral (NCFL) passa por aqui e pode ser comprimido neste ponto Marco usado para medir o ângulo "Q" do joelho
Sínfise púbica	Local da osteíte púbica; causa incomum da dor pélvica anterior
Ligamento inguinal	A artéria ilíaca externa torna-se artéria femoral neste ponto; o pulso femoral pode ser palpado inferiormente ao ligamento, no trígono femoral
Trocanter maior	Sensibilidade dolorosa pode indicar bursite trocantérica
Músculo eretor da espinha	O uso excessivo e espasmos são causas comuns de lombalgia (L)
Espinha ilíaca posterossuperior	Local de retirada de enxerto ósseo em procedimentos espinais posteriores
Articulação sacroilíaca	Degeneração da articulação pode causar lombalgia (L)
Túber isquiático	Fratura por avulsão (músculos isquiotibiais) ou bursite podem ocorrer aqui

OSTEOLOGIA • Pelve

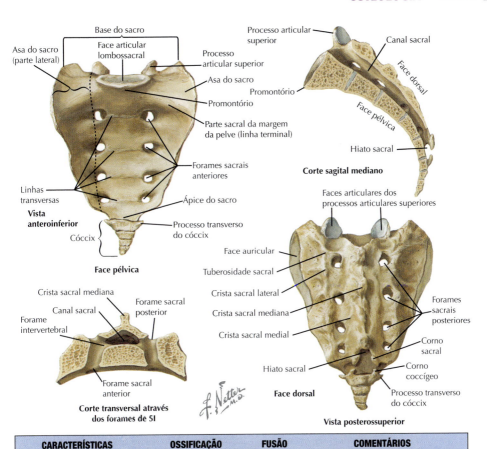

CARACTERÍSTICAS	OSSIFICAÇÃO		FUSÃO	COMENTÁRIOS
PELVE					

• Combinação de 3 ossos (dois ossos do quadril/"inominado" e o sacro) e 3 articulações (duas articulações sacroilíacas e a sínfise púbica)
 • A pelve não tem estabilidade própria. Ela necessita de suporte ligamentar para sua estabilidade
 • A pelve é dividida em duas partes pela margem da pelve:
  ◦ Pelve maior (falsa) – acima da margem da pelve, limitada pela asa do sacro e pela asa do ílio
  ◦ Pelve menor (verdadeira) – abaixo da margem da pelve, limitada pelo ísquio e pelo púbis.				

SACRO					
• 5 vértebras fusionadas • 4 pares de forames (esquerdo e direito) • A asa expande-se lateralmente • O canal sacral abre-se no hiato sacral distalmente • Cifose (aprox. 25°), o ápice está em S III	Primária Corpo Arcos Elementos costais Secundária	8ª semana (fetal) 11-14 anos	2-8 anos 2-8 anos 2-8 anos 20 anos	• Transmite peso da coluna vertebral para a pelve • Os nervos saem através dos forames sacrais (anteriores e posteriores) • A asa do sacro é um local comum de fraturas sacrais • O canal sacral estreita-se distalmente antes de se abrir no hiato sacral • Os segmentos fusionam-se até a puberdade
CÓCCIX					
• 4 vértebras fusionadas • Não possui características de uma vértebra típica	Arco primário Corpo	7ª-8ª semana (fetal)	1-2 anos 7-10 anos	• É ponto de fixação dos mm. glúteo máximo e coccígeo • Local comum de fratura

NETTER ATLAS DE ANATOMIA ORTOPÉDICA

7 Pelve • OSTEOLOGIA

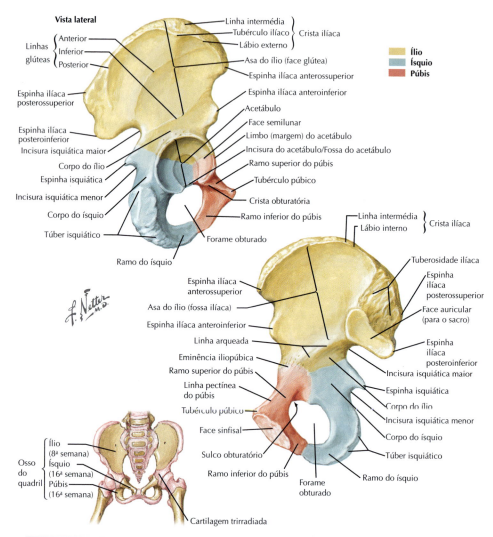

CARACTERÍSTICAS	OSSIFICAÇÃO		FUSÃO		COMENTÁRIOS
OSSO DO QUADRIL ("INOMINADO")					
• 3 ossos (ílio, ísquio, púbis) fundem-se para se tornarem um osso comum na cartilagem trirradiada no acetábulo • Ílio: corpo e asa • Púbis: ramos inferior e superior • Ísquio: corpo e túber • Acetábulo: "cavidade" da articulação do quadril, tem 2 paredes (anterior e posterior), fossa e uma incisura inferiormente. A cartilagem articular tem a forma de uma ferradura	**Primária** (uma em cada corpo) **Secundária** Crista ilíaca Trirradiada Túber isquiático EIAI Púbis	2ª-6ª mês 15 anos	No acetábulo, 15 anos Todos se fundem	20 anos	• A crista ilíaca é um local comum para retirada de enxerto ósseo tricortical e esponjoso • A contusão da crista ilíaca é conhecida como "hip pointer" • A ossificação da crista ilíaca é usada para determinar a maturidade esquelética (índice de Risser) • As espinhas ilíacas servem como pontos de referência anatômica e locais de inserção de músculos (EIAS, EIAI, EIPS, EIPI) • Acetábulo: 45° de inclinação oblíqua, 15° de anteversão

OSTEOLOGIA • Pelve

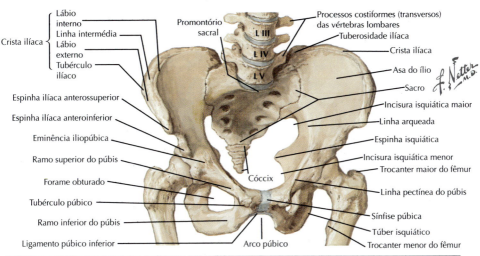

ESTRUTURA	FIXAÇÕES/ESTRUTURAS RELACIONADAS	COMENTÁRIOS
PONTOS DE REFERÊNCIA ANATÔMICA E OUTRAS ESTRUTURAS DA PELVE		
Espinha ilíaca anterossuperior (EIAS)	M. sartório Ligamento inguinal Músculos transverso e oblíquo interno do abdome	• NCFL cruza a EIAS e pode ser comprimido nesse local • O m. sartório pode sofrer avulsão neste ponto (fratura por avulsão) • Ponto de referência anatômica para medir ângulo Q do joelho
Espinha ilíaca anteroinferior (EIAI)	M. reto femoral M. tensor da fáscia lata Ligamento iliofemoral (cápsula da articulação do quadril)	• O m. reto femoral pode sofrer avulsão nesse ponto (fratura por avulsão)
Espinha ilíaca posterossuperior (EIPS)	Ligamento sacroilíaco posterior Marcada por concavidade na pele	• Excelente local para enxerto ósseo
Linha arqueada	M. pectíneo	• Continua com a linha pectínea. Forte, região de suporte de peso
Linhas glúteas	3 linhas: anterior, inferior, posterior	• Origens distintas dos músculos glúteos
Trocanter maior	VEJA ORIGENS/INSERÇÕES	• Sensível na bursite trocantérica
Trocanter menor	Músculos ilíaco e psoas	• O tendão pode provocar um "estalido" ao mover-se sobre o trocanter ("quadril em ressalto")
Túber isquiático	VEJA ORIGENS/INSERÇÕES Ligamento sacrotuberal	• Atrito excessivo = bursite isquiática • Pode ocorrer avulsão dos mm. isquiotibiais (fratura por avulsão)
Espinha isquiática	Inserção dos mm. coccígeo e levantador do ânus Ligamento sacroespinal	
Forame isquiático menor	Saída dos mm. rotadores laterais curtos: M. obturador externo M. obturador interno	• O m. obturador interno é um ponto de referência anatômica para a "coluna posterior" • O m. obturador externo não é visto no acesso posterior
Forame isquiático maior	Estruturas que passam por ele: 1. Nervo glúteo superior 2. Artéria glútea superior 3. Músculo piriforme 4. Nervo **P**udendo 5. Artéria pudenda interna 6. Nervo para o m. **O**bturador interno 7. Nervo cutâneo femoral **P**osterior 8. Nervo **I**squiático 9. Nervo glúteo **I**nferior 10. Artéria glútea inferior 11. Nervo para o m. **Q**uadrado femoral	• O músculo piriforme é o ponto de referência • O nervo e a artéria glútea superior saem acima do m. piriforme • **POPI IQ** é uma técnica mnemônica para os nervos (estruturas) que saem abaixo do m. piriforme (de medial para lateral) (ver pág. 243) • Nervo isquiático (especialmente a divisão fibular) pode sair da pelve acima ou através do m. piriforme como uma variação anatômica

NETTER ATLAS DE ANATOMIA ORTOPÉDICA

7 Pelve • OSTEOLOGIA

Vista lateral

Asa do ílio

"Coluna posterior"
"Coluna anterior"

Acetábulo

Parede anterior

Ramo superior do púbis

Incisura isquiática maior

Linha pectínea do púbis

Incisura isquiática menor

Tubérculo púbico

Túber isquiático

Forame obturado

Quadrante posterossuperior ("região de segurança")

Ramo inferior do púbis

EIAS

Quadrante anterossuperior

Centro do acetábulo

Quadrante posteroinferior

Quadrante anteroinferior

Vista medial

Incisura isquiática maior

Espinha isquiática

Incisura isquiática menor

Túber isquiático

Forame obturado

ESTRUTURA	ESTRUTURAS RELACIONADAS	COMENTÁRIOS
COLUNAS DO ACETÁBULO		
Anterior (iliopúbica)	1. Ramo superior do púbis 2. Parede anterior do acetábulo 3. Parte anterior da asa do ílio 4. Margem da pelve	Envolvido em vários padrões diferentes de fratura
Posterior (ilioisquiática)	1. Túber isquiático 2. Parede posterior do acetábulo 3. Incisuras isquiáticas maior e menor	Envolvido em vários padrões diferentes de fratura
REGIÕES/QUADRANTES DO ACETÁBULO		
As regiões/quadrantes são divididas por duas linhas: 1. EIAS ao centro do acetábulo, 2. uma linha perpendicular à linha 1 As estruturas podem ser lesionadas quando os parafusos são fixados nessas regiões/quadrantes (p. ex., componente acetabular)		
Anterossuperior	Artéria e veia ilíacas externas	Não colocar parafusos nessa região
Anteroinferior	Nervo obturatório, artéria e veia	Não colocar parafusos nessa região
Posterossuperior	Nervo isquiático Nervo glúteo superior, artéria, veia	Esta é uma região segura para colocação de parafusos
Posteroinferior	Nervo isquiático Nervo glúteo inferior, artéria, veia Nervo pudendo interno, artéria, veia	Esta é uma região segura secundária. A colocação segura de parafusos pode ser conseguida com cuidado, caso seja necessária

224 NETTER ATLAS DE ANATOMIA ORTOPÉDICA

RADIOLOGIA • Pelve

Radiografia da pelve, AP

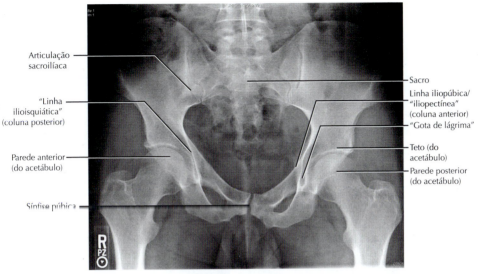

Legendas da imagem:
- Articulação sacroilíaca
- "Linha ilioisquiática" (coluna posterior)
- Parede anterior (do acetábulo)
- Sínfise púbica
- Sacro
- Linha iliopúbica/"iliopectínea" (coluna anterior)
- "Gota de lágrima"
- Teto (do acetábulo)
- Parede posterior (do acetábulo)

RADIOGRAFIA	TÉCNICA	ACHADOS	APLICAÇÃO CLÍNICA
AP (anteroposterior)	AP, 15° de RM dos pés, feixe direcionado sobre a parte mediana da pelve	6 linhas radiográficas: 1. Iliopectínea ou iliopúbica (coluna anterior) 2. Ilioisquiática (coluna posterior) 3. "Gota de lágrima" vista na radiografia 4. Teto do acetábulo ("cúpula") 5. Margem/parede anterior do acetábulo 6. Margem/parede posterior do acetábulo	Triagem de fraturas (sacral, acetabular pélvica, parte proximal do fêmur), uso do protocolo ATLS; displasia, doença articular degenerativa/artrite
Incidência "inlet" da pelve	AP, feixe 45° caudal	Articulações sacroilíacas, margem da pelve/ramos do púbis, sacro	Fraturas do anel pélvico: mostra desvio posterior ou alargamento da sínfise
Incidência "outlet" da pelve	AP, feixe 45° cefálico	Crista ilíaca, sínfise púbica, forames sacrais	Fraturas do anel pélvico: mostra desvio superior da hemipelve
Incidências oblíquas (de Judet) Oblíqua obturatriz Oblíqua alar	Feixe no quadril com lesão: Elevar o quadril afetado a 45° Elevar o quadril não afetado a 45°	 Forame obturado Crista ilíaca, incisuras isquiáticas	 Fratura do acetábulo: coluna anterior, parede posterior Fratura do acetábulo: coluna posterior, parede anterior
OUTROS ESTUDOS			
TC	Axial, coronal e sagital	Congruência articular, fragmentos de fratura	Fraturas, principalmente sacro e acetábulo
RM	Porção terminal do tendão do músculo extensor dos dedos	Tecidos moles: músculos, cartilagens	Lesão do lábio articular, tumores, fratura de estresse
Cintilografia óssea		Avaliação de todos os ossos	Tumores, infecção

NETTER ATLAS DE ANATOMIA ORTOPÉDICA

7 Pelve • RADIOLOGIA

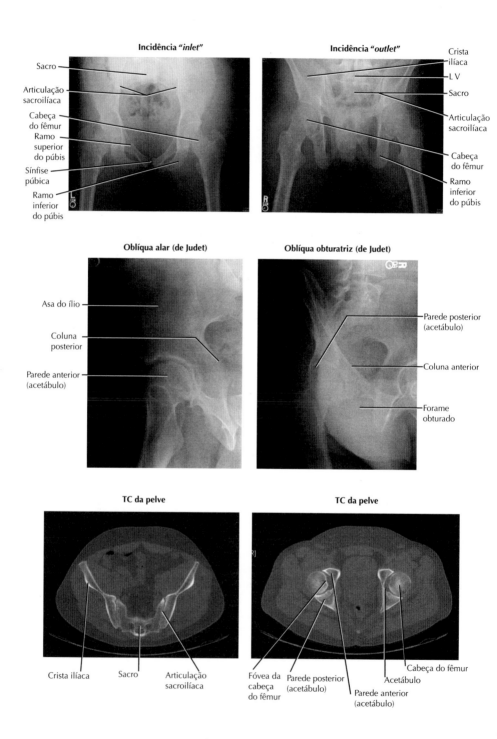

226 NETTER ATLAS DE ANATOMIA ORTOPÉDICA

TRAUMA • Pelve

Fratura vertical do sacro, classificação de Denis

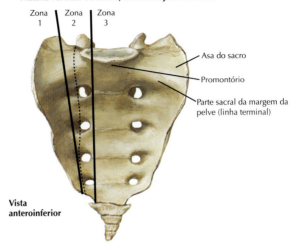

Vista anteroinferior

Fraturas do sacro

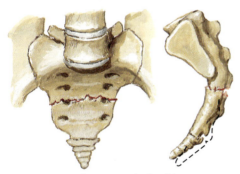

Fratura transversa do sacro com desvio mínimo

Fratura do cóccix

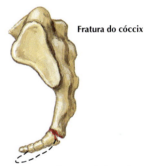

Esta fratura comumente não requer tratamento especial, a não ser tomar cuidado ao sentar; a utilização de almofada inflável pode ser útil. A dor pode persistir por um longo período

DESCRIÇÃO	AVALIAÇÃO	CLASSIFICAÇÃO	TRATAMENTO
\multicolumn{4}{c}{**FRATURA DO SACRO**}		

• Mecanismo: idosos – queda; jovens – alta energia (p. ex., AVA)
• A lesão isolada é rara, geralmente está associada a fraturas da pelve ou da coluna vertebral
• Lesão na raiz do nervo é muito comum
• Radiografias identificam <50% das fraturas
• Facilmente não diagnosticada e difícil de tratar; pode levar à dor crônica
	HDA: trauma (queda ou acidente), dor +/– sintomas neurológicos
	EF: palpação da coluna vertebral e do sacro. Exame neurológico completo incluindo exame retal
	RX: AP da pelve, perfil do sacro
	TC: necessária para o diagnóstico e para o planejamento pré-operatório
		Pela direção da fratura
		• Vertical. Denis:
		  ○ Zona 1: lateral aos forames
		  ○ Zona 2: através dos forames
		  ○ Zona 3: medial aos forames
		• II. Transversa
		• III. Oblíqua
		• Complexo: em forma de "U" ou "H"
			• Minimamente desviada/ estável:
			  ○ Não cirúrgico
			• Desviada/instável:
			  ○ Redução fechada e fixação percutânea
			  ○ Redução aberta, fixação interna
			• Lesão do nervo: descompressão

\multicolumn{4}{l}{**COMPLICAÇÕES:** Lesão da raiz do nervo e síndrome da cauda equina, em especial nas fraturas na zona 3; pseudartrose/ consolidação viciosa, dor crônica}			

7 Pelve • TRAUMA

Classificação das fraturas da pelve (Young e Burgess)

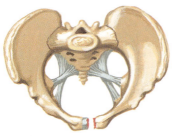
Compressão anteroposterior tipo I
(CAP-I)

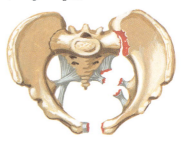
Compressão anteroposterior tipo II
(CAP-II)

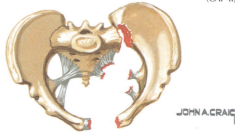
Compressão anteroposterior tipo III
(CAP-III)

DESCRIÇÃO	AVALIAÇÃO	CLASSIFICAÇÃO	TRATAMENTO
\multicolumn{4}{c}{FRATURA DO ANEL PÉLVICO}			

• Mecanismo: trauma de alta energia (p. ex., AVA)
• Associação com várias lesões: GI, GU, fraturas de extremidades, neurológica, vascular, cabeça (CL)
• Alta taxa de morbidade, geralmente devido à hemorragia não controlada (sangramento venoso>arterial) esp. nas fraturas CAP 3 ("livro aberto")
• Fraturas expostas têm alta taxa de morbidade e complicação
• A estabilidade da fratura baseia-se no rompimento ligamentar (esp. sacrotuberal, sacroespinal, sacroilíaco posterior)
• Avulsão do ligamento iliolombar/ processo transverso de LV sugere fratura instável
• Compressão lateral é mais comum
  ○ CL1: força dirigida posteriormente
  ○ CL2: força dirigida anteriormente
	HDA: trauma de alta energia, dor +/- sintomas neurológicos
	EF: inspeção do períneo em lesão aberta. O MI pode apresentar desvio rotacional. "Pelvic rock" da pelve. Exame retal e vaginal para lesões associadas. Exame neurológico completo, inclusive exame de tônus retal e reflexos bulbocavernosos
	RX: AP da pelve, incidências "inlet" e "outlet" são essenciais.
	TC: especialmente útil para definir lesão sacral/ASI
	Arteriografia: se estiver hemodinamicamente instável após a estabilização da pelve; considerar embolização de uma artéria
		Young e Burgess
		Compressão AP (CAP)
		I. <2,5 cm diástase púbica + 1 ou 2 fraturas de ramos púbicos
		II. >2,5 cm diástase + lesão sacroilíaca anterior, porém verticalmente estável
		III. Ruptura completa ant. (sínfise) e post. (ASI). Instável
		Compressão lateral (CL)
		I. Compressão sacral + fratura do ramo ipsilateral
		II. CL1 + frat. da asa do ílio ou lesão post. da ASI. Verticalmente estável
		III. CL2 com CAP3 contralateral (pelve "em ventania")
		Cisalhamento vertical
		Rompimento dos ligamentos sacroilíaco, sacrotuberal e sacroespinal + fraturas dos ramos. Verticalmente instável
			• Protocolo ATLS. Tratamento de lesões com risco de morte
			• Hemorragia pélvica: compressão pélvica (p. ex., com lençol) ou fixação externa para reduzir volume pélvico
			• Colostomia de desvio para lesão aberta ou qualquer comunicação com o intestino aberto
			• Conservador: carga de acordo com a dor para CL1, CAP1, fratura dos ramos
			• Cirúrgico para CL2 e 3, estresse vertical
			  ○ Anterior: RAFI na sínfise
			  ○ Posterior. 1. RAFI da asa do ílio e fraturas sacrais; 2. parafusos SI para luxação da ASI

\multicolumn{4}{l}{**COMPLICAÇÕES**: Hemorragia (venosa > arterial [a. pudenda interna > a. glútea superior]), lesões neurológicas (raiz de L 5 em risco com a colocação de parafuso na art. sacroilíaca), consolidação viciosa/pseudartrose, dor crônica (em especial na ASI) e incapacidade funcional, infecção, tromboembolismo}			

TRAUMA • Pelve   **7**

Classificação das Fraturas da Pelve (Young e Burgess)

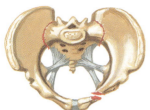
Compressão lateral tipo I
(CL-I)

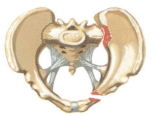
Compressão lateral tipo II
(CL-II)

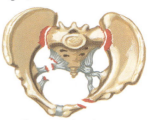
Compressão lateral tipo III
(CL-III)

Cisalhamento vertical

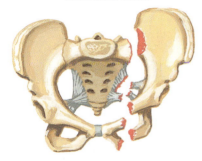

Fraturas dos ramos da pelve

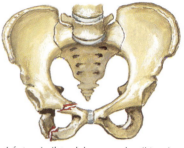

A fratura ipsilateral dos ramos do púbis e do ísquio requer somente tratamento sintomático de curta duração com repouso e atividade limitada com auxílio de andador ou muleta para deambulação de 4 a 6 semanas

Fratura da pelve sem rompimento do anel pélvico

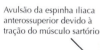

Avulsões

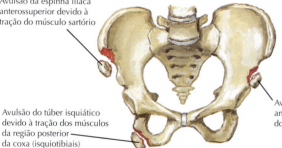

Avulsão da espinha ilíaca anterossuperior devido à tração do músculo sartório

Avulsão do túber isquiático devido à tração dos músculos da região posterior da coxa (isquiotibiais)

Avulsão da espinha ilíaca anteroinferior devido à tração do músculo reto femoral

DESCRIÇÃO	AVALIAÇÃO	CLASSIFICAÇÃO	TRATAMENTO
\multicolumn{4}{c}{**FRATURA DA PELVE – OUTRAS**}			
• Mecanismo: trauma de baixa energia (queda, lesão esportiva etc.) • Fraturas estáveis isoladas, sem rompimento do anel pélvico • Pode ocorrer no osso osteopênico	**HDA:** dor, especialmente com sustentação de peso **EF:** sensibilidade à palpação no ponto ósseo **RX:** AP, incidências "*inlet*"/"*outlet*" **TC:** em geral, não é necessária, pode determinar o desvio	**Fraturas isoladas:** ramos inferior ou superior do púbis, asa do ílio e crista ilíaca **Avulsão:** EIAS (m. sartório), EIAI (m. reto femoral), túber isquiático (mm. isquiotibiais)	• Fraturas isoladas: tratamento com repouso relativo, com carga assim que tolerado • Fratura por avulsão: a maioria com tratamento conservador. Se o desvio for muito acentuado, utilizar a fixação
\multicolumn{4}{l}{**COMPLICAÇÕES:** consolidação viciosa/pseudartrose, dor crônica/incapacidade funcional, tromboembolismo}			

NETTER ATLAS DE ANATOMIA ORTOPÉDICA   **229**

Acetábulo – Fraturas Elementares

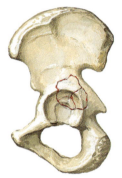
Fratura da parede posterior

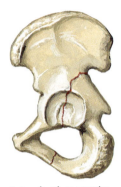
Fratura da coluna posterior

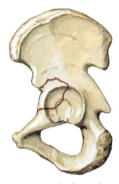
Fratura em cunha da parede anterior

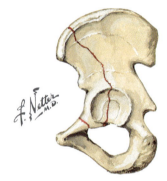
Fratura da coluna anterior

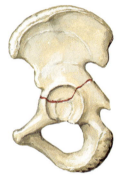
Fratura transversal

DESCRIÇÃO	AVALIAÇÃO	CLASSIFICAÇÃO	TRATAMENTO
<td colspan="4">**FRATURA DO ACETÁBULO**</td>

• Mecanismo: trauma brusco de alta energia (p. ex, AVA); cabeça do fêmur contra o interior do acetábulo
• Padrão de fratura determinado pelo vetor de força e posição da cabeça do fêmur no momento do impacto
• Várias lesões associadas: GI, GU, fraturas de extremidades
• Abordagem cirúrgica:
  ○ Kocher-Langenbeck: fraturas posteriores (parede posterior, coluna posterior, transversal, tipo T)
  ○ Ilioinguinal: fraturas anteriores (parede anterior, coluna anterior/hemitransversa, dupla coluna)
	HDA: trauma de alta energia, dor, incapacidade para sustentar peso
	EF: MI pode apresentar desvio rotacional. Inspecionar a pele para observar se há lesão de Morel-Lavalle. Exame neurológico
	RX: AP de pelve, oblíquas obturatriz e alar (incidência de Judet) são essenciais. Ângulo do arco do teto: centro da cabeça até a fratura (<45°, com apoio/pisar [sustentar peso])
	TC: essencial para definir precisamente a fratura (tamanho, afundamento, envolvimento articular, corpos soltos e fazer o planejamento pré-operatório)
		Letournel e Judet:
		• **Fraturas elementares**
		  ○ Parede posterior
		  ○ Coluna posterior
		  ○ Parede anterior
		  ○ Coluna anterior
		  ○ Transversal
		• **Fraturas associadas**
		  ○ Coluna posterior e parede posterior
		  ○ Transversal e parede posterior
		  ○ Tipo T
		  ○ Coluna anterior e hemitransversa posterior
		  ○ Ambas as colunas
			• Reduzir o quadril se desviado (tracionar se necessário para manter a redução)
			• Conservador: sem carga (não pisar) por 12 semanas
			  ○ <2 mm de desvio articular
			  ○ Ângulo do arco do teto >45°
			  ○ Parede posterior frat. <20%-30%
			• Cirúrgico: RAFI, sem carga (não pisar) por 12 semanas
			  ○ 2 mm de desvio articular
			  ○ Parede posterior >40%
			  ○ Fratura/luxação irredutível
			  ○ Impacto marginal
			  ○ Corpos soltos na articulação do quadril
			• Radioterapia na profilaxia contra ossificação heterotópica

COMPLICAÇÕES: artrite pós-traumática, lesão no nervo (nervo isquiático), pós-cirúrgico (ossificação heterotópica, lesão do nervo isquiático, sangramento), consolidação viciosa/pseudartrose, infecção (associação com a lesão de Morel-Lavalle), tromboembolismo

TRAUMA • Pelve

Acetábulo – Fraturas Associadas

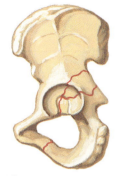
Coluna posterior/parede posterior

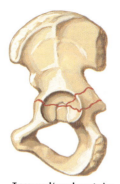
Transversal/parede posterior

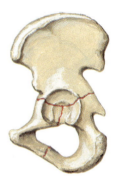
Fratura em forma de "T"

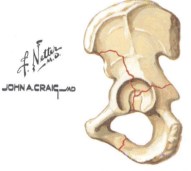
Coluna anterior/hemitransversa posterior

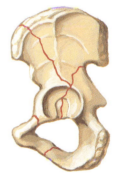
Dupla coluna

Redução aberta e fixação interna de fratura do acetábulo

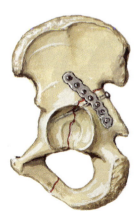
Fratura da coluna posterior
Reparo com placa e parafusos de tração

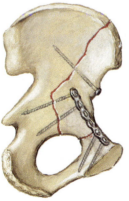
Fratura da coluna anterior
Reparo com placa e parafusos longos

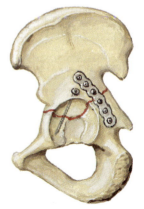
Fratura transversa
Reparo com placa e parafusos de tração

NETTER ATLAS DE ANATOMIA ORTOPÉDICA

7 Pelve • ARTICULAÇÕES

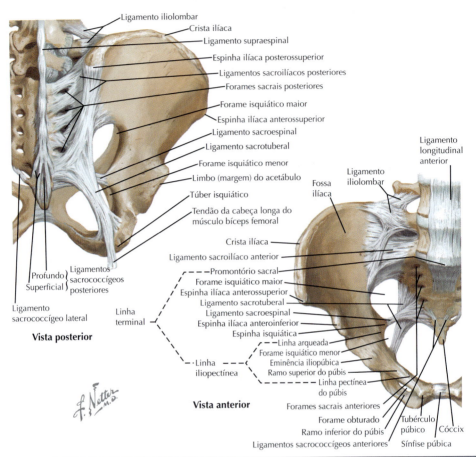

LIGAMENTOS	FIXAÇÕES	COMENTÁRIOS
ARTICULAÇÃO SACROILÍACA		
• Esta é uma articulação plana. Possui movimentos mínimos de rotação durante a marcha. A articulação normal não deve apresentar nenhum movimento vertical • A estabilidade vertical é essencial; o peso do corpo é transmitido através dessa articulação • A face articular (localizada inferiormente à articulação) é revestida com: sacro (cartilagem articular), ílio (fibrocartilagem)		
Sacroilíaco posterior ∘ Sacroilíaco curto ∘ Sacroilíaco longo	Da região posterolateral do sacro à região posteromedial do ílio Orientação oblíqua: do sacro à EIPS e EIPI Orientação vertical: do sacro à EIPS	Mais forte da pelve: chave para estabilidade vertical Resiste às forças de rotação Resiste às forças verticais Mistura com ligamento sacrotuberal
Sacroilíaco anterior	Região anterior do sacro à região anterior do ílio	Mais fraco que o posterior; resiste às forças de rotação
Interósseo	Do sacro ao ílio	Adiciona suporte aos ligamentos sacroilíacos anterior e posterior
ESTABILIDADE DA PELVE		
Estabilidade rotacional	Orientação transversal/horizontal	Ligamentos SI posteriores curtos, SI anterior, sacroespinal e iliolombar
Estabilidade vertical	Orientação longitudinal/vertical	Ligamentos SI posteriores longos, sacrotuberal e lombossacral

232 NETTER ATLAS DE ANATOMIA ORTOPÉDICA

ARTICULAÇÕES • Pelve

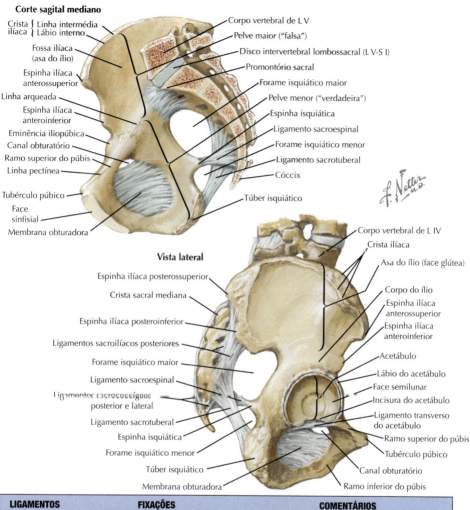

LIGAMENTOS	FIXAÇÕES	COMENTÁRIOS
SÍNFISE PÚBICA		
• Articulação (anterior) entre as duas hemipelves. As faces articulares são revestidas por cartilagem hialina • Entre os dois ossos púbicos da articulação há um disco fibrocartilagíneo		
Púbico superior	Ambos os ossos púbicos superiormente (e anteriormente)	Ligamento de suporte forte
Púbico inferior	Ambos os ossos púbicos inferiormente	As inserções musculares também fornecem suporte inferiormente
OUTROS LIGAMENTOS		
Sacroespinal	Região anterolateral do sacro até a espinha isquiática	Resiste à rotação, divide os forames isquiáticos
Sacrotuberal	Região posterolateral do sacro até o túber isquiático	Resiste às forças verticais, fornece estabilidade vertical
Iliolombar	Processo transverso L IV e L V até a crista ilíaca, posteriormente	Fratura por avulsão é sinal de lesão instável do anel pélvico
Lombossacral	Processo transverso de L V até a asa do sacro	Suporte anterior, auxilia na estabilidade vertical

NETTER ATLAS DE ANATOMIA ORTOPÉDICA

7 Pelve • HISTÓRIA DA DOENÇA ATUAL

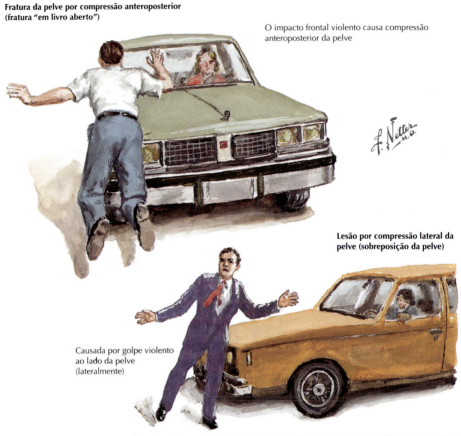

Fratura da pelve por compressão anteroposterior (fratura "em livro aberto")

O impacto frontal violento causa compressão anteroposterior da pelve

Lesão por compressão lateral da pelve (sobreposição da pelve)

Causada por golpe violento ao lado da pelve (lateralmente)

PERGUNTA	RESPOSTA	APLICAÇÃO CLÍNICA
1. Idade	Jovem	Espondilite anquilosante
	Meia-idade – idoso	Sacroileíte, diminuição da mobilidade
2. Dor		
a. Início	Aguda	Trauma: fratura, luxação, contusão
	Crônica	Inflamação sistêmica, distúrbio degenerativo
b. Características	Profunda, não específica	Etiologia sacroilíaca, infecção, tumor
	Irradiada	Para a coxa ou nádega, articulação SI, região lombar da coluna vertebral
c. Ocorrência	Entrar e sair da cama, em escada	Etiologia sacroilíaca
	Adução dos MMII	Etiologia na sínfise púbica
3. HPP	Gravidez	Lassidão dos ligamentos na articulação SI causa dor
4. Trauma	Queda sobre a nádega, lesão com torção	Lesão da articulação sacroilíaca
	Alta velocidade: AVA, queda	Fratura, rompimento do anel pélvico
5. Atividade/trabalho	Torção, ficar em pé sobre uma perna	Etiologia sacroilíaca
6. Sintomas neurológicos	Dor, dormência, formigamento	Etiologia na coluna vertebral, etiologia sacroilíaca
7. História de artrites	Várias articulações envolvidas	Envolvimento SI de AR, síndrome de Reiter, espondilite anquilosante etc.

EXAME FÍSICO • Pelve

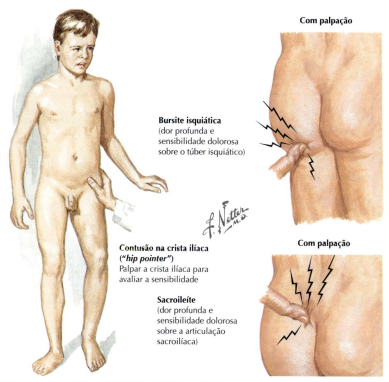

Com palpação

Bursite isquiática
(dor profunda e sensibilidade dolorosa sobre o túber isquiático)

Contusão na crista ilíaca ("hip pointer")
Palpar a crista ilíaca para avaliar a sensibilidade

Sacroileíte
(dor profunda e sensibilidade dolorosa sobre a articulação sacroilíaca)

Com palpação

EXAME/OBSERVAÇÃO	TÉCNICA	APLICAÇÃO CLÍNICA
INSPEÇÃO		
Pele	Manchas, feridas	Trauma recente
EIAS/crista ilíaca	Ambos os níveis (mesmo plano)	Se estiver em plano diferente: discrepância no comprimento do membro inferior, torção sacral
Curvatura lombar	Aumento da lordose Diminuição da lordose	Contratura em flexão Espasmo muscular paraespinal
PALPAÇÃO		
Estruturas ósseas	Em pé: EIAS, tubérculos púbico e ilíaco, EIPS Deitado: crista ilíaca, túber isquiático	Desigualdade entre os lados = obliquidade pélvica; discrepância do comprimento do membro inferior Contusão da crista ilíaca/contusão, fraturas Bursite isquiática, fratura por avulsão
Estruturas moles	Articulação sacroilíaca Ligamento inguinal Pulso femoral e linfonodos Grupos musculares	Sacroileíte Massa protuberante: hérnia Pulso diminuído: lesão vascular; linfonodos palpáveis: infecção Cada grupo deve ser simétrico bilateralmente
AMPLITUDE DE MOVIMENTO		
Flexão anterior	Em pé: inclinar para a frente	EIPS deve elevar-se levemente (igualmente)
Extensão	Em pé: inclinar para trás	EIPS deve deprimir-se (igualmente)
Flexão do quadril	Em pé: joelho no tórax (peito)	EIPS deve cair, mas irá se elevar na articulação SI hipomóvel O túber isquiático deve mover-se lateralmente; será elevado na articulação SI hipomóvel

7 Pelve • EXAME FÍSICO

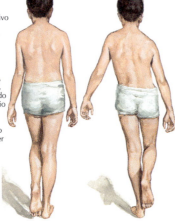

Teste de Trendelenburg
Esquerda: paciente demonstra teste de Trendelenburg negativo de quadril direito normal. Direita: teste positivo do quadril esquerdo comprometido. Quando o peso está sobre o lado afetado, o quadril normal cai, indicando fraqueza do músculo glúteo médio esquerdo. O tronco desvia para a esquerda conforme o paciente tenta manter o equilíbrio

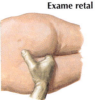
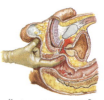

Exame retal

Exame retal para função do esfíncter e para a sensação perianal. A presença de muito sangue indica fratura da pelve que se comunica com o colo

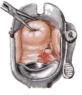
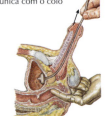

Exame ginecológico — Teste do reflexo bulbocavernoso

EXAME/OBSERVAÇÃO	TÉCNICA	APLICAÇÃO CLÍNICA
NEUROVASCULAR		
Sensitivo		
Nervo ílio-hipogástrico (L1)	Região suprapúbica, parte lateral da região glútea e coxa	Déficit indica lesão do nervo/raiz correspondente
Nervo ilioinguinal (L1)	Região inguinal	Déficit indica lesão do nervo/raiz correspondente
Nervo genitofemoral	Escroto ou monte do púbis	Déficit indica lesão do nervo/raiz correspondente
Nervo cutâneo femoral lateral (L2-L3)	Região lateral de quadril/coxa	Déficit indica lesão do nervo/raiz correspondente (p. ex., meralgia parestésica)
Nervo pudendo (S2-S4)	Períneo	Déficit indica lesão do nervo/raiz correspondente
Motor		
Nervo femoral (L2-L4)	Flexão do quadril	Fraqueza: lesão do m. iliopsoas ou do nervo/raiz correspondente
Nervo glúteo inferior	Rotação lateral	Fraqueza: lesão do m. glúteo máximo ou do nervo/raiz correspondente
Nervo para o m. quadrado femoral	Rotação lateral	Fraqueza: lesão dos mm. rotadores curtos ou do nervo/raiz correspondente
Nervo glúteo superior	Abdução	Fraqueza: lesão do m. glúteo médio ou do nervo/raiz correspondente
Outros		
Reflexo	Bulbocavernoso	Dedo no reto, comprimir ou puxar o pênis (Foley)/clitóris; o m. esfíncter externo do ânus deve contrair
Pulsos	Pulso femoral	Diminuição anormal do pulso
TESTES ESPECIAIS		
"Pelvic rock"	Empurrar ambas as cristas ilíacas	Instabilidade/movimento indica lesão do anel pélvico
Teste de estresse SI	Pressionar EIAS e crista ilíaca	Dor na SI pode ser lesão no ligamento SI
Sinal de Trendelenburg	Em pé: levantar uma perna (flexionar quadril)	Lado flexionado: pelve deve elevar-se; se cair, há disfunção do m. abdutor ou do m.glúteo médio (n. glúteo superior)
Patrick (FABROL)	Flexionar, **AB**duzir, **RO**tação Lateral do quadril, depois abduzir mais	Positivo se houver dor ou se o MI não continuar a abduzir abaixo do outro membro; patologia da articulação SI
Meralgia	Pressão medial na EIAS	Reprodução da dor, queimação, dormência = compressão do NCFL
Exame retal e vaginal	Principalmente após trauma	A presença de muito sangue indica trauma comunicante com esses órgãos

ORIGENS E INSERÇÕES • Pelve 7

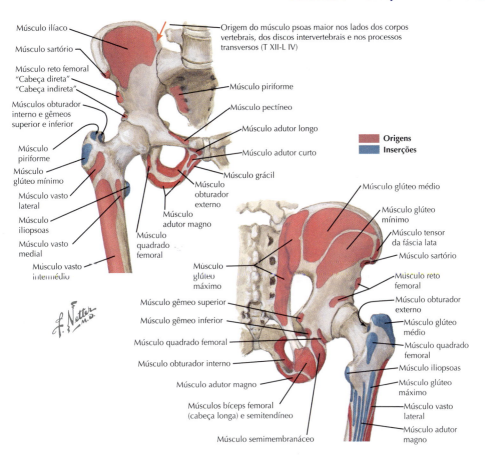

RAMO DO PÚBIS	TROCANTER MAIOR	TÚBER ISQUIÁTICO	LINHA ÁSPERA
	ORIGENS (INSERÇÃO PROXIMAL)		

M. pectíneo
M. adutor longo
M. adutor curto
M. adutor magno*
M. grácil
M. obturador interno
M. obturador externo
		M. semimembranáceo
		M. semitendíneo
		M. bíceps femoral (cabeça longa)
		M. adutor magno*
		ÍSQUIO
		   M. quadrado femoral
		   M. gêmeo inferior
			M. vasto lateral
			M. vasto intermédio
			M. vasto médio
			M. bíceps femoral (cabeça curta)

	INSERÇÕES (INSERÇÃO DISTAL)		
	M. glúteo médio (posterior) M. glúteo mínimo (anterior) M. quadrado femoral (inferior) M. obturador externo (fossa) **MM. ROTADORES LATERAIS CURTOS** M. piriforme M. gêmeo superior M. obturador interno M. gêmeo inferior		M. glúteo máximo M. adutor magno M. adutor curto M. adutor longo M. pectíneo

* Possui duas origens

7 Pelve • MÚSCULOS

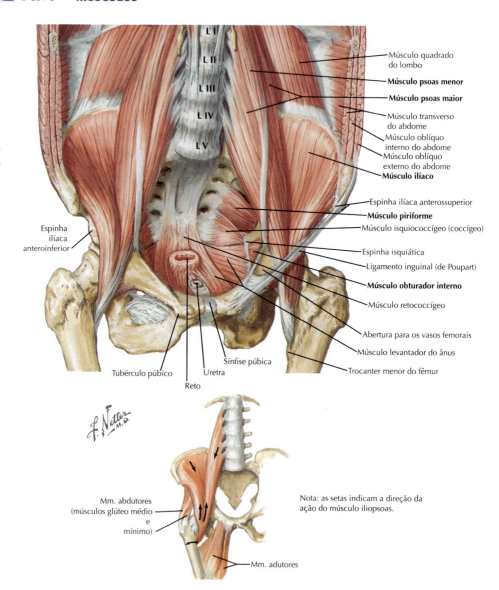

Nota: as setas indicam a direção da ação do músculo iliopsoas.

MÚSCULO	ORIGEM (Inserção Proximal)	INSERÇÃO (Inserção Distal)	NERVO	AÇÃO	COMENTÁRIO
FLEXORES DO QUADRIL					
Psoas maior	Vértebras T XII-L V	Trocanter menor	Femoral	Flexão do quadril	Cobre o plexo lombar
Psoas menor	Vértebras T XII-L I	Eminência iliopúbica	Ramo anterior de L1	Auxilia na flexão do quadril	Fraco – presente em 50% das pessoas
Ilíaco	Fossa ilíaca/asa do sacro	Trocanter menor	Femoral	Flexão do quadril	Cobre a parte anterior do ílio

Veja também os músculos do quadril/coxa no Capítulo 8.

MÚSCULOS • Pelve 7

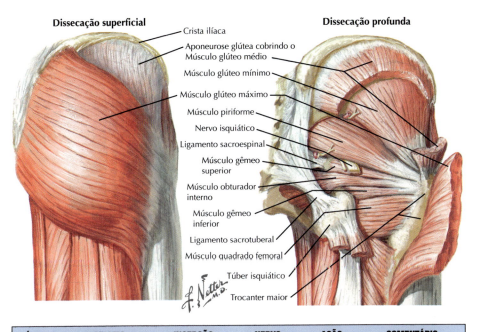

MÚSCULO	ORIGEM (Inserção Proximal)	INSERÇÃO (Inserção Distal)	NERVO	AÇÃO	COMENTÁRIO
ABDUTORES DO QUADRIL					
Tensor da fáscia lata	Crista ilíaca, EIAS	Trato iliotibial/parte proximal da tíbia	Glúteo superior	Abdução, flexão, RM da coxa	Um plano no acesso anterior ao quadril
Glúteo médio	Ílio entre as linhas glúteas anterior e posterior	Trocanter maior (região posterior)	Glúteo superior	Abdução, RM da coxa	Marcha de Trendelenburg se o músculo estiver fora
Glúteo mínimo	Ílio entre as linhas glúteas anterior e inferior	Trocanter maior (região anterior)	Glúteo superior	Abdução, RM da coxa	Trabalha em conjunto com médio
EXTENSORES DO QUADRIL E ROTADORES LATERAIS					
Glúteo máximo	Ílio, região posterior do sacro	TIT, tuberosidade glútea (fêmur)	Glúteo inferior	Extensão, RL da coxa	Deve ser incisionado no acesso posterior ao quadril
Obturador externo	Ramo isquiopúbico, membrana obturadora	Fossa trocantérica	Para o m. obturador	RL da coxa	Insere-se no ponto de entrada da haste intramedular
Rotadores Laterais Curtos					
Piriforme	Região anterior do sacro	Parte superior do trocanter maior	Para o m. piriforme	RL da coxa	Usado como ponto de referência anatômica para o nervo isquiático
Gêmeo superior	Espinha isquiática	Região medial do trocanter maior	Para o m. obturador interno	RL da coxa	Desinserido no acesso posterior ao quadril
Obturador interno	Ramo isquiopúbico, membrana obturadora	Região medial do trocanter maior	Para o m. obturador interno	RL, adução da coxa	Passa através do forame isquiático menor
Gêmeo inferior	Túber isquiático	Região medial do trocanter maior	Para o m. quadrado femoral	RL da coxa	Desinserido no acesso posterior ao quadril
Quadrado femoral	Túber isquiático	Crista intertrocantérica	Para o m. quadrado femoral	RL da coxa	O ramo ascendente da artéria circunflexa medial passa abaixo do músculo

NETTER ATLAS DE ANATOMIA ORTOPÉDICA **239**

7 Pelve • MÚSCULOS

Corte Transversal: Crista Púbica, Cabeças Femorais, Cóccix

Co

Parte superior da sínfise púbica
Funículo espermático
Início da uretra
Próstata com parte prostática da uretra
Músculo psoas e tendão
Músculo ilíaco
Cabeça do fêmur
Colo do fêmur
Músculo glúteo médio
Tendão do músculo glúteo mínimo
Trocanter maior
Músculo gêmeo inferior
Nervo isquiático direito
Músculo glúteo máximo
Músculo obturador interno
Ligamento sacrotuberal
Ductos ejaculatórios
Flexura anorretal (terminação do reto, início do canal anal)
Ápice do cóccix

Interior da bexiga urinária
Músculo adutor longo
Corpo do púbis
Músculo pectíneo
Veia femoral
Artéria femoral
Nervo femoral
Músculo sartório
Músculo iliopsoas
Músculo reto femoral
Músculo tensor da fáscia lata
Músculo glúteo médio
Artéria, veia e nervo obturatórios
Fossa do acetábulo
Face semilunar (articular) do acetábulo
Nervo isquiático esquerdo
Artéria e veia pudendas internas
Nervo pudendo
Corpo adiposo da fossa isquioanal
Músculo puborretal (parte do músculo levantador do ânus)

C. Machado — M.D.

RM da Pelve

M. adutor longo
Parede anterior
Cabeça do fêmur
M. obturador interno
Parede posterior
M. glúteo máximo

[R]

[L]

Artéria femoral
M. sartório
M. tensor da fáscia lata
M. glúteo médio
M. reto femoral
M. iliopsoas
Bexiga urinária
Cóccix

240 NETTER ATLAS DE ANATOMIA ORTOPÉDICA

NERVOS • Pelve 7

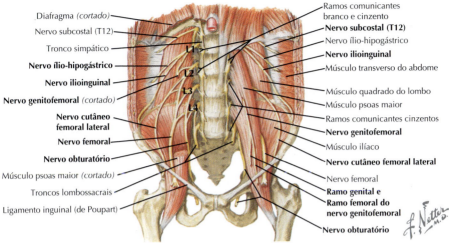

PLEXO LOMBAR

O plexo lombar é composto pelos ramos anteriores de L1-L4. Duas divisões: anterior (inerva os músculos flexores), posterior (inerva os músculos extensores). O plexo é formado dentro do músculo psoas

Divisão Anterior

N. subcostal (T12): inferior à costela XII

Sensitivo:	Região subxifoide
Motor:	Nenhum

N. ílio-hipogástrico (L1): abaixo do m. psoas, perfura os músculos abdominais

Sensitivo:	Acima do púbis Região posterolateral das nádegas
Motor:	M. transverso do abdome M. oblíquo interno do abdome

N. ilioinguinal (L1): abaixo do m. psoas, perfura os músculos abdominais

Sensitivo:	Região inguinal e anteroposterior da coxa
Motor:	Nenhum

N. genitofemoral (L1-L2): perfura o m. psoas; situa-se na face anterior do músculo psoas

Sensitivo:	Escroto ou lábio maior do pudendo
Motor:	M. cremaster

N. obturatório (L2-L4): sai pelo canal obturatório, ramifica-se em divisão anterior e posterior (pode ser lesionada pelos afastadores colocados atrás do ligamento transverso do acetábulo [LTA])

Sensitivo:	Região inferomedial da coxa pelo **ramo cutâneo do nervo obturatório**
Motor:	M. oblíquo externo M. obturador externo (divisão posterior)

N. obturatório acessório (L2-L4): inconstante

Sensitivo:	Nenhum
Motor:	M. psoas

Divisão Posterior

N. cutâneo femoral lateral (NCFL) (L2-L3): passa no m. ilíaco, cruza inferiormente a EIAS (pode ser comprimido neste local: meralgia parestésica)

Sensitivo:	Nenhum (na pelve)
Motor:	Nenhum

N. femoral (L2-L4): localiza-se entre o m. psoas maior e o m. ilíaco

Sensitivo:	Nenhum (na pelve)
Motor:	Psoas M. ilíaco M. pectíneo

NETTER ATLAS DE ANATOMIA ORTOPÉDICA **241**

7 Pelve • NERVOS

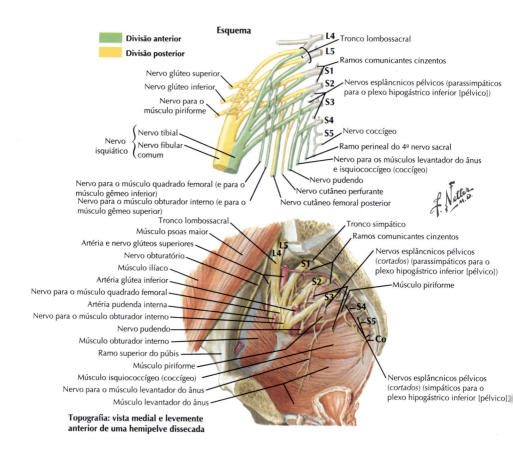

PLEXO SACRAL
O plexo sacral é composto pelos ramos anteriores de L4-S3(4). Duas divisões: anterior (inerva os músculos flexores), posterior (inerva os músculos extensores). O plexo situa-se anteriormente ao músculo piriforme

Divisão Anterior

Nervo para o m. quadrado femoral (L4-S1): sai pelo forame isquiático maior

Sensitivo: Nenhum
Motor: M. quadrado femoral
M. gêmeo inferior

Nervo para o m. obturador interno (L5-S2): sai pelo forame isquiático maior

Sensitivo: Nenhum
Motor: M. obturador interno
M. gêmeo superior

N. pudendo (S2-S4): sai pelo forame isquiático maior e entra novamente na pelve pelo forame isquiático menor

Sensitivo: Períneo:
Via **nervo perineal** (nn. escrotais/labiais)
Via **nervo retal inferior**
Via **nervo dorsal** do pênis/clitóris
Motor: M. bulboesponjoso: **nervo perineal**
M. isquiocavernoso: **nervo perineal**
M. esfíncter da uretra: **nervo perineal**
"Diafragma urogenital": **nervo perineal**
M. esfíncter externo do ânus: **nervo retal inferior**

Nervo para o m. isquiococcígeo (S3-S4): inerva diretamente o músculo

Sensitivo: Nenhum
Motor: M. isquiococcígeo
M. levantador do ânus

242 NETTER ATLAS DE ANATOMIA ORTOPÉDICA

NERVOS • Pelve

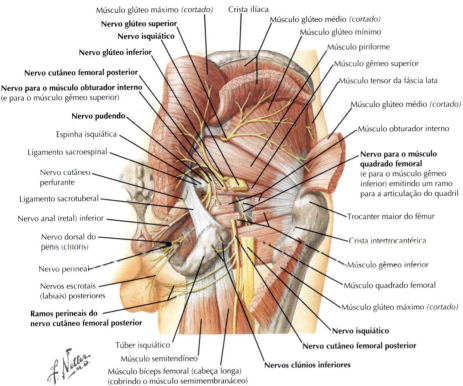

PLEXO SACRAL	
Divisão Posterior	**Outras Divisões**

N. glúteo superior (L4-S1): sai pelo forame isquiático maior, acima do m. piriforme
Sensitivo: Nenhum
Motor: M. glúteo médio
  M. glúteo mínimo
  M. tensor da fáscia lata
 	
N. glúteo inferior (L5-S2): sai pelo forame isquiático maior
Sensitivo: Nenhum
Motor: M. glúteo máximo
 	
Nervo para o m. piriforme (S1-S2): inerva diretamente o músculo
Sensitivo: Nenhum
Motor: M. piriforme
	N. cutâneo femoral posterior (S1-S3): sai pelo forame isquiático maior, abaixo do m. piriforme, medialmente ao nervo isquiático
	Sensitivo: Região inferior das nádegas: pelos **nervos clúnios inferiores**
	  Região posterior do períneo: **ramos perineais**
	  Região posterior da coxa (ver Capítulo 8)
	Motor: Nenhum
	
	N. isquiático (L4-S3): o maior nervo do corpo. Dois componentes: tibial (divisão anterior) e fibular (divisão posterior). Sai pelo forame isquiático maior, abaixo do m. piriforme. Variações anatômicas incluem saída através ou acima do m. piriforme. Rebatendo os músculos rotadores laterais curtos, protegerá o nervo isquiático no acesso posterior ao quadril
	Sensitivo: Nenhum (na pelve; ver Capítulos 8-10)
	Motor: Nenhum (na pelve; ver Capítulos 8-10)

Outros Nervos (não de plexos)	
Nn. clúnios superiores (L1-L3): ramificações dos ramos posteriores. Sensitivo: $2/3$ superiores das nádegas	**Nn. clúnios mediais (S1-S3):** ramificações dos ramos posteriores. Sensitivo: Região sacral e porção medial da região glútea

- O músculo piriforme é um ponto de referência anatômica importante da região glútea. A maioria dos nervos sai inferiormente a ele. **POPI IQ** é uma técnica mnemônica: n. **P**udendo, n. para m. **O**bturador interno, n. cutâneo femoral **P**osterior, n. **I**squiático, n. glúteo **I**nferior, n. para o m. **Q**uadrado femoral

NETTER ATLAS DE ANATOMIA ORTOPÉDICA **243**

7 Pelve • ARTÉRIAS

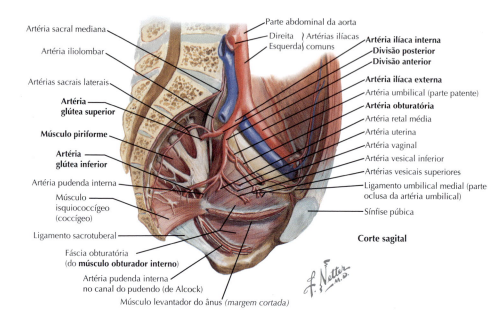

ARTÉRIA	TRAJETO	COMENTÁRIO/IRRIGAÇÃO
AORTA		
Ilíacas comuns	Dicotomizam em L IV, passam anteriormente à coluna vertebral	Irrigam a pelve e os membros inferiores
Sacral mediana	Passa anteriormente à coluna vertebral e ao sacro	Anastomosa-se com as artérias sacrais laterais
ARTÉRIA ILÍACA COMUM		
Ilíaca interna	Inferiormente ao ureter em direção ao sacro, então se divide	Irriga a maior parte da pelve e dos órgãos pélvicos. Divide-se em divisões anteriores e posteriores
Ilíaca externa	Na face anterior do músculo psoas até o ligamento inguinal	Não irriga muitas estruturas da pelve
ILÍACA INTERNA		
Divisão Anterior		
Obturatória	Através do forame obturado juntamente com o nervo obturatório	O ramo acetabular passa dentro do ligamento da cabeça do fêmur
Glútea inferior	Sai pelo forame isquiático maior abaixo do m. piriforme	Irriga o músculo glúteo máximo
Vários ramos viscerais	Umbilical Uterina/vaginal (mulheres) Vesical inferior (homens) Retal média Pudenda interna	Irriga a bexiga urinária (via artérias vesicais superiores) Irriga o útero/vagina (via artéria vaginal) Irriga a bexiga urinária, próstata e ducto deferente Anastomose com as artérias retais superior e inferior Faz trajeto com nervo pudendo Ramos retais inferiores a partir dessa artéria
Divisão Posterior		
Glútea superior	Sai pelo forame isquiático maior acima do m. piriforme	Pode ser lesionada na incisura isquiática maior, por fraturas na coluna posterior ou lesões do anel pélvico
Iliolombar	Passa superficialmente em direção à fossa ilíaca	Irriga os músculos ílio, ilíaco e psoas
Sacral lateral	Passa ao longo do sacro, anteriormente às raízes sacrais	Irriga sacro/músculos e nervos sacrais Anastomosa-se com a artéria sacral mediana (aorta)

ARTÉRIAS • Pelve 7

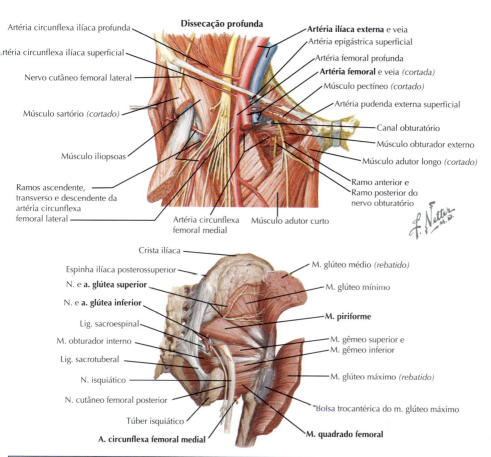

ARTÉRIA	TRAJETO	COMENTÁRIO/IRRIGAÇÃO
ARTÉRIA ILÍACA EXTERNA		
Circunflexa ilíaca profunda	Passa lateralmente, abaixo do m. oblíquo interno do abdome até a crista ilíaca	Irriga os músculos da região anterolateral da parede do abdome
Epigástrica inferior	Passa superiormente pela fáscia transversal	Irriga os músculos da região anterior da parede do abdome
Artéria femoral	Continuação da AIE abaixo do ligamento inguinal	Ramo terminal da artéria ilíaca externa
ARTÉRIA FEMORAL		
Circunflexa ilíaca superficial	Nos tecidos subcutâneos em direção à EIAS	Irriga os tecidos superficiais do abdome
Epigástrica superficial	Nos tecidos subcutâneos em direção ao umbigo	Irriga os tecidos superficiais do abdome
Pudenda externa superficial e profunda	Medialmente sobre os mm. adutores e o funículo espermático até as regiões inguinal e genital	Irriga os tecidos subcutâneos da região púbica e escroto/lábios maiores
Femoral profunda	Entre o músculo adutor longo e o pectíneo/adutor curto	Emite as artérias circunflexas (2) e as perfurantes
Circunflexa femoral medial	Entre o músculo pectíneo e o psoas, então posterior ao colo do fêmur abaixo do m. quadrado femoral	Passa abaixo do músculo quadrado femoral; pode ser lesionado no acesso posterior ao quadril
Circunflexa femoral lateral	Passa lateral e profundamente aos músculos sartório e reto femoral	Em risco no acesso anterolateral do quadril

NETTER ATLAS DE ANATOMIA ORTOPÉDICA

7 Pelve • DISTÚRBIOS

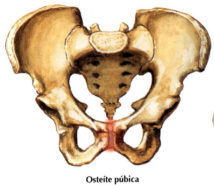
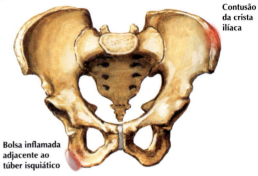

Osteíte púbica

Contusão da crista ilíaca

Bolsa inflamada adjacente ao túber isquiático

Túber isquiático e contusão da crista ilíaca ("*hip pointer*")

Sacroileíte

DESCRIÇÃO	HDA e EF	EXAMES COMPLEMENTARES/ ACHADOS	TRATAMENTO
OSTEÍTE PÚBICA			
• Inflamação ou degeneração da sínfise púbica • Etiologia: microtrauma de repetição (esportes) ou fratura	**HDA:** dor pélvica anterior, esporte ou trauma **EF:** sínfise púbica é sensível à palpação	**RX:** AP de pelve (+/− incidências "*inlet* e *outlet*") **TC/RM:** em geral, não são necessários para diagnóstico	1. Modificação das atividades 2. Repouso, AINE 3. Artrodese se os sintomas forem resistentes ao tratamento conservador
SACROILEÍTE			
• Inflamação ou degeneração da articulação sacroilíaca • Infecção também pode ocorrer neste local • Associação da síndrome de Reiter	**HDA:** dor lombar **EF:** articulação SI sensível à palpação, + teste de FABROL; infiltração pode ajudar no diagnóstico	**RX/TC:** articulação SI, +/− DAD **Cintilografia óssea:** para excluir infecção **LABS:** hemograma, VHS, PCR se houver suspeita de infecção	1. Repouso, AINE 2. Infiltração pode ser diagnóstica e terapêutica (corticosteroide) 3. Artrodese: raramente indicada
BURSITE ISQUIÁTICA			
• Inflamação da bolsa da tuberosidade isquiática • Frequentemente por ficar na posição sentada por muito tempo • Mimetiza a lesão dos mm. isquiotibiais	**HDA:** dor nas nádegas, ao sentar **EF:** túber isquiático sensível à palpação; mm. isquiotibiais ativos NÃO são dolorosos	**RX:** pelve, para excluir avulsão do túber isquiático **RM:** pode avaliar/excluir lesão na inserção dos músculos isquiotibiais	1. Repouso 2. AINE 3. Modificação das atividades: evitar sentar ou utilizar almofadas
CONTUSÃO DA CRISTA ILÍACA ("*HIP POINTER*")			
• Trauma direto na crista ilíaca • Comum em esportes de contato (p. ex., futebol, hóquei etc.)	**HDA:** trauma, dor no "quadril" **EF:** crista ilíaca sensível à palpação	**RX:** Pelve, excluir fratura **RM/TC:** Em geral, não são necessários para o diagnóstico	1. Repouso, AINE 2. Acolchoamento da crista ilíaca 3. Infiltração com corticosteroide

ACESSOS CIRÚRGICOS • Pelve 7

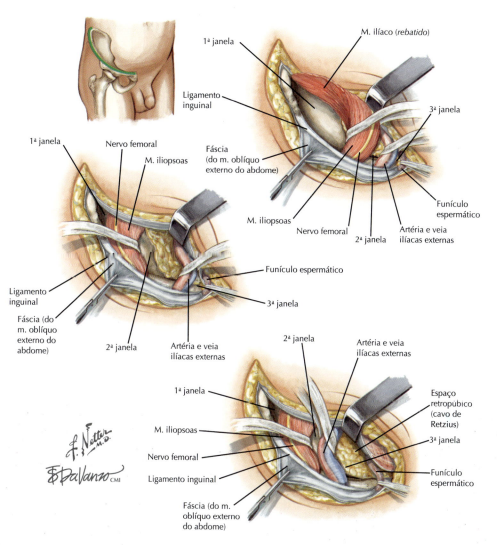

USOS	PLANO ENTRE OS NERVOS	RISCOS	COMENTÁRIOS
\multicolumn{4}{c}{**ACESSO ILIOINGUINAL**}			
• Redução aberta, fixação interna da fratura acetabular envolvendo a coluna posterior do acetábulo	3 janelas – intervalos (acessos): 1. Lateral ao m. iliopsoas e ao n. femoral (anterior, ASI, fossa ilíaca, margem da pelve) 2. Entre o m. iliopsoas/n. femoral e a artéria ilíaca externa (margem da pelve, região superolateral do ramo do púbis) 3. Medialmente à artéria ilíaca externa e ao funículo espermático (lâmina quadrilátera e espaço retropúbico [cavo de Retzius])	• Vasos ilíacos externos • Corona mortis (anastomose entre a. obturatória e a. ilíaca externa) • Nervo femoral • Nervo cutâneo femoral lateral • Artéria epigástrica inferior • Funículo espermático • Bexiga urinária (Foley)	• Bom conhecimento da anatomia do abdome e da pelve é essencial para realizar este acesso • Deve desinserir a fixação pélvica dos músculos abdominais e do músculo ilíaco para a exposição • Usar drenos de borracha para isolar o m. iliopsoas/n. femoral e os vasos ilíacos externos para acessar janela

NETTER ATLAS DE ANATOMIA ORTOPÉDICA 247

7 Pelve • ACESSOS CIRÚRGICOS

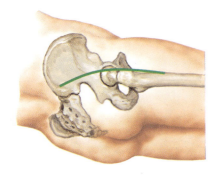

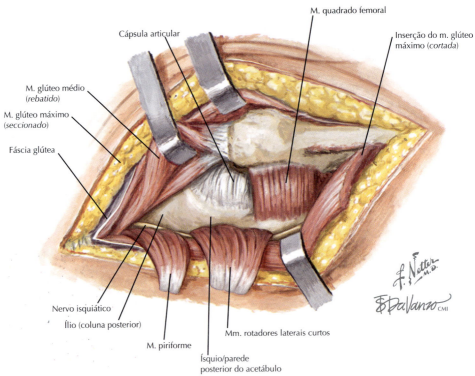

USOS	PLANO ENTRE OS NERVOS	RISCOS	COMENTÁRIOS
\multicolumn{4}{c}{ACESSO DE KOCHER-LANGENBECK}			
• Redução aberta, fixação interna das fraturas acetabulares envolvendo a coluna posterior do acetábulo	Nenhum plano internervoso • A fáscia do m. glúteo máximo (n. glúteo inferior) é seccionada em linha com suas fibras; o nervo glúteo inferior é o limite dessa divisão • O m. tensor da fáscia lata também divide-se em linha com suas fibras	• Nervo isquiático • Artéria glútea inferior • Vasos glúteos superiores e nervo (especialmente com afastamento excessivo)	• Ossificação heterotópica é comum, profilaxia (p. ex., radioterapia) é frequentemente necessária • Não desinserir o m. quadrado femoral devido ao risco vascular

248 NETTER ATLAS DE ANATOMIA ORTOPÉDICA

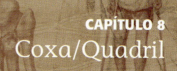

CAPÍTULO 8
Coxa/Quadril

Anatomia Topográfica	**250**
Osteologia	**251**
Radiologia	**253**
Trauma	**254**
Articulações	**258**
Pequenos Procedimentos	**259**
História da Doença Atual	**260**
Exame Físico	**261**
Origens e Inserções	**265**
Músculos	**266**
Nervos	**270**
Artérias	**273**
Distúrbios	**275**
Distúrbios Pediátricos	**279**
Acessos Cirúrgicos	**281**

8 Coxa/Quadril • ANATOMIA TOPOGRÁFICA

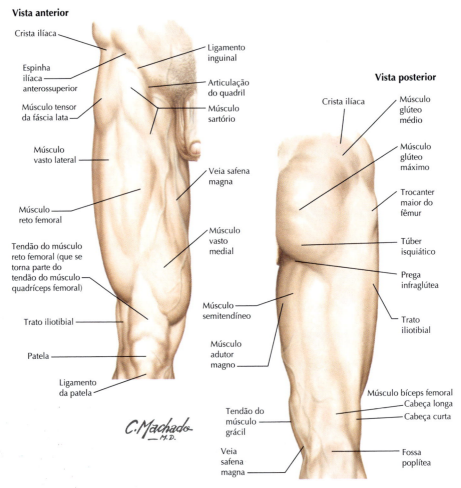

ESTRUTURA	APLICAÇÃO CLÍNICA
Crista ilíaca	Local comum de contusões da crista ilíaca Local comum de retirada para enxerto ósseo autólogo
Trocanter maior	Sua sensibilidade dolorosa pode indicar bursite trocantérica
Túber isquiático	Fraturas de avulsão (tendões dos músculos posteriores da coxa/isquiotibiais ou bursite podem ocorrer aqui
Trato iliotibial	Pode ser pressionado sobre o trocanter maior do fêmur criando a síndrome do quadril em ressalto Seu encurtamento pode causar dor na região lateral do joelho ou da coxa
Músculo quadríceps femoral • Vasto lateral • Vasto medial • Reto femoral • Vasto intermédio (não mostrado)	Sua atrofia pode indicar uma lesão e/ou contribuir para a dor no joelho
Tendão do músculo quadríceps femoral	Pode romper com contrações excêntricas. Seu defeito é sentido aqui
Fossa poplítea	O pulso da artéria poplítea pode ser palpado aqui

OSTEOLOGIA • Coxa/Quadril

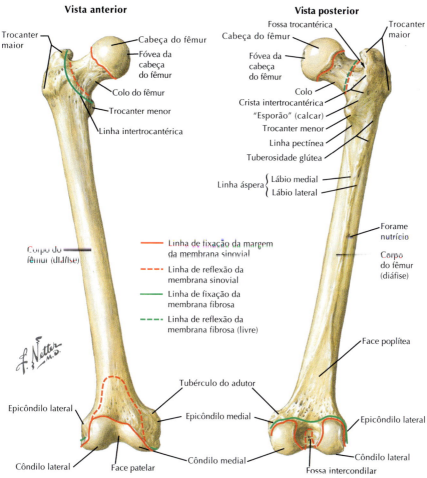

CARACTERÍSTICAS	OSSIFICAÇÃO		FUSÃO	COMENTÁRIOS
FÊMUR				
• Características de osso longo • Epífise proximal do fêmur 　○ Cabeça: quase esférica (2/3) 　○ Colo: antevertido do eixo (diáfise) 　○ Trocanter maior: lateral 　○ Trocanter menor: posteromedial • Diáfise (corpo): tubular, inclinada anteriormente 　○ Linha áspera posterior: inserção de fáscias e músculos • Epífise distal do fêmur: dois côndilos 　○ Medial: maior e mais posterior 　○ Lateral: mais anterior e proximal 　○ Tróclea: depressão articular anterior entre os côndilos	**Primária** (corpo) **Secundária** Epífise distal Cabeça Trocanter maior Trocanter menor	7ª-8ª semana (fetal) Ao nascimento 1 ano 4-5 anos 10 anos	16-18 anos 19 anos 18 anos 16 anos 16 anos	• Suprimento sanguíneo 　○ Cabeça/colo: primariamente da artéria circunflexa femoral medial (também da artéria circunflexa femoral lateral e do ramo acetabular da artéria obturatória) 　○ Diáfise: artérias nutrícias (ramos da artéria femoral profunda) • A vascularização da cabeça é suscetível à ruptura em fraturas ou luxações – leva à necrose avascular • A densidade óssea na parte proximal do fêmur diminui com a idade, tornando-o mais suscetível a fraturas • O "esporão" (calcar) do fêmur é uma região óssea densa orientada verticalmente na face posteromedial da epífise proximal do fêmur • A fossa trocantérica é a base posteromedial do trocanter maior: ponto inicial para fixações do fêmur • Colo/ângulo da diáfise: 120°-135° • Anteversão do fêmur: 10°-15° • Epífise distal do fêmur: cresce aproximadamente 7 mm por ano

8 Coxa/Quadril • OSTEOLOGIA

Arquitetura Óssea em Relação ao Estresse (Força) Físico

Lei de Wolff A estrutura óssea orienta-se em forma e massa para melhor resistir às forças extrínsecas (i.e., forma e massa seguem a função)

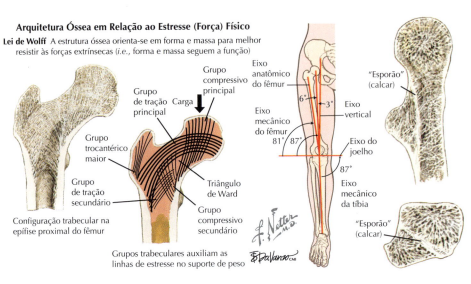

GRUPO	COMENTÁRIO
OSTEOLOGIA DA PARTE PROXIMAL DO FÊMUR	
• A epífise proximal do fêmur compreende diversos grupos de trabéculas ósseas que suportam a cabeça e o colo • A presença ou a ausência destes grupos auxilia na determinação da presença e graus de osteopenia na epífise proximal do fêmur • O desalinhamento das trabéculas ósseas determina o tipo da fratura desviada do colo do fêmur	
Grupo compressivo primário	Da região superior da cabeça do fêmur para a região medial do colo, a substância óssea esponjosa (osso trabecular) mais forte, suporta o peso do corpo
Grupo de tensão primário	Da região inferior da cabeça do fêmur à região lateral do córtex
Grupo compressivo secundário	Orientado ao longo das linhas de estresse na epífise proximal do fêmur
Grupo de tensão secundário	Orientado ao longo das linhas de estresse na região lateral da epífise proximal do fêmur
Grupo trocantérico maior	Orientado ao longo das linhas de estresse no interior do trocanter maior
Triângulo de Ward	Área com relativamente poucas trabéculas no interior do colo do fêmur
ALINHAMENTO DA PARTE DISTAL DO FÊMUR	
Definições	
Eixo anatômico	Linha traçada ao longo do eixo do fêmur
Eixo mecânico	Linha traçada entre o centro da cabeça do fêmur e a linha intercondilar
Eixo do joelho	Linha traçada ao longo da face inferior de ambos os côndilos do fêmur
Eixo vertical	Linha vertical, perpendicular ao solo
Ângulo lateral do fêmur	Ângulo formado entre o eixo do joelho e o eixo do fêmur
Relações	
Eixo do joelho	Paralelo ao solo e perpendicular ao eixo vertical
Eixo mecânico	Média de 6° do eixo anatômico Aproximadamente 3° do eixo vertical
Ângulo lateral do fêmur	81° em relação ao eixo anatômico do fêmur 87° em relação ao eixo mecânico do fêmur

RADIOLOGIA • Coxa/Quadril

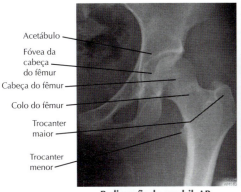

Radiografia do quadril, AP

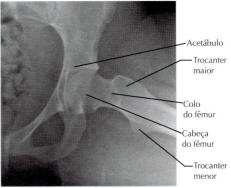

Radiografia do quadril, perfil

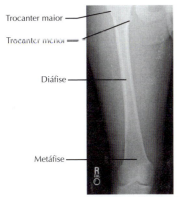

Radiografia do fêmur, AP

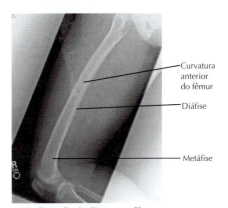

Radiografia do fêmur, perfil

RADIOGRAFIA	TÉCNICA	ACHADOS	APLICAÇÃO CLÍNICA
Pelve AP	Posição supina, feixe na sínfise	Ossos do quadril e pelve	Fraturas, luxações e artrite
Quadril AP	Feixe direcionado à epífise proximal do fêmur	Cabeça do fêmur, acetábulo	Fraturas, artrite
Perfil (incidência da rã)	Flexão, abdução. Rotação lateral do quadril, feixe no quadril	Colo do fêmur, cabeça do fêmur, acetábulo e limbo do acetábulo	Fraturas, artrite
Perfil (cross-table)	Flexão contralateral do quadril para removê-lo; feixe direcionado ao quadril através da mesa	Colo do fêmur, cabeça do fêmur, limbo do acetábulo. As regiões corticais anterior e posterior são bem vistas em perfil	Muitas vezes necessária para filmes de fraturas pré-operatórios Usadas no transoperatório (fluoroscopia) para RAFI
Fêmur AP	Posição supina, feixe na região média do fêmur	Fêmur e tecidos moles	Fraturas e tumores
Fêmur perfil	Feixe lateralmente na região média do fêmur	Fêmur e tecidos moles	Fraturas e tumores
Ver Capítulo 7, Pelve, para incidências do acetábulo			
OUTROS ESTUDOS			
TC	Vistas transversais (axiais), frontais (coronais) e sagitais	Congruência articular, fragmentos de fraturas	Fraturas de acetábulo ou colo do fêmur intra-articulares
RM	Sequência de pulsos varia	Lábio articular, cartilagem articular, substância esponjosa (osso trabecular)	Ruptura de lábio articular, necrose avascular, fraturas de estresse
Cintilografia óssea	Radioisótopo	Todos os ossos avaliados	Fraturas de estresse, infecção e tumores

8 Coxa/Quadril • TRAUMA

Luxação Posterior

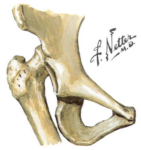

Vista anteroposterior.
A cabeça do fêmur luxada localiza-se posterossuperiormente ao acetábulo. O fêmur está aduzido e em rotação medial; o quadril está flexionado. O nervo isquiático pode ser estirado

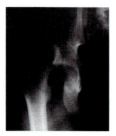

Radiografia anteroposterior mostrando uma luxação posterior

Luxação Anterior

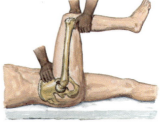

Manobra de Allis. O paciente em posição supina (decúbito dorsal) na mesa, sob anestesia ou sedação. O examinador aplica uma tração distal firme no joelho em flexão para empurrar a cabeça do fêmur para o acetábulo; um movimento de rotação leve pode também ajudar. Um assistente fixa a pelve pressionando sobre as espinhas ilíacas anterossuperiores

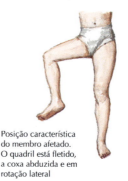

Vista anterior. A cabeça do fêmur está no forame obturado do osso do quadril; o quadril está fletido e o fêmur amplamente abduzido e em rotação lateral

Posição característica do membro afetado. O quadril está fletido, a coxa abduzida e em rotação lateral

DESCRIÇÃO	AVALIAÇÃO	CLASSIFICAÇÃO	TRATAMENTO
\multicolumn{4}{c}{**LUXAÇÃO DO QUADRIL**}			

• Traumas de grande impacto (especialmente AVA, lesões por choque contra o painel do carro) ou quedas significativas
• Emergências ortopédicas; risco de NAV da cabeça do fêmur aumenta com a demora na redução
• Lesões múltiplas associadas +/− fraturas (p. ex., cabeça do fêmur/colo do fêmur e acetábulo)
• Mais comumente posteriores (85%)
	HDA: trauma, dor forte, impossibilidade para mover a coxa/quadril
	EF: posição da coxa:
	• Posterior: aduzida, fletida e em rotação medial
	• Anterior: abduzida, fletida e em rotação lateral
	• Dor (especialmente durante o movimento), bom exame neurovascular (nervo isquiático)
	RX: AP de pelve, "incidência da rã" em perfil (cabeça do fêmur aparece de tamanho diferente), séries de fêmur e joelho
	TC: para exclusão de fraturas ou fragmentos ósseos/corpos soltos (pós-redução)
		Posterior: Thompson:
		I: Pouca ou nenhuma fratura da parede posterior
		II: Ampla fratura da parede posterior
		III: Fratura cominutiva do acetábulo
		IV: Fratura do assoalho do acetábulo
		V: Fratura da cabeça do fêmur
		Anterior: Epstein:
		I (A, B, C): Superior
		II (A, B, C): Inferior
		  A: Sem fratura associada
		  B: Fratura da cabeça do fêmur
		  C: Fratura do acetábulo
			A redução precoce é essencial (menos de 6 horas), então repetir o RX e o exame neurológico
			Posterior:
			I: Redução fechada e uso de travesseiro para abdução
			II-IV:
			1. Redução fechada (aberta se irredutível)
			2. RAFI (fratura ou excisão de fragmentos/corpos soltos)
			Anterior:
			Redução fechada, RAFI se necessário

COMPLICAÇÕES: osteonecrose pós-traumática (NAV) (risco reduzido com a redução precoce); lesão do nervo isquiático (luxações posteriores); lesões do nervo/artéria femoral (luxações anteriores); osteoartrite; ossificação heterotópica

TRAUMA • Coxa/Quadril

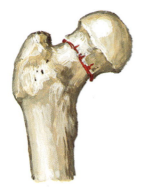

Tipo I – Fratura impactada

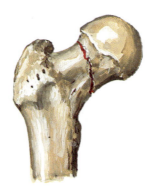

Tipo II – Fratura sem deslocamento

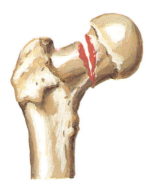

Tipo III – Fratura com deslocamento parcial

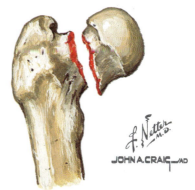

Tipo IV – Fratura com deslocamento. Linha vertical da fratura geralmente sugere um prognóstico ruim

DESCRIÇÃO	AVALIAÇÃO	CLASSIFICAÇÃO	TRATAMENTO
FRATURA DO COLO DO FÊMUR			

• Mecanismo
  ○ Queda de pessoa idosa é o mais comum
  ○ Lesão de alto impacto em adultos jovens (p. ex., AVA)
• Fraturas intracapsulares
• Vascularização da cabeça do fêmur em risco nas fraturas com deslocamento
• Associada à osteoporose.
• Alto índice de morbidade e complicação
	HDA: queda, dor, incapacidade para sustentar o peso/caminhar
	EF: MI encurtados, abduzidos e em rotação lateral.
	Dor com manobras de rotação do membro inferior
	RX: pelve AP, perfil ("*cross-table*")
	RM: se sintomático com RX negativo (isto é, excluir fratura oculta)
		Garden (4 tipos):
		I: Fratura incompleta, impacto em valgo
		II: Fratura completa; sem deslocamento
		III: Fratura completa, deslocamento parcial (varo)
		IV: Fratura completa, deslocamento total
			Jovem (alto impacto)
			• Redução urgente (redução fechada vs. redução aberta)
			• RAFI (3 parafusos paralelos)
			
			Idoso
			• Avaliação médica precoce
			• Tipos I e II: RAFI (3 parafusos)
			• Tipos III e IV: hemiartroplastia
			• Clinicamente instável, não operatório

COMPLICAÇÕES: osteonecrose (NAV): incidência aumenta com o tipo de fratura (deslocamento) +/– colapso segmentar tardio; pseudartrose; falha do material de síntese			

Coxa/Quadril • TRAUMA

Fratura Intertrocantérica do Fêmur

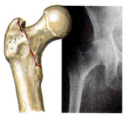
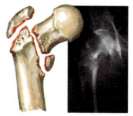

I. Fratura sem deslocamento   III. Fratura cominutiva com deslocamento

Fraturas do corpo (Diáfise) do Fêmur

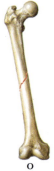 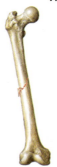 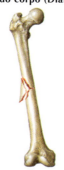 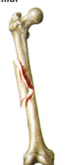 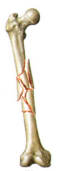

0	I	II	III	IV
Cominuição	Pequena descontinuidade cortical	"Asa de borboleta" 50% de contato do córtex	"Asa de borboleta" grande (controle rotacional zero)	Cominuição severa

DESCRIÇÃO	AVALIAÇÃO	CLASSIFICAÇÃO	TRATAMENTO
FRATURA INTERTROCANTÉRICA			

• Queda de pessoa idosa é o mais comum
• Associação de osteoporose
• Ocorre ao longo ou abaixo da linha intertrocantérica
• Fraturas extracapsulares
• Vascularização estável
• Consolida bem com fixação adequada
	HDA: queda, dor, incapacidade para sustentar o peso/caminhar
	PE: MI encurtado e em rotação lateral. Dor com teste de rotação da perna
	RX: AP de pelve/quadril e perfil "cross-table"
	RM: se sintomática com RX negativo (excluir fratura oculta)
		Evans/Jensen:
		• Tipo IA: sem deslocamento
		• Tipo IB: 2 partes deslocadas
		• Tipo IIA: 3 partes, fragmento do trocanter maior
		• Tipo IIB: 3 partes, fragmento do trocanter menor
		• Tipo III: 4 partes
		Obliquidade reversa
			• Avaliação médica precoce
			• RAFI precoce (menos de 48 h)
			  ◦ Deslizamento do quadril parafuso/placa
			  ◦ Haste cefalomedular
			• Obliquidade reversa
			  ◦ Placa lâmina
			  ◦ Haste cefalomedular
			• Não operatório; paciente clinicamente instável

COMPLICAÇÕES: pseudartrose/consolidação viciosa, decréscimo da condição ambulatorial, falha do material de síntese, mortalidade (20% nos primeiros 6 meses)			
FRATURA DO CORPO (DIÁFISE) DO FÊMUR			

• Emergência ortopédica
• Lesão de alto impacto (p. ex., AVA, quedas)
• Lesões associadas (comum)
• Fonte potencial de perda sanguínea importante
• Pode ocorrer síndrome do compartimento
• Transporte do paciente em tração
	HDA: trauma, dor, edema, incapacidade para caminhar/sustentar o peso
	EF: deformidade, +/− ferimento aberto e lesões de partes moles; checar pulsação da região distal
	RX: AP/perfil de fêmur; Joelho: série para trauma Quadril: excluir fratura ipsilateral do colo do fêmur
		Winquist/Hansen (5 tipos):
		Estável
		0: Sem fragmentação
		I: Fragmentação mínima
		II: Cominutiva: mais de 50% dos córtices intactos
		Instável
		III: Cominutiva: menos de 50% dos córtices intactos
		IV: Fragmentação completa, sem córtex intacto
			Operatória: dentro de 24 horas
			• Anterógrada, fresada, haste intramedular bloqueada
			• Haste retrógrada se necessário
			• Fixação externa
			  ◦ Instável clinicamente
			  ◦ Alto grau de fratura exposta
			Tração – se a cirurgia demorar, paciente clinicamente instável

COMPLICAÇÕES: lesões neurovasculares/choque hemorrágico, pseudartrose/consolidação viciosa, falha do material de síntese, lesões de joelho (5%)			

TRAUMA • Coxa/Quadril

Fratura da Parte Distal do Fêmur

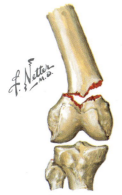
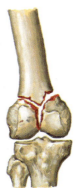
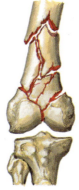
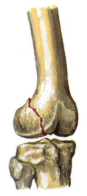

Fratura supracondilar transversa | Fratura intercondilar (em T ou em Y) | Fratura cominutiva estendendo-se ao corpo (diáfise) do fêmur | Fratura de um único côndilo (pode ocorrer no plano frontal ou oblíquo)

DESCRIÇÃO	AVALIAÇÃO	CLASSIFICAÇÃO	TRATAMENTO
\multicolumn{4}{} FRATURA SUBTROCANTÉRICA		

• 5 cm no interior do trocanter menor
• Mecanismo:
  ○ Queda com baixo impacto: idoso, fratura patológica
  ○ Alto impacto: jovem (p. ex., AVA)
• A vascularização é tênue, pode comprometer a consolidação
• Excluir fratura patológica se a fratura ocorre por pequeno trauma ou sem trauma
• Alto estresse biomecânico
	HDA: trauma, dor, incapacidade para sustentar o peso
	EF: encurtamento e rotação do MI. Sem ADM (dor), checar as condições neurovasculares
	RX: AP e perfil do fêmur. Também AP de pelve, quadril (AP e perfil "cross table"), e séries de joelho
	TC: geralmente não é necessária
		Russell-Taylor:
		Tipo I: sem extensão ou envolvimento da fossa trocantérica
		A: trocanter menor intacto
		B: trocanter menor deslocado
		Tipo II: fratura que envolve a fossa trocantérica
		A: trocanter menor intacto
		B: trocanter menor deslocado
			Por tipo:
			IA: haste intramedular padrão
			IB: haste cefalomedular
			IIA: haste cefalomedular com ponto de partida trocantérico
			IIB: osteossíntese com placa 95° ou haste cefalomedular com ponto de partida trocantérico

COMPLICAÇÕES: pseudartrose, consolidação viciosa, perda da fixação/falha do implante, perda de alguma função ambulatorial (especialmente no idoso)

\multicolumn{4}{} FRATURA DA PARTE DISTAL DO FÊMUR		

• Mecanismo: impacto direto
  ○ Jovem: alto impacto
  ○ Idoso: baixo impacto (queda)
• Congruência articular necessária para a função normal do joelho
• Muitas lesões associadas (p. ex., fratura de tíbia, lesões dos ligamentos do joelho)
• Lesões vasculares são possíveis
• Quadríceps femoral e músculos isquiotibiais: encurtamento pela fratura. Gastrocnêmios: deslocamento posterior pela fratura
	HDA: trauma, dor, incapacidade para sustentar o peso
	EF: edema, +/− deformidade grave. Avaliação cuidadosa do pulso (se necessário um exame Doppler)
	RX: AP e perfil de joelho, fêmur e tíbia
	TC: avaliação do envolvimento intra-articular e planejamento pré-operatório
		AO/Muller:
		A: Extra-articular, subtipos 1, 2, 3
		B: Unicondilar, subtipos 1, 2, 3
		C: Bicondilar, subtipos 1, 2, 3
			• Sem deslocamento/estável:
			  ○ Gesso, imobilização, órtese
			• Com deslocamento/instável:
			  ○ Extra-articular: placa ou haste
			  ○ Intra-articular: redução anatômica das superfícies articulares e placa bloqueada/placa lâmina
			• Fixação externa: temporariamente em fratura aberta, edema severo nos tecidos moles, paciente instável

COMPLICAÇÕES: artrite pós-traumática, pseudartrose/consolidação viciosa, rigidez do joelho/perda da ADM

Coxa/Quadril • ARTICULAÇÕES

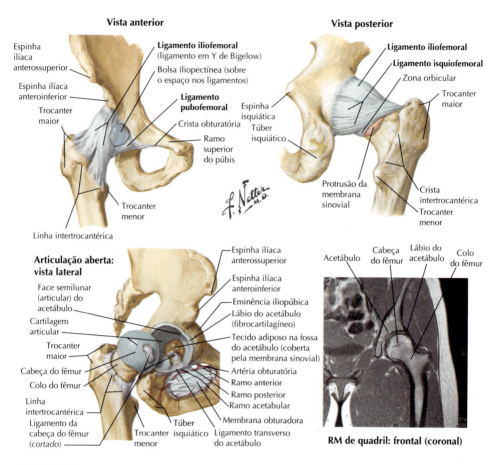

LIGAMENTOS	FIXAÇÕES	COMENTÁRIOS
QUADRIL		
• A articulação do quadril é do tipo esferóidea. Ela apresenta estabilidade intrínseca devido aos ossos, ligamentos e estruturas musculares		
Lábio do acetábulo	Ao longo da margem do acetábulo exceto inferiormente	Aprofunda o encaixe, aumenta a cobertura da cabeça do fêmur; pode ser lacerado (causa de dor no quadril)
Transverso do acetábulo	Da região anteroinferior para a região posteroinferior do acetábulo	Cobre a incisura do acetábulo na região central inferior do acetábulo
Da cabeça do fêmur	Da fóvea da cabeça do fêmur para a incisura do acetábulo	Há uma pequena artéria para a cabeça do fêmur no interior deste ligamento

Cápsula articular
  ○ Iliofemoral
    (2 faixas/bandas)
 	
  ○ Pubofemoral
 	
  ○ Isquiofemoral
	Do acetábulo ao colo do fêmur
	Superior: EIAS/ílio para o trocanter maior
	Inferior: Ílio para a linha intertrocantérica/trocanter menor
	Ramo anterior do púbis para a linha intertrocantérica
	Região posterior do acetábulo para a região superior do colo do fêmur
		Tem alguns discretos espessamentos (ligamentos)
		Também conhecido como "ligamento em Y de Bigelow"; prové forte suporte anterior, resiste à extensão
		Previne a hiperextensão do quadril, suporte inferior da articulação
		Largo, um ligamento relativamente fraco (suporte posterior mínimo). Não prové uma cobertura posterior completa da articulação, de lateral para posterior o colo é extracapsular

PEQUENOS PROCEDIMENTOS • Coxa/Quadril **8**

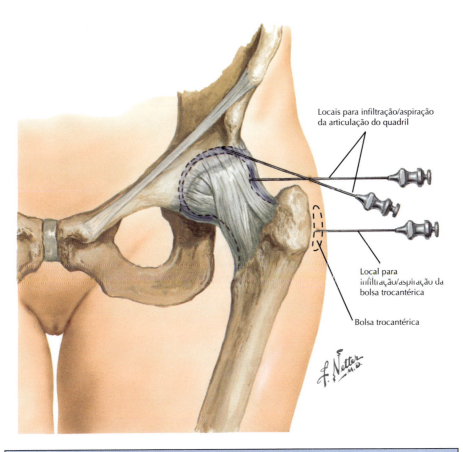

Locais para infiltração/aspiração da articulação do quadril

Local para infiltração/aspiração da bolsa trocantérica

Bolsa trocantérica

PASSOS
INFILTRAÇÃO/ASPIRAÇÃO DO QUADRIL
1. Perguntar ao paciente sobre alergias 2. Colocar o paciente em posição supina (decúbito dorsal), palpar o trocanter maior 3. Prepar a pele sobre o lugar da infiltração (sabão antisséptico/iodo) 4. Anestesia local da região (um quarto do tamanho do local) 5. **Anterior:** encontrar o ponto de intersecção entre a linha vertical abaixo da EIAS e a linha horizontal do trocanter maior. Inserir uma agulha espinal de calibre 20 (de 3 polegadas) ligeiramente para cima em direção medial ao ponto **Lateral:** inserir uma agulha espinal de calibre 20 (de 3 polegadas) superior e medial ao trocanter maior até atingir o osso (a agulha deve estar no interior da cápsula articular, a qual se estende para baixo do colo do fêmur). Pode-se movimentar a agulha para cima do colo dentro da articulação 6. Infiltrar (ou aspirar) o anestésico local ou local/esteroide dentro da articulação. (O líquido deve fluir facilmente se a agulha estiver dentro da articulação) 7. Fazer curativo na região da infiltração
INFILTRAÇÃO NA BOLSA TROCANTÉRICA
1. Perguntar ao paciente sobre alergias 2. Colocar o paciente em decúbito lateral, palpar o trocanter maior 3. Prepar a pele sobre a região lateral da coxa (sabão antisséptico/iodo) 4. Inserir uma agulha de calibre 20 (pelo menos 1 1/2 polegada; 3 polegadas em pacientes grandes) na coxa até o osso no ponto de maior sensibilidade. Retirar a agulha (1-2 mm) de forma que ela esteja fora do osso e somente na bolsa. Aspirar para ter certeza de que a agulha não esteja em um vaso 5. Infiltrar a anestesia local ou local/corticosteroides no interior da bolsa. Pode-se redirecionar a agulha levemente para infiltrar em uma bolsa septada 6. Fazer curativo na região da infiltração

Coxa/Quadril • HISTÓRIA DA DOENÇA ATUAL

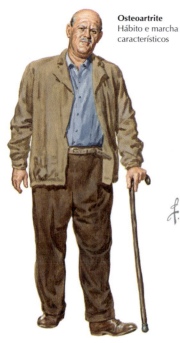

Osteoartrite
Hábito e marcha característicos

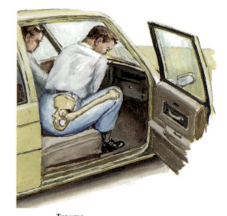

Trauma
O mecanismo da lesão muitas vezes é o impacto contra o painel do veículo, que impulsiona a cabeça do fêmur para trás, para fora do acetábulo

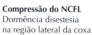

Compressão do NCFL
Dormência disestesia na região lateral da coxa

PERGUNTA	RESPOSTA	APLICAÇÃO CLÍNICA
1. Idade	Jovem	Trauma, doenças do desenvolvimento
	Meia-idade, idoso	Artrite, fraturas
2. Dor		
a. Início	Aguda	Trauma, (fratura, luxação), infecção
	Crônica	Artrite, lesão do lábio do acetábulo
b. Localização	Região lateral da quadril/coxa	Bursite, compressão do NCFL, síndrome do ressalto do quadril
	Nádegas/região posterior da coxa	Considerar etiologia espinal
	Região inguinal/região medial da coxa	Etiologia acetabular ou da articulação do quadril (comumente não é da coluna vertebral)
	Região anterior da coxa	Patologia da parte proximal do fêmur
c. Ocorrência	Deambulação/suporte de peso/movimento	Etiologia da articulação do quadril (i.e., não é da pelve/coluna vertebral)
	À noite	Tumor, infecção
3. Ressalto	Com deambulação	Síndrome do ressalto do quadril, corpos livres, artrite
4. Deambulação assistida	Bengala, muleta, andador	O uso (e frequência) indica a severidade da dor e da condição
5. Tolerância para atividade	Redução da atividade e distância percorrida	Menor distância percorrida e menos atividades realizadas = mais grave
6. Trauma	Queda, AVA	Fratura, luxação, lesão do lábio do acetábulo
7. Atividade/trabalho	Uso repetitivo	Fratura de estresse do fêmur
8. Sintomas neurológicos	Dor, dormência, formigamento	Compressão do NCFL, etiologia espinal (p. ex., radiculopatia)
9. Histórico de artrites	Múltiplas articulações envolvidas	Doença inflamatória sistêmica

EXAME FÍSICO • Coxa/Quadril

Fratura do colo do fêmur

Luxação posterior do quadril

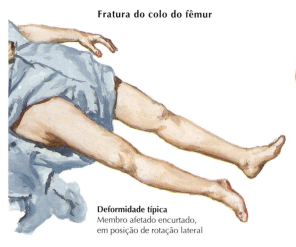
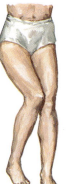

Deformidade típica
Membro afetado aduzido com rotação medial e flexão do quadril e joelho, com o joelho apoiado na coxa oposta

Deformidade típica
Membro afetado encurtado, em posição de rotação lateral

Luxação anterior do quadril

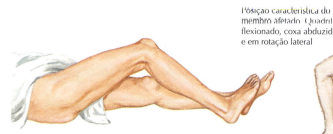

Posição característica do membro afetado. Quadril flexionado, coxa abduzida e em rotação lateral

Contratura em flexão da articulação do quadril

EXAME/OBSERVAÇÃO	TÉCNICA	APLICAÇÃO CLÍNICA
INSPEÇÃO		
Pele	Manchas, feridas	Trauma
	Deformidades evidentes	Fratura, luxação
Posição	Encurtamento, rotação lateral	Fratura do colo de fêmur; fratura intertrocantérica
	Adução, rotação medial	Luxação posterior
	Abdução, rotação lateral	Luxação anterior
	Flexão	Contratura do quadril em flexão
Marcha		
Antálgica (dolorosa)	Diminuição da fase de apoio	Joelho, tornozelo, calcanhar (esporão), médio pé, dor nos dedos do pé
Balanço (Trendelenburg)	Inclinação lateral (sobre o lado que suporta o peso)	Fraqueza do músculo glúteo médio
Balanço	Inclinação posterior (mantendo o quadril estendido)	Fraqueza do músculo glúteo máximo
PALPAÇÃO		
Estruturas ósseas	Trocanter maior/bolsa sinovial	Dor/bolsa palpável: infecção/bursite, tendinite do músculo glúteo médio
		Ressalto: trato iliotibial pode se sobrepor ao trocanter maior
	Trocanter menor	Ressalto: o tendão do músculo psoas pode se sobrepor ao trocanter menor

Coxa/Quadril • EXAME FÍSICO

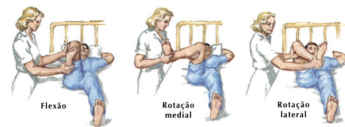

Flexão / Rotação medial / Rotação lateral

Exercícios de flexão-rotação do quadril com o paciente em posição supina (decúbito dorsal). O quadril e o joelho são flexionados passivamente; em seguida, realiza-se a rotação lateral e medial do membro o quanto a dor permitir

Rotação medial
Limitação da rotação medial do quadril esquerdo. A rotação do quadril é mais bem avaliada com o paciente em posição prona (decúbito ventral) porque qualquer restrição pode ser detectada e medida facilmente

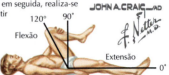

EXAME/OBSERVAÇÃO	TÉCNICA	APLICAÇÃO CLÍNICA
AMPLITUDE DE MOVIMENTO		
Flexão	Supino (decúbito dorsal): joelho no peito	Normal: 120°-135°
	Teste de Thomas	Excluir contratura em flexão (ver Testes Especiais, p. 263)
Extensão	Prono (decúbito ventral): levantar a perna da maca	Normal: 20°-30°
Abdução/adução	Supino (decúbito dorsal): perna para lateral/medial	Normal: Abdução: 40°-50°, Adução: 20°-30°
Rotação medial/lateral	Sentado: pé para lateral/medial	Normal: Rotação medial: 30°, Rotação lateral: 50°
	Prono (decúbito ventral): flexão da perna e do joelho para dentro/fora	Normal: Rotação medial: 30°, Rotação lateral: 50°
NEUROVASCULAR		
Sensitivo		
Nervo genitofemoral (L1-L2)	Região anteromedial proximal da coxa	O déficit indica lesão do nervo/raiz correspondente
Nervo obturatório (L2-L4)	Região inferomedial da coxa	O déficit indica lesão do nervo/raiz correspondente
Nervo cutâneo femoral lateral (L2-L3)	Região lateral da coxa	O déficit indica lesão do nervo/raiz correspondente
Nervo femoral	Região anteromedial da coxa	O déficit indica lesão do nervo/raiz correspondente
Nervo cutâneo femoral posterior (S1-S3)	Região posterior da coxa	O déficit indica lesão do nervo/raiz correspondente
Motor		
Nervo obturatório (L2-L4)	Adução da coxa/quadril	Fraqueza = lesão do grupo dos músculos adutores ou do nervo/raiz
Nervo glúteo superior (L5)	Abdução da coxa	Fraqueza = lesão do músculo glúteo médio ou do nervo/raiz
Nervo femoral (L2-L4)	Flexão do quadril	Fraqueza = lesão do músculo iliopsoas ou do nervo/raiz
	Extensão do joelho	Fraqueza = lesão do músculo quadríceps femoral ou do nervo/raiz
Nervo glúteo inferior (L5-S2)	Extensão do quadril	Fraqueza = lesão do músculo glúteo máximo ou do nervo/raiz
Nervo isquiático: Nervo tibial (L4-S3)	Flexão do joelho	Fraqueza = lesão da cabeça longa do músculo bíceps femoral ou do nervo/raiz
Nervo fibular (L4-S2)	Flexão do joelho	Fraqueza = lesão da cabeça curta do músculo bíceps femoral ou do nervo/raiz
Outros		
Reflexo	Nenhum	
Pulso	Femoral	

EXAME FÍSICO • Coxa/Quadril 8

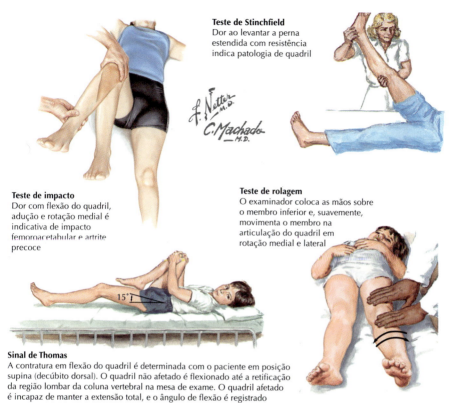

Teste de Stinchfield
Dor ao levantar a perna estendida com resistência indica patologia de quadril

Teste de impacto
Dor com flexão do quadril, adução e rotação medial é indicativa de impacto femoroacetabular e artrite precoce

Teste de rolagem
O examinador coloca as mãos sobre o membro inferior e, suavemente, movimenta o membro na articulação do quadril em rotação medial e lateral

Sinal de Thomas
A contratura em flexão do quadril é determinada com o paciente em posição supina (decúbito dorsal). O quadril não afetado é flexionado até a retificação da região lombar da coluna vertebral na mesa de exame. O quadril afetado é incapaz de manter a extensão total, e o ângulo de flexão é registrado

EXAME/OBSERVAÇÃO	TÉCNICA	APLICAÇÃO CLÍNICA
\multicolumn{3}{c}{**TESTES ESPECIAIS**}		
Teste de impacto	Posição supina (decúbito dorsal): flexão, adução, rotação medial do quadril	Dor pode ser indicativa de impacto femoroacetabular
Patrick (FABROL)	**F**lexão, **AB**dução, **RO**tação **L**ateral do quadril, então abduzir mais (figura 4)	Positivo se doloroso. Patologia da articulação sacroilíaca ou da articulação do quadril
Teste de rolagem	Posição supina (decúbito dorsal), quadril estendido: rotação medial, rotação lateral	Dor no quadril é condizente com artrite
Stinchfield	Suspender a perna estendida contra resistência	Dor é positivo para patologia de quadril
Sinal de Thomas	Posição supina (decúbito dorsal), joelho em direção ao peito	Se a coxa oposta se levantar da mesa, há contratura em flexão
Ober	Decúbito lateral: flexão e abdução do quadril	Quadril estendido e aduzido; se ficar em abdução, há contratura do trato iliotibial
M. piriforme	Decúbito lateral: adução do quadril	Dor no quadril/pelve indica síndrome do piriforme (comprimindo o nervo isquiático)
90-90 perna estendida	Flexão do quadril e joelho 90°, extensão do joelho	Maior que 20° de flexão após a extensão total do joelho = encurtamento dos músculos posteriores da coxa (isquiotibiais)
Ely	Posição prona (decúbito ventral): flexão passiva do joelho	Se o quadril flexiona enquanto o joelho é flexionado, há encurtamento do músculo reto femoral
Comprimento da perna	EIAS ao maléolo medial	Uma diferença de medida de mais de 1 cm é positivo
Meralgia parestética	Pressão medial na EIAS	Reprodução de dor, ardor e dormência = compressão do nervo cutâneo femoral lateral

Ver Capítulo 7, Pelve, para o teste de Trendelenburg

Coxa/Quadril • EXAME FÍSICO

Teste de Ortolani (redução)
Com o bebê relaxado e contido em uma superfície firme, os quadris e os joelhos são flexionados em 90°. Os quadris são examinados um de cada vez. O examinador segura a coxa do bebê com o dedo médio sobre o trocanter maior e levanta a coxa para trazer a cabeça do fêmur de sua posição de luxação posterior para o lado oposto do acetábulo. Simultaneamente, a coxa é suavemente abduzida, reduzindo a cabeça do fêmur para dentro do acetábulo. Em achados positivos, o examinador sente a redução por meio de um "estalo" palpável e quase audível

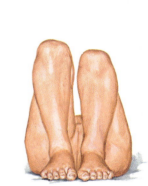

Sinal de Alli ou Galeazzi
Com os joelhos e quadris flexionados, o joelho do lado afetado fica mais baixo porque a cabeça do fêmur localiza-se posterior ao acetábulo nesta posição

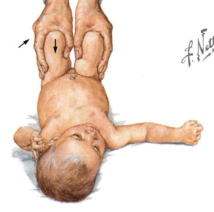

Teste de Barlow (luxação)
O contrário do teste de Ortolani. Se a cabeça do fêmur estiver no acetábulo no momento do exame, o teste de Barlow é feito para descobrir alguma instabilidade no quadril. A coxa do bebê é presa, como na figura acima, e aduzida com uma pressão suave para baixo. A luxação é palpável enquanto a cabeça do fêmur desliza para fora do acetábulo. O diagnóstico é confirmado com o teste de Ortolani

Teste para a limitação da abdução
Paciente em posição supina (decúbito dorsal) e relaxado sobre a maca. Os membros inferiores são suave e passivamente abduzidos para determinar a amplitude de movimento de cada um. Visto na doença de Perthes

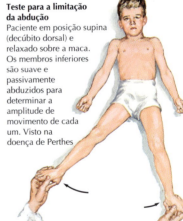

EXAME/OBSERVAÇÃO	TÉCNICA	APLICAÇÃO CLÍNICA
\multicolumn{3}{c}{TESTES ESPECIAIS}		
Ortolani (pediátrico)	Quadris em 90°, abduzir os quadris	Um "estalo" indica que o(s) quadril(is) estava(m) luxado(s) e agora foi(ram) reduzido(s)
Barlow (pediátrico)	Quadris em 90°, força posterior	Um "estalo" indica que o(s) quadril(is) está(ão) agora luxado(s), devendo ser reduzido(s) com o teste de Ortolani
Galeazzi (pediátrico)	Posição supina (decúbito dorsal): flexionar os quadris e joelhos	Qualquer discrepância na altura do joelho: 1. Luxação do quadril 2. Encurtamento do fêmur

ORIGENS E INSERÇÕES • Coxa/Quadril

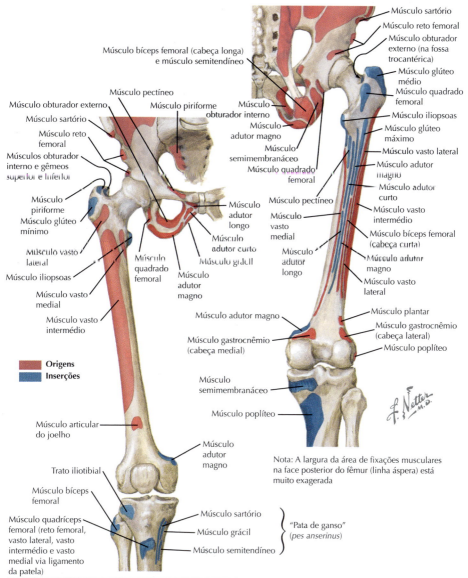

Nota: A largura da área de fixações musculares na face posterior do fêmur (linha áspera) está muito exagerada

RAMO DO PÚBIS	TROCANTER MAIOR	TÚBER ISQUIÁTICO	LINHA ÁSPERA/REGIÃO POSTERIOR DO FÊMUR
M. pectíneo (linha pectínea/superior) M. adutor magno (inferior) M. adutor longo (anterior) M. adutor curto (inferior) M. grácil (inferior) M. psoas menor (superior)	M. piriforme (anterior) M. obturador interno (anterior) M. gêmeo superior M. glúteo médio (posterior) M. glúteo mínimo (anterior)	M. gêmeo inferior M. quadrado femoral M. semimembranáceo M. semitendíneo M. bíceps femoral (cabeça longa) M. adutor magno*	M. adutor magno* M. adutor longo M. adutor curto M. bíceps femoral (cabeça curta) M. pectíneo M. glúteo máximo M. vasto lateral M. vasto medial

* O músculo adutor magno possui duas origens

NETTER ATLAS DE ANATOMIA ORTOPÉDICA

Coxa/Quadril • MÚSCULOS

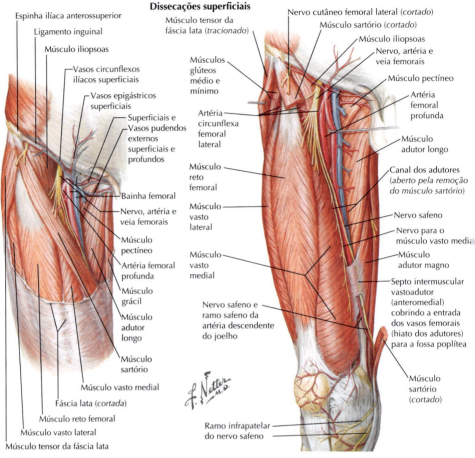

Dissecações superficiais

MÚSCULO	ORIGEM (Inserção Proximal)	INSERÇÃO (Inserção Distal)	NERVO	AÇÃO	COMENTÁRIOS
ANTERIOR					
Articular do joelho	Região anterior da parte distal do corpo (diáfise) do fêmur	Cápsula articular	Femoral	Traciona a cápsula superiormente na extensão	Pode se juntar ao músculo vasto intermédio
Sartório	Espinha ilíaca anterossuperior	Região medial da parte proximal da tíbia ("pata de ganso")	Femoral	Flexão, rotação lateral do quadril	Pode ser arrancado da EIAS (fratura por avulsão)
Quadríceps Femoral					
Reto femoral	1. EIAI 2. Margem superior do acetábulo	Patela/tuberosidade da tíbia	Femoral	Flexão da coxa, extensão da perna	Pode ser arrancado da EIAI (fratura por avulsão)
Vasto lateral	Trocânter maior, região lateral da linha áspera	Região lateral da patela/tuberosidade da tíbia	Femoral	Extensão da perna	Fibras oblíquas podem afetar o ângulo Q
Vasto intermédio	Parte proximal do corpo (diáfise) do fêmur	Patela/tuberosidade da tíbia	Femoral	Extensão da perna	Cobre o músculo articular do joelho
Vasto medial	Linha intertrocantérica, região medial da linha áspera	Região medial da patela/tuberosidade da tíbia	Femoral	Extensão da perna	Apresenta fraqueza em muitas desordens patelofemorais

MÚSCULOS • Coxa/Quadril

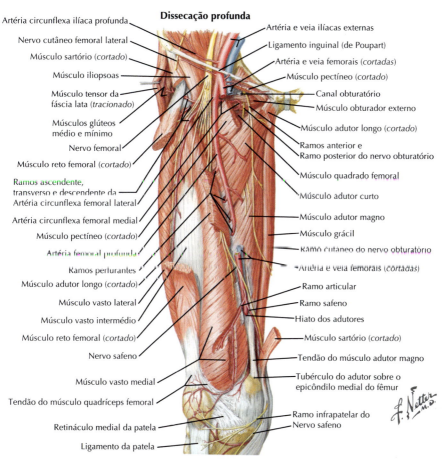

Dissecação profunda

MÚSCULO	ORIGEM (Inserção Proximal)	INSERÇÃO (Inserção Distal)	NERVO	AÇÃO	COMENTÁRIOS
MEDIAL					
Obturador externo	Ramo isquiopúbico, membrana obturadora	Fossa trocantérica	Obturatório	Rotação lateral da coxa	Inserção no ponto de início da haste intramedular
Adutores do Quadril					
Adutor longo	Corpo do púbis (inferior)	Linha áspera (terço médio)	Obturatório	Adução da coxa	O tendão pode ossificar
Adutor curto	Corpo e ramo inferior do púbis	Linha pectínea, linha áspera	Obturatório	Adução da coxa	Profundo ao músculo pectíneo
Adutor magno	1. Ramo do púbis 2. Túber isquiático	Linha áspera e tubérculo do adutor	1. Obturatório 2. Isquiático	Adução e flexão/ extensão da coxa	Este músculo tem duas partes separadas
Grácil	Corpo e ramo inferior do púbis	Parte proximal e medial da tíbia ("pata de ganso")	Obturatório	Adução da coxa, flexão/rotação medial da perna	Usado em reconstrução de ligamentos
Flexores do Quadril					
Pectíneo	Linha pectínea do púbis	Linha pectínea do fêmur	Femoral	Flexão e adução da coxa	Parte do assoalho do trígono femoral

NETTER ATLAS DE ANATOMIA ORTOPÉDICA

8 Coxa/Quadril • MÚSCULOS

Dissecação profunda

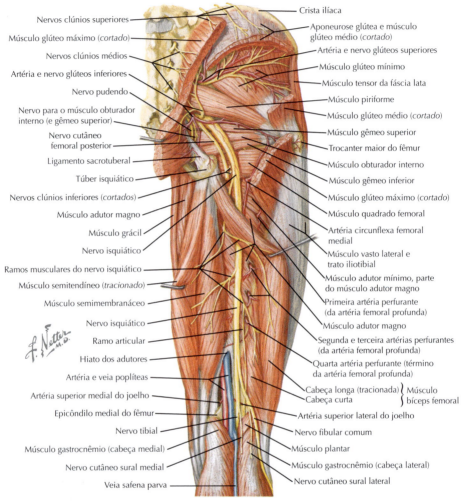

MÚSCULO	ORIGEM (Inserção Proximal)	INSERÇÃO (Inserção Distal)	NERVO	AÇÃO	COMENTÁRIOS
POSTERIOR: MM. ISQUIOTIBIAIS					
Semitendíneo	Túber isquiático	Região medial da parte proximal da tíbia ("pata de ganso")	Isquiático (nervo tibial)	Extensão da coxa e flexão da perna	Seu tendão é usado em reconstruções de ligamentos (LCA)
Semimembranáceo	Túber isquiático	Região posterior e medial do côndilo da tíbia	Isquiático (nervo tibial)	Extensão da coxa e flexão da perna	Um limite no acesso medial
Bíceps femoral: cabeça longa	Túber isquiático	Cabeça da fíbula	Isquiático (nervo tibial)	Extensão da coxa e flexão da perna	Pode ser arrancado de sua origem (fratura por avulsão)
Bíceps femoral: cabeça curta	Linha áspera, linha supracondilar	Fíbula, região lateral da tíbia	Isquiático (nervo fibular)	Extensão da coxa e flexão da perna	Partes de seu tendão se inserem com a cabeça longa

268 NETTER ATLAS DE ANATOMIA ORTOPÉDICA

MÚSCULOS • Coxa/Quadril 8

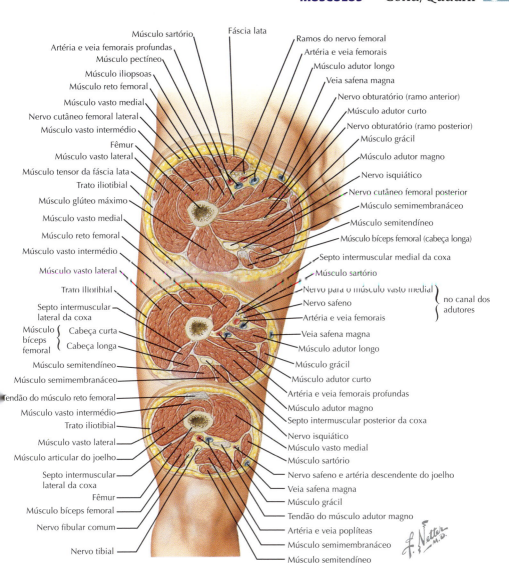

ESTRUTURA	RELAÇÕES
COMPARTIMENTOS	
Anterior	M. quadríceps femoral: vasto lateral, vasto intermédio, vasto medial, reto femoral
Posterior	Mm. bíceps femoral (cabeças longa e curta), semitendíneo, semimembranáceo e nervo isquiático
Medial	Mm. adutor magno, adutor longo, adutor curto, grácil, artéria e veia femorais
FASCIOTOMIAS	
Incisão lateral	Liberação do compartimento anterior e do compartimento posterior
Incisão medial	Liberação do compartimento medial

NETTER ATLAS DE ANATOMIA ORTOPÉDICA

Coxa/Quadril • NERVOS

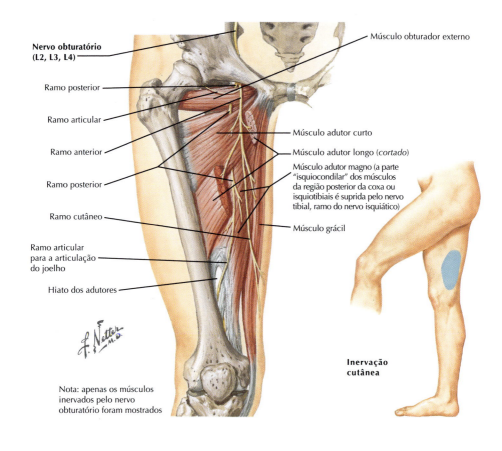

PLEXO LOMBAR
Divisão Anterior

N. obturatório (L2-L4): sai pelo canal obturatório, divide-se em ramos anterior e posterior. Pode ser lesionado pelos afastadores colocados atrás do ligamento transverso do acetábulo

Sensitivo: Região inferomedial da coxa: via **ramo cutâneo do nervo obturatório**
Motor: M. grácil (ramo anterior)
 M. adutor longo (ramo anterior)
 M. adutor curto (ramos anterior/posterior)
 M. adutor magno (ramo posterior)

NERVOS • Coxa/Quadril

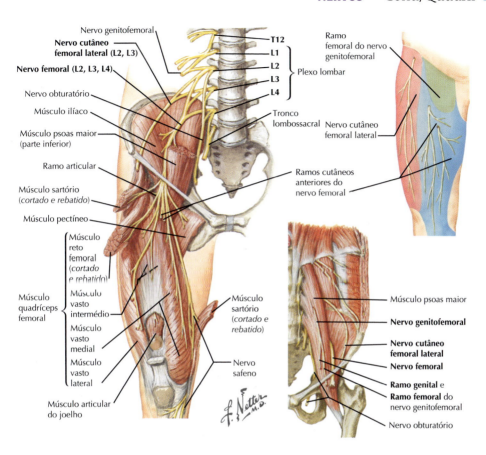

PLEXO LOMBAR
N. genitofemoral (L1-L2): perfura o músculo psoas, localiza-se sobre a face anteromedial do músculo psoas e divide-se em dois ramos
Sensitivo: Ramo femoral: região anterior da parte proximal da coxa (sobre o trígono femoral)
Ramo genital: escroto/lábios
Motor: Nenhum (na coxa)
Divisão Posterior
N. cutâneo femoral lateral (NCFL) (L2-L3): cruza inferiormente a EIAS (pode ser comprimido na ou perto da EIAS)
Sensitivo: Região lateral da coxa
Motor: Nenhum
N. femoral (L2-L4): localiza-se entre o músculo psoas maior e o músculo ilíaco; ramos no trígono femoral. O nervo safeno segue sob o músculo sartório
Sensitivo: Região anteromedial da coxa – via **ramos cutâneos anterior/intermédio**
Motor: M. psoas
M. pectíneo
M. sartório
• M. quadríceps femoral
◦ M. reto femoral
◦ M. vasto lateral
◦ M. vasto intermédio
◦ M. vasto medial

8 Coxa/Quadril • NERVOS

Nervo cutâneo femoral posterior (S1, S2, S3)

Forame isquiático maior

Nervos clúnios inferiores

Nervo isquiático (L4, L5, S1, S2, S3)

Ramos perineais

"Divisão tibial" do nervo isquiático

"Divisão fibular comum" do nervo isquiático

Músculo bíceps femoral, cabeça longa (*cortada*)

Músculo bíceps femoral, cabeça curta

Músculo adutor magno (também inervado parcialmente pelo nervo obturatório)

Músculo bíceps femoral, cabeça longa (*cortada*)

Músculo semitendíneo

Músculo semimembranáceo

Nervo fibular comum

Inervação cutânea

Nervo cutâneo femoral posterior

Nervo tibial

Ramo articular

Ramo articular

PLEXO SACRAL
N. isquiático: um único nervo com duas partes distintas; ele se divide na parte distal da coxa em nervos tibial e fibular comum
Divisão Anterior
N. tibial (L4-S3): desce (como isquiático) na região posterior da coxa profundamente aos músculos isquiotibiais e superficial ao músculo adutor magno
Sensitivo: Nenhum (na coxa) *Motor:* M. bíceps femoral (cabeça longa) M. semitendíneo M. semimembranáceo
Divisão Posterior
N. fibular comum (L4-S2): desce (como isquiático) na região posterior da coxa profundamente aos músculos isquiotibiais e superficial ao músculo adutor magno
Sensitivo: Nenhum (na coxa) *Motor:* M. bíceps femoral (cabeça curta)
N. cutâneo femoral posterior (NCFP) (S1-3): passa através do forame isquiático maior, medial ao nervo isquiático
Sensitivo: Região posterior da coxa *Motor:* Nenhum

272 NETTER ATLAS DE ANATOMIA ORTOPÉDICA

ARTÉRIAS • Coxa/Quadril

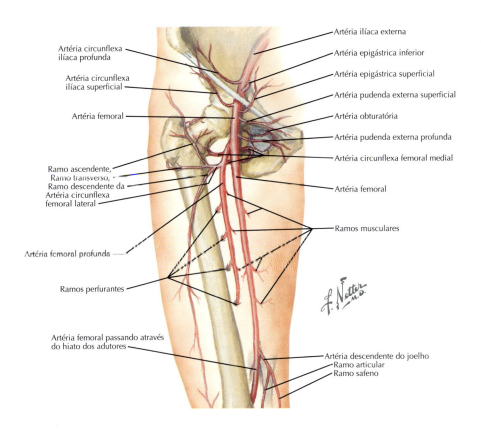

ARTÉRIA	RAMOS	COMENTÁRIO
Obturatória	Ramos anterior e posterior	Passa através do forame obturado
ARTÉRIA FEMORAL		
No trígono femoral, atravessa o canal dos adutores (sob o músculo sartório, entre os músculos vasto medial e adutor longo), então passa posteriormente pelo hiato dos adutores e torna-se a artéria poplítea, posteriormente à parte distal do fêmur e ao joelho		
Artéria femoral	A. circunflexa ilíaca superficial	Irriga os tecidos superficiais do abdome
	A. epigástrica superficial	Irriga os tecidos superficiais do abdome
	A. pudenda externa superficial e profunda	Irriga os tecidos subcutâneos da região púbica e escroto/lábios maiores do pudendo
	A. femoral profunda	Suprimento sanguíneo primário para a coxa. Ver abaixo
	A. descendente do joelho Ramo articular Ramo safeno	Anastomose (no joelho) que supre o joelho
Artéria femoral profunda	A. circunflexa femoral medial	Irriga o colo do fêmur, sob o m. quadrado femoral
	A. circunflexa femoral lateral	Irriga o colo do fêmur
	Ramo ascendente	Forma uma anastomose no colo do fêmur
	Ramo transverso	Para o trocanter maior
	Ramo descendente	Em risco no acesso anteromedial para o quadril
	Ramos perfurantes/musculares	Irriga o corpo (diáfise) do fêmur e os músculos da coxa

NETTER ATLAS DE ANATOMIA ORTOPÉDICA

Coxa/Quadril • ARTÉRIAS

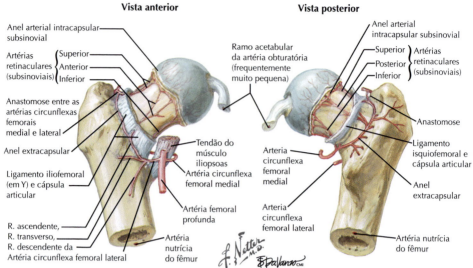

ARTÉRIA	TRAJETO	COMENTÁRIO/IRRIGAÇÃO
ARTÉRIAS DO COLO DO FÊMUR		
Femoral Profunda		
Circunflexa femoral medial	Entre os músculos pectíneo e psoas, e então posterior ao colo do fêmur sob o músculo quadrado femoral	Principal suprimento sanguíneo para a cabeça do fêmur no adulto Principal contribuinte para o anel/anastomose extracapsular
Circunflexa femoral lateral	Profunda aos músculos sartório e reto femoral	Suprimento sanguíneo menos significativo para a cabeça do fêmur no adulto
Ramo ascendente Ramo transverso	Ascende anteriormente ao colo do fêmur Através da parte proximal do fêmur ao trocanter maior	Principal contribuinte para o anel/anastomose extracapsular Fornece suprimento parcial para o trocanter maior
Ramo descendente	Sob o músculo reto femoral	Está em risco no acesso anterolateral do quadril
Primeira artéria perfurante	Ramo ascendente	Pode contribuir para o anel/anastomose extracapsular
Anel extracapsular – formado na base do colo do fêmur primariamente de ramos da artéria circunflexa femoral medial e da artéria circunflexa femoral lateral		
Ramos laterais	Do anel, lateralmente em direção ao trocanter maior	Irriga o trocanter maior
Artérias ascendentes do colo Artérias retinaculares	Extracapsulares ao longo do colo do fêmur Intracapsulares ao longo do colo do fêmur	Ramos do anel extracapsular Continuação intracapsular das artérias do colo Formam um segundo anel intracapsular na base da cabeça do fêmur
Anel arterial intracapsular subsinovial – formado na base da cabeça do fêmur		
Artérias epifisiais Artérias epifisiais laterais	Entra no osso na margem da face articular na região posterossuperior do colo do fêmur	Formará anastomoses intraósseas A artéria epifisial lateral supre a maior parte da região de suporte de peso da cabeça do fêmur
Artéria Obturatória		
Ramo acetabular	Através do ligamento da cabeça do fêmur à fóvea	Suprimento mínimo para a cabeça do fêmur no adulto
Artérias epifisiais mediais	Ramos terminais interósseos	Anastomose com as artérias epifisiais laterais
Outras Artérias		
Artérias glúteas superior e inferior		Podem contribuir para o anel/anastomose extracapsular
Suprimento sanguíneo da cabeça do fêmur na criança: 0-4 anos: artéria circunflexa femoral medial, artéria circunflexa femoral lateral e ramo acetabular da artéria obturatória; 4-8 anos: principalmente a artéria circunflexa femoral medial, menor contribuição da artéria circunflexa femoral lateral e do ramo acetabular da artéria obturatória; mais de 8 anos: a artéria circunflexa femoral medial é predominante		

DISTÚRBIOS • Coxa/Quadril

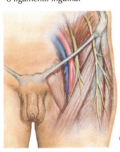

Nervo cutâneo femoral lateral
Compressão do nervo sob o ligamento inguinal

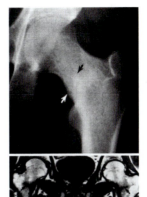

As setas mostram a presença de sobreposição e esclerose no colo do fêmur

RM frontal (coronal) revela fraturas bilaterais de estresse (setas) no colo do fêmur
Reproduzido com permissão de Resnick D. Kransdorf M. Bone and Joint Imaging, 3rd edition, Elsevier, Philadelphia, 2005.

DESCRIÇÃO	HDA e EF	EXAMES COMPLEMENTARES/ ACHADOS	TRATAMENTO
IMPACTO FEMOROACETABULAR			
• Morfologia anormal sutil do quadril que causa impacto ósseo. Dois tipos: ○ *Cam:* cabeça do fêmur não esférica ○ *Pincer:* supercobertura do acetábulo • Causa DAD precoce	HDA: início insidioso, dor na região inguinal, piora com atividade EF: diminuição da ADM (especialmente rotação medial), + teste de choque (flexão, adução, rotação medial do quadril)	RX: AP/perfil do quadril *Cam:* colo do fêmur "colide com o acetábulo", +/– cisto subcortical, decréscimo do *offset* *Pincer:* aumento do revestimento do acetábulo RM: lesões do lábio do acetábulo, lesões condrais	1. AINE, modificação nas atividades 2. Deslocamento cirúrgico e remodelação do colo e/ou acetábulo 3. Osteotomia em casos específicos 4. Artroplastia total de quadril se a DAD for avançada
FRATURAS DE ESTRESSE DO COLO DO FÊMUR			
• Carga excessiva no quadril • 2 tipos: tensão (região superior do colo), compressão (região inferior do colo) • Comum em recrutas militares	HDA: aumento de atividade com aparecimento de dor no quadril e na região inguinal EF: +/– dor com e/ou diminuição da ADM	RX: AP, AP em rotação medial, perfil RM: Melhor estudo para detecção precoce da fratura Bursografia: mostra a fratura subagudamente	• Compressão: suporte de peso limitado • Tensão: colocação urgente de pino percutâneo (prevenção de desvio)
MERALGIA PARESTÉSICA			
• Nervo comprimido próximo à espinha ilíaca anterossuperior • Em virtude de atividade (extensão do quadril), vestimento (p. ex., cinto) ou compressão repetitiva	HDA: dor/queimação na região lateral da coxa EF: diminuição da sensibilidade na região lateral da coxa, + meralgia	RX: AP/perfil do quadril: excluir outra patologia	1. Remover o agente compressivo (p. ex., cinto, roupas apertadas etc.) 2. Liberação cirúrgica: rara
QUADRIL EM RESSALTO (SÍNDROME DO RESSALTO "COXA SALTANS")			
Ressalto no quadril. 3 tipos 1. Externo: trato iliotibial sobre o trocanter maior 2. Interno: músculo psoas sobre a cabeça do fêmur ou eminência iliopectínea 3. Intra-articular: geralmente corpos livres	HDA: ressalto no quadril +/– dor EF: palpar o tendão (trato iliotibial ou tendão do músculo psoas); então, flexionar e estender o quadril, percebendo o ressalto (externa sobre o trocanter maior; interna sobre o trocanter menor)	RX: AP/perfil de quadril: excluir outras anormalidades ósseas (p. ex., esporão) e DAD do quadril RM: corpos livres, lesão do lábio do acetábulo US/artrografia: tendão do músculo psoas	Externa/interna: 1. Modificação da atividade, fisioterapia 2. Considerar infiltração 3. Liberação cirúrgica: muito raro Intra-articular: remoção de corpos livres intra-articulares
BURSITE TROCANTÉRICA			
• Inflamação da bolsa sinovial sobre o trocanter maior • Mulheres>homens, meia-idade	HDA: dor na região lateral do quadril, não consegue dormir sobre o lado afetado EF: ponto sensível no trocanter maior, dor com adução	RX: AP de pelve, AP/perfil do quadril: excluir esporão, OA, tendões calcificados	1. AINE, fisioterapia (alongamento do trato iliotibial) 2. Infiltração de esteroides 3. Excisão cirúrgica – rara

NETTER ATLAS DE ANATOMIA ORTOPÉDICA **275**

Coxa/Quadril • DISTÚRBIOS

Osteoartrite

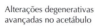
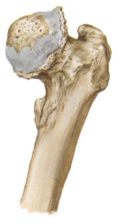
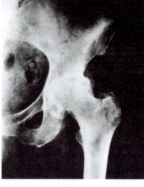

Alterações degenerativas avançadas no acetábulo

Erosão da cartilagem articular e deformidade da cabeça do fêmur

Radiografia do quadril mostrando degenerações típicas da cartilagem e alterações ósseas secundárias, com esporões nas margens do acetábulo

DESCRIÇÃO	HDA e EF	EXAMES COMPLEMENTARES/ACHADOS	TRATAMENTO
OSTEOARTRITE			
• Perda ou lesão da cartilagem articular • Etiologia: primária – idiopática; secundária – pós-traumática, infecção, doença pediátrica do quadril	**HDA:** dor crônica do quadril ou da região inguinal, aumentando ao longo do tempo e com a atividade **EF:** diminuição da ADM (primeiro na rotação medial), + teste de rolagem, +/– flexão contratura/marcha antálgica	**RX:** AP pelve/AP/perfil do quadril 1. Estreitamento do espaço articular 2. Osteófitos 3. Esclerose subcondral 4. Cistos ósseos	1. AINE/fisioterapia 2. Infiltração/modificação da atividade, bengala (na mão oposta) 3. Osteotomia (jovem) 4. Artrodese (jovem) 5. Artroplastia total de quadril
OSTEONECROSE (NECROSE AVASCULAR/NAV)			
• Necrose da cabeça do fêmur devido à ruptura vascular • Associação de trauma, uso de esteroides ou álcool, distúrbios inflamatórios • Homens>mulheres, 30-40 anos, 50% bilateral • Grande envolvimento da cabeça do fêmur associada a prognóstico ruim	**HDA:** dor na região inguinal piorando com a atividade **EF:** limitação da ADM (especialmente rotação medial e abdução), marcha antálgica **RX:** AP/perfil: achados de estágios específicos (ver classificação) **RM:** estudo de maior sensibilidade, mostra mudanças iniciais na cabeça do fêmur **Bursografia:** substituída pela RM	**Classificação:** modificada por Ficat 0: Sintomática, RX normal, + RM 1: Sintomática, RX normal, + RM 2: **RX:** esclerose, sem colapso 3: **RX:** + colapso (sinal crescente) 4: Cabeça do fêmur achatada, acetábulo normal 5: Estreitamento da articulação, DAD precoce 6: DAD avançada, inclinação do acetábulo	Estágio: 0-1: Suporte de peso limitado, observação 2: Descompressão da parte central 3: Considerar fíbula vascularizada ou osteotomia do fêmur 4-6: Artroplastia total de quadril – apropriada para a maioria dos pacientes. Fusão do quadril: em trabalhadores jovens

DISTÚRBIOS • Coxa/Quadril

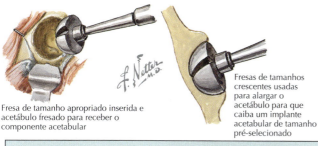
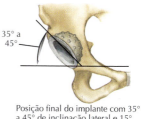

Fresa de tamanho apropriado inserida e acetábulo fresado para receber o componente acetabular

Fresas de tamanhos crescentes usadas para alargar o acetábulo para que caiba um implante acetabular de tamanho pré-selecionado

Posição final do implante com 35° a 45° de inclinação lateral e 15° de anteversão

ARTROPLASTIA TOTAL DE QUADRIL

Informações Gerais

- Objetivos: alívio da dor, manutenção da independência pessoal, permitir a realização de atividades da vida diária (AVD)
- Procedimento comum com altos níveis de satisfação para um procedimento primário; revisões também estão se tornando mais comuns
- Avanços nas técnicas e nos materiais estão melhorando a vida útil dos implantes; este procedimento está disponível para pacientes jovens

Materiais

- **Componente acetabular** (acetábulo) e **componente femoral** (fêmur). Geralmente são feitos de titânio. Hastes de aço inoxidável ou cromo-cobalto podem ser muito duras (*i.e.*, modulo incompatível) e causar *stress shielding*
- **Superfícies de suporte:** revestimentos acetabulares e implantes de cabeça de fêmur. Revestimentos de polietileno e cabeças de fêmur de cromo-cobalto geralmente são mais comuns. Cerâmica e metal também são usados
  - Polietileno de ultra-alto peso molecular: boa superfície, mas altas taxas de desgaste e restos conduzem ao afrouxamento asséptico. A modelagem de compressão direta é o método de fabricação preferido. Esterilização com irradiação em ambiente não oxigenado promove *cross-linking*. Polietileno altamente *cross-linked* tem taxas de desgaste muito melhores
  - Cromo-cobalto: liga de "supermetal". Usado comumente para superfícies de suporte femoral com forro de polietileno. Implantes de metal sobre metal estão disponíveis. Partículas de restos são muito pequenas, criando respostas histocíticas menores. A carcinogênese é um interesse teórico
  - Cerâmica (alumina): excelente taxa de desgaste, mas frágil (pode fraturar). Pode ser usada com forro de polietileno ou superfícies de apoio de cerâmica

Técnicas

- **Dois tipos de fixação:** 1. Cimentada, 2. Não cimentada/biológico
  - **Cimentada:** metilmetacrilato. Mais frequentemente usado em pacientes idosos. Fornece fixação estática imediata, sem potencial de remodelação. O cimento resiste à compressão melhor do que à tensão. Assim, os implantes femorais se comportam melhor do que as superfícies de suporte acetabulares com essa fixação. Técnicas de cimentação de terceira geração: pressurização, haste revestida, centralizador/restritor, preparação do canal, capa de 2 mm
  - **Não cimentada/fixação biológica:** usada em pacientes jovens (popularidade crescente). Crescimento ósseo – o osso cresce sobre ou dentro do implante. Possui potencial de remodelação e fornece fixação dinâmica. Não é uma boa escolha em quadris pós-irradiados
- A fixação NÃO é imediata, necessita de uma fixação inicial para dar estabilidade: 2 técnicas
  - Press Fit: implantar 1-2 mm maior que o osso. A forma da prótese permite "*hoop stress*" que fornece uma fixação inicial enquanto o osso cresce sobre ele ou no seu interior
  - Pré-moldados: o implante e o osso são do mesmo tamanho. Parafusos são usados para prover a fixação inicial enquanto o osso cresce sobre ele ou no seu interior
- Porosidade ideal e tamanho do poro: 50-150 micrômetros. A área da superfície de crescimento varia
- Implante de "padrão-ouro" atual: componente acetabular não cimentado (crescimento no interior) e haste femoral de aço cimentada. As tendências estão mudando, e mais componentes femorais não cimentados e superfícies de suporte alternativas estão sendo usadas com mais frequência
- O tamanho da cabeça afeta a estabilidade (a maior é mais estável) e o desgaste (cabeça maior = desgaste volumétrico maior). 28 mm é o tamanho ideal

Indicações

- Artrite do quadril
  - Etiologias comuns: osteoartrite, artrite reumatoide, osteonecrose, anterior à doença pediátrica do quadril
  - Sintomas clínicos: dor no quadril/região inguinal, piora com a atividade, piora gradualmente com o tempo, decréscimo da capacidade funcional
  - Achados radiográficos: radiografias apropriadas que evidenciem a artrite do quadril devem estar presentes

    Osteoartrite
    1. Estreitamento do espaço articular
    2. Esclerose
    3. Cistos subcondrais
    4. Formação de osteófitos

    Artrite reumatoide
    1. Estreitamento do espaço articular
    2. Osteoporose periarticular
    3. Erosões articulares
    4. Anquilose

  - Falha do tratamento conservador: AINE, modificação de atividade, perda de peso, fisioterapia, bengala (na mão contralateral), infiltrações
  - Outros: fraturas (p. ex., colo do fêmur com doença degenerativa articular do quadril), tumores, distúrbios de desenvolvimento (p. ex., displasia de desenvolvimento do quadril DDQ etc.)

Coxa/Quadril • DISTÚRBIOS

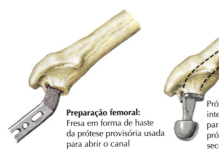
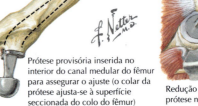
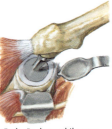

Preparação femoral: Fresa em forma de haste da prótese provisória usada para abrir o canal

Prótese provisória inserida no interior do canal medular do fêmur para assegurar o ajuste (o colar da prótese ajusta-se à superfície seccionada do colo do fêmur)

Redução do quadril com a prótese no lugar

ARTROPLASTIA TOTAL DE QUADRIL – CONTINUAÇÃO

Contraindicações

- Absoluta
  - Articulação neuropática
  - Infecção
  - Paciente clinicamente instável (p. ex., doença cardiopulmonar grave). O paciente pode não sobreviver ao procedimento
- Relativa
  - Pacientes jovens e ativos. Estes pacientes causarão desgaste na prótese muitas vezes durante suas vidas

Alternativas

- Considerações: idade, nível de atividade, estado geral de saúde
- Osteotomia: femoral ou pélvica: geralmente realizadas em pacientes jovens
- Artrodese/fusão: trabalhadores jovens com doença unilateral isolada (i.e., coluna vertebral, joelho, tornozelo, quadril contralaterais normais)

Procedimento

- Acessos
  - Acessos posterior, lateral e anterolateral
  - Minimamente invasivo, uma e duas incisões de acesso estão se tornando mais comuns
- Passos
  - Acetábulo: remover o lábio do acetábulo e osteófitos, escarear a margem cortical, implantar componente acetabular (35°-45° de inclinação coronal, 15°-30° de anteversão)
  - Fêmur: deslocar a cabeça, cortar o colo, remover a cabeça, encontrar e abrir o canal (lateralizar se necessário) – a haste não pode estar em varo, implantar a haste, testar a cabeça e o colo. Implantar a cabeça/colo apropriado e revestir o acetábulo

Complicações

- Infecção: diagnóstico com exames laboratoriais e aspiração. A prevenção é primordial: antibióticos perioperatórios, preparação meticulosa/técnicas planejadas etc. Aguda/subaguda: irrigação e debridamento com troca do polietileno. Tardia: um ou dois estágios de revisão
- Afrouxamento: o paciente queixa-se frequentemente de dor ao levantar/iniciar atividades. Linhas radiolucentes são vistas em radiografias simples. Mais frequentemente causadas por osteólise. A osteólise é causada por resposta de macrófagos a partículas de desgaste (de tamanho submícron) (geralmente polietileno)
- Luxação: pode ser decorrente de mau alinhamento dos componentes (fêmur ou acetábulo) ou lesão de tecidos moles/disfunção. Decréscimo no acesso posterior quando os rotadores laterais curtos são reinseridos durante o fechamento
- Lesões neurovasculares
  - Nervo isquiático: divisão fibular (resultando em pé caído) em risco de vigorosa retração no acesso posterior
  - Nervo femoral: com vigorosa retração no acesso anterolateral
  - Vasos obturatórios: sob o ligamento transverso do acetábulo, lesionados com afastadores ou parafuso de implante no quadrante anteroinferior
  - Vasos ilíacos externos: em risco se o parafuso de implante estiver localizado no quadrante anterossuperior (o quadrante posterossuperior é seguro)
  - Artéria circunflexa femoral medial: sob o músculo quadrado femoral, em risco no acesso posterior se o músculo estiver abaixado
- Ossificação heterotópica: geralmente em pacientes predispostos. Pode causar diminuição da ADM. Uma dose de radioterapia pode prevenir isso
- Complicações clínicas: a trombose venosa profunda (TVP) e a embolia pulmonar (EP) são riscos conhecidos na artroplastia total de quadril. A profilaxia deve ser iniciada
- Fratura periprostética do fêmur
  - Implante estável: RAFI (placas, cabos, +/– enxerto ósseo)
  - Implante instável: substituição com haste longa que passa pelo local da fratura

DISTÚRBIOS PEDIÁTRICOS • Coxa/Quadril

Displasia do desenvolvimento do quadril

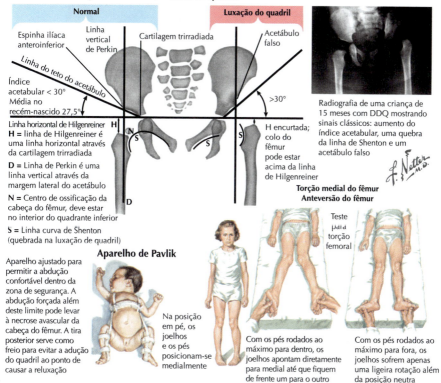

Normal
- Espinha ilíaca anteroinferior
- Linha vertical de Perkin
- Cartilagem trirradiada
- Linha do teto do acetábulo
- Índice acetabular < 30°
- Média no recém-nascido 27,5°
- Linha horizontal de Hilgenreiner
- **H** = linha de Hilgenreiner é uma linha horizontal através da cartilagem trirradiada
- **D** = Linha de Perkin é uma linha vertical através da margem lateral do acetábulo
- **N** = Centro de ossificação da cabeça do fêmur, deve estar no interior do quadrante inferior
- **S** = Linha curva de Shenton (quebrada na luxação de quadril)

Luxação do quadril
- Acetábulo falso
- >30°
- H encurtada; colo do fêmur pode estar acima da linha de Hilgenreiner

Radiografia de uma criança de 15 meses com DDQ mostrando sinais clássicos: aumento do índice acetabular, uma quebra da linha de Shenton e um acetábulo falso

Aparelho de Pavlik
Aparelho ajustado para permitir a abdução confortável dentro da zona de segurança. A abdução forçada além deste limite pode levar à necrose avascular da cabeça do fêmur. A tira posterior serve como freio para evitar a adução do quadril ao ponto de causar a reluxação

Na posição em pé, os joelhos e os pés posicionam-se medialmente

Torção medial do fêmur / Anteversão do fêmur

Teste para torção femoral

Com os pés rodados ao máximo para dentro, os joelhos apontam diretamente para medial até que fiquem de frente um para o outro

Com os pés rodados ao máximo para fora, os joelhos sofrem apenas uma ligeira rotação além da posição neutra

DESCRIÇÃO	AVALIAÇÃO	TRATAMENTO
	DISPLASIA DO DESENVOLVIMENTO DO QUADRIL (DDQ)	
• Desenvolvimento anormal do quadril resultando em luxação, subluxação ou frouxidão do quadril • A maioria de frouxidão capsular e posicionamento; forma teratológica irredutível vista em síndromes congênitas ou doenças neuromusculares • Fatores de risco: sexo feminino, parto pélvico, primeiro nascimento, histórico familiar, diminuição das condições do espaço uterino • Diagnóstico precoce e tratamento são essenciais	HDA: geralmente não observada pelos pais. +/− fatores de risco EF: Barlow (luxação), + Ortolani (redução), +/− teste de Galeazzi e decréscimo da abdução RX: útil após os 6 meses (cabeça do fêmur começa a se ossificar). Olhar para a posição no acetábulo. Múltiplas linhas radiográficas ajudam a avaliar o quadril Ultrassonografia: útil no neonato. Ângulo alfa > 60° é normal	Obter e manter redução concêntrica: ◦ 0-6 meses: aparelho de Pavlik ◦ 6-24 meses: redução fechada, espica gessada; redução aberta se a redução fechada falhar ◦ 2-4 anos: redução aberta com ou sem osteotomia femoral ◦ > 4 anos: osteotomia acetabular, quadris teratológicos precisam de tratamento aberto
	COMPLICAÇÕES: osteonecrose da cabeça do fêmur: pode ocorrer durante a redução ou de um posicionamento não anatômico pós-redução	
	ANTEVERSÃO DO FÊMUR	
• Rotação medial do fêmur, anteversão não diminui adequadamente • Causa nº 1 de pé em rotação medial	HDA: geralmente presente dos 3-6 anos EF: fêmur em rotação medial (RM>65°), patela apontando medialmente, marcha com pé em rotação medial	1. A maioria se resolve espontaneamente 2. Osteotomia derrotatória se persistir após os 10 anos de idade (principalmente estética)

NETTER ATLAS DE ANATOMIA ORTOPÉDICA **279**

Coxa/Quadril • DISTÚRBIOS PEDIÁTRICOS

Epifisiólise

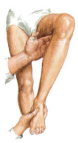

O melhor sinal diagnóstico é o exame físico. Com o paciente em posição supina (decúbito dorsal), enquanto a coxa é flexionada ela realiza rotação lateral e abdução

Radiografia em "posição de rã", que demonstra o deslizamento da epífise mais claramente, sempre indicada quando há suspeita desse distúrbio

Epifisiólise: Fixação Cirúrgica

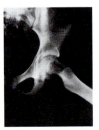

Parafuso com rosca canulado introduzido sobre o fio-guia

Doença de Legg-Calve-Perthes

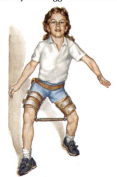

Garota jovem caminhando em uma órtese do Atlanta Scottish Rite Children's Hospital. As vantagens da órtese: permite à criança caminhar sem suporte, bem como a abdução pela barra telescópica e o movimento livre do joelho e do tornozelo

DESCRIÇÃO	AVALIAÇÃO	TRATAMENTO
DOENÇA DE LEGG-CALVE-PERTHES		
• Osteonecrose idiopática da cabeça do fêmur • A cabeça do fêmur deve ser revascularizada, podendo demorar entre 2-5 anos para estar completa. • O prognóstico é bom com início < 6 anos e mínimo envolvimento do pilar lateral • Classificação de Catterall e Herring • Resultados ruins nos quadris com osteoartrite de adultos	**HDA:** meninos (4:1), geralmente 4-8 anos. Claudicação com dor no quadril, coxa ou joelho. Sem trauma **EF:** diminuição da ADM (especialmente rotação medial e abdução) **RX:** AP/perfil do quadril: esclerose em estágios iniciais. "Sinal crescente" indicativo de colapso subcondral/fratura **RM:** mostrará necrose inicial quando o RX simples é ainda normal	• Objetivos: 1. Aliviar os sintomas dolorosos; 2. Manutenção/obtenção da ADM total; 3. Conter a cabeça do fêmur dentro do acetábulo • Tração, redução do suporte de peso • ADM: repouso, tração, +/– terapia • Osteotomia: femoral ou acetabular, geralmente é reservada para pacientes idosos
EPIFISIÓLISE		
• Deslocamento ("deslizamento") da epífise proximal do fêmur através da lâmina epifisial • Classificação: Estável: capaz de suportar peso; Instável: incapaz de suportar peso • Associada à obesidade, doenças renais e da glândula tireoide • A epífise geralmente fica posterior ao colo, mas permanece no acetábulo	**HDA:** 10-16 anos, obeso, claudicação, dor no quadril ou joelho, +/– suporte de peso **EF:** Diminuição da ADM (especialmente rotação medial), rotação lateral do quadril com flexão, marcha antálgica (se capaz de suportar peso) **RX:** AP/perfil: AMBOS os quadris, mostrarão o deslizamento; a linha de Klein deve intersectar com a epífise. Graduação em porcentagem da epífise que deslizou: Grau 1: <33%, Grau 2: 33%-50%, Grau 3: >50%	• Parafuso de fixação percutânea *in situ* • Um parafuso canulado é o padrão-ouro • O deslizamento progressivo ainda pode ocorrer • A redução forçada NÃO é recomendada • Colocação profilática de pino do lado contralateral é comum e indicado
COMPLICAÇÕES: osteonecrose (50% em deslizamentos instáveis), condrólise, osteoartrite inicial		
SINOVITE TRANSITÓRIA		
• Efusão asséptica do quadril de causa desconhecida • Pode ser causada por síndrome pós-viral ou uso excessivo • Causa comum de dor no quadril e de claudicação • Diagnóstico de exclusão, excluir quadril séptico	**HDA:** idades de 2-5 anos, Homem>mulher, início de claudicação insidiosa **EF:** diminuição da ADM (especialmente abdução), marcha antálgica **RX:** excluir outra doença de quadril **LABS:** hemograma, VHS e hemocultura **Ultrassonografia:** avalia por efusão (se houver suspeita de quadril séptico)	• Aspiração do quadril sob anestesia com fluoroscopia se EF e LABS indicarem infecção • O quadril séptico requer incisão, drenagem e antibióticos • A sinovite transitória é solucionada em 2-10 dias • Observação, repouso, +/– AINE

ACESSOS CIRÚRGICOS • Coxa/Quadril 8

Acesso Anterior à Articulação do Quadril

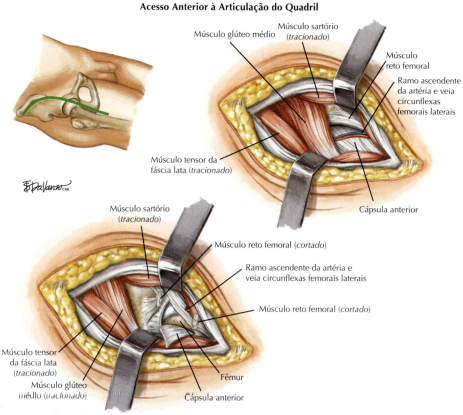

USOS	PLANO ENTRE OS NERVOS	RISCOS	COMENTÁRIO
ACESSO ANTERIOR À ARTICULAÇÃO DO QUADRIL (SMITH-PETERSON)			
Redução aberta ◦ Luxação pediátrica congênita do quadril ◦ Luxação anterior no adulto Irrigação e debridamento Fraturas: anterior da cabeça do fêmur (RAFI) Hemiartroplastia Excisão de tumores	*Superficial* • M. sartório (n. femoral) • M. tensor da fáscia lata (n. glúteo superior) *Profundo* • M. reto femoral (n. femoral) • M. glúteo médio (n. glúteo superior)	• Nervo cutâneo femoral lateral • Nervo femoral • Ramo ascendente da artéria circunflexa femoral lateral	• Afastar o nervo cutâneo femoral lateral anteriormente • O ramo ascendente da artéria circunflexa femoral lateral deve ser ligado no acesso • Baixar as duas cabeças do m. reto femoral para expor a articulação • A retração medial vigorosa pode lesionar o nervo femoral
ACESSO MEDIAL À ARTICULAÇÃO DO QUADRIL (LUDLOFF)			
Luxação pediátrica do quadril Liberação dos músculos adutor ou psoas Irrigação e debridamento	*Superficial*: plano intermuscular • M. adutor longo (n. obturatório) • M. grácil (n. obturatório) *Profundo* • Nervo obturatório (divisão posterior) • M. adutor magno (nn. obturatório e isquiático)	• Nervo obturatório (divisão anterior) • Artéria circunflexa femoral medial • M. adutor curto (n. obturatório) • Artéria pudenda externa (parte proximal)	• Mais usado em casos pediátricos • Bom acesso para o ligamento transverso do acetábulo e o tendão do m. psoas, que podem bloquear a redução fechada do quadril. Acesso ruim para o acetábulo

Coxa/Quadril • ACESSOS CIRÚRGICOS

Acesso Anterolateral à Articulação do Quadril (Watson-Jones)

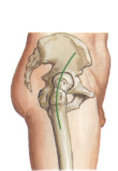
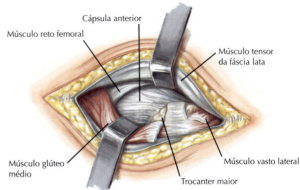

Acesso Lateral à Articulação do Quadril (Transtrocantérica)

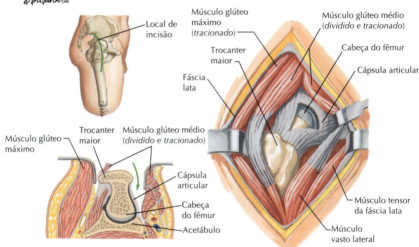

USOS	PLANO ENTRE OS NERVOS	RISCOS	COMENTÁRIO
ACESSO ANTEROLATERAL À ARTICULAÇÃO DO QUADRIL (WATSON-JONES)			
• Artroplastia total de quadril • Hemiartroplastia • RAFI de fraturas da parte proximal do fêmur	Plano intermuscular • M. tensor da fáscia lata (n. glúteo superior) • M. glúteo médio (n. glúteo superior)	• Ramo descendente da artéria circunflexa femoral lateral (sob o m. reto femoral) • Nervo femoral	• Deve separar os abdutores (requer osteotomia ou liberação extensiva) • Retração medial vigorosa pode lesionar o nervo femoral
ACESSO LATERAL À ARTICULAÇÃO DO QUADRIL (HARDINGE)			
• Artroplastia total do quadril (não usado para revisões)	• Dividir o m. glúteo médio (n. glúteo superior) • Dividir o m. vasto lateral distalmente (n. femoral)	• Artéria glútea superior • Nervo femoral • Artéria e veia femorais • Nervo glúteo superior	• Não é requerida osteotomia de trocanter maior; pouco risco de luxação • Dividir o m. glúteo médio 1/3 anterior, 2/3 posteriores; liberação mínima

282 NETTER ATLAS DE ANATOMIA ORTOPÉDICA

ACESSOS CIRÚRGICOS • Coxa/Quadril 8

Acesso Posterior à Articulação do Quadril (Southern)

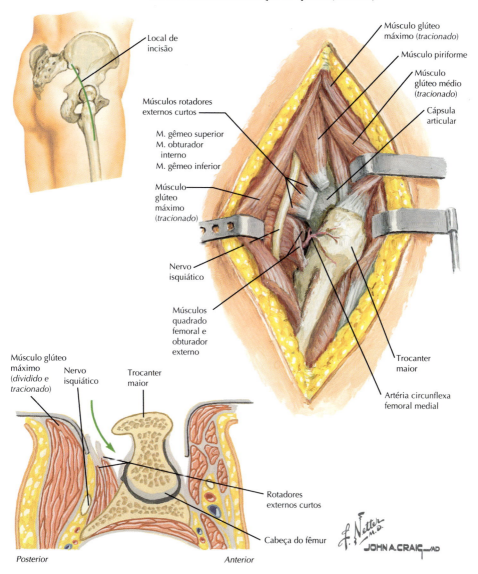

USOS	PLANO ENTRE OS NERVOS	RISCOS	COMENTÁRIO
ACESSO POSTERIOR À ARTICULAÇÃO DO QUADRIL (MOORE/SOUTHERN)
• Artroplastia total do quadril • Hemiartroplastia • Fraturas/RAFI • Luxação posterior do quadril	Divisão do músculo glúteo máximo (nervo glúteo inferior)	• Nervo isquiático • Artéria glútea inferior • Artéria circunflexa femoral medial (sob o m. quadrado femoral)	• Afastando o m. piriforme, protege-se o nervo isquiático • Artéria glútea inferior é lesionada na extensão proximal • Reparo dos rotadores externos curtos para prevenir luxação

NETTER ATLAS DE ANATOMIA ORTOPÉDICA **283**

Coxa/Quadril • ACESSOS CIRÚRGICOS

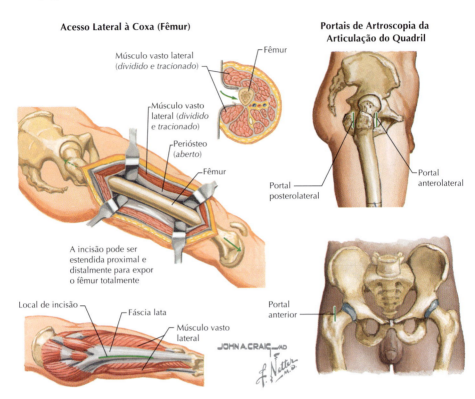

Acesso Lateral à Coxa (Fêmur)

Portais de Artroscopia da Articulação do Quadril

USOS	PLANO ENTRE OS NERVOS	RISCOS	COMENTÁRIO
	FASCIOTOMIA DA COXA		
Ver pág. 269.			
	ACESSO LATERAL À ARTICULAÇÃO DO QUADRIL		
• Fraturas • Tumores	Dividir o m. vasto lateral (nervo femoral) ou afastá-lo fora do septo intermuscular	• Ramo descendente da artéria circunflexa femoral lateral • Ramos perfurantes da artéria femoral profunda • Artéria superior lateral do joelho	• A incisão pode ser grande ou pequena; feita ao longo de uma linha entre o trocanter maior e o côndilo lateral • Artérias encontradas (à esquerda) ou requerem ligadura
	PORTAIS DE ARTROSCOPIA DA ARTICULAÇÃO DO QUADRIL		
	A artroscopia é usada para diagnóstico, lesão de lábio do acetábulo, remoção de corpos soltos, sinovectomia, irrigação e debridamento		
Anterior	Intersecção da linha vertical da EIAS e da linha horizontal da extremidade do trocanter maior	1. Nervo cutâneo femoral lateral 2. Nervo femoral 3. Ramo ascendente da artéria circunflexa femoral lateral	Segundo portal. Ângulo de 45° cefálico, a 30° da linha mediana. Perfura o m. sartório e o m. reto femoral antes da cápsula
Anterolateral	Extremidade anterior do trocanter maior	1. Nervo glúteo superior	Portal mais seguro, estabelecer primeiro. Perfura o m. glúteo médio e a cápsula lateralmente
Posterolateral	Extremidade posterior do trocanter maior	1. Nervo isquiático	Último portal. Perfura o m. glúteo médio/m. glúteo mínimo
	Cânula longa, artroscópio, instrumentos e tração são necessários para a artroscopia de quadril		

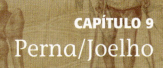

CAPÍTULO 9
Perna/Joelho

Anatomia Topográfica	**286**
Osteologia	**287**
Radiologia	**290**
Trauma	**292**
Articulações	**296**
Pequenos Procedimentos	**306**
História da Doença Atual	**307**
Exame Físico	**308**
Origens e Inserções	**313**
Músculos	**315**
Nervos	**320**
Artérias	**322**
Distúrbios	**323**
Distúrbios Pediátricos	**332**
Acessos Cirúrgicos	**335**

Perna/Joelho • ANATOMIA TOPOGRÁFICA

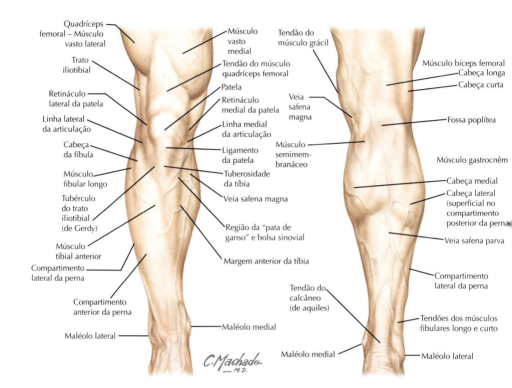

ESTRUTURA	APLICAÇÃO CLÍNICA
Trato iliotibial	Sua fraqueza pode causar dor na região lateral do joelho e/ou dor na coxa
Músculo quadríceps femoral	Sua atrofia pode indicar uma lesão e/ou contribuir para a dor no joelho
Tendão do músculo quadríceps femoral	Pode romper com sobrecarga excêntrica. Defeitos são palpados aqui
Patela	Sensibilidade dolorosa pode indicar fratura; edema pode ser bursite pré-patelar
Ligamento da patela	Pode romper com sobrecarga excêntrica. Defeitos são palpados aqui
Retináculo da patela	Os ligamentos femorais da patela são palpados aqui. Eles podem ser lesionados na luxação da patela. A prega (plica) pode também ser palpada aqui
Linha articular	Sensibilidade dolorosa neste local pode indicar comprometimento dos meniscos
Tuberosidade da tíbia	Sensível (dolorido) na doença de Osgood-Schlatter
Isquiotibiais e bolsa sinovial	Inserção dos músculos mediais da região posterior da coxa. Pode desenvolver bursite. Local de retirada de tendões dos músculos do "jarrete" para uso cirúrgico
Tubérculo do trato iliotibial (de Gerdy)	Inserção do trato iliotibial
Fossa poplítea	O pulso da artéria poplítea pode ser palpado aqui
Compartimentos musculares	Estarão firmes ou tensos na síndrome do compartimento. Mais comum anteriormente

OSTEOLOGIA • Perna/Joelho

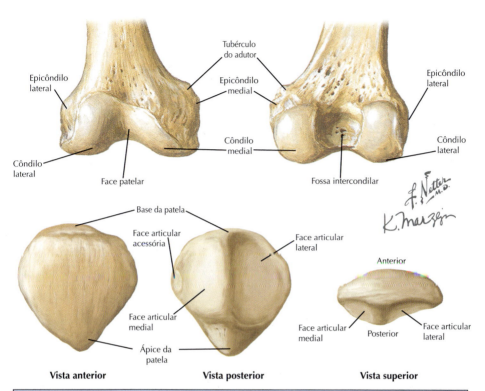

Vista anterior   Vista posterior   Vista superior

CARACTERÍSTICAS	OSSIFICAÇÃO	FUSÃO	COMENTÁRIOS
PARTE DISTAL DO FÊMUR			

• Parte distal do fêmur – 2 côndilos
  ◦ Medial: maior, mais posterior
  ◦ Lateral: mais anterior e proximal
• Face patelar: uma depressão anterior entre os côndilos para articulação com a patela
• Fossa intercondilar: entre os côndilos, local de fixação dos ligamentos cruzados
	Secundária
	"Fise" da epífise distal
		Nascimento 19 anos	• Côndilos: arredondados posteriormente (para a flexão) e planos anteriormente (para o apoio)
			  ◦ Epicôndilo: fixação dos ligamentos colaterais
			    ◦ O eixo epicondilar e/ou o eixo condilar posterior são usados para determinar a rotação do fêmur (p. ex., em artroplastia total de joelho)
			• Sulco terminal: sulco no côndilo lateral. Região inferior ao sulco, é a porção de suporte de peso do côndilo
			• Tubérculo do adutor: inserção do músculo adutor magno
			• A "fise" da epífise distal do fêmur: cresce aproximadamente 7 mm por ano

PATELA			

• Forma ovoide, base superior e ápice inferior
• Triangular em corte transversal
• 2 faces articulares (lateral é maior e medial é menor) separadas por uma crista mediana
  ◦ Cada face articular é subdividida em faces superior, média e inferior
  ◦ Face articular acessória: (sétima subface) localiza-se medialmente sobre a face articular medial
	Primária (centro único)	3 anos 11-13 anos	• O maior osso sesamoide no corpo
			• Patela bipartida: falha na fusão da região superolateral. É frequentemente confundida com uma fratura
			• Funções: 1. Melhorar a tração do músculo quadríceps femoral (como um fulcro); 2. Proteger o joelho; 3. Melhorar a lubrificação do joelho
			• Ponto de contato sobre a patela move-se proximalmente com flexão
			• Face articular acessória articula-se na flexão profunda
			• Possui uma cartilagem articular muito espessa (superior a 5 mm)

NETTER ATLAS DE ANATOMIA ORTOPÉDICA

Perna/Joelho • OSTEOLOGIA

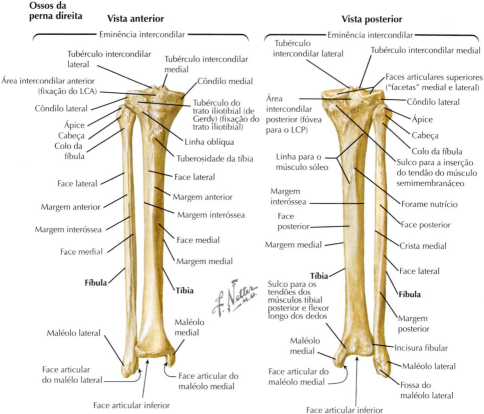

Ossos da perna direita — Vista anterior / Vista posterior

CARACTERÍSTICAS	OSSIFICAÇÃO		FUSÃO	COMENTÁRIOS
TÍBIA				

• Características de osso longo
• Extremidade proximal: "platô" tibial (subst. esponjosa)
  ○ "Faceta" medial (do "platô"): côncava
  ○ "Faceta" lateral: convexa
  ○ 7°-10° de inclinação posterior
• Tuberosidade: 3 cm abaixo da linha da articulação
• Eminência: tubérculos medial e lateral
• Corpo (diáfise): triangular em corte transversal
• Epífise distal: "pilão" tibial (subst. esponjosa)
  ○ Face articular: "teto" ("plafond tibial")
  ○ Extremidade distal: maléolo medial
	Primária: corpo (diáfise)
	
	Secundária
	1. Epífise proximal
	2. Epífise distal
	3. Tuberosidade da tíbia
		7ª semana (fetal)
		
		9 meses
		1 ano
			18 anos
			
			18-20 anos
				• Fraturas da região lateral da face articular superior ("platô") são mais comuns
				• Osgood-Schlatter: apofisite por tração na tuberosidade da tíbia
				• Tuberosidade: inserção do ligamento da patela
				• O ponto de inserção da haste intramedular é proximal à tuberosidade da tíbia
				• Fratura por avulsão dos tubérculos intercondilares envolve LCA (pacientes pediátricos)
				• Tubérculo "de Gerdy" na epífise proximal da tíbia: local de fixação do trato iliotibial
				• Incisura fibular: sulco lateral para a fíbula
				• O "pilão" tibial é a face articular inferior, e o maléolo medial é a parede medial da "mortalha" do tornozelo

FÍBULA				
• Características de osso longo • Extremidade (epífise) proximal: cabeça ○ Colo • Corpo (diáfise): longo e cilíndrico • Extremidade (epífise) distal: maléolo lateral	**Primária:** corpo (diáfise) **Secundária** 1. Epífise proximal 2. Epífise distal	7ª semana (fetal) 1-3 anos 4 anos	20 anos 18-22 anos	• O ligamento colateral fibular e o músculo bíceps femoral inserem-se na cabeça • O colo possui um sulco para o nervo fibular • O nervo pode ser lesionado em uma fratura da fíbula • O corpo (diáfise) é utilizado para enxerto ósseo vascularizado • O maléolo lateral é a parede lateral da "mortalha" do tornozelo

OSTEOLOGIA • Perna/Joelho

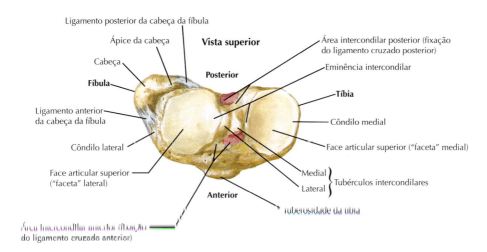

ALINHAMENTO DO MEMBRO INFERIOR

Definições

Eixo anatômico do fêmur	Linha traçada ao longo do eixo do fêmur
Eixo anatômico da tíbia	Linha traçada ao longo do eixo da tíbia
Eixo mecânico do fêmur	Linha traçada entre o centro da cabeça do fêmur e a fossa intercondilar
Eixo mecânico da tíbia	Linha traçada entre o centro do joelho e o centro da "mortalha" do tornozelo
Eixo do joelho	Linha traçada ao longo da face inferior de ambos os côndilos do fêmur
Eixo vertical	Linha vertical, perpendicular ao solo
Ângulo lateral distal do fêmur	Ângulo formado entre o eixo do joelho e o eixo do fêmur lateralmente
Ângulo medial da tíbia	Ângulo formado entre o eixo do joelho e o eixo da tíbia

Relações

Eixo do joelho	Paralelo ao solo e perpendicular ao eixo vertical
Eixo mecânico do fêmur	Média de 6° do eixo anatômico Aproximadamente 3° do eixo vertical
Eixo mecânico da tíbia	Normalmente o mesmo que o eixo anatômico da tíbia, exceto quando a tíbia tem uma deformidade
Ângulo lateral distal do fêmur	81° do eixo anatômico do fêmur 87° do eixo mecânico do fêmur
Ângulo medial proximal da tíbia	87° do eixo mecânico da tíbia

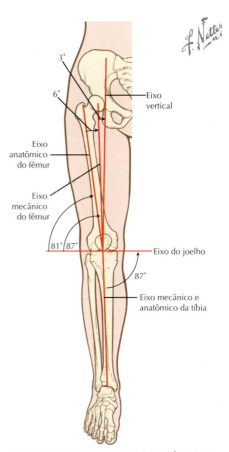

Perna/Joelho • RADIOLOGIA

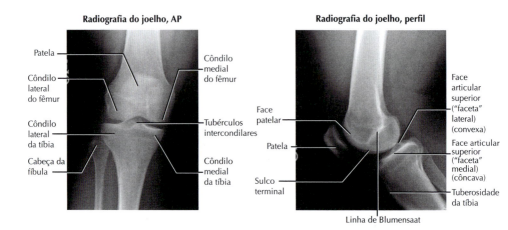

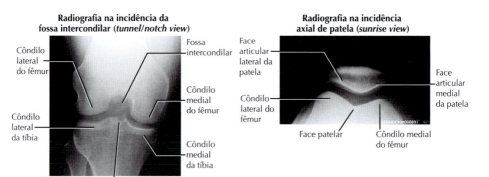

RADIOGRAFIA	TÉCNICA	ACHADOS	APLICAÇÃO CLÍNICA
JOELHO			
AP	Supino (decúbito dorsal); feixe a 90°	Compartimentos medial/lateral; deformidades em varo/valgo	Fraturas do côndilo do fêmur, face articular superior da tíbia ("platô"), patela, OCD, osteoartrite (suporte de peso)
Perfil	Supino (decúbito dorsal); 30° de flexão	Compartimento patelofemoral	Fraturas, ruptura do tendão do músculo quadríceps femoral, ligamento da patela
Axial ("*sunrise*")	Prono (decúbito ventral); joelho em 115° de flexão; feixe central na patela 15° cefálico	Compartimento patelofemoral (faces articulares da patela)	Artrite patelofemoral, mau alinhamento ou inclinação da patela
Fossa intercondilar ("*tunnel/notch*")	Prono (decúbito ventral); joelho em 45° de flexão; feixe central é caudal na articulação do joelho	Região posterior dos côndilos do fêmur, fossa intercondilar, eminência intercondilar	Fratura ou defeito osteocondral, fratura do côndilo do fêmur ou da eminência intercondilar da tíbia, DAD/osteoartrite
Merchant	Supino (decúbito dorsal); pernas na mesa a 45°; feixe central na articulação patelofemoral	Compartimento patelofemoral (faces articulares da patela)	Lesões da superfície articular, DAD, inclinação ou mau alinhamento da patela
Rosenberg	PA (com carga); joelho a 45°	Compartimentos medial/lateral	Osteoartrite da porção de suporte de peso da parte posterior dos côndilos

RADIOLOGIA • Perna/Joelho

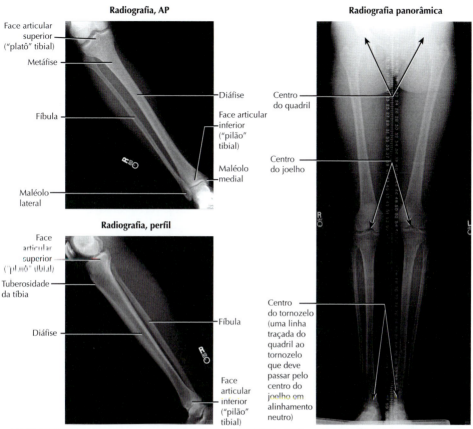

RADIOGRAFIA	TÉCNICA	ACHADOS	APLICAÇÃO CLÍNICA
PERNA			
AP da tíbia	Supino (decúbito dorsal); feixe central no terço médio da tíbia	Tíbia e tecidos moles circundantes	Fraturas, deformidade, infecção etc.
Perfil da tíbia	Supino (decúbito dorsal); feixe central lateralmente no terço médio da tíbia	Tíbia e tecidos moles circundantes	Fraturas, deformidade, infecção etc.
Para incidências do tornozelo, ver Capítulo 10.			
OUTROS ESTUDOS			
Radiografia panorâmica	Comprimento bilateral total do quadril ao tornozelo, com carga	Alinhamento total dos membros inferiores	Determina mau alinhamento/deformidade
Escanometria	Membro inferior bilateral total com régua	Medida do comprimento dos ossos	Usada quando há discrepância entre o comprimento das pernas
TC	Vistas transversais (axiais), frontais (coronais) e sagitais	Congruência articular, fragmentos de fratura	Fraturas intra-articulares do côndilo, da face articular superior ("platô" tibial) e do "pilão" tibial
RM	Sequências de pulso variam	Tecidos moles; ligamentos, meniscos, cartilagem articular, medula óssea	Rupturas de ligamento, lesões meniscais, OCD, fraturas de estresse, tumor, infecção
Cintilografia óssea	Radioisótopos	Todos os ossos avaliados	Fraturas de estresse, infecção e tumor

Perna/Joelho • TRAUMA

Fratura da Patela

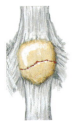 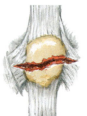 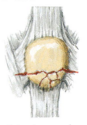 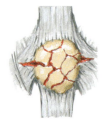

| Fratura transversal sem desvio com o retináculo da patela intacto | Fratura transversal com desvio e com ruptura no retináculo da patela | Fratura transversal com cominuição do ápice da patela | Fratura cominutiva grave |

Luxação da Articulação do Joelho
Tipos de Luxação

 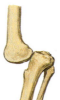 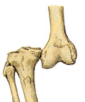 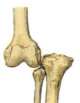 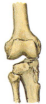

Anterior   Posterior   Lateral   Medial   Rotacional

DESCRIÇÃO	AVALIAÇÃO	CLASSIFICAÇÃO	TRATAMENTO
FRATURA DA PATELA			
• Mecanismo: direto e indireto: p. ex., queda, lesão contra o painel do carro etc. • Tração do m. quadríceps e do lig. da patela desloca a maioria das fraturas • Se intacto, o retináculo resiste ao deslocamento dos fragmentos • Não confundir com patela bipartida (canto superolateral não fundido)	**HDA:** trauma, dor, impossibilidade de estender o joelho, edema **EF:** derrame articular, sensibilidade dolorosa, +/– defeito palpável, incapacidade para estender o joelho **RX:** série de trauma do joelho **TC:** geralmente não é necessária; mostrará fragmentos de fraturas	Localização/descritiva: ○ Sem desvio ○ Transversal ○ Vertical ○ Estrelada ○ Ápice/base ○ Cominutiva	• Sem desvio ou cominutiva – joelho tala/gesso 6-8 semanas, ADM • Com desvio (>2-3 mm): RAFI (p. ex., banda de tensão) para restaurar as faces articulares. • Cominutiva grave: pode requerer patelectomia total ou parcial
COMPLICAÇÕES: osteoartrite e/ou dor, diminuição de movimento e/ou força, osteonecrose, reincidência de fratura			
LUXAÇÃO DO JOELHO			
• Rara: emergência ortopédica • Geralmente lesão de alto impacto • Muitos ligamentos e outros tecidos moles são rompidos • Alta incidência de fratura associada e lesão neurovascular • Muitas reduções espontâneas; deve-se manter o índice de suspeita de lesão • O acompanhamento de perto é importante para um bom resultado	**HDA:** trauma, dor, incapacidade para suportar peso **EF:** grande efusão, tecidos moles edemaciados, deformidade, dor, +/– pulsos distais/função do nervo fibular **RX:** AP/perfil **Arteriografia:** avalia lesão arterial **RM:** lesão ligamentar, meniscal, lesão da cartilagem articular	Pela posição: ○ Anterior ○ Posterior ○ Lateral ○ Medial ○ Rotatório: anteromedial ou anterolateral	• A redução precoce é essencial; exame neurológico pós-redução e radiografias • Imobilização (gesso) 6-8 semanas (se os ligamentos não romperem) • Cirurgia se não for possível reduzir ou com lesão vascular (revascularizar dentro de 6 horas + fasciotomia) • Reparo ligamentar precoce vs tardio/reconstrução
Complicações: neurovascular: artéria poplítea, lesão do nervo fibular, rigidez do joelho (nº 1), instabilidade crônica			

TRAUMA • Perna/Joelho

Fratura do "Platô" Tibial (Extremidade Proximal)

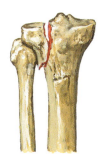

I. Fratura fissurada (separação) da região lateral do "platô" tibial

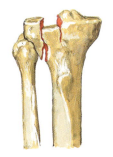

II. Fratura fissurada (separação) do côndilo lateral da tíbia mais depressão do "platô" tibial

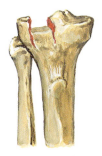

III. Depressão da região lateral do "platô" tibial sem fratura fissurada (separação)

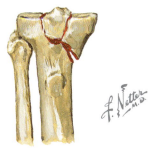

IV. Fratura fissurada cominutiva da região medial do "platô" tibial e da eminência intercondilar

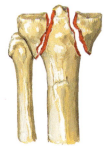

V. Fratura bicondilar envolvendo os dois lados do "platô" tibial com alargamento

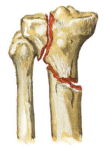

VI. Fratura da região lateral do "platô" tibial com separação da junção metáfise-diáfise

DESCRIÇÃO	AVALIAÇÃO	CLASSIFICAÇÃO	TRATAMENTO
\multicolumn{4}{c}{FRATURA DO "PLATÔ" TIBIAL}			
• Mecanismo: carga axial e estresse em varo/valgo • Restabelecimento da face articular/congruência é importante • Lesão metafisial: o osso será comprimido, levando à perda óssea funcional; pode ser necessário enxerto ósseo • A fratura lateral é mais comum do que a medial • Associado à ruptura de meniscos (50%) e ligamentos (LCM>LCA)	HDA: trauma, dor, edema, incapacidade para suportar peso EF: efusão, sensibilidade dolorosa; fazer exame neurovascular completo RX: série de trauma de joelho TC: melhor para definir as linhas de fratura e cominuição. Necessária para o planejamento pré-operatório Arteriografia: se houver diminuição de pulso. Considerar em todas as fraturas do tipo IV	Schatzker (6 tipos): I: Frat. fissurada (c/ separação) da região lateral do "platô" tibial II: Fratura fissurada (c/ separação)/depressão III: Depressão da região lateral do "platô" tibial IV: Frat. fissurada (c/ separação) da região medial do "platô" tibial V: Frat. bicondilar do "platô" tibial VI: Frat. com separação da metáfise-diáfise Os tipos IV-VI geralmente resultam de traumas de alto impacto	• Considerar aspiração da articulação • Sem desvio (<3 mm para fora, <5 mm de fenda): tala/gesso 6-8 semanas, não suportar peso por 6-12 semanas • Com desvio: RAFI +/− enxerto ósseo (placas e parafusos). ADM precoce, mas sem suporte de peso por 12 semanas • Evitar o descolamento medial e lateral do periósteo (aumento da taxa de pseudartrose) • Reparo das lesões ligamentares/meniscais

COMPLICAÇÕES: síndrome do compartimento, osteoartrite pós-traumatica, dor persistente no joelho, lesão da artéria poplítea

Perna/Joelho • TRAUMA

Fratura do Corpo (Diáfise) da Tíbia

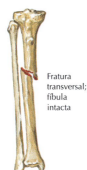
Fratura transversal; fíbula intacta

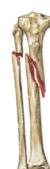
Fratura em espiral com encurtamento

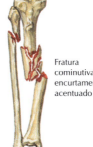
Fratura cominutiva com encurtamento acentuado

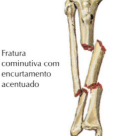
Fratura segmentar com encurtamento acentuado

Incisões para Síndrome Compartimental da Perna

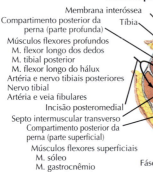

- Membrana interóssea
- Compartimento posterior da perna (parte profunda)
- Tíbia
- Músculos flexores profundos
  - M. flexor longo dos dedos
  - M. tibial posterior
  - M. flexor longo do hálux
- Artéria e nervo tibiais posteriores
- Nervo tibial
- Artéria e veia fibulares
- Incisão posteromedial
- Septo intermuscular transverso
- Compartimento posterior da perna (parte superficial)
- Músculos flexores superficiais
  - M. sóleo
  - M. gastrocnêmio
  - Tendão do m. plantar
- Fáscia da perna (circundando)
- Fíbula
- Compartimento anterior da perna
- Músculos extensores
  - M. tibial anterior
  - M. extensor longo dos dedos
  - M. extensor longo do hálux
- Artéria e veia tibiais anteriores
- Nervo fibular profundo
- Incisão anterolateral
- Septo intermuscular anterior
- Compartimento lateral da perna
- Músculos fibulares
  - M. fibular longo
  - M. fibular curto
- Nervo fibular superficial
- Septo intermuscular posterior

DESCRIÇÃO	AVALIAÇÃO	CLASSIFICAÇÃO	TRATAMENTO
FRATURA DO CORPO (DIÁFISE) DA TÍBIA			
• Fratura comum de osso longo • Geralmente trauma de alto impacto • A condição dos tecidos moles circundantes é criticamente importante para o sucesso dos resultados • Síndrome do compartimento: considerar em TODAS as fraturas • A posição subcutânea da tíbia a predispõe a fraturas expostas • Pode levar à amputação	**HDA:** trauma, dor, edema, incapacidade para sustentar peso **EF:** edema, deformidade, compartimentos +/– firme/tenso **RX:** AP e perfil de tíbia e fíbula (também séries de joelho e tornozelo) **TC:** geralmente não é necessária **Arteriografia:** se houver diminuição dos pulsos	Descritiva: Localização Com desvio/cominutiva Tipo: transversal, oblíqua em espiral Rotação/angulação	• Sem desvio: gesso longo por 8 semanas (melhor para crianças, raramente usado em adultos) • Com desvio/instável: haste intramedular fresada bloqueada • Fraturas expostas: irrigação e desbridamento são fundamentais. A fixação externa é útil para essas fraturas • Fasciotomia para síndrome do compartimento
COMPLICAÇÕES: síndrome compartimental, pseudartrose e consolidação viciosa, dor no joelho (pela haste intramedular), rigidez de tornozelo e/ou joelho			
SÍNDROME COMPARTIMENTAL			
• Aumento de pressão em um espaço/compartimento fechado • Compartimentos (4): possuem margens osteofibrosas rígidas • Mecanismo: trauma (fratura, esmagamento), lesão vascular, queimadura	**HDA:** trauma, dor **EF:** PPDPP: parestesia, palidez, dor (com estiramento passivo), pulsação fraca, paralisia Compartimentos firmes/tensos	**RX:** avaliar fraturas **Angiografia:** se necessário avaliar por infiltração vascular **Pressão dos compartimentos:** 1. Absoluta: >30-40 mmHg 2. ΔP: <30 mmHg de pressão sanguínea diastólica	• Geralmente um diagnóstico clínico • Fasciotomia emergente (geralmente duas incisões)

TRAUMA • Perna/Joelho

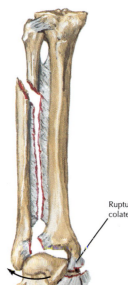

Ruptura do ligamento colateral medial (deltóideo)

Fratura de Maisonneuve
Rompimento completo da sindesmose tibiofibular com diástase causada por rotação lateral do tálus e transmissão de força para a parte proximal da fíbula, resultando em fratura alta da fíbula. Membrana interóssea rompida longitudinalmente.

Fratura do "pilão tibial"
A causa geralmente é a carga vertical na articulação talocrural (do tornozelo), por exemplo, ao cair de certa altura sobre o calcanhar (geralmente com o tornozelo em dorsiflexão). Fratura e compressão da face articular da tíbia mais a separação dos maléolos e fratura da fíbula

DESCRIÇÃO	AVALIAÇÃO	CLASSIFICAÇÃO	TRATAMENTO
\multicolumn{4}{c}{FRATURA DE MAISONNEUVE}		
• Rompimento completo da sindesmose com diástase e fratura da parte proximal da fíbula • Variante da fratura do tornozelo e ruptura do ligamento colateral medial (deltóideo) • Fratura instável	**HDA:** trauma, dor no tornozelo, +/– dor no joelho **EF:** dor no tornozelo, edema, sensibilidade dolorosa na parte proximal da fíbula **RX:** séries de perna e tornozelo. Podem ser necessárias incidências com carga no tornozelo para ver a instabilidade	Descritiva: Posição Tipo: Espiral Oblíqua Cominutiva	Reduzir e estabilizar a sindesmose (p. ex., com um parafuso); imobilizar enquanto consolida
\multicolumn{4}{l}{COMPLICAÇÕES: instabilidade do tornozelo, artrite do tornozelo}			
\multicolumn{4}{c}{FRATURA DO "PILÃO TIBIAL"}			
• Intra-articular: através da face articular inferior/superfície de suporte de peso • O edema dos tecidos moles leva a complicações com tratamento aberto precoce • Restauração da congruência da face articular é essencial • A consolidação geralmente é lenta	**HDA:** trauma, não pode suportar peso, dor, edema **EF:** efusão, sensibilidade dolorosa, fazer um bom exame neurovascular **RX:** AP/perfil (oblíquas) **TC:** necessária para definir melhor a fratura e o planejamento pré-operatório	Ruedi/Allgower (3 tipos): I: Sem desvio ou com um desvio mínimo II: Com desvio: face articular incongruente III: Face articular com cominuição	• Sem desvio: gesso e não suportar peso por 6-12 semanas • Com desvio/cominutiva: fixação externa precoce e RAFI tardia (14 dias); (placas e parafusos +/– enxerto ósseo)
\multicolumn{4}{l}{COMPLICAÇÕES: DAD pós-traumática (praticamente 100% em fraturas cominutivas), rigidez, consolidação viciosa, complicações nas feridas operatórias}			

NETTER ATLAS DE ANATOMIA ORTOPÉDICA

Perna/Joelho • ARTICULAÇÕES

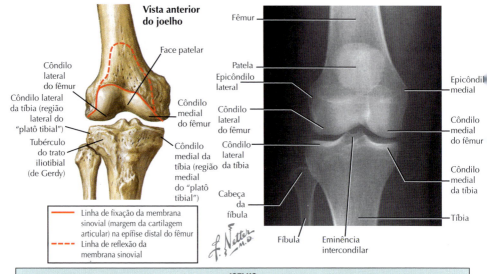

JOELHO

Estrutura

- Compreende 3 articulações separadas
  - Articulações femorotibiais medial e lateral (2) – articulações condilares (gínglimo). Os côndilos do fêmur articulam-se com as faces articulares superiores correspondentes da tíbia ("platô tibial")
  - Articulação patelofemoral (1) – articulação selar. A patela articula-se com a face patelar do fêmur
- Três compartimentos no joelho: medial, lateral e patelofemoral
- A cápsula articular circunda a articulação inteira (todas as 3 articulações/compartimentos) e estende-se proximalmente na bolsa sinovial suprapatelar
  - A cápsula possui um revestimento sinovial que também cobre os ligamentos cruzados (tornando-os intra-articulares, porém extrassinoviais)
- Cartilagem articular (hialina) (colágeno tipo II) cobre os côndilos do fêmur, a face articular superior da tíbia ("platô tibial"), a face patelar do fêmur e as faces articulares da patela
- Os meniscos estão interpostos nas articulações femorotibiais medial e lateral para: 1. proteger a cartilagem articular, 2. dar suporte ao joelho
- O eixo do joelho (linha traçada entre a região de suporte de peso dos côndilos medial e lateral do fêmur) é paralelo ao solo
  - O eixo mecânico do fêmur é 3° valgo em relação ao eixo vertical, permitindo ao côndilo medial do fêmur, maior, alinhar-se com o côndilo lateral do fêmur paralelo ao solo
  - O eixo mecânico da tíbia é 3° varo em relação ao eixo vertical (87° ao eixo do joelho)

Cinemática

- Inerentemente uma articulação instável. A morfologia óssea confere pouca estabilidade. A estabilidade é primariamente fornecida por estabilizadores estáticos e dinâmicos. (Estabilizadores dinâmicos podem compensar quando os estabilizadores estáticos são lesionados [p. ex., ruptura completa ou parcial do ligamento cruzado anterior])
  - Medial: Estático – ligamento colateral tibial (LCT) (parte superficial e profunda), ligamento poplíteo oblíquo (LPO)
    Dinâmico – músculos semimembranáceo, vasto medial, cabeça medial do gastrocnêmio, tendões dos músculos da "pata de ganso"
  - Lateral: Estático – ligamento colateral fibular (LCF), trato iliotibial (TIT), ligamento poplíteo arqueado
    Dinâmico – músculos poplíteo, bíceps femoral, cabeça lateral do gastrocnêmio
- Não é uma articulação simples do tipo gínglimo. O joelho possui 6 graus de movimento:
  - Extensão/flexão, rotação medial/lateral, varo/valgo, translação anterior/posterior, translação medial/lateral, compressão/distração
- Flexão e extensão são os movimentos primários do joelho
  - Flexão é a combinação de "rolar" e "deslizar" do fêmur sobre a tíbia em várias proporções dependendo do grau de flexão
  - Rolamento: translação uniforme do ponto de contato tibiofemoral e do eixo articular. O rolamento predomina no início da flexão
  - Deslizamento: translação do ponto de contato tibiofemoral sem movimento do eixo articular. O aumento do deslizamento é necessário para uma flexão profunda
  - Os ligamentos cruzados controlam a função de rolar/deslizar. O ligamento cruzado posterior pode, sozinho, manter essa função (p. ex., o ligamento cruzado posterior retendo uma artroplastia total de joelho)
  - Movimento normal: extensão/flexão: - 5° a 140°. 115° são necessários para sair de uma cadeira; 130° são necessários para correr com velocidade
- RL/RM: cerca de um total de 10° através do arco de movimento. A tíbia realiza rotação medial durante o balanço (flexão), e rotação lateral (via) em extensão num movimento conhecido como "*screw home*"
  - Mecanismo de "*screw home*": ampla rotação lateral do côndilo medial do fêmur em extensão total, tensionando os ligamentos cruzados e estabilizando o joelho no apoio
  - O músculo poplíteo roda medialmente a tíbia para "travar" o joelho, afrouxando os ligamentos cruzados que permitem ao joelho iniciar a flexão
- Outros movimentos: translação medial/lateral: mínima em joelhos normais
  - Translação anterior/posterior: dependente da lassidão dos tecidos, geralmente dentro de 2 mm do lado contralateral em joelhos normais
  - Varo/valgo: aproximadamente 5 mm de afastamento lateral ou medialmente quando o joelho normal é pressionado

ARTICULAÇÕES • Perna/Joelho

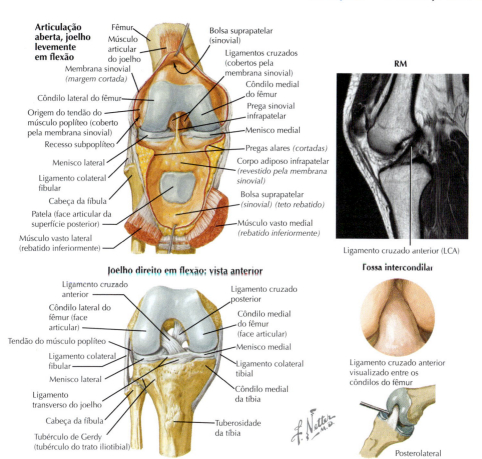

LIGAMENTOS	FIXAÇÃO	FUNÇÃO/COMENTÁRIO
JOELHO		
Articulação Femorotibial – Estruturas Anteriores		
Ligamento cruzado anterior (LCA)	Da face posteromedial do côndilo lateral do fêmur à região anterior da eminência intercondilar da tíbia	Restritor primário para a translação anterior da tíbia; restritor secundário para o varo (em extensão) e rotação medial
Feixe anteromedial		Tenso no joelho em flexão, frouxo na extensão
Feixe posterolateral		Tenso no joelho em extensão, frouxo na flexão
Ligamento transverso do joelho	Conecta ambos os cornos anteriores dos meniscos à tíbia	Estabiliza os meniscos; pode ser rompido/lesionado
Outras Estruturas		
Ligamento mucoso (prega/"plica" anterior)	Da região articular distal do fêmur à região anterior da face articular superior da tíbia	Resíduo sinovial. Cobre anteriormente o ligamento cruzado anterior (LCA); pode ser necessário debridá-lo para uma visualização total
Corpo adiposo infrapatelar	Posterior ao ligamento da patela, anterior à fossa intercondilar	Coxim para o ligamento da patela. Pode tornar-se fibrótico ou encarcerado, causando dor no joelho (síndrome de Hoffa)
Ver articulação patelofemoral para outras estruturas anteriores		

NETTER ATLAS DE ANATOMIA ORTOPÉDICA

Perna/Joelho • ARTICULAÇÕES

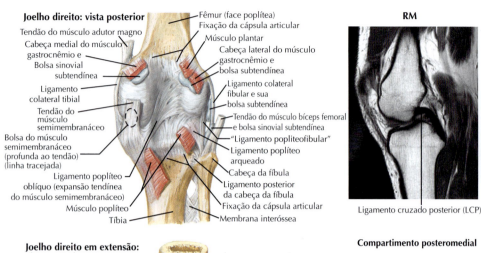

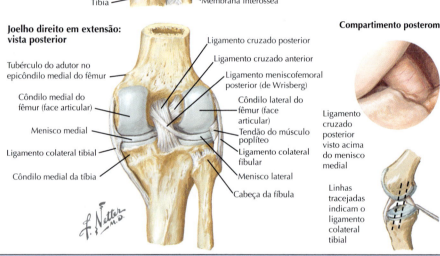

LIGAMENTOS	FIXAÇÕES	COMENTÁRIOS
JOELHO		
Articulação Femorotibial – Estruturas Posteriores		
Ligamento cruzado posterior (LCP)	Da face lateral (na fossa intercondilar) do côndilo medial do fêmur à região posterior e proximal da tíbia (abaixo da linha da articulação)	Restritor primário para a translação posterior da tíbia. Restritor secundário para o varo, valgo e rotação lateral.
Feixe anterolateral	Fixação anterior sobre o côndilo do fêmur, fixação lateral sobre a tíbia	Tenso na flexão do joelho, frouxo na extensão
Feixe posteromedial	Fixação posterior sobre o côndilo do fêmur, fixação medial sobre a tíbia	Tenso na extensão do joelho, frouxo na flexão
Ligamentos meniscofemorais	Da região posterior do menisco lateral para o côndilo medial do fêmur e/ou ligamento cruzado posterior	Presença inconstante. Raramente os dois estão presentes
Ligamento meniscofemoral anterior (de Humphrey)	Anterior ao ligamento cruzado posterior	Contribui para a função do LCP e estabiliza o menisco
Ligamento meniscofemoral posterior (de Wrisberg)	Posterior ao ligamento cruzado posterior	Contribui para a função do LCP e estabiliza o menisco
Ligamento poplíteo oblíquo (LPO)	Fixação na inserção do músculo semimembranáceo na região posterior da tíbia; fixa-se posteriormente ao ligamento colateral fibular e à cápsula articular	Tensiona a região posterior da cápsula articular quando o músculo semimembranáceo contrai; considerado parte do "canto posteromedial"

ARTICULAÇÕES • Perna/Joelho

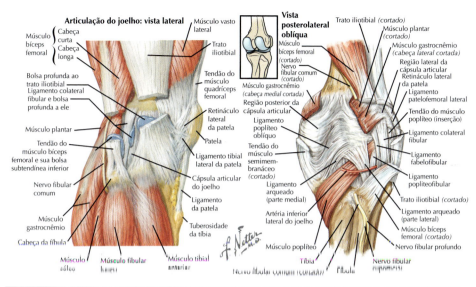

LIGAMENTOS	FIXAÇÕES	FUNÇÃO/COMENTÁRIO
JOELHO		
Articulação Femorotibial – Estruturas Laterais e Posterolaterais		
Primeira Camada – Superficial		
Trato iliotibial	3 inserções: 1. tubérculo de Gerdy, 2. patela e ligamento da patela, 3. tubérculo supracondilar	Estabiliza o joelho lateralmente – "ligamento anterolateral acessório". Posterior na flexão (rotação lateral da tíbia), anterior na extensão
Músculo bíceps femoral	As duas cabeças inserem-se na cabeça da fíbula, lateral ao ligamento colateral fibular	Estabilizador lateral, também roda a tíbia lateralmente
Segunda Camada – Média		
Ligamento patelofemoral lateral	Da região lateral do fêmur à margem lateral da patela	Pode ser necessário a liberação se estiver encurtado causando a inclinação da patela e lesão da cartilagem articular lateral
Retináculo lateral da patela	Da fáscia do músculo vasto lateral à tíbia e à patela	
Terceira Camada – Profunda		
LÂMINA SUPERFICIAL		
Ligamento colateral fibular (LCF)	Do epicôndilo lateral à região medial da cabeça da fíbula	Restritor primário para a sobrecarga em varo, também resiste à rotação lateral
Ligamento fabelofibular	Da cabeça da fíbula à fabela, geralmente com o ligamento poplíteo arqueado	Presença inconstante; também é chamado de "ligamento colateral curto"
LÂMINA PROFUNDA		
Músculo **poplíteo** e tendão	Insere-se anterior e distal à origem do ligamento colateral lateral	Resiste à rotação lateral da tíbia, varo e translação posterior
Ligamento **popliteofibular (LPF)**	Da junção musculotendínea do poplíteo à cabeça da fíbula	Restritor estático primário para a rotação lateral
Cápsula articular	Do fêmur à tíbia. Estende-se 15 mm abaixo da linha de articulação	Reforçada por outras estruturas; resiste ao varo e à rotação lateral
Ligamento poplíteo arqueado	Parte lateral: da cabeça da fíbula à região posterior do fêmur Parte medial: região posterolateral do fêmur em conjunto com o ligamento poplíteo oblíquo	Presença inconstante, forma de Y: duas partes. A parte lateral cobre o músculo poplíteo, dando suporte posterolateral ao joelho
Outros		
Menisco lateral	Para a região lateral da face articular superior da tíbia (parte lateral do "platô tibial") via ligamento coronário	Fornece concavidade à região lateral da face articular superior da tíbia que é convexa
Cabeça lateral do músculo gastrocnêmio	Sua origem está sobre a região posterior do côndilo lateral do fêmur	Adiciona suporte dinâmico à região posterolateral do joelho

- A artéria inferior lateral do joelho passa entre a lâmina superficial e a lâmina profunda da terceira camada do canto posterolateral
- O ligamento colateral fibular, o músculo poplíteo e o ligamento popliteofibular são as estruturas mais consistentes e são o foco da reconstrução cirúrgica
- A maioria das estruturas posterolaterais age como estabilizadores para as forças em varo e rotação lateral. Elas também são estabilizadores secundários para a translação posterior
- O complexo "arqueado" refere-se às estruturas de estabilização posterolateral incluindo: ligamento colateral fibular, ligamento poplíteo arqueado, músculo poplíteo e cabeça lateral do músculo gastrocnêmio

Perna/Joelho • ARTICULAÇÕES

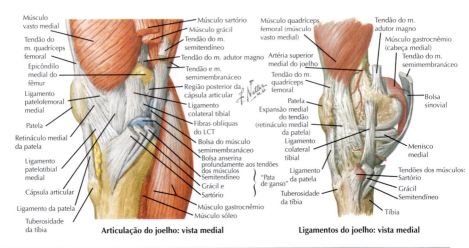

Articulação do joelho: vista medial — Ligamentos do joelho: vista medial

LIGAMENTOS	FIXAÇÃO	FUNÇÃO/COMENTÁRIO
JOELHO		
Articulação Femorotibial – Estruturas Mediais		
Primeira Camada – Superficial		
Sartório	Torna-se uma camada fascial na inserção da "pata de ganso"	Reveste outros tendões na inserção da "pata de ganso"
Fáscia lata	Fáscia profunda da coxa que continua até o joelho	Mistura-se com o retináculo (anterior) e a cápsula (posterior)
Segunda Camada – Média		
Ligamento colateral tibial (parte superficial)	Do epicôndilo medial do fêmur à tíbia (profundamente à "pata de ganso") Ampla inserção que está 5-7 cm abaixo da linha da articulação	Restritor primário para as forças em valgo (especialmente em 30°) Estabilizador secundário para a translação anterior e rotação medial
Fibras oblíquas do LCT (ligamento oblíquo posterior [LOP])	Do tubérculo do adutor (posterior ao LCT) à região posterior da tíbia, corno posterior do menisco medial e cápsula articular	Estabilizador estático contra valgo. Frouxo na flexão, mas tenso dinamicamente devido ao músculo semimembranáceo
Ligamento patelofemoral medial	Da região medial da patela ao epicôndilo medial do fêmur	Estabilizador estático primário contra a lateralização da patela; pode ser necessário reparo/reconstrução após luxação
Retináculo medial da patela	Contínuo com a fáscia do músculo vasto para a tíbia e patela	Pode também ser lesionado na subluxação lateral da patela
Semimembranáceo	Insere-se na região posteromedial da tíbia	Fornece suporte posteromedial
Terceira Camada – Profunda		
Ligamento colateral tibial (parte profunda) Fibras meniscofemorais Do fêmur ao menisco	Insere-se no menisco medial e na face articular superior da tíbia 2 conjuntos de fibras: Fibras meniscotibiais Da tíbia ao menisco Cápsula articular	Estabiliza o menisco. Também conhecido como "ligamento capsular medial" ou "ligamento capsular do terço médio"
Cápsula	Do fêmur à tíbia, estende-se 15 mm abaixo da articulação	Reforçada por outras estruturas posteromediais
Outros		
Menisco medial	Fixado firmemente à região medial da face articular superior da tíbia via ligamentos coronários	O corno posterior é estabilizador secundário para a translação anterior. Torna-se o primeiro no ligamento cruzado anterior
Cabeça medial do músculo gastrocnêmio	Origina-se na região posteromedial do fêmur	Fornece algum suporte dinâmico adicional

- Os tendões dos músculos grácil e semitendíneo estão entre a 1ª e 2ª camada e agem como estabilizadores dinâmicos secundários medialmente
- O LOP é uma confluência da 2ª e 3ª camadas de tecido que são indistintas na face posteromedial do joelho

ARTICULAÇÕES • Perna/Joelho

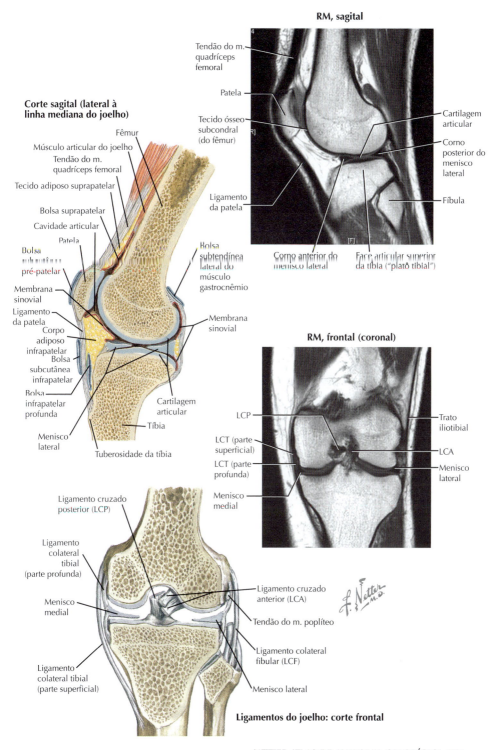

NETTER ATLAS DE ANATOMIA ORTOPÉDICA **301**

9 Perna/Joelho • ARTICULAÇÕES

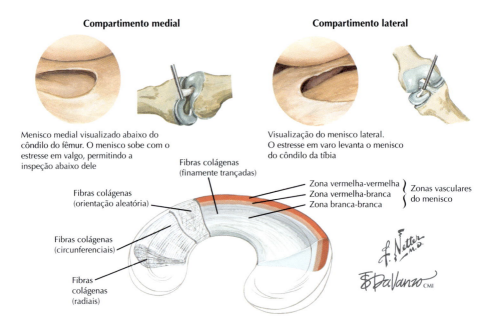

Compartimento medial
Menisco medial visualizado abaixo do côndilo do fêmur. O menisco sobe com o estresse em valgo, permitindo a inspeção abaixo dele

Compartimento lateral
Visualização do menisco lateral. O estresse em varo levanta o menisco do côndilo da tíbia

Fibras colágenas (finamente trançadas)
Fibras colágenas (orientação aleatória)
Fibras colágenas (circunferenciais)
Fibras colágenas (radiais)
Zona vermelha-vermelha
Zona vermelha-branca
Zona branca-branca
} Zonas vasculares do menisco

MENISCO
Estrutura
• Discos de fibrocartilagem interpostos na articulação femorotibial entre os côndilos do fêmur e a face articular superior da tíbia ("platô tibial"). Possuem forma triangular em corte transversal – mais espesso na periferia, estreitando-se em direção ao centro culminando em uma margem fina
• Histologicamente, é composto por colágeno (principalmente do tipo 1, também tipos 2, 3, 5 e 6), células (fibrocondrócitos), água, proteoglicanos, glicoproteínas e elastina
• Três camadas vistas microscopicamente:
1. Camada superficial: padrão de fibras colágenas trançadas
2. Camada de superfície: padrão de fibras colágenas aleatoriamente orientadas
3. Camada média (mais profunda): fibras orientadas circunferencialmente (longitudinalmente). Essas fibras dissipam forças circulares. Fibras radiais: essas fibras agem como um laço para prender as fibras circunferenciais
• Suprimento vascular das artérias superior medial do joelho, superior lateral do joelho, inferior medial do joelho, inferior lateral do joelho. Elas formam o plexo perimeniscal na membrana sinovial/cápsula articular. A porção periférica (10%-30% medialmente, 10%-25% lateralmente) é vascular via vasos do plexo perimeniscal. Três zonas:
◦ Zona vermelha: 3 mm da junção capsular (a maior parte das lacerações irá cicatrizar)
◦ Zona vermelha/branca: 3–5 mm da junção capsular (algumas lacerações irão cicatrizar)
◦ Zona branca: >5 mm da junção capsular (a maior parte das lacerações não irá cicatrizar)
Os ⅔ avasculares no centro do menisco recebem nutrição da sinóvia (líquido sinovial)
• Menisco medial: forma de C, menos móvel, firmemente fixado à tíbia (via ligamentos coronários) e à cápsula articular (via parte profunda do ligamento colateral tibial) no segmento central
• Menisco lateral: circular, mais móvel, fixações periféricas frouxas, não fixado ao hiato poplíteo (onde o tendão do músculo poplíteo é intra-articular)
Função
1. **Transmissão de carga e absorção de choques:** os meniscos absorvem 50% (em extensão) ou 85% (em flexão) das forças que atravessam a articulação femorotibial. A transmissão desta carga ao menisco ajuda a proteger a cartilagem articular
2. **Congruência da articulação e estabilidade:** os meniscos criam congruência entre os côndilos curvos e a face articular superior da tíbia plana, o que aumenta a estabilidade. Os meniscos (especialmente o corno posterior do menisco medial) também agem como estabilizadores secundários para a translação (especialmente nas deficiências ligamentares do joelho)
3. **Lubrificação da articulação:** os meniscos ajudam a distribuir a sinóvia sobre as faces articulares
4. **Nutrição da articulação:** os meniscos absorvem e, então, liberam nutrientes da sinóvia para a cartilagem
5. **Propriocepção:** terminações nervosas fornecem o "*feedback*" sensitivo para a posição da articulação

ARTICULAÇÕES • Perna/Joelho

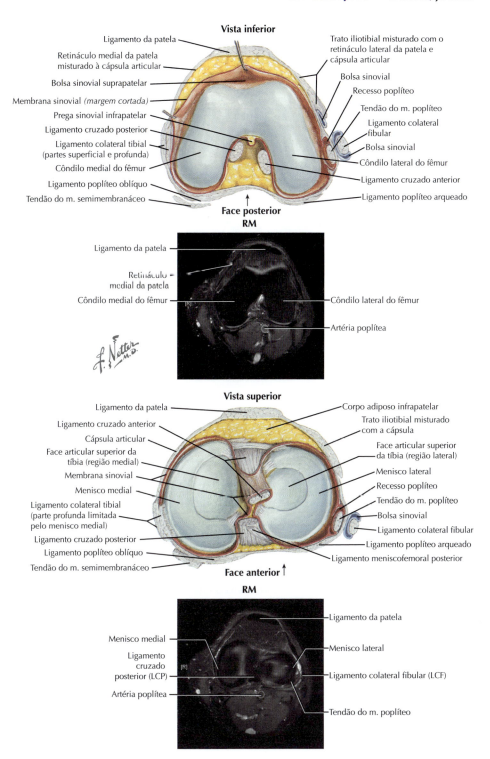

NETTER ATLAS DE ANATOMIA ORTOPÉDICA **303**

9 Perna/Joelho • ARTICULAÇÕES

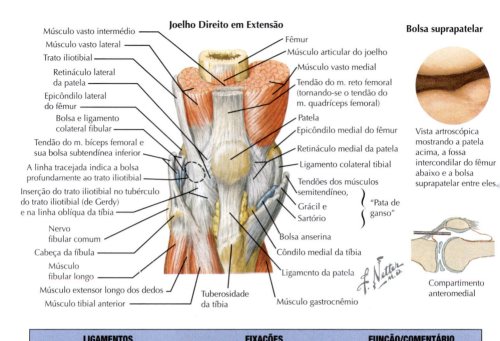

Joelho Direito em Extensão

Bolsa suprapatelar

Vista artroscópica mostrando a patela acima, a fossa intercondilar do fêmur abaixo e a bolsa suprapatelar entre eles.

Compartimento anteromedial

LIGAMENTOS	FIXAÇÕES	FUNÇÃO/COMENTÁRIO
JOELHO		
Articulação Patelofemoral		
Função		
• Composta pelo tendão do músculo quadríceps femoral, pela patela, pelo ligamento da patela e por ligamentos adicionais estabilizadores da patela • O mecanismo extensor (do joelho) é a função principal desta articulação. A patela aumenta o braço de movimento do eixo da articulação, aumentando a vantagem mecânica e a tração do músculo quadríceps femoral na extensão • A estabilidade da patela na face patelar é resultado da morfologia óssea e dos estabilizadores estáticos e dinâmicos. Um côndilo lateral do fêmur hipoplásico ou crista patelar, uma tróclea plana ou o aumento do ângulo "Q" podem predispor à luxação da patela • A patela inicia o acoplamento na tróclea aos 20° de flexão e é totalmente acoplada aos 40°. O ponto de articulação move-se proximalmente com o aumento da flexão. A faceta ímpar (mais medial) da patela articula-se em toda flexão • As forças de reação articulares podem ser muito altas nesta articulação: 3 × o peso corporal ao subir escadas, 7 × o peso corporal em flexão máxima. A cartilagem articular é de até 5 mm (mais espessa no corpo) para acomodação destas altas forças		
Estrutura		
Tendão do músculo quadríceps femoral	Do músculo quadríceps femoral ao polo superior da patela	Pode romper-se com contração excêntrica (geralmente >40 anos)
Ligamento da patela	Do polo inferior da patela à tuberosidade da tíbia	Pode romper-se com contração excêntrica (geralmente >40 anos)
Ligamentos patelofemorais Medial, lateral	Dos epicôndilos do fêmur às regiões medial/lateral da patela	Estabilizadores primários da patela (especialmente o ligamento patelofemoral medial)
Ligamentos patelotibiais (medial e lateral)	Da face articular superior da tíbia ("platô tibial") às regiões medial/lateral da patela	Estabilizador menor da patela
Ligamentos patelomeniscais (medial e lateral)	Da patela à periferia dos meniscos	Estabilizador secundário da patela
Retináculos da patela (medial e lateral)	Insere-se na tíbia e no fêmur	Estabilizador menor da patela
Outros		
• A posição da patela pode ser avaliada em radiografias em perfil (30° de flexão) com índice de Insall (comprimento [diagonal] da patela/comprimento do ligamento da patela). O índice normal é 1,0 (0,8 a 1,2), >1,2 indica patela baixa, <0,8 indica patela alta • Estabilizadores dinâmicos: músculos quadríceps femoral, adutor magno, trato iliotibial e músculos vasto medial e vasto lateral • Ligamento patelofemoral medial: restritor primário para a luxação lateral (mais comum)		

ARTICULAÇÕES • Perna/Joelho

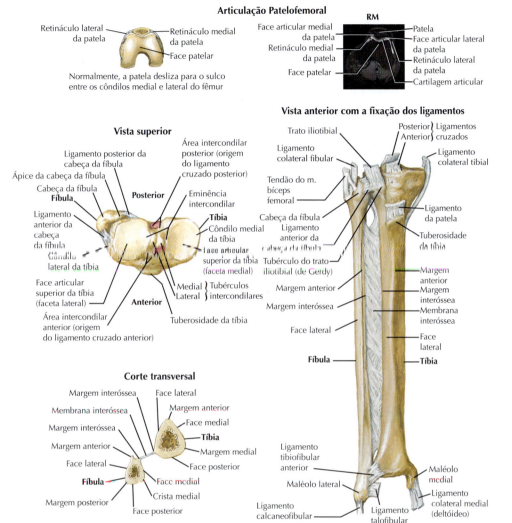

LIGAMENTOS	FIXAÇÕES	FUNÇÃO/COMENTÁRIO
ARTICULAÇÃO TIBIOFIBULAR (proximal)		
Ligamento tibiofibular anterior	Da cabeça da fíbula à região anterolateral da tíbia	Mais largo e forte do que o ligamento posterior
Ligamento tibiofibular posterior	Da cabeça da fíbula à região posterolateral da tíbia	Mais fraco que o ligamento anterior
Outros		
Membrana interóssea	Da região lateral da tíbia à região medial da fíbula	Membrana fibrosa firme separando o compartimento anterior do posterior. É rompida na fratura de Maisonneuve

- Esta articulação tem movimento mínimo. A luxação ou ruptura desta articulação indica trauma de alto impacto na região do joelho
- Para a sindesmose tibiofibular ("articulação tibiofibular distal"), consulte o Capítulo 10, Tornozelo/Pé

9 Perna/Joelho • **PEQUENOS PROCEDIMENTOS**

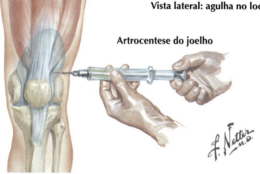

Técnica para infiltração na articulação do joelho

Vista anterior: os pontos para inserção da agulha estão indicados

Vista lateral: agulha no local

Artrocentese do joelho

PASSOS
INFILTRAÇÃO

1. Perguntar ao paciente sobre alergias
2. Colocar o paciente em posição sentada com o joelho fletido e pendente
3. Preparar a pele (sabão antisséptico/iodo) sobre a região anterior do joelho
4. Preparar a seringa com uma mistura de anestésico local/corticoide em uma agulha de calibre 21/22
5. Palpar o "ponto macio" entre a margem do ligamento da patela, a face articular superior da tíbia ("platô tibial") e o côndilo do fêmur
6. Pode-se anestesiar localmente a pele sobre o "ponto macio"
7. Horizontalmente inserir a agulha no "ponto macio", visando aproximadamente 30° à linha mediana em direção à fossa intercondilar. Se a agulha acertar o côndilo, redirecioná-la mais centralmente na fossa intercondilar
8. Aspirar suavemente para confirmar que você não está no interior de um vaso
9. Infiltrar a solução no interior do joelho. O líquido deve fluir facilmente
10. Remover a agulha e fazer curativo no local da infiltração

ASPIRAÇÃO/ARTROCENTESE

1. Perguntar ao paciente sobre alergias
2. Colocar o paciente em posição supina (decúbito dorsal) com o joelho completamente estendido
3. Palpar as margens da patela e do côndilo do fêmur
4. Preparar a pele (sabão antisséptico/iodo) sobre esta área
5. Inserir a agulha, geralmente de calibre 21 ou 18 (para fluido espesso), horizontalmente no interior da bolsa suprapatelar no nível do polo superior da patela
6. Aspirar o fluido para o interior da seringa (pode-se usar várias seringas se necessário)
7. Comprimir gentilmente o joelho para "escoar" o fluido da bolsa para a aspiração
8. Remover a agulha e fazer curativo no local da infiltração

HISTÓRIA DA DOENÇA ATUAL • Perna/Joelho

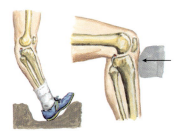
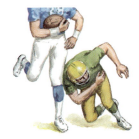
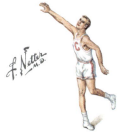

Lesão do LCP
As causas comuns incluem lesão por hiperextensão, como ocorre ao pisar em um buraco, e golpe direto sobre o joelho flexionado

Entorses
A causa comum é um forte impacto na região posterolateral do joelho com o pé fixo no solo, produzindo estresse em valgo na articulação do joelho

Lesão do LCA
A causa comum é a torção do joelho hiperestendido, como no retorno ao solo após um arremesso com salto no basquete

QUESTÃO	RESPOSTA	APLICAÇÃO CLÍNICA
1. Idade	Jovem	Trauma: lesões ligamentares ou meniscais, fratura
	Meia-idade, idoso	Artrite
2. Dor		
a. Início	Agudo	Trauma, fratura, luxação, lesão de tecidos moles (ligamentos/meniscos), bursite/artrite séptica
b. Localização	Crônica	Artrite, infecção, tendinite/bursite, esforço repetitivo, tumor
	Anterior	Ruptura ou tendinite do tendão do músculo quadríceps femoral ou do ligamento da patela, bursite pré-patelar, disfunção patelofemoral
	Posterior	Ruptura de menisco (corno posterior), cisto de Baker, lesão do ligamento cruzado posterior
	Lateral	Ruptura de menisco (linha articular), lesão do ligamento colateral, artrite, síndrome do trato iliotibial
	Medial	Ruptura de menisco (linha articular), lesão do ligamento colateral, artrite, bursite da "pata de ganso"
		Tumor, infecção
c. Ocorrência	Dor noturna	Etiologia da dor provavelmente da articulação
	Com atividade	
3. Rigidez	Sem bloqueio	Artrite, efusão (trauma, infecção)
	Com bloqueio/travamento	Corpos livres, ruptura de menisco (especialmente em "alça de balde"), artrite, prega (plica) sinovial
4. Edema	Intra-articular	Infecção, trauma (OCD, lesão meniscal, lesões do LCA e LCP, fratura)
	Extra-articular	Lesão do ligamento colateral, bursite, contusão, entorse
	Agudo (pós-lesão)	Agudo (horas): lesão do LCA; subagudo (dia): lesão meniscal, OCD
	Agudo (sem lesão)	Infecção: bursite pré-patelar, articulação séptica
5. Instabilidade	Falseio e colapso	Lesão de ligamento cruzado ou colateral/lesão do mecanismo extensor
	Falseio e dor	Subluxação/luxação da patela, prega (plica) patológica, OCD
6. Trauma	Mecanismo: valgo	Lesão do LCT (+/− tríade maldita: lesão do LCT, LCA e menisco medial)
	Força em varo	Lesão do LCF ou canto posterolateral
	Flexão/posterior	Lesão do LCP (p. ex., lesão no "painel do automóvel")
	Torção	Sem contato: lesão do LCA; com contato: vários ligamentos
	Estalo	Lesão de ligamento cruzado (especialmente o LCA), fratura osteocondral, ruptura de menisco
	Nenhum	Etiologia degenerativa ou sobrecarga
7. Atividade	Esportes de agilidade/contato	Ligamentos cruzados (LCA nº1) ou ligamento colateral
	Corrida, ciclismo etc.	Etiologia patelofemoral
	Agachamento	Ruptura de menisco
	Caminhada	A distância que o indivíduo é capaz de deambular equivale à severidade da doença artrítica
8. Sintomas neurológicos	Dormência, formigamento	Doença neurológica, trauma (considerar etiologia espinal lombar)
9. Sistêmico	Febre, calafrios	Infecção, articulação séptica, tumor
10. Histórico de artrites	Várias articulações envolvidas	Artrite reumatoide, gota etc.

9 Perna/Joelho • **EXAME FÍSICO**

Atrofia do músculo quadríceps femoral

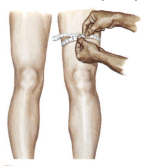

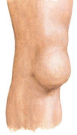

Bursite pré-patelar
(joelho da "dona de casa")

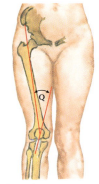

Ângulo Q é formado pela intersecção das linhas da espinha ilíaca anterossuperior e da tuberosidade da tíbia, passando por um ponto mediano no centro da patela. Um ângulo Q grande predispõe à subluxação da patela

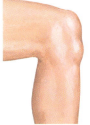

Doença de Osgood-Schlatter
Aparência clínica. Proeminência sobre a tuberosidade da tíbia em parte devido ao edema dos tecidos moles e em parte pelos fragmentos avulsionados

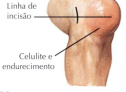

Linha de incisão

Celulite e endurecimento

Incisão e drenagem são frequentemente necessárias

EXAME	TÉCNICA/ACHADOS	APLICAÇÃO CLÍNICA/DIAGNÓSTICO DIFERENCIAL
\multicolumn{3}{c}{INSPEÇÃO}
Marcha	Força compressiva em varo	Pode indicar lesão/insuficiência do LCF ou do canto posterolateral
	Alinhamento patelar	O mau alinhamento pode originar sintomas patelofemorais
	Marcha de joelho fletido	A tensão do tendão do calcâneo ou dos músculos posteriores da coxa ("isquiotibiais") pode levar a sintomas patelofemorais
Anterior	Alinhamento do joelho	O alinhamento normal do joelho é clinicamente neutro (radiograficamente 6° valgo). Avaliar com suporte de peso. Variações podem ser por desenvolvimento ou pós-traumáticas
	Geno valgo (bater os joelhos)	Pode predispor à DAD do compartimento lateral, instabilidade da patela/mau alinhamento patelar
	Geno varo (perna torta)	Pode predispor à DAD do compartimento medial, incompetência ligamentar
	Ângulo Q	Ângulo da espinha ilíaca anterossuperior ao ponto mediano central da patela e à tuberosidade da tíbia. Normal: masculino ≤10°, feminino ≤15°; o aumento do ângulo predispõe à subluxação patelar, sintomas patelofemorais
	Edema	Pré-patelar: bursite pré-patelar (inflamatória ou séptica); efusão intra-articular: artrite, infecção, trauma (hemartrose): fratura intra-articular, ruptura de menisco, ruptura de ligamento
	Tuberosidade da tíbia aumentada	Pode ser resultado da doença de Osgood-Schlatter (especialmente em adolescentes)
Posterior	Massa	Cisto de Baker
Lateral	Alinhamento do joelho	Avaliar com suporte de peso
	Recurvado	Possível lesão do LCP
	Posição da patela	Melhor avaliada radiograficamente com índice de Insall (ver articulação patelofemoral)
	Patela alta	Patela alta: pode predispor à instabilidade patelar
	Patela baixa	Patela baixa: geralmente pós-traumática ou pós-cirúrgica (possível artrofibrose)
Musculatura	Quadríceps femoral	A atrofia pode resultar de lesão, condições pós-operatórias ou neurológicas
	Vasto medial	A atrofia do m. vasto medial (fibras oblíquas) pode contribuir para sintomas patelofemorais

EXAME FÍSICO • Perna/Joelho

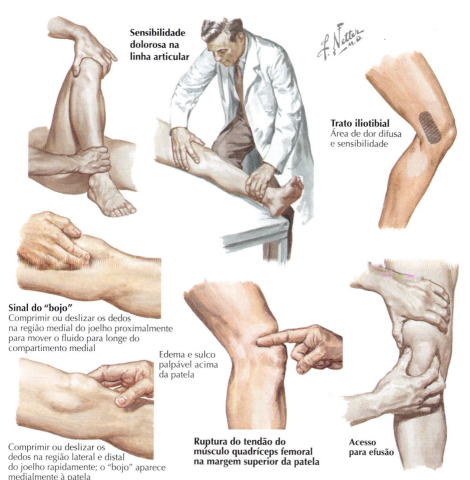

Sensibilidade dolorosa na linha articular

Trato iliotibial
Área de dor difusa e sensibilidade

Sinal do "bojo"
Comprimir ou deslizar os dedos na região medial do joelho proximalmente para mover o fluido para longe do compartimento medial

Comprimir ou deslizar os dedos na região lateral e distal do joelho rapidamente; o "bojo" aparece medialmente à patela

Edema e sulco palpável acima da patela

Ruptura do tendão do músculo quadríceps femoral na margem superior da patela

Acesso para efusão

EXAME	TÉCNICAS/ACHADOS	APLICAÇÃO CLÍNICA/DIAGNÓSTICO DIFERENCIAL
\multicolumn{3}{c}{PALPAÇÃO}		
Estruturas ósseas	Patela	Sensibilidade dolorosa no polo distal: tendinite (joelho saltador)
	Tuberosidade da tíbia	Sensibilidade dolorosa com doença de Osgood-Schlatter
Tecidos moles	Tendão do músculo quadríceps femoral	Defeito: ruptura de tendão; sensibilidade dolorosa: tendinite
	Ligamento da patela	Defeito: ruptura de tendão; sensibilidade dolorosa (especialmente na inserção): tendinite (joelho de saltador)
	Compressão da fossa intercondilar	Patela flutuante (derrame articular): artrite, trauma, infecção
	Bolsa pré-patelar	Bolsa edemaciada indica correlação com bursite
	Bolsa anserina	Sensibilidade dolorosa indica bursite
	Retináculo/prega (plica)	Espesso, prega (plica) macia é patológica
	Linha articular medial e LCT	Sensibilidade dolorosa: ruptura de menisco medial ou lesão do LCT
	Linha articular lateral e LCF	Sensibilidade dolorosa: ruptura de menisco lateral ou lesão do LCF
	Trato iliotibial/côndilo lateral do fêmur (região anterolateral do joelho)	Dor ou endurecimento é patológico
	Fossa poplítea	Massa consistente com cisto de Baker, aneurisma poplíteo
	Compartimentos da perna (anterior, posterior, lateral)	Compartimento firme ou tenso: síndrome do compartimento

Perna/Joelho • EXAME FÍSICO

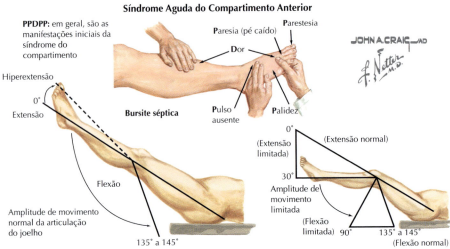

Síndrome Aguda do Compartimento Anterior

PPDPP: em geral, são as manifestações iniciais da síndrome do compartimento

- Hiperextensão
- Extensão 0°
- Flexão
- Amplitude de movimento normal da articulação do joelho
- 135° a 145°
- Bursite séptica
- Paresia (pé caído)
- Parestesia
- Dor
- Pulso ausente
- Palidez
- 0° (Extensão limitada)
- 30° Amplitude de movimento limitada
- (Flexão limitada) 90°
- (Extensão normal)
- 135° a 145° (Flexão normal)

EXAME	TÉCNICA/ACHADOS	APLICAÇÃO CLÍNICA/DIAGNÓSTICO DIFERENCIAL
AMPLITUDE DE MOVIMENTO			
Flexão/extensão	Posição supina (decúbito dorsal): do calcanhar até as nádegas em linha reta	Normal: flexão de 0 a 125°-135°, extensão de 0 a 5°-15° Contratura de flexão: comum em OA/DAD Extensor tardio (dificuldade nos 20° finais): fraqueza do músculo quadríceps femoral Diminuição da extensão com efusão
	Notar o alinhamento da patela, dor e crepitação	O mau alinhamento da patela leva à dor na região anterior do joelho
Rotação medial e rotação lateral da tíbia	Estabilizar o fêmur, rodar a tíbia	Normal 10°-15° rotação medial/lateral
NEUROVASCULAR			
Sensitivo			
Nervo femoral/safeno (L4)	Região medial da perna	Déficit indica lesão do nervo/raiz nervosa correspondente
Nervo fibular comum (L5) N. cutâneo sural lateral N. fibular superficial	Região lateral da parte proximal da perna Região lateral da parte distal da perna	Déficit indica lesão do nervo/raiz nervosa correspondente
Nervo tibial (S1) N. cutâneo sural medial	Região posterolateral da parte proximal da perna	Déficit indica lesão do nervo/raiz nervosa correspondente
Nervo sural	Região posterolateral da parte distal da perna	Déficit indica lesão do nervo/raiz nervosa correspondente
Motor			
Nervo femoral (L2-L4)	Extensão do joelho	Fraqueza = lesão do m. quadríceps femoral ou do nervo/raiz nervosa
Isquiático: tibial (L4-S3)	Flexão do joelho	Fraqueza = lesão da cabeça curta do músculo bíceps femoral ou do nervo/raiz
Fibular comum (L4-S3)	Flexão do joelho	Fraqueza = lesão da cabeça longa do músculo bíceps femoral ou do nervo/raiz nervosa
Nervo tibial (S1)	Flexão plantar	Fraqueza = lesão dos mm. TP, FLH, FLD ou do nervo/raiz nervosa
Nervo fibular (profundo) (L4) Nervo fibular (superficial) (L5)	Flexão dorsal do pé Flexão dorsal do hálux	Fraqueza = lesão do m. TA ou do nervo/raiz nervosa Fraqueza = lesão do ELH ou do nervo/raiz nervosa
Outros			
Reflexo (L4)	Patelar	Hipoativo/ausência indica radiculopatia de L4 Hiperativo pode indicar condição mielopática do neurônio motor inferior
Pulso	Poplíteo	A diminuição do pulso pode ser resultado de um trauma

EXAME FÍSICO • Perna/Joelho

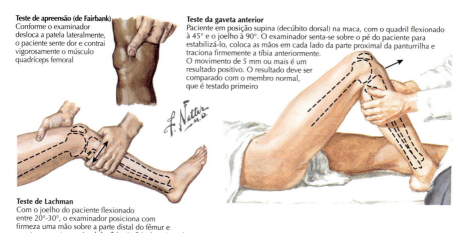

Teste de apreensão (de Fairbank)
Conforme o examinador desloca a patela lateralmente, o paciente sente dor e contrai vigorosamente o músculo quadríceps femoral

Teste da gaveta anterior
Paciente em posição supina (decúbito dorsal) na maca, com o quadril flexionado à 45° e o joelho à 90°. O examinador senta-se sobre o pé do paciente para estabilizá-lo, coloca as mãos em cada lado da parte proximal da panturrilha e traciona firmemente a tíbia anteriormente.
O movimento de 5 mm ou mais é um resultado positivo. O resultado deve ser comparado com o membro normal, que é testado primeiro

Teste de Lachman
Com o joelho do paciente flexionado entre 20°-30°, o examinador posiciona com firmeza uma mão sobre a parte distal do fêmur e a outra na parte proximal da tíbia. A tíbia é tracionada anteriormente com o fêmur estabilizado. O movimento de 5 mm ou mais do que no membro normal indica ruptura do ligamento cruzado anterior

EXAME	TÉCNICA	APLICAÇÃO CLÍNICA/ DIAGNÓSTICO DIFERENCIAL
TESTES ESPECIAIS		
Articulação Patelofemoral		
Desvio da patela	Deslocar a patela medialmente e lateralmente	Dividir a patela em 4 quadrantes. A patela deve deslocar 2 quadrantes em ambos os sentidos. Mobilidade reduzida indica retináculo tenso
Apreensão da patela	Joelho relaxado, empurrar a patela lateralmente	Dor/apreensão de subluxação: instabilidade patelar ou lesão no retináculo medial/ligamento patelofemoral medial (LPFM)
Sinal do "J"	De uma posição de flexão, realiza-se ativamente uma extensão do joelho	Desvio lateral da patela na extensão completa: síndrome patelofemoral
Compressão/crepitação da patela	Com o joelho estendido, estimula-se os quadrantes, comprimindo a patela	Dor: condromalacia, OCD, artrite patelofemoral/DAD da patela
Meniscos		
Sensibilidade dolorosa na linha articular	Palpar ambas as linhas articulares	Exame de maior sensibilidade para lesão meniscal quando doloroso (ver página 309)
McMurray	Joelho em flexão/varo/rotação lateral e, em seguida, estender	Estalido ou dor sugere lesão meniscal medial
	Joelho em flexão/valgo/rotação medial e, em seguida, estender	Estalido ou dor sugere lesão meniscal lateral
Compressão de Apley	Prono (decúbito ventral), joelho à 90°, compressão e rotação	Dor ou estalido indicam lesão meniscal
Ligamento Cruzado Anterior		
Lachman	Flexão do joelho entre 20°-30° e traciona-se a tíbia anteriormente	Frouxidão indica lesão do LCA. Exame de maior sensibilidade para ruptura do LCA. Grau 1: 0–5 mm, 2: 6–10 mm, 3: >10 mm; A: bom, B: sem ponto-final
Gaveta anterior	Flexão de joelho à 90° e traciona-se a tíbia anteriormente	Frouxidão/deslocamento anterior: lesão do LCA
Pivot shift	Supino (decúbito dorsal), joelho em extensão, rotação medial, provocar uma força em valgo na parte proximal da tíbia e, em seguida, flexionar o joelho	Estalo com o joelho em flexão indica lesão do LCA (Se o LCA está deficiente, a tíbia inicia o movimento subluxada e reduz com a flexão, causando o estalo.)

NETTER ATLAS DE ANATOMIA ORTOPÉDICA

9 Perna/Joelho • **EXAME FÍSICO**

Teste do *pivot shift* para instabilidade anterolateral do joelho

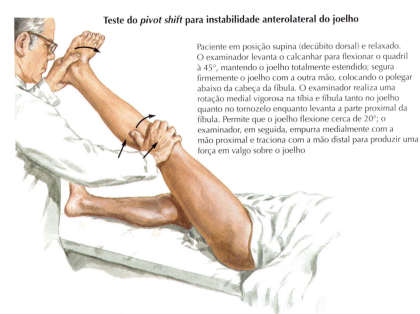

Paciente em posição supina (decúbito dorsal) e relaxado. O examinador levanta o calcanhar para flexionar o quadril à 45°, mantendo o joelho totalmente estendido; segura firmemente o joelho com a outra mão, colocando o polegar abaixo da cabeça da fíbula. O examinador realiza uma rotação medial vigorosa na tíbia e fíbula tanto no joelho quanto no tornozelo enquanto levanta a parte proximal da fíbula. Permite que o joelho flexione cerca de 20°; o examinador, em seguida, empurra medialmente com a mão proximal e traciona com a mão distal para produzir uma força em valgo sobre o joelho

Enquanto a rotação medial, a força em valgo e o deslocamento anterior do côndilo lateral da tíbia são mantidos, o joelho é flexionado passivamente. Se há subluxação anterior da tíbia (instabilidade anterolateral), uma repentina redução visível, audível e palpável ocorre em aproximadamente 20°-40° de flexão. O teste é positivo se o ligamento cruzado anterior estiver rompido, especialmente se o ligamento capsular lateral também estiver rompido

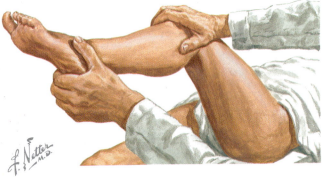

Teste da gaveta posterior

Sinal da translação posterior ("*sag sign*")

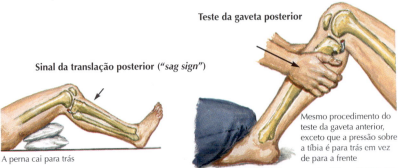

A perna cai para trás

Mesmo procedimento do teste da gaveta anterior, exceto que a pressão sobre a tíbia é para trás em vez de para a frente

312 NETTER ATLAS DE ANATOMIA ORTOPÉDICA

ORIGENS E INSERÇÕES • Perna/Joelho

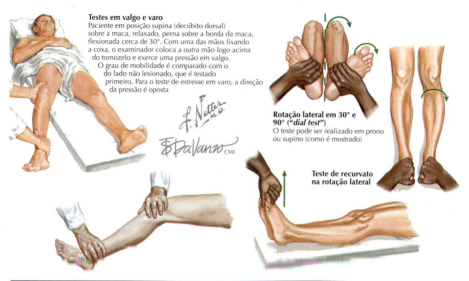

Testes em valgo e varo
Paciente em posição supina (decúbito dorsal) sobre a maca, relaxado, perna sobre a borda da maca, flexionada cerca de 30°. Com uma das mãos fixando a coxa, o examinador coloca a outra mão logo acima do tornozelo e exerce uma pressão em valgo. O grau de mobilidade é comparado com o do lado não lesionado, que é testado primeiro. Para o teste de estresse em varo, a direção da pressão é oposta

Rotação lateral em 30° e 90° ("dial test")
O teste pode ser realizado em prono ou supino (como é mostrado)

Teste de recurvato na rotação lateral

EXAME	TÉCNICA	APLICAÇÃO CLÍNICA/DIAGNÓSTICO DIFERENCIAL
TESTES ESPECIAIS		
Ligamento Cruzado Posterior		
Gaveta posterior	Joelho flexionado a 90°, pressão posterior sobre a tíbia	Deslocamento posterior: lesão LCP
Translação posterior	Supino (decúbito dorsal), quadril a 45°, joelho a 90°, observar lateralmente	Deslocamento posterior da tíbia em relação ao fêmur (pela gravidade) indica lesão LCP
Contração do m. quadríceps	Supino (decúbito dorsal), joelho a 90°, contração do m. quadríceps	A tíbia subluxada posteriormente desloca-se anteriormente se o LCP estiver lesionado
Pivot shift reverso	Supino (decúbito dorsal), flexão do joelho a 45°, RL, aplicar uma força em valgo na parte proximal da tíbia e, em seguida, estender o joelho	Estalo com o joelho em extensão indica lesão do LCP (Se o LCP está lesionado, a tíbia estará subluxada posteriormente e será reduzida no momento da extensão, causando o estalo.)
Ligamentos Colaterais		
Estresse em valgo	Força lateral sobre o joelho a 30° e, em seguida, a 0°	Frouxidão em 30° – lesão do LCT; 0° – lesão do LCT e do ligamento cruzado
Estresse em varo	Força medial sobre o joelho a 30° e, em seguida, a 0°	Frouxidão em 30° – lesão do LCF; 0° – lesão do LCF e do ligamento cruzado
Outros		
Rotação lateral em prono a 30° e 90° (Dial)	Prono (decúbito ventral), RL de ambos os joelhos a 90° e, em seguida, a 30° (pode ser realizado em supino)	Rotação lateral aumentada em 30°: lesão do complexo do canto posterolateral (CPL); em 90° lesão do CPL e LCP
Recurvato rotação lateral	Supino, membros inferiores estendidos, erguer os pés (pernas) pelos dedos	Recurvato, varo e rotação medial do joelho indicam lesão do CPL (+/– LCP)
Slocum	Joelho a 90°, RM da tíbia a 30°, força anterior	Desvio: lesão anterior e lateral (LCA e CPL)
	Joelho a 90°, RL da tíbia a 30°, força anterior	Desvio: lesão anterior e medial (LCA, LCT, LPO)
Gaveta posterolateral	Joelho a 90°, RL da tíbia a 15°, força posterior	Frouxidão indica lesão do canto posterolateral e/ou LCP
Gaveta posteromedial	Joelho a 90°, RM da tíbia a 30°, força posterior	Frouxidão indica lesão do LCP e do ligamento medial (LCT, LPO)

Perna/Joelho • ORIGENS E INSERÇÕES

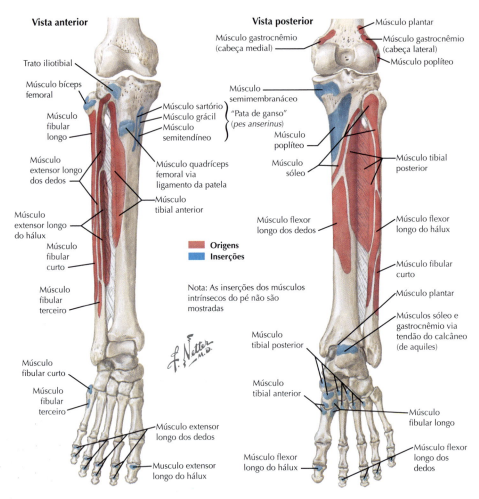

CÔNDILO LATERAL DO FÊMUR	CÔNDILO MEDIAL DO FÊMUR	CABEÇA DA FÍBULA	PARTE PROXIMAL DA TÍBIA
ORIGENS			
M. gastrocnêmio (cabeça lateral) M. plantar M. poplíteo (anterior e inferior ao LCF) **Ligamentos** 　Ligamento colateral fibular (LCF)	M. gastrocnêmio (cabeça medial)	M. sóleo	M. tibial anterior (tubérculo de Gerdy) M. extensor longo dos dedos
INSERÇÕES			
	M. adutor magno (tubérculo do adutor) **Ligamentos** 　Ligamento colateral tibial (LCT)	M. bíceps femoral **Ligamentos** 　Ligamento colateral fibular (LCF) 　Ligamento poplíteofibular 　Ligamento poplíteo arqueado 　Ligamento fabelofibular	M. quadríceps (tuberosidade da tíbia) Trato iliotibial (tubérculo de Gerdy) Pata de ganso (mm. sartório, grácil e semitendíneo) M. semimembranáceo (posteromedialmente) M. poplíteo (posteriormente) **Ligamentos** 　Ligamento colateral tibial (LCT)

MÚSCULOS • Perna/Joelho

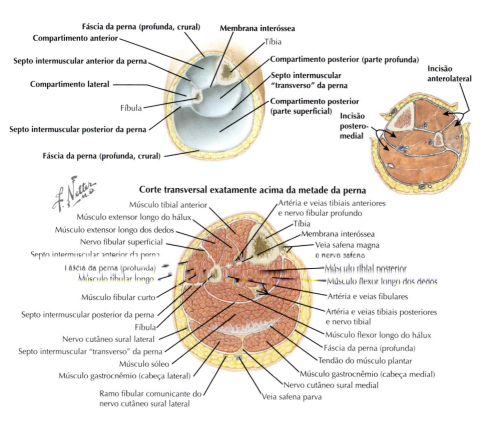

Corte transversal exatamente acima da metade da perna

COMPARTIMENTO	MÚSCULOS	ESTRUTURAS NEUROVASCULARES
COMPARTIMENTOS (4)		
Anterior	Tibial anterior (TA) Extensor longo do hálux (ELH) Extensor longo dos dedos (ELD) Fibular terceiro	Nervo fibular profundo Artéria e veias tibiais anteriores
Lateral	Fibular longo Fibular curto	Nervo fibular superficial
Posterior (parte superficial)	Gastrocnêmio Sóleo Plantar	Nenhuma
Posterior (parte profunda)	Tibial posterior (TP) Flexor longo do hálux (FLH) Flexor longo dos dedos (FLD) Poplíteo	Nervo tibial Artéria e veias tibiais posteriores Artéria e veias fibulares
FASCIOTOMIAS		
Anterolateral	Centralizada sobre o septo intermuscular entre os compartimentos anterior e lateral	
Posteromedial	Centralizada sobre a margem posterior da tíbia entre as partes superficial e profunda do compartimento posterior	

NETTER ATLAS DE ANATOMIA ORTOPÉDICA

Perna/Joelho • MÚSCULOS

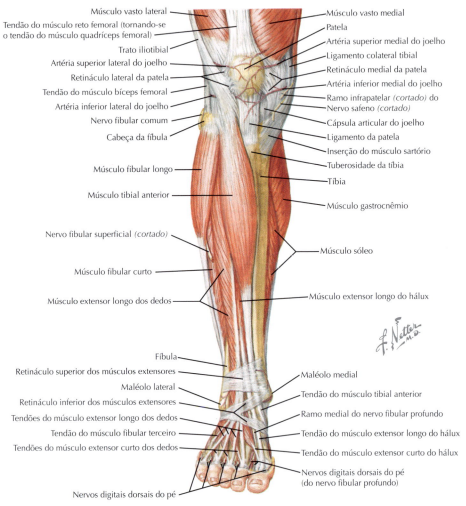

MÚSCULO	ORIGEM (Inserção Proximal)	INSERÇÃO (Inserção Distal)	NERVO	AÇÃO	COMENTÁRIO
COMPARTIMENTO ANTERIOR DA PERNA					
Tibial anterior (TA)	Parte proximal da face lateral da tíbia, (tubérculo de Gerdy)	Cuneiforme medial, base do 1º osso metatarsal (I) (região plantar)	Fibular profundo	Flexão dorsal, inversão do pé	Testar a função motora de L4
Extensor longo do hálux (ELH)	Face medial da fíbula, membrana interóssea	Base da falange distal do hálux	Fibular profundo	Flexão dorsal, extensão do hálux	Testar a função motora de L5
Extensor longo dos dedos (ELD)	Côndilo lateral da tíbia e parte proximal da fíbula	Bases das falanges média e distal (dos 4 dedos laterais)	Fibular profundo	Flexão dorsal, extensão dos dedos (4 laterais)	Um único tendão divide-se em 4 tendões
Fibular terceiro	Parte distal da fíbula, membrana interóssea	Base do 5º osso metatarsal (V)	Fibular profundo	Flexão dorsal, eversão do pé (fraca)	Frequentemente unido ao ELD

316 NETTER ATLAS DE ANATOMIA ORTOPÉDICA

MÚSCULOS • Perna/Joelho

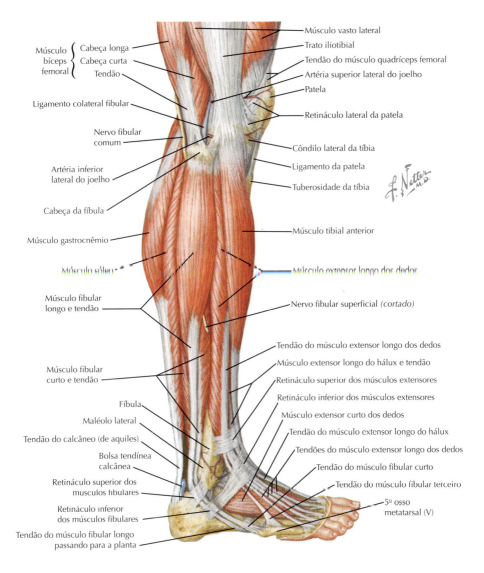

MÚSCULO	ORIGEM (INSERÇÃO PROXIMAL)	INSERÇÃO (INSERÇÃO DISTAL)	NERVO	AÇÃO	COMENTÁRIO
COMPARTIMENTO LATERAL DA PERNA					
Fibular longo	Parte proximal lateral da fíbula	Cuneiforme medial (região plantar), base do 1º osso metatarsal (I) (região plantar)	Fibular superficial	Flexão plantar do pé (1º raio)	Testar a função motora de S1; passa sob o pé
Fibular curto	Parte distal lateral da fíbula	Base do 5º osso metatarsal (V)	Fibular superficial	Eversão do pé	Pode causar fratura por avulsão da base do 5º osso metatarsal (V); possui o ventre muscular mais distal

NETTER ATLAS DE ANATOMIA ORTOPÉDICA **317**

9 Perna/Joelho • MÚSCULOS

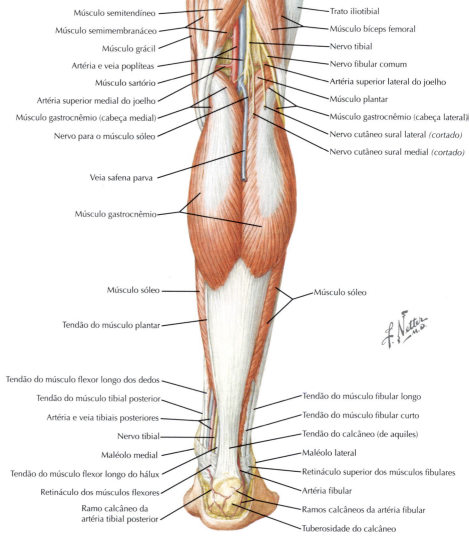

MÚSCULO	ORIGEM (Inserção Proximal)	INSERÇÃO (Inserção Distal)	NERVO	AÇÃO	COMENTÁRIO
COMPARTIMENTO POSTERIOR DA PERNA (PARTE SUPERFICIAL)					
Gastrocnêmio	Côndilos medial e lateral do fêmur	Calcâneo (via tendão do calcâneo)	Tibial	Flexão plantar	Testar a função motora de S1; duas cabeças, a fabela localiza-se no tendão da cabeça lateral
Sóleo	Região posterior da cabeça da fíbula/linha para o músculo sóleo na tíbia	Calcâneo (via tendão do calcâneo)	Tibial	Flexão plantar	Une-se ao músculo gastrocnêmio no tendão do calcâneo
Plantar	Linha supracondilar lateral do fêmur	Calcâneo	Tibial	Flexão plantar (fraca)	O tendão longo pode ser coletado para reconstrução de tendão

318 NETTER ATLAS DE ANATOMIA ORTOPÉDICA

MÚSCULOS • Perna/Joelho

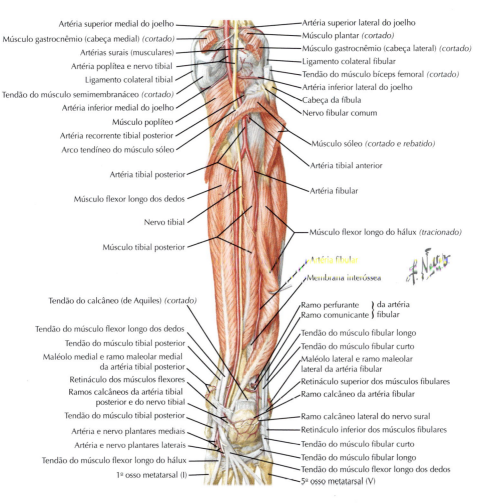

MÚSCULO	ORIGEM (Inserção Proximal)	INSERÇÃO (Inserção Distal)	NERVO	AÇÃO	COMENTÁRIO
COMPARTIMENTO POSTERIOR DA PERNA (PARTE PROFUNDA)					
Poplíteo	Côndilo lateral do fêmur (anterior e distal ao LCF)	Parte proximal posterior da tíbia	Tibial	RM da tíbia/joelho (durante a fase de "balanço")	A origem é intra-articular; restritor primário para a RL do joelho
Flexor longo do hálux (FLH)	Região posterior da fíbula	Base da falange distal do hálux	Tibial	Flexão plantar do hálux	Testar a função motora de S1
Flexor longo dos dedos (FLD)	Região posterior da tíbia	Bases das falanges distais dos 4 dedos laterais	Tibial	Flexão plantar dos 4 dedos laterais	No tornozelo, o tendão está imediatamente anterior à artéria tibial posterior
Tibial posterior (TP)	Região posterior da tíbia, fíbula e membrana interóssea	Cuneiformes, navicular, bases dos metatarsais (região plantar)	Tibial	Flexão plantar e inversão do pé (na fase da "saída do calcanhar")	Ruptura do tendão/degeneração pode resultar em pé plano adquirido

NETTER ATLAS DE ANATOMIA ORTOPÉDICA

9 Perna/Joelho • NERVOS

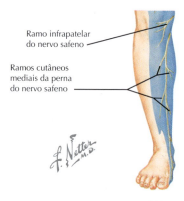

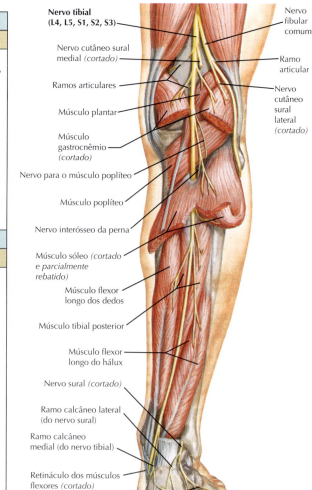

Nervo tibial

PLEXO LOMBAR
Divisão Posterior

Safeno (L2-L4): ramo do nervo femoral, dirige-se para a perna posteromedialmente, superficial à fáscia do músculo sartório (em risco no acesso medial direto, p. ex., no acesso ao menisco medial). Em seguida, ele emite o ramo infrapatelar (em risco no acesso anteromedial e pela linha média, p. ex., na reconstrução do ligamento cruzado anterior) e descende pela região medial da perna

Sensitivo: Região infrapatelar: via **ramo infrapatelar**
Região medial da perna: via **ramos cutâneos** mediais da perna
Motor: Nenhum (na perna)

PLEXO SACRAL
Divisão Anterior

Tibial (L4-S3): descende entre as cabeças do músculo gastrocnêmio para o interior da perna, posterior ao músculo tibial posterior (no compartimento posterior – parte profunda) em direção ao tornozelo imediatamente posterior ao maléolo medial entre os tendões do FLH e FLD

Sensitivo: Parte proximal da região posterolateral da perna: **via nervo cutâneo sural medial**
Motor:
- Compartimento posterior (parte superficial)
  ○ M. plantar
  ○ M. gastrocnêmio
  ○ M. sóleo: via **nervo para o m. sóleo**
- Compartimento posterior (parte profunda)
  ○ M. poplíteo: via **nervo para o m. poplíteo**
  ○ M. tibial posterior (TP)
  ○ M. flexor longo dos dedos
  ○ M. flexor longo do hálux

320 NETTER ATLAS DE ANATOMIA ORTOPÉDICA

NERVOS • Perna/Joelho

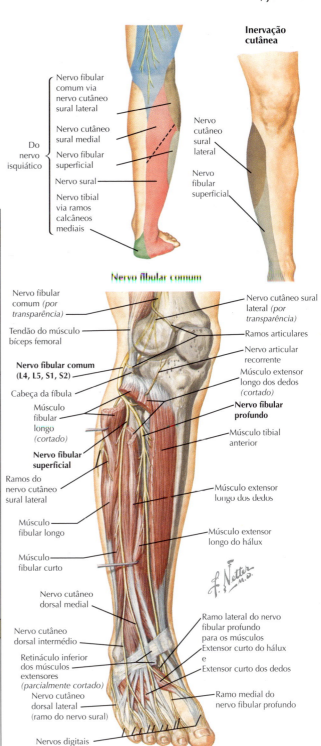

PLEXO SACRAL
Divisão Posterior

Fibular comum (L4-S2): surge da divisão do nervo isquiático na parte distal da região posterior da coxa, com trajeto posteroinferior ao musculo bíceps femoral, ao redor do colo da fíbula (pode ser comprimido ou lesionado); em seguida, divide-se em 2 ramos

Sensitivo: Parte proximal da região lateral da perna: via nervo **cutâneo sural lateral**
Motor: Nenhum (antes de se dividir)

Fibular profundo: segue no compartimento anterior da perna com a artéria tibial anterior, posterior ao músculo tibial anterior sobre a membrana interóssea

Sensitivo: Nenhum (na perna)
Motor:
• Compartimento anterior
  ○ M. tibial anterior (TA)
  ○ M. extensor longo do hálux
  ○ M. extensor longo dos dedos
  ○ M. fibular terceiro

Fibular superficial: segue no compartimento lateral da perna, cruza anteriormente 12 cm acima do maléolo lateral (lesionado no acesso lateral do tornozelo, p. ex., redução aberta e fixação interna do tornozelo) para o dorso do pé; em seguida, divide-se em 2 ramos

Sensitivo: Região anterolateral da perna
Motor:
• Compartimento lateral
  ○ M. fibular longo (FL)
  ○ M. fibular curto (FC)

Outro

Sural: formado a partir do n. cutâneo **sural medial** (nervo tibial) e do n. cutâneo **sural lateral** (nervo fibular), segue subcutaneamente na porção posterolateral da perna, cruza o tendão do calcâneo (de aquiles) 10 cm acima da inserção e, em seguida, em direção à região lateral do calcanhar.

Sensitivo: Porção posterolateral distal da perna
Motor: Nenhum

9 Perna/Joelho • ARTÉRIAS

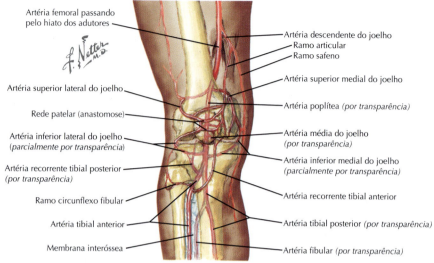

TRAJETO	RAMOS	COMENTÁRIO/IRRIGAÇÃO
ARTÉRIA POPLÍTEA		
Inicia no hiato dos adutores e segue pela fossa poplítea, posterior ao LCP (pode ser lesionada aqui); em seguida, divide-se próximo ao músculo poplíteo	Superior lateral e superior medial do joelho	Artéria superior lateral do joelho em risco durante a liberação lateral
	Inferior lateral e inferior medial do joelho	Artéria inferior lateral do joelho separa ligamentos/estruturas laterais da 3ª camada do joelho
	Artéria média do joelho	Irriga o LCA, o LCP e a membrana sinovial
	Artérias tibiais anterior e posterior	Ramos terminais da artéria poplítea
• Todas as quatro artérias do joelho anastomosam-se ao redor do joelho e da patela		
ARTÉRIA TIBIAL ANTERIOR		
Passa entre os mm. tibial anterior e ELD dentro do compartimento anterior e localiza-se na membrana interóssea juntamente com o nervo *fibular* profundo	Recorrente tibial anterior	Irriga e anastomosa-se no joelho
	Ramo circunflexo fibular	Irriga a cabeça da fíbula e a região lateral do joelho
	Maleolar lateral e medial	Irriga a região anterior do maléolo
	Dorsal do pé	Ramos terminais no pé
• Irriga os músculos do compartimento anterior da perna		
ARTÉRIA TIBIAL POSTERIOR		
Segue com o nervo tibial na parte profunda do compartimento posterior, posteriormente ao músculo tibial posterior até o tornozelo, onde situa-se entre os tendões do FLD e FLH posterior ao maléolo medial (sua pulsação é palpada aqui)	Recorrente tibial posterior	Irriga e anastomosa-se no joelho
	Artéria fibular	Irriga o compartimento lateral
	Ramos perfurantes musculares	Para os músculos dos compartimentos posteriores
	Maleolar medial	Irriga a região posterior do maléolo medial
	Ramos calcâneos mediais	Irriga a região medial do calcâneo/calcanhar
	Plantar lateral e medial	Ramos terminais no pé
• Irriga os músculos das partes superficial e profunda do compartimento posterior da perna		
ARTÉRIA FIBULAR		
Ramo da artéria tibial posterior, segue entre os músculos tibial posterior e flexor longo dos dedos no compartimento posterior	Ramos maleolares laterais	Irriga a região posterior do maléolo lateral
	Ramos calcâneos	Irriga a região lateral do calcâneo/calcanhar
• Irriga os músculos do compartimento lateral da perna		
• Veja os músculos das páginas 315-319 para imagens adicionais das artérias		

DISTÚRBIOS • Perna/Joelho

Patologia Articular na Osteoartrite

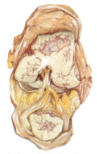
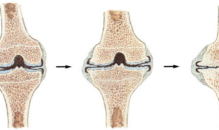

Estágios progressivos na patologia articular

Articulação do joelho aberta anteriormente revelando extensa erosão das cartilagens articulares do fêmur e da patela, com excrescências cartilagíneas na fossa intercondilar

Alterações degenerativas iniciais com irregularidades na superfície das cartilagens articulares ("franjeamento")

Erosão avançada das cartilagens, cavitação e formação de fissuras. Alterações hipertróficas do osso nas margens articulares

Cartilagens quase completamente destruídas e espaço articular reduzido. Osso subcondral irregular e osteoclerótico (ebúrnio); formação de osteófitos nas margens. Fibrose da cápsula articular

Patologia Articular na Artrite Reumatoide

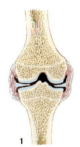
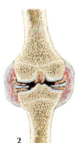
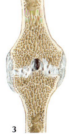
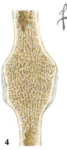
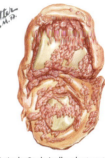

1   2   3   4

Estágios progressivos da patologia articular. 1. Inflamação aguda da membrana sinovial (sinovite) e início das alterações proliferativas. 2. Progressão da inflamação com formação de pannus; destruição inicial da cartilagem e osteoporose moderada. 3. Diminuição da inflamação; anquilose fibrosa. 4. Anquilose óssea; osteoporose avançada

Articulação do joelho aberta anteriormente, patela rebatida inferiormente. Membrana sinovial espessada e inflamada; excrescências polipoides e numerosas vilosidades (pannus) estendendo-se sobre as cartilagens articulares irregulares do fêmur e patela

DESCRIÇÃO	HDA e EF	EXAMES COMPLEMENTARES/ ACHADOS	TRATAMENTO
ARTRITE			
Osteoartrite			

• Primária/idiopática ou secundária (p. ex., pós-traumática)
• Perda/deterioração da cartilagem articular
• Pode afetar 1 (medial nº 1) ou todos os 3 compartimentos no joelho
	HDA: idosos, diminuindo o nível de atividade. Dor com suporte de peso e atividades
	EF: derrame articular, sensibilidade dolorosa na linha articular, +/– contratura ou deformidade (varo nº 1)
		RX
		1. Série para artrite
		  ○ Diminuição do espaço articular
		  ○ Osteófitos
		  ○ Esclerose subcondral
		  ○ Cistos subcondrais
		2. Visualização do alinhamento
			1. AINEs, modificação da atividade
			2. Fisioterapia, órtese, bengala
			3. Infiltrações de glicocorticosteroides
			4. Unicompartimental
			  ○ Osteotomia alta da tíbia
			  ○ Artroplastia unicompartimental
			5. Tricompartimental: artroplastia total de joelho (ATJ)

Inflamatória			

• Vários tipos: reumatoide, gota, soronegativo (p. ex., de Reiter)
• Na AR, a sinovite/formação de pannus destrói a cartilagem articular e, finalmente, toda a articulação
	HDA: normalmente pacientes mais jovens. Dor, frequentemente em várias articulações
	EF: derrame articular, +/– calor, diminuição da ADM e deformidade
		RX: série para artrite: estreitamento da articulação, erosão da articulação, anquilose, destruição da articulação
		LABS: hemograma completo, FR, AAN, PCR, cristais, cultura
			1. Inicial: controlar com medicamento
			2. Tardio
			  ○ Conservador: como osteoartrite
			  ○ Sinovectomia
			  ○ Artroplastia total de joelho

NETTER ATLAS DE ANATOMIA ORTOPÉDICA **323**

Perna/Joelho • DISTÚRBIOS

Síndrome patelofemoral

Com o joelho em extensão, a patela encontra-se acima e entre os côndilos do fêmur em contato com o corpo adiposo suprapatelar

Durante a flexão do joelho, a tensão no tendão do quadríceps femoral e no ligamento da patela comprime a patela contra os côndilos do fêmur

Condromalacia

Visão artroscópica mostrando a cartilagem da patela fragmentada

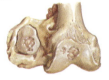

Condromalacia da patela com "*kissing lesion*" no côndilo femoral

Síndrome do ressalto iliotibial

Durante a flexão e extensão do joelho, o trato iliotibial desliza anteriormente e posteriormente sobre o epicôndilo lateral do fêmur, causando atrito

Síndrome de compressão patelar lateral

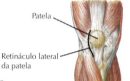

Patela
Retináculo lateral da patela

Radiografia pré-operatória mostrando o deslizamento lateral da patela

A linha indica a extensão da liberação

Visão artrocóspica da liberação transcutânea do retináculo lateral da patela

DESCRIÇÃO	HDA e EF	EXAMES COMPLEMENTARES/ ACHADOS	TRATAMENTO
DOR NA REGIÃO ANTERIOR DO JOELHO			
Síndrome Patelofemoral			
• Dor na articulação patelofemoral • Fatores agravantes: uso excessivo, instabilidade discreta ou desalinhamento, fraqueza do quadríceps • Condromalacia pode estar presente, mas não necessariamente	HDA: Mulheres jovens e atletas. Dor com atividades (especialmente corrida e subir escadas) e ao permanecer sentado por longo tempo EF: + compressão da patela, +/– aumento do ângulo Q e/ou sinal do "J"	RX: 4 incidências: AP e *notch*: avaliação para OCD e OA Perfil: OA e índice de Insall Axial (*sunrise*): subluxação ou inclinação, OA, OCD	• AINEs, modificação da atividade • Fisioterapia: ADM, fortalecimento do quadríceps, alongamento dos isquiotibiais, +/– órtese para os pés • Realinhamento da patela (se apresentar desalinhamento)
Condromalacia Patelar			
• Amolecimento ou desgaste da cartilagem articular da patela • Termo frequentemente utilizado para designar qualquer dor na região anterior do joelho	HDA: Comumente pacientes jovens; dor; frequentemente em várias articulações EF: Derrame articular, diminuição da ADM e deformidade	RX: 4 incidências: avaliar como SPF (ver acima)	• AINEs, modificação da atividade • Fisioterapia • Desbridamento artroscópico/condroplastia pode ajudar
Síndrome de Compressão Patelar Lateral			
• Sobrecarga na face articular lateral durante a flexão • Devido ao tensionamento das estruturas laterais (especialmente o retináculo lateral da patela)	HDA: comumente pacientes jovens; dor na região anterior do joelho EF: dor patelofemoral, diminuição de mobilidade/ deslocamento da patela	RX: 3 ou 4 incidências Axial (*sunrise*)/Merchant: avaliação para inclinação lateral da patela	• Fisiot.: alongamento dos tecidos laterais, fortalecimento do quadríceps +/– *taping* ou órtese de centralização • Liberação lateral artroscópica
Síndrome do Trato Iliotibial			
• O trato iliotibial atrita-se com o côndilo lateral do fêmur • Comum em corredores/ciclistas	HDA: Dor durante atividade EF: Côndilo lateral do fêmur; sensibilidade dolorosa à palpação (joelho a 30°)	RX: AP/perfil: normal, excluir tumor	• AINEs, modificação da atividade, alongamento do trato iliotibial • Excisão parcial (raro)

DISTÚRBIOS • Perna/Joelho

Prega (plica) sinovial

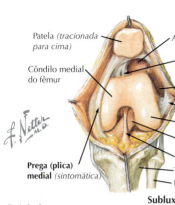

- Patela (tracionada para cima)
- Côndilo medial do fêmur
- Prega (plica) medial (sintomática)
- Abertura para a bolsa suprapatelar
- Prega (plica) suprapatelar (geralmente assintomática)
- Recesso lateral
- Prega (plica) lateral (assintomática)
- Côndilo lateral do fêmur
- Ligamento cruzado anterior
- Prega (plica) infrapatelar
- Tíbia
- Fíbula

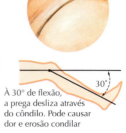

À 30° de flexão, a prega desliza através do côndilo. Pode causar dor e erosão condilar

Subluxação e luxação da patela

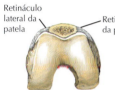

- Retináculo lateral da patela
- Retináculo medial da patela

Vista inferior. Normalmente, a patela percorre o sulco entre os côndilos medial e lateral do fêmur

- Retináculo medial da patela estirado

Na subluxação, a patela desvia-se lateralmente; pode ser devido à fraqueza do músculo vasto medial, à tensão do retináculo lateral da patela e ao aumento do ângulo Q

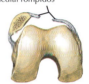

Retináculo medial da patela/ligamento patelofemoral medial rompidos

Na luxação, a patela desloca-se completamente para fora do sulco intercondilar

DESCRIÇÃO	HDA e EF	EXAMES COMPLEMENTARES/ ACHADOS	TRATAMENTO
DOR NA REGIÃO ANTERIOR DO JOELHO			
Instabilidade Patelar			
• Subluxação ou luxação da patela (lateral nº 1) • Associada a variações anatômicas • Ligamento patelofemoral medial é a estrutura chave	HDA: dor e instabilidade patelar EF: + teste de apreensão patelar, +/– aumento do ângulo Q, joelho valgo, anteversão femoral	RX: 3 ou 4 incidências: avaliação de fratura e posição da patela (lateral e/ou patela alta) RM: se aguda, avaliar ligamento patelofemoral medial	• Aguda: reparar ligamento patelofemoral medial • Recorrente/crônica: fisioterapia, órtese; cirurgia para realinhamento patelar
Tendinite Patelar			
• Observada em saltadores (p. ex., jogadores de basquete/vôlei) • Pequenas lesões na inserção distal do tendão	HDA: esporte, dor na região anterior do joelho (piora com atividade) EF: sensibilidade dolorosa à palpação do ápice da patela	RX: AP/perfil: normal RM: aumento do sinal na inserção (ápice da patela) ou intrassubstancial	• AINEs, alongamento e fortalecimento do quadríceps e isquiotibiais • Desbridamento cirúrgico (raro)
Prega (plica)			
• Prega na membrana sinovial (remanescente embrionário) torna-se espessa ou inflamada • Prega (plica) medial nº 1	HDA: dor anteromedial, +/– crepitação/pinçamento EF: sensível, prega palpável, +/– estala com a flexão	RX: séries de joelho. Avaliação de outras fontes de dor RM: de valor questionável	• Gelo, AINEs • Modificação da atividade • Desbridamento artroscópico (se persistirem os sintomas)
Bursite pré-patelar			
• Etiologia: trauma ou uso excessivo (p. ex., ajoelhar-se por tempo prolongado) • "Joelho da dona de casa" • Inflamatória ou séptica	HDA: dor no joelho e edema EF: edema em forma de "ovo" na região anterior da patela, sensibilidade dolorosa à palpação, +/– de sinais de infecção	RX: séries de joelho: geralmente normal LAB: hemograma completo, VHS, +/– na aspiração: coloração de Gram e contagem de células	• Inflamatória: gelo, AINEs, joelheiras, repouso, +/– de aspiração; bursectomia se persistente • Séptica: bursectomia, antibiótico

9 Perna/Joelho • DISTÚRBIOS

Ruptura do Ligamento Cruzado Anterior

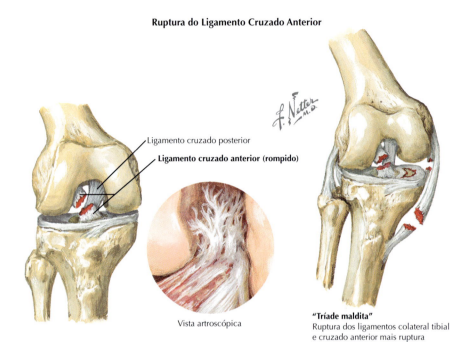

Vista artroscópica

"Tríade maldita"
Ruptura dos ligamentos colateral tibial e cruzado anterior mais ruptura do menisco medial

DESCRIÇÃO	HDA e EF	EXAMES COMPLEMENTARES/ACHADOS	TRATAMENTO
LESÕES LIGAMENTARES			
Cruzado Anterior			

• Mecanismo: lesão por torção, geralmente sem contato
• Associado a outras lesões: laceração do menisco e do ligamento colateral (todos os 3 = tríade maldita)
• Comum em atletas do sexo feminino
	HDA: lesão por torção, "estalo", edema, incapacidade de continuar jogando
	EF: derrame articular (hemartrose) + Lachman (mais sensível), + gaveta anterior, + pivot shift
		RX: séries de joelho (fratura de Segond é patognomônico para LCA)
		RM: LCA ausente/avulsionado, +/− contusão óssea (no meio do côndilo lateral do fêmur – porção posterior da face articular superior lateral da tíbia)
		Artrocentese: hemartrose
			Com base na estabilidade funcional
			  ○ Paciente estável/baixa demanda: modificação da atividade, fisiot., órtese
			  ○ Paciente instável/atletas/ativos: reconstrução cirúrgica (enxertos: osso-tendão-osso, isquiotibiais, autoenxerto)

COMPLICAÇÕES: artrofibrose, falha/recidiva (1. erro da técnica, 2. lesão ligamentar não diagnosticada, 3. trauma repetitivo)			
Canto Posterolateral			
• Mecanismo: golpe direto ou lesão em hiperextensão/varo • LCF, lig. poplíteo e lig. popliteofibular são lesionados. Estes são foco de reconstrução cirúrgica • Pode estar associado à lesão do LCP	HDA: trauma, dor e instabilidade EF: +/− derrame articular, + teste de RL em prono a 30°, +/− testes de gaveta posterolateral e recurvato na RL	RX: séries de joelho. Podem ocorrer fraturas por avulsão (cabeça da fíbula). Alinhamento: avaliar o varo RM: para avaliar todos os ligamentos e tecidos moles	• Não cirúrgico (conservador): baixos graus (lesões graus 1 e 2): órtese e fisioterapia • Reparação cirúrgica: aguda de grau 3 • Reconstrução cirúrgica: lesão crônica ou combinada, osteotomia alta da tíbia se em varo

DISTÚRBIOS • Perna/Joelho

Ruptura do Ligamento Cruzado Anterior

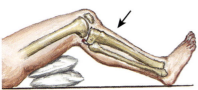
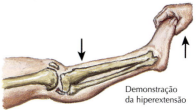

Sinal da translação posterior.
Perna cai posteriormente

Demonstração da hiperextensão

Lesão do ligamento colateral

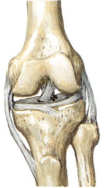
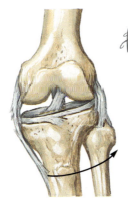
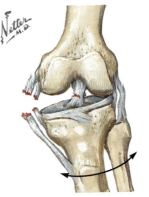

Entorse grau 1. Dor localizada na articulação e sensibilidade, mas sem lassidão articular

Entorse grau 2. Lassidão articular detectável com bom "*end point*" mais dor e sensibilidade localizadas

Entorse grau 3. Ruptura completa dos ligamentos e instabilidade articular grave

DESCRIÇÃO	HDA e EF	EXAMES COMPLEMENTARES/ACHADOS	TRATAMENTO
LESÕES LIGAMENTARES			
Cruzado Posterior			
• Mecanismo: força anterior sobre a tíbia (p. ex., trauma contra o painel do carro) ou esportes (hiperextensão) • Associado a lesões do canto posterolateral e/ou colateral	HDA: trauma (painel) ou lesões esportivas, dor EF: +/− derrame articular, + gaveta posterior, teste da contração do quadríceps e translação posterior	RX: séries de joelho. Procurar por fraturas por avulsão RM: confirma o diagnóstico. Avalia os meniscos e a cartilagem articular	• Não cirúrgico (conservador): isolado (especialmente lesão em graus 1 e 2): órtese e fisioterapia • Reconstrução cirúrgica: falha do tratamento conservador, lesões combinadas, algum grau 3 isolado
Colateral Tibial			
• Mecanismo: força em valgo • Comum no futebol americano • Geralmente lesionado na inserção proximal (epicôndilo medial do fêmur)	HDA: trauma, dor e instabilidade EF: sensibilidade dolorosa no epicôndilo medial do fêmur ao longo do tendão. Dor/lassidão com estresse em valgo	RX: séries de joelho. Pode ocorrer avulsão do epicôndilo medial do fêmur (calcificada = Pelligrini-Stieda) RM: confirma o diagnóstico	• Joelheira articulada • Fisioterapia: ADM e fortalecimento • Cirurgia: incomum
Colateral Fibular			
• Mecanismo: força em varo • Lesões isoladas são raras, normalmente combinada com o canto posterolateral (CPL)	HDA: trauma, dor e instabilidade EF: sensibilidade lateral Dor/lassidão com estresse em varo	RX: séries de joelho. Pode ocorrer avulsão da cabeça da fíbula RM: confirma o diagnóstico	• Lesão isolada: joelheira articulada • Lesão combinada: reparação cirúrgica ou reconstrução

NETTER ATLAS DE ANATOMIA ORTOPÉDICA **327**

9 Perna/Joelho • **DISTÚRBIOS**

Rupturas dos meniscos

Ruptura longitudinal (vertical)

Pode progredir para

Ruptura em alça de balde

Ligamento cruzado anterior

Côndilo do fêmur

Alça de balde

Vista artroscópica da ruptura em alça de balde mostrando a alça deslocada para dentro da fossa intercondilar

Ruptura radial

Pode progredir para

Ruptura em "bico de papagaio"

Vista artroscópica da ruptura em bico de papagaio com fibrilação da margem do menisco

Defeito osteocondral

Fragmento de cartilagem e osso

Estágio 2 da lesão

Radiografia do joelho na incidência *tunnel view* mostrando pequena lesão por OCD envolvendo o côndilo medial do fêmur

Vista artroscópica do joelho com defeito osteocondral

DESCRIÇÃO	HDA e EF	EXAMES COMPLEMENTARES/ ACHADOS	TRATAMENTO
CONDIÇÕES INTRA-ARTICULARES			
Ruptura dos Meniscos			
• Aguda: jovem, lesão por torção • Degenerativa: mais velhos +/– OA • Vários padrões de ruptura • Associada a outras lesões (ruptura do LCA, OCD etc.) • Medial > lateral 3:1 (corno posterior mais comum)	**HDA:** dor e edema especialmente com atividades de flexão, +/– pinçamento ou bloqueio (p. ex., ruptura em alça de balde) **EF:** derrame articular, sensibilidade dolorosa na linha articular, + testes de McMurray/Apley	**RX:** séries de joelho: usualmente normal. OA inicial frequentemente vista em pacientes com lesões degenerativas **RM:** muito sensível para rupturas. Sinal de "LCP duplo" em deslocamento da ruptura em alça de balde	• Sintomas pequenos/mínimos: tratamento conservador • Lesões periféricas (zona vermelha): reparo (melhor reparar com reconstrução do ligamento cruzado anterior) • Lesões centrais (zona branca): meniscectomia parcial
Defeito Osteocondral			
• Espectro: puramente cartilagíneo para lesões osteocondrais • Traumático ou degenerativo • A osteocondrite dissecante é uma entidade separada, porém similar	**HDA:** frequentemente pacientes jovens/ativos. Dor (geralmente com suporte de peso), +/– crepitação, travamento **EF:** Inconsistente: +/– derrame articular, sensibilidade óssea dolorosa	**RX:** séries de joelho: 4 incidências (necessárias incidências PA a 45° e axial), considerar séries de alinhamento **RM:** boa modalidade para lesões puramente condrais	OCD desviada: fixação interna Condral: ○ Desbridamento ○ Microfratura ○ Transferência osteocondral (mosaicoplastia) ○ Implante de condrócitos

DISTÚRBIOS • Perna/Joelho

Ruptura do tendão do m. quadríceps femoral

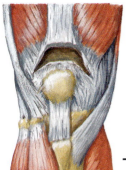

Ruptura do tendão do músculo quadríceps femoral na margem superior da patela

Retináculo rompido fechado com suturas separadas

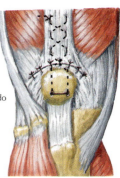

Ruptura do ligamento da patela

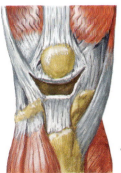

Ruptura do ligamento da patela na margem inferior da patela

Ligamento da patela rompido reparado com fio não absorvível por meio de furos na patela; as margens lesionadas do retináculo aproximadas com suturas interrompidas

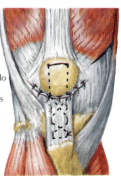

DESCRIÇÃO	HDA e EF	EXAMES COMPLEMENTARES/ ACHADOS	TRATAMENTO
OUTROS			
Ruptura do Tendão do M. Quadríceps Femoral			
• Mecanismo: contração excêntrica ou trauma indireto • Pacientes geralmente com mais de 40 anos de idade • Em geral, na junção musculotendínea	**HDA:** idosos, queda/trauma **EF:** derrame articular, defeito palpável acima da patela. Incapacidade para realizar ou manter elevação da perna em extensão	**RX:** séries de joelho. Procurar por patela baixa **RM:** mostrará a ruptura do tendão. Frequentemente não é necessária. Pode ser útil em lesões parciais	• Aguda: reparação cirúrgica primária • Crônica: reconstrução cirúrgica (alongamento do tendão ou procedimento de enxerto)
Ruptura do Ligamento da Patela			
• Mecanismo: trauma direto ou indireto (carga excêntrica) • Pacientes geralmente com menos de 40 anos de idade • Associada a distúrbio do tendão subjacente e/ou metabólico	**HDA:** pacientes jovens, trauma, dor, diminuição da extensão do joelho **EF:** derrame articular, defeito palpável no tendão. Incapaz de elevar a perna em extensão	**RX:** séries de joelho. Procurar por patela alta **RM:** mostrará a ruptura do tendão. Em geral, não é necessária. Pode ser útil em rupturas parciais	• Aguda: reparação cirúrgica primária • Crônica: reconstrução cirúrgica (alongamento do tendão ou procedimento de enxerto)
Tumor			
Nº 1 em adolescentes: osteossarcoma; nº 1 em adultos: condrosarcoma; nº 1 benigno (adultos jovens): tumor de células gigantes			

9 Perna/Joelho • **DISTÚRBIOS**

ARTROPLASTIA TOTAL DE JOELHO

Informações Gerais

- Objetivos: 1. Clínico: aliviar a dor, manter a independência pessoal, permitir a realização de atividades da vida diária (AVD) e recreação; 2. Cirúrgico: restaurar o alinhamento mecânico, restaurar a linha articular, equilíbrio dos tecidos moles (p. ex., ligamentos colaterais)
- Procedimento comum, com altos índices de satisfação para o procedimento primário. Reavaliações também são cada vez mais comuns. Avanços nas técnicas e materiais estão melhorando a sobrevida do implante; este procedimento já está disponível para os pacientes mais jovens

Materiais e Modelos

Materiais
- Componente femoral: cobalto-cromo comumente usado para a superfície articular do fêmur com haste de titânio
- Componente tibial/platô: não se articula com o componente femoral. Geralmente é feito de titânio
- Introdução da bandeja tibial: articula com o componente femoral; feito de polietileno ("UHMWPE" – polietileno de peso molecular ultra alto)
  - Polietileno (PE) tem boa durabilidade, mas produz partículas microscópicas que podem levar a afrouxamento do implante e falha
  - Polietileno deve ter, pelo menos, 8 mm de espessura, *cross-linked* para uma melhor durabilidade, e esterilizado em ambiente inerte (sem O_2)
  - Design congruente (não plano) melhora a taxa de durabilidade e rolamento (aumento da flexão do joelho)
  - Moldagem por compressão direta é a técnica de produção preferida
- Cimento: metilmetacrilato

Modelos de próteses
- Não constrita: 2 tipos. Esses são os mais comuns para procedimentos cirúrgicos primários com deformidade mínima
  - Retenção do cruzado posterior (LCP) ("RC"): preserva o rolamento femoral para aumentar a flexão do joelho, mas aumenta o desgaste do PE
  - Substituição do cruzado posterior (LCP) ("estabilização posterior") ("EP"): provê o rolamento mecânico, mas pode luxar. Indicado para patelectomia, artrite inflamatória, LCP incompetente (p. ex., ruptura prévia do LCP etc.)
- Constrita (não "articulada"): usada para deficiência moderada do ligamento (LCT/LCF). Usa uma fixação central para fornecer estabilidade
- Constrita ("articulada"): usada para deficiência ligamentar global. Tem altas taxas de desgaste e falha
- Outra: modelos de suporte móvel estão disponíveis

Fixação
- Cimento. Mais comum
- Biológica. Técnicas de crescimento ósseo. Teoricamente tem vida mais longa, mas tem maior risco de falha

Indicações

- Artrite do joelho
  - Etiologias comuns: osteoartrite (idiopática, pós-traumática), artrite reumatoide, osteonecrose
  - Sintomas clínicos: dor no joelho, piora com atividade, piora gradual ao longo do tempo, diminuição da capacidade de ambulação
  - Achados radiográficos: evidência radiográfica relevante de artrite do joelho

OSTEOARTRITE	**ARTRITE REUMATOIDE**
1. Estreitamento do espaço articular	1. Estreitamento do espaço articular
2. Esclerose	2. Osteoporose periarticular
3. Cistos subcondrais	3. Erosões articulares
4. Formação de osteófitos	4. Anquilose

- Falha do tratamento conservador: AINE, modificação da atividade, perda de peso, fisioterapia, órteses (p. ex., órtese para restrição de carga medial), auxílio na ambulação (p. ex., bengala na mão contralateral), infiltrações (corticosteroides, viscossuplementação)

Contraindicações

- **Absolutas:** articulação neuropática, infecção, disfunção do mecanismo extensor, paciente clinicamente instável (p. ex., doença cardiopulmonar severa). O paciente pode não sobreviver ao procedimento
- **Relativas:** pacientes jovens e ativos. Esses pacientes podem desgastar as próteses muitas vezes em suas vidas

Alternativas

- Considerações: idade, nível de atividade, nível de saúde geral
- Osteotomia: pacientes relativamente jovens com patologia unicompartimental
  - Joelho valgo/DAD do compartimento lateral: varo femoral distal – gerando osteotomia
  - Joelho varo/DAD do compartimento medial: valgo tibial proximal – gerando osteotomia
- Artroplastia unicompartimental: patologia unicompartimental
- Artrodese/fusão: trabalhadores jovens com patologia unilateral isolada (p. ex., coluna vertebral, quadril e tornozelo normais)

330 NETTER ATLAS DE ANATOMIA ORTOPÉDICA

DISTÚRBIOS • Perna/Joelho

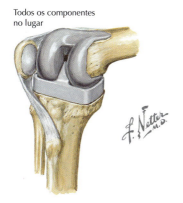

Todos os componentes no lugar

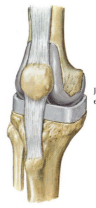

Joelho em extensão

ARTROPLASTIA TOTAL DE JOELHO

Procedimento

Acessos
- Incisão mediana com artrotomia parapatelar medial é a mais comum
- Incisões minimamente invasivas também estão sendo utilizadas. Equipamentos especiais são frequentemente necessários para as incisões pequenas

Passos
- Cortes ósseos
  - Corte do fêmur e da tíbia perpendicular ao eixo mecânico. Pode usar uma referência intramedular (fêmur/tíbia) ou extramedular (tíbia); isto irá restabelecer o alinhamento mecânico
  - O osso retirado do fêmur e da tíbia deve ser igual ao que será substituído pelo implante para manter/restaurar o alinhamento articular
- Implante – implantes de teste são inseridos primeiro para testar a adequação dos cortes ósseos
  - Os implantes devem ser ajustados da melhor forma possível ao osso natural
  - Fêmur posicionado a 3° de rotação lateral para acomodar um corte de osso perpendicular da parte proximal da tíbia (tipicamente em 3° de varo)
  - Eixo femoral determinado de 3 formas: 1. eixo epicondilar, 2. eixo condilar posterior, 3. eixo AP – perpendicular à face patelar
- Balanço
  - Plano sagital: o objetivo é realizar flexão e extensão em intervalos iguais. Pode ser necessário cortar mais osso ou adicionar mais implante
  - Plano coronal: os tecidos moles são a preocupação primária. A regra é liberar o lado côncavo da deformidade
  - Deformidade em varo: liberar o lado medial: 1. LCT, parte profunda, 2. inserção posteromedial da cápsula/semimembranáceo, 3. LCT, parte superficial
  - Deformidade em valgo: liberar o lado lateral: 1. cápsula lateral, 2a. trato iliotibial (tensionado em extensão), 2b. m. poplíteo (tensionado em flexão), 3. LCF
  - Teste do polietileno: o joelho deve ser estabilizado e bem equilibrado com o polietileno de teste em posição
- Implantação final dos componentes

Complicações

- As complicações patelofemorais são as mais comuns: síndrome patelofemoral, dor patelofemoral, fratura patelar
- Artrofibrose: pode responder primeiro (<6 semanas) à manipulação sob anestesia
- Falha no mecanismo extensor: ruptura ou avulsão do ligamento da patela (dificuldade para reparar/reconstruir); fratura patelar
- Infecção: diagnosticada com exames laboratoriais e aspiração. A prevenção é essencial: antibióticos perioperatórios, técnica preparada/planejada meticulosamente etc. Tratamento: agudo/subagudo: irrigação e desbridamento com troca do PE. Posteriormente: revisão dos estágios 1 e 2
- Afrouxamento: mais comum com fixação biológica. Também causada pelas partículas microscópicas do desgaste do polietileno
- Lesão neurovascular
  - Nervo fibular comum: especialmente após a correção mecânica do eixo de um joelho valgo (o nervo é estirado)
  - Artéria superior lateral do joelho: pode ser identificada e cauterizada
- Complicações médicas: trombose venosa profunda (TVP) e embolia pulmonar (EP) são conhecidos riscos da ATJ A profilaxia deve ser iniciada
- Fratura periprotética
  - Fêmur: implante estável – haste ou dispositivo de ângulo fixo; implante instável – substituir com haste mais longa que passe no local da fratura

9 | Perna/Joelho • DISTÚRBIOS PEDIÁTRICOS

Joelho varo e valgo (perna arqueada e joelhos em "X")

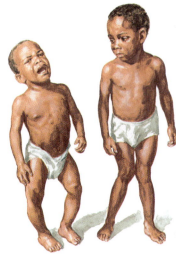

Dois irmãos, o mais novo (à esquerda) com as pernas arqueadas e o mais velho (à direita) com as pernas em "X" e os joelhos se tocando. Em ambos, os membros inferiores podem, finalmente, adquirir um alinhamento normal sem tratamento corretivo

Tíbia vara infantil (doença de Blount)

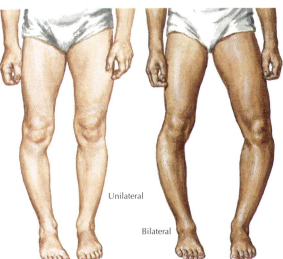

Unilateral

Bilateral

DESCRIÇÃO	AVALIAÇÃO	TRATAMENTO
JOELHO VARO (GENO VARO)		

• Normal (fisiológico): 0-2 anos de idade
• Patológico (doença de Blount):
2 tipos
  ○ Infantil: <3 anos de idade, obesidade, deambulação precoce
  ○ Adolescente: início insidioso >8 anos de idade
	HDA: os pais relatam a deformidade
	EF: joelho varo unilateral ou bilateral
	RX: ângulo metadiafisial da tíbia (AMDT): <9° é normal, >16° é patológico/de Blount
		• Fisiológico: observação
		• Infantil: <3 anos de idade: órtese; >3 anos de idade: osteotomia
		• Adolescente: hemiepifisiodese (fise aberta) ou osteotomia (fise fechada)

JOELHO VALGO (GENO VALGO)		

• Normal (fisiológico): 2-5 anos de idade
• Patológico: tumores ósseos
  ○ Metabólico: osteodistrofia renal
  ○ Outros: trauma, infecção
	HDA: os pais relatam a deformidade
	EF: joelho valgo unilateral ou bilateral
	RX: alinhamento na radiografia: em adultos normais, o valgo é de 6°
		• Fisiológico: observação
		• Patológico: hemiepifisiodese ou osteotomia

DISTÚRBIOS PEDIÁTRICOS • Perna/Joelho

Arqueamento posteromedial da tíbia

Arqueamento posteromedial
A convexidade da curva no terço distal da tíbia e da fíbula direcionada posterior e medialmente. A correção espontânea geralmente elimina necessidade de realinhamento por osteotomia, mas a discrepância do comprimento da perna muitas vezes persiste

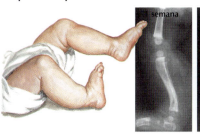
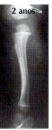

Arqueamento anterolateral da tíbia e pseudartrose congênita

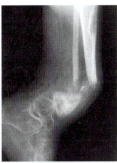

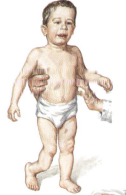

Pseudartrose congênita da tíbia
Angulação da perna direita. As manchas "café com leite" na coxa e abdome sugerem relação com neurofibromatose

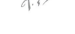

Arqueamento anterolateral
Na infância, pode ser difícil predizer se o arqueamento anterolateral irá corrigir espontaneamente ou se o osso irá progredir para fratura e pseudartrose congênita. A progressão para pseudartrose é mais provável se a cavidade medular for estreita e apresentar alterações escleróticas

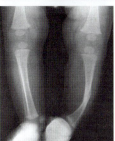

Arqueamento anterolateral. Cavidade medular presente, mas estreita com mudanças escleróticas; cisto aparente. Propenso a fratura espontânea e pseudartrose

DESCRIÇÃO	AVALIAÇÃO	TRATAMENTO
ARQUEAMENTO DA TÍBIA		
Arqueamento Posteromedial		

• Convexidade congênita da tíbia
• Idiopática, unilateral
• Corrige a deformidade, mas a discrepância do comprimento da perna geralmente continua
	HDA: deformidade presente ao nascimento
	EF: o pé se apresenta em flexão dorsal (calcâneo valgo), a perna é arqueada
	RX: arqueamento da tíbia e fíbula
		• Arqueamento resolve-se com o crescimento
		• Resultante discrepância de comprimento da perna
		  ○ Leve: elevar o calçado
		  ○ Severo: hemiepifisiodese

Arqueamento Anterolateral/Pseudartrose Congênita da Tíbia		
• Arqueamento da tíbia, etiologia desconhecida • Associada à neurofibromatose • Arqueamento anterolateral pode levar à pseudartrose	HDA/EF: deformidade da perna e impotência funcional. Perna arqueada, +/– de sinais de neurofibromatose (p. ex., manchas "café com leite") RX: revela arqueamento ou pseudartrose	• Jovens/arqueamento da tíbia: órtese de contato total • Pseudartrose: haste tibial/fixação externa e enxerto ósseo • Amputação: se o tratamento cirúrgico falhar

9 Perna/Joelho • DISTÚRBIOS PEDIÁTRICOS

Doença de Osgood-Schlatter

Inserção normal do ligamento da patela na tuberosidade da tíbia em ossificação

Na lesão de Osgood-Schlatter, a porção superficial da tuberosidade é tracionada anteriormente, formando fragmentos ósseos separados

Na condição de Osgood-Schlatter, a apófise da tuberosidade da tíbia é proeminente e apresenta ossificação irregular. Fragmentação e ossículos separados podem se desenvolver

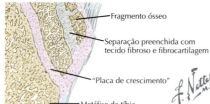

- Fragmento ósseo
- Separação preenchida com tecido fibroso e fibrocartilagem
- "Placa de crescimento"
- Metáfise da tíbia

Grande aumento da área envolvida

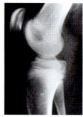

Radiografia mostrando a separação da porção superficial da tuberosidade da tíbia

Torção tibial

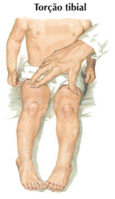

Avaliação do paciente para torção medial da tíbia.
Criança senta com os joelhos flexionados a 90°, calcanhares contra uma superfície plana e vertical. Patelas apontando diretamente para a frente, indicando que os fêmures estão em posição neutra, mas os pés apontam para dentro (medial), indicando torção medial da tíbia

DESCRIÇÃO	AVALIAÇÃO	TRATAMENTO
DOENÇA DE OSGOOD-SCHLATTER		
• Tração da apófise/osteocondrose da tuberosidade da tíbia (2º centro de ossificação) • Esforço repetitivo de mecanismo extensor (p. ex., em atletas [mais comum])	**HDA:** adolescente com dor no joelho, piora após atividade **EF:** tuberosidade da tíbia edemaciada e sensível à palpação **RX:** mostra centros de ossificação da tuberosidade da tíbia, +/− ossificação heterotópica	• Sintomas desaparecem com o fechamento da apófise (durante a adolescência) • Modificação da atividade/restrição • Gesso/órtese se os sintomas forem severos • Excisão dos ossículos não fundidos
TORÇÃO TIBIAL		
• Rotação medial congênita da tíbia • Associada à diminuição do espaço intrauterino e outros "problemas de acondicionamento" • Causa mais comum de marcha com o pé em rotação medial	**HDA:** 1-2 anos de idade, tropeços frequentes, "pé de pombo" **PE:** marcha com o pé em rotação medial, pé negativo para o ângulo da coxa, ângulo de progressão medial do pé, rotação medial do eixo transmaleolar com a coxa/patela apontando para a frente	• Terá resolução espontânea • Órteses não promovem benefícios • Osteotomia supramaleolar se a deformidade persistir até o final da infância

ACESSOS CIRÚRGICOS • Perna/Joelho

Acesso anteromedial à articulação do joelho

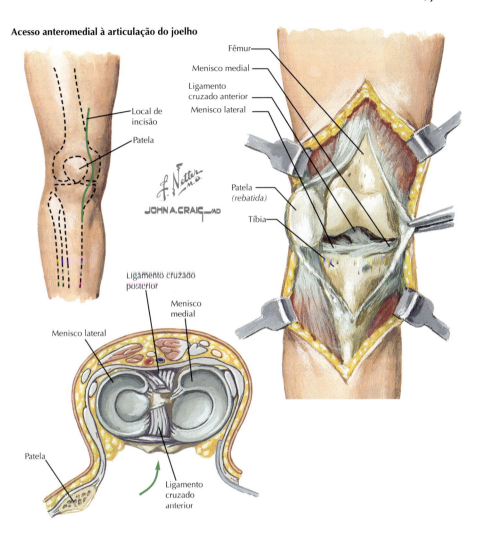

USOS	PLANO ENTRE OS NERVOS	RISCOS	COMENTÁRIO
JOELHO: ACESSO PARAPATELAR MEDIAL			
• Reconstrução ligamentar • Artroplastia total de joelho • Meniscectomia	• Sem planos: a cápsula está abaixo da pele	• Ramo infrapatelar do nervo safeno	• Acesso mais comumente usado • Exposição maior/melhor • Pode desenvolver neuroma do nervo seccionado
PERNA/TÍBIA: ACESSO POSTEROLATERAL (HARMON)			
• Fraturas • Pseudartroses	• Gastrocnêmios/ sóleo/ FLH (tibial) • Fibulares longo e curto (fibular superficial)	• Veia safena parva • Artéria tibial posterior	• Um acesso tecnicamente difícil • Enxerto ósseo em pseudartrose
FASCIOTOMIA			
Ver páginas 294 e 315			

NETTER ATLAS DE ANATOMIA ORTOPÉDICA **335**

9 Perna/Joelho • ACESSOS CIRÚRGICOS

Acesso posterolateral da tíbia

Acessos para artroscopia de joelho

USOS	PLANO ENTRE OS NERVOS	RISCOS	COMENTÁRIO
PORTAIS PARA ARTROSCOPIA			
Anteromedial (inferomedial)	Logo acima da linha articular, 1cm inferior à patela; 1 cm medial ao ligamento da patela	Corno anterior do menisco medial	Portal de acesso mais comum para o uso de instrumentos; também útil para a visualização do compartimento lateral
Anterolateral (inferolateral)	Logo acima da linha articular, 1cm inferior à patela; 1 cm lateral ao ligamento da patela	Corno anterior do menisco lateral	Portal de acesso mais comum para o artroscópio
Superolateral/ superomedial	2,5 cm acima da linha articular, lateral ou medial ao tendão do quadríceps		Usado para visualizar a articulação patelofemoral, alinhamento da patela, também *inflow/outflow*
Posteromedial	Joelho flexionado a 90°, 1 cm acima da linha articular, posterior ao LCT	Nervo safeno	Usado para visualizar o LCP, cornos posteriores dos meniscos, extrair corpos livres
Posterolateral	Joelho em flexão, 1 cm acima da linha articular, posterior ao LCF	Nervo fibular	Usado para visualizar o LCP, cornos posteriores dos meniscos, extrair corpos livres
Transpatelar	1 cm abaixo do ápice da patela na linha mediana	Ligamento da patela	Articulações centrais e visualização da fossa

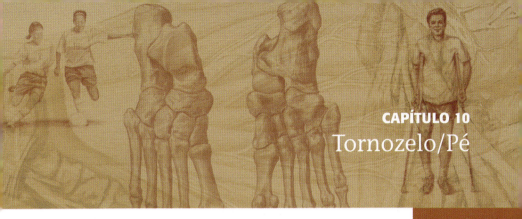

CAPÍTULO 10
Tornozelo/Pé

Anatomia Topográfica	338
Osteologia	339
Radiologia	342
Trauma	344
Articulações	349
Outras Estruturas	354
Pequenos Procedimentos	355
História da Doença Atual	356
Exame Físico	357
Marcha	360
Origens e Inserções	361
Músculos	362
Nervos	370
Artérias	372
Distúrbios	375
Distúrbios Pediátricos	381
Acessos Cirúrgicos	383

Tornozelo/Pé • ANATOMIA TOPOGRÁFICA

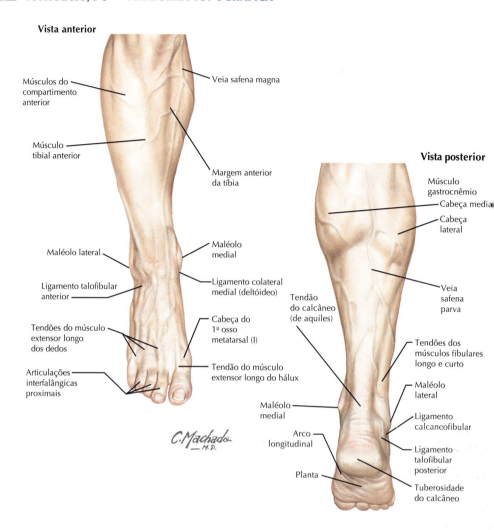

ESTRUTURA	APLICAÇÃO CLÍNICA
Músculos do compartimento anterior	Lesão do nervo fibular comum causa fraqueza e pé caído
Músculo gastrocnêmio	Rupturas/lesões musculares ocorrem na junção musculotendínea
Tendão do calcâneo (de aquiles)	Perda do contorno e/ou defeito ocorre quando o tendão se rompe
Calcanhar valgo	Visto melhor posteriormente; o calcanhar deve estar numa posição em valgo
Maléolos medial e lateral	Edema indica lesão do tornozelo: fratura ou entorse
Arco longitudinal do pé	Perda do arco indica pé plano: congênito ou adquirido
Planta	Local de muitas úlceras; local de dor na fascite plantar
Cabeça do 1º osso metatarsal (I)	A cabeça mostra-se proeminente e dolorida no hálux valgo/joanete
1ª articulação metatarsofalângica	Local comum de gota. A articulação vai estar hiperemiada e edemaciada
Articulações interfalângicas proximais	Dedos em martelo fazem com que essas articulações sejam proeminentes dorsalmente

338 NETTER ATLAS DE ANATOMIA ORTOPÉDICA

OSTEOLOGIA • Tornozelo/Pé 10

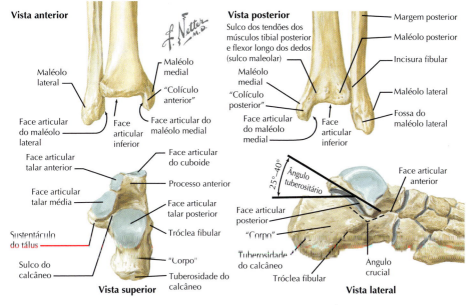

CARACTERÍSTICAS	OSSIFICAÇÃO		FUSÃO	COMENTÁRIOS
PARTE DISTAL DA FÍBULA				
Maléolo lateral	"Fise" distal	4 anos	18-20 anos	• LTFA, LCF e LTFP inserem-se no maléolo lateral • Pequenas fraturas por avulsão ocorrem comumente aqui
PARTE DISTAL DA TÍBIA				
"Pilão" tibial: região da parte distal da tíbia que sustenta peso/carga	"Fise" distal	1 ano	18-20 anos	• Côncava e congruente com corpo/"cúpula" (tróclea) do tálus • Uma única fratura do tornozelo em adolescentes pode resultar no fechamento progressivo da "fise" da parte distal da tíbia

Região lateral da parte distal da tíbia
∘ Tubérculo anterior
∘ Tubérculo posterior
				• Incisura fibular: sulco situado lateralmente à fíbula entre 2 tubérculos
				  ∘ Chamado de "tubérculo de Tillaux/Chaput"; origem do LTiFA
				  ∘ Chamado de "maléolo posterior"; origem do LTiFP

Maléolo medial
∘ "Colículo anterior"
∘ "Colículo posterior"
				• Ligamento colateral medial (deltoideo) se fixa ao maléolo medial
				  ∘ Deltóideo (parte superficial) se fixa ao "colículo anterior"
				  ∘ Deltóideo (parte profunda) se fixa ao "colículo posterior"

CALCÂNEO				

"Corpo"
∘ Tuberosidade
  · Processo medial
  · Processo lateral
∘ Tróclea fibular
	Primária
	"Corpo"
	
	Secundária
	Tuberosidade
		6º mês (fetal)
		9 anos
			13-15 anos
			
			13-15 anos
				• Maior osso tarsal
				• Dá apoio à coluna lateral do pé
				• Ângulo de Böhler (normal 25°-40°)
				• Ângulo crucial de Gissane (normal 95°-105°)
				• Tróclea fibular separa tendões fibulares

Sustentáculo do tálus				• Proeminente medialmente, sustenta a face articular talar média • Fulcro do tendão do FLH (na face inferior)
Diversas faces articulares ∘ Posterior: maior ∘ Média: no sustentáculo do tálus ∘ Anterior				• Face articular talar posterior frequentemente encontra-se envolvida em fraturas
• Margens da mortalha do tornozelo: superior: tíbia ("pilão" tibial), medial: maléolo medial (tíbia), lateral: maléolo lateral (fíbula)				

10 Tornozelo/Pé • OSTEOLOGIA

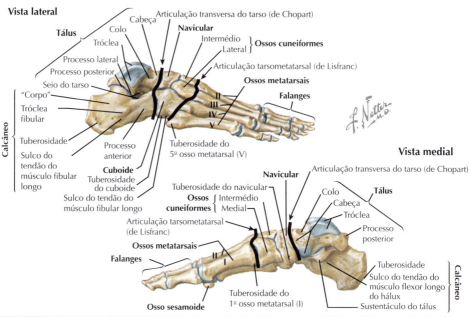

CARACTERÍSTICAS	OSSIFICAÇÃO		FUSÃO	COMENTÁRIOS
TÁLUS				
Cabeça	Primária			• A cabeça do tálus é sustentada pelo ligamento calcaneonavicular plantar ("mola") • A cabeça convexa forma articulação firme com o navicular
Colo	Corpo	7º mês (fetal)	13-15 anos	• O colo é o local de entrada da maior parte do suprimento sanguíneo
Corpo/tróclea (cúpula)				• O corpo está coberto principalmente por cartilagem articular • A NAV é uma preocupação devido ao suprimento sanguíneo retrógrado

Processo posterior
   Tubérculo medial
   Tubérculo lateral
 Processo lateral
				• Peso corporal é transmitido da tíbia para a tróclea (cúpula)
				 • O tendão do FLH passa entre os tubérculos medial e lateral
				 • O osso trígono pode ser um tubérculo lateral não fundido
				 • O processo lateral é frequentemente fraturado por praticantes de *snowboard*

NAVICULAR				

• Forma curva/de "barco"
 • Diversas faces articulares
   ○ Proximal: côncava para o tálus
   ○ Distal: face articular para cada cuneiforme e para o cuboide
 • Tuberosidade do navicular: medial/plantar
	Primária	4 anos	13-15 anos	• Forma "acetábulo do pé" para a cabeça do tálus (juntamente com fortes ligamentos plantares)
				 • É a "base" do arco transverso do pé
				 • O tendão do músculo tibial posterior insere-se na tuberosidade
				 • Suscetível a fraturas de estresse
				 • Doença de Kohler: osteonecrose do navicular

CUBOIDE				
• Tuberosidade do cuboide; inferiormente • 4 faces articulares: calcâneo, cuneiforme lateral, 4º e 5º MT • Sulco do tendão do m. fibular longo; inferiormente	Primária	Ao nascimento	13-15 anos	• O mais lateral dos ossos tarsais • Tendão do m. fibular longo passa pelo sulco na face inferior
CUNEIFORMES				

• Três ossos
   ○ Medial: o maior
   ○ Intermédio: o menor
   ○ Lateral
 • Trapezoidal
	Primária	3 anos
		 4 anos
		 1 ano
			13-15 anos	• O 2º MT encaixa-se em um "recesso" do cuneiforme intermédio; pode levar à fratura de sua base
				 • Os tendões dos mm. TA, FL e TP inserem-se, parcialmente, no cuneiforme medial
				 • O formato trapezoidal fortalece o arco transverso do pé

340 NETTER ATLAS DE ANATOMIA ORTOPÉDICA

OSTEOLOGIA • Tornozelo/Pé 10

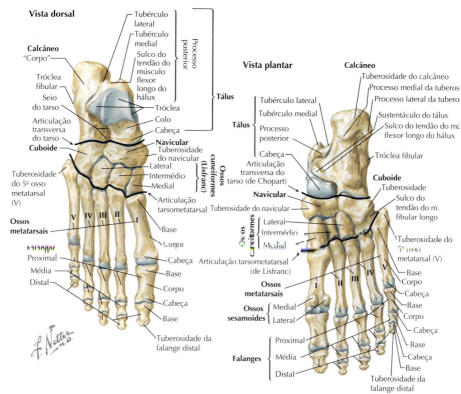

CARACTERÍSTICAS	OSSIFICAÇÃO		FUSÃO	COMENTÁRIOS
OSSOS METATARSAIS				
• Características de osso longo • Base do 2º MT no "recesso" tarsal • A cabeça do 1º MT possui uma crista que separa dois sesamoides	Primária Corpo Secundária Epífise	9ª semana (fetal) 5-8 anos	Nascimento 14-18 anos	• São numerados de medial para lateral, I a V • Somente uma "físe" por osso (no colo), exceto no 1º metatarsal (na base) • O músculo fibular curto insere-se na base do 5º MT (pode haver fratura por avulsão)
FALANGES				
• Os dedos 2-5 possuem três falanges • O hálux possui apenas duas falanges	Primária Corpo Secundária Epífise	10ª semana (fetal) 2-3 anos	14-18 anos 14-18 anos	• Cada pé possui um total de 14 falanges • Somente uma "físe" por osso (na base) • Ossos sesamoides em outros dedos podem ocorrer como uma variação anatômica (geralmente entre a cabeça do MT)

- A ossificação de cada osso tarsal se dá a partir de um único centro (exceto no calcâneo)
- Túnel do tarso: um túnel osteofibroso formado pelo maléolo medial posteriormente, pelas paredes mediais do calcâneo e do tálus e pelo retináculo dos músculos flexores. Conteúdo: tendões (TP, FLD, FLH), artéria tibial posterior, nervo tibial (pode ser comprimido no túnel)

OSSÍCULOS	

Sesamoides
  Medial
  Lateral
Navicular acessório
Osso trígono
	• Separados por cristas na face plantar (cabeça 1º MT)
	• Parte do mecanismo flexor (nos tendões do FCD)
	• Pode sofrer fratura ou luxação
	• Pode causar proeminência/dor na parte medial do pé
	• Pode causar dores no calcanhar (p. ex., dançarinas de balé)

NETTER ATLAS DE ANATOMIA ORTOPÉDICA **341**

10 Tornozelo/Pé • RADIOLOGIA

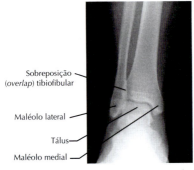

Radiografia do tornozelo

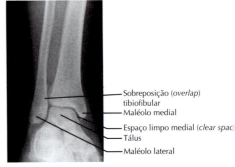

Radiografia do tornozelo, base, mortalha

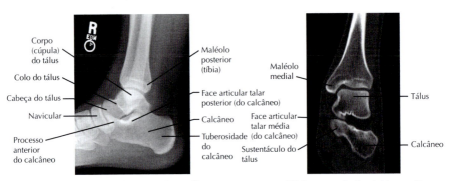

Radiografia do tornozelo, perfil

TC do tornozelo, frontal (coronal)

RADIOGRAFIA	TÉCNICA	ACHADOS	APLICAÇÃO CLÍNICA
TORNOZELO			
Anteroposterior (AP)	Feixe direcionado entre os maléolos	Tornozelo (parte distal da tíbia, fíbula e tálus)	Fraturas, mal alinhamento, artrite
Perfil	Feixe direcionado lateralmente ao maléolo	Tíbia (lábio anterior e maléolo posterior), tróclea do tálus, calcâneo, articulação talocalcânea	Fraturas: tíbia, tálus, calcâneo; ângulo Böhler (nl: 25°-40°)
Mortalha	AP com 15° de rotação medial	Melhor visão da mortalha do tornozelo, "pilão" tibial	Fraturas; alargamento = lesão ligamentar
Radiografia com estresse	Incidência da mortalha com estresse externo	RL: alargamento da sindesmose (nl <6 mm) Alargamento do espaço limpo (*clear space*) medial (nl <4 mm) Inversão/inclinação: alargamento do espaço articular Gaveta anterior: subluxação anterior do tálus	RL: lesão da sindesmose, lesão do ligamento colateral medial Inv: lesão ligamentar lateral (LCF) Ant: lesão ligamentar lateral (LTFA)
OUTROS ESTUDOS			
TC	Axial, frontal (coronal), sagital	Congruência articular, fragmentos de fratura	Frats. intra-articulares ou cominutivas
RM	Sequência de pulso varia	Ligamentos, tendões e cartilagens	Lesões OCD, rupturas de ligamentos ou tendões
Cintilografia óssea		Todos os ossos são avaliados	Fraturas de estresse, infecções

RADIOLOGIA • Tornozelo/Pé

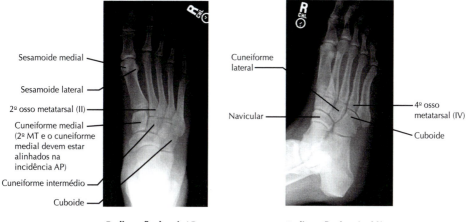

Radiografia do pé, AP

Legendas (imagem esquerda):
- Sesamoide medial
- Sesamoide lateral
- 2º osso metatarsal (II)
- Cuneiforme medial (2º MT e o cuneiforme medial devem estar alinhados na incidência AP)
- Cuneiforme intermédio
- Cuboide

Radiografia do pé, oblíqua

Legendas (imagem direita):
- Cuneiforme lateral
- Navicular
- 4º osso metatarsal (IV)
- Cuboide

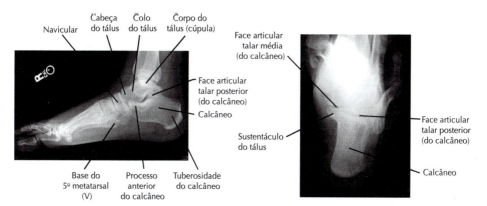

Radiografia do pé, perfil

Legendas (imagem esquerda):
- Navicular
- Cabeça do tálus
- Colo do tálus
- Corpo do tálus (cúpula)
- Face articular talar posterior (do calcâneo)
- Calcâneo
- Base do 5º metatarsal (V)
- Processo anterior do calcâneo
- Tuberosidade do calcâneo

Radiografia do pé, calcâneo

Legendas (imagem direita):
- Face articular talar média (do calcâneo)
- Sustentáculo do tálus
- Face articular talar posterior (do calcâneo)
- Calcâneo

RADIOGRAFIA	TÉCNICA	ACHADOS	APLICAÇÃO CLÍNICA
PÉ			
Anteroposterior (AP)	Feixe perpendicular ao mediopé; RX com carga é usada para avaliação de deformidades	Tarsais, metatarsais e falanges; 2º MT deve estar alinhado com o cuneiforme medial	Fraturas/luxações do mediopé e do antepé; usada para medir ângulos de hálux valgo
Perfil	Feixe direcionado lateralmente aos ossos tarsais	Retro, médio e antepé	Fraturas e luxações
Oblíqua	AP com 45° de rotação medial	Médio e antepé, art. TMT	4º MT alinha-se ao cuboide
Harris	Dorsiflexão do pé, feixe a 45° em relação ao calcanhar	Tuberosidade do calcâneo, face articular talar post.	Fraturas do calcâneo
Canale	15° eversão do pé, feixe inclinado 15°	Colo do tálus	Fraturas do colo do tálus
Broden	Rotação medial da perna 40°, inclinação do feixe 10°, 20°, 30° e 40°	Face articular subtalar posterior	Frat. da face articular talar posterior ou do sustentáculo do tálus
Incidência com estresse	AP com abdução/adução ou inversão/eversão	Alinhamento de ossos e articulações	Fraturas/luxações de Lisfranc
Incidência axial/sesamoide	Dorsiflexão do hálux, feixe direcionado ao longo do eixo do pé	Mostra articulações/ossos sesamoides	Fratura ou luxação do sesamoide

NETTER ATLAS DE ANATOMIA ORTOPÉDICA

10 Tornozelo/Pé • TRAUMA

Classificação Lauge-Hansen das Fraturas do Tornozelo

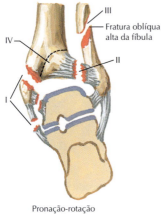

Pronação-rotação lateral (PRL)

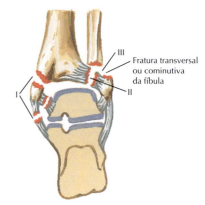

Pronação-abdução (PA)

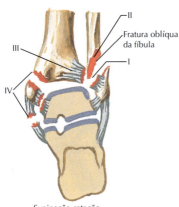

Supinação-rotação lateral (SRL)

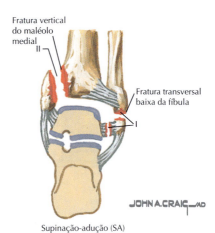

Supinação-adução (SA)

DESCRIÇÃO	AVALIAÇÃO	CLASSIFICAÇÃO	TRATAMENTO
FRATURA DO TORNOZELO			
• Muito comum em todas as idades • Um ou ambos os maléolos envolvidos • Frat. de um maléolo: geralmente estável • Frat. bimaleolar ou frat. do maléolo lateral com ruptura do ligamento colateral medial: instável • Requer congruência da mortalha • O comprimento e a rotação fibular devem estar corretos	**HDA:** trauma, dor, edema, ± incapacidade de sustentar peso **EF:** derrame, edema de partes moles. SP em um ou ambos os maléolos ± sensibilidade dolorosa da parte proximal da fíbula **RX:** série de trauma do tornozelo **RX estresse:** se houver dúvida quanto à estabilidade da frat. (esp. Weber B/SRL II)	**Weber/AO:** localização da frat. da fíbula **A:** distal ao "pilão" tibial **B:** ao nível do "pilão" tibial **C:** acima do "pilão" tibial **Lauge-Hansen:** com base na posição do pé e mecanismo **SA:** supinação/adução I-II **SRL:** supinação/RL I-IV **PRL:** pronação/RL I-IV **PA:** pronação/abdução I-III	• Luxação: reduzir a articulação imediatamente • Estável/ sem desvio/ avulsão: gesso curto na perna por 4–6 semanas • Instável/com desvio: RAFI. Restaurar a congruência da mortalha e o comprimento fibular. Adicionar fixação no caso de sindesmose instável.
COMPLICAÇÕES: osteoartrite/dor pós-traumática, limitação da amplitude de movimento, pseudartrose/consolidação viciosa, instabilidade, DSR			
Ver Capítulo 9, Perna/Joelho, para fratura do "pilão" tibial e fratura de Maisonneuve			

TRAUMA • Tornozelo/Pé

Fratura Intra-articular do Calcâneo

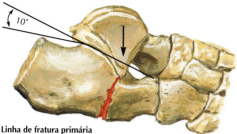

Linha de fratura primária
Tálus empurrado e projetado para dentro do calcâneo, geralmente por queda com apoio sobre o calcanhar. Ângulo de Böhler reduzido

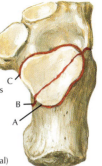

A linha de fratura primária passa pela face posterior, formando fragmentos anteromedial e posterolateral

Saunders classificou essa fratura de A-C (de lateral para medial)

Essex-Lopresti

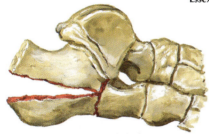

Linha de fratura secundária
Estende-se frequentemente através da tuberosidade do calcâneo, produzindo uma **fratura do tipo língua**

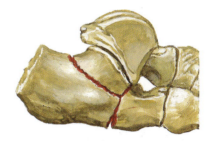

Se a linha de fratura secundária se estender até a face dorsal do calcâneo haverá, como consequência, uma **fratura do tipo depressão articular**

DESCRIÇÃO	AVALIAÇÃO	CLASSIFICAÇÃO	TRATAMENTO
\multicolumn{4}{c}{FRATURAS DO CALCÂNEO}		

• Fratura mais comum do tarso
• Mecanismo: alta energia/carga axial (p. ex., AVA, queda de altura)
• Maioria são fraturas intra-articulares
• Fraturas intra-articulares afetam articulação talocalcânea (subtalar) (esp. a face articular posterior)
• Pele em risco por edema extenso
• Excluir lesão da coluna vertebral na queda
• Associada a prognóstico ruim e incapacidade funcional prolongada
	HDA: trauma, dor, edema, ± incapacidade para sustentar o peso
	EF: edema grave e tumefação do arco do pé, +/− flictenas secundárias a frats. Calcanhar alargado. Verificar função nervosa e pulsos
	RX: incidências AP, perfil (ângulo de Böhler nl: 25°-40°), axial de Harris
	TC: para definir melhor linhas de frat., desvio, cominuição
		Extra-articular
		• "Corpo", tuberosidade, processo anterior ou medial, sustentáculo do tálus
		Intra-articular
		• **Essex-Lopresti**
		  ○ Depressão articular
		  ○ Tipo língua
		• **Sanders:** por TC coronal
		  ○ I-IV: quantos fragmentos/linhas de fratura?
		  ○ A-C: lateral para medial
			Extra-articular
			• Sem desvio: imobilização 10–12 sem.
			• Com desvio: pinos percutâneos
			Intra-articular
			• Sem desvio: imobilização 12 semanas
			• Com desvio: RAFI
			• Cominutiva, baixa demanda/idosos, fumantes: redução fechada, imobilização
			• Cominutiva, trabalhador: fusão subtalar primária

\multicolumn{4}{l}{**COMPLICAÇÕES:** descamação da pele/ferida (retardar cirurgia até a resolução do edema), consolidação viciosa (varo), OA talocalcânea (subtalar), dor}			

10 Tornozelo/Pé • **TRAUMA**

Fratura do Colo do Tálus

A causa habitual é o impacto sobre a margem anterior da tíbia, em razão da flexão dorsal forçada

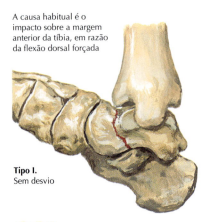

Tipo I. Sem desvio

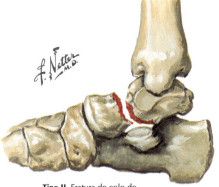

Tipo II. Fratura do colo do tálus com subluxação ou luxação das articulações talocalcâneas (subtalares)

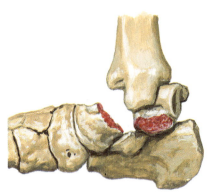

Tipo III. Fratura do colo do tálus com luxação das articulações talocalcânea (subtalar) e talocrural

DESCRIÇÃO	AVALIAÇÃO	CLASSIFICAÇÃO	TRATAMENTO
\multicolumn{4}{c}{**FRATURA DO TÁLUS**}		
• Mecanismo: alta energia (p. ex., AVA, queda de altura) • Fraturas do colo nº1 • Tálus possui suprimento sanguíneo tênue • Frat. do colo pode causar NAV • Fraturas desviadas do colo são emergências cirúrgicas • NAV diminui com RAFI • Sinal de Hawkins = ausência de NAV • Frat. do processo lateral: praticantes de snowboard	**HDA:** trauma, dor, edema, incapacidade para sustentar o peso **EF:** edema, sensibilidade dolorosa ± deformidade. Verificar pulsos **RX:** incidências AP, perfil, de Canale (colo) e Broden (face art. post.) **Sinal de Hawkins:** reabsorção do osso subcondral (radiolucência ao RX) indica consolidação da fratura **CT:** para definir melhor as linhas de frat.	**Corpo** (cúpula) Frat./lesão osteocondral **Cabeça** **Processos:** lateral, posterior **Colo:** Hawkins (prediz risco de NAV) I: Sem desvio (<10%) II: Luxação talocalcânea (subtalar) (40%) III: II + luxação talocrural (90%) IV: III + luxação talonavicular (100%)	**Fraturas do corpo/cabeça/processos** • Sem desvio: imobilização • Desviadas: RAFI **Frat./lesão osteocondral** • Fragmento ósseo grande: reparo • Fragmento pequeno/ basicamente cartilagíneo: debridamento artroscópico/ perfuração **Fraturas do colo** • Tipo I: pino percutâneo • Tipos II-IV: RAFI
\multicolumn{4}{l}{**COMPLICAÇÕES:** osteoartrite/dor do tornozelo ou talocalcânea (subtalar), consolidação viciosa (varo nº 1), osteonecrose, artrofibrose/ rigidez}			

TRAUMA • Tornozelo/Pé

Fratura/Luxação Tarsometatarsal (de Lisfranc)

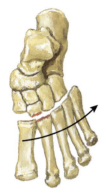 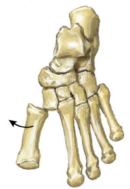 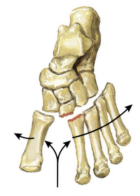

Desvio homolateral. Todos os cinco ossos metatarsais desviam na mesma direção. Fratura da base do 2º metatarsal (II)

Luxação isolada. Um ou dois ossos metatarsais desviam, os outros na posição normal

Luxação divergente. O 1º metatarsal (I) desvia medialmente, os outros, superolateralmente

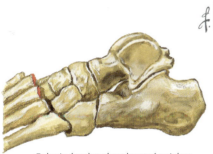

O desvio dorsolateral geralmente é mais bem visualizado na incidência em perfil

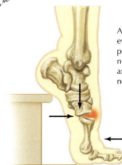

A lesão pode ocorrer por evento aparentemente banal, por exemplo, passo em falso num buraco, com compressão axial e força de abdução no pé em flexão plantar

DESCRIÇÃO	AVALIAÇÃO	CLASSIFICAÇÃO	TRATAMENTO
FRATURA/LUXAÇÃO TARSOMETATARSAL (LISFRANC)			
• Mecanismo: torque do pé fixo ou carga axial vertical ao pé • Base do 2º MT no "recesso" tarsal fornece estabilidade à articulação • Pode haver frat. ou apenas lesão de ligamentos • O aparecimento de uma mancha ("fleck sign") indica avulsão do "ligamento de Lisfranc" da base do 2º MT • Lesão facilmente passa despercebida • Associada a outras lesões, incluindo fraturas tarsais	HDA: trauma com o pé em flexão plantar, dor, edema EF: edema e equimose. Exame vascular cuidadoso. RX: incidências AP, perfil e oblíqua, >2 mm entre a base do 2º MT e o cuneiforme é patológico. Incidências com carga/estresse caso seja necessário; considerar a comparação das incidências TC: geralmente não é necessária	Direção • Isolada: um único osso metatarsal é afetado (geralmente o 1º ou 2º) • Homolateral: todos os ossos metatarsais desviam na mesma direção • Divergente: os ossos metatarsais desviam em direções diferentes São possíveis muitas combinações diferentes.	**Sem desvio (sem alargamento)** • Imobilização sem sustentação de peso: 8 semanas • >2 mm torna necessária fixação cirúrgica **Desvio mínimo** • Redução fechada e pinos percutâneos **Desviadas** • RAFI (parafusos e fios-K) • Fixação externa se necessária preliminarmente

COMPLICAÇÕES: artrite/dor pós-traumática, marcha alterada/mancar, síndrome do compartimento (1ª artéria metatarsal, ramo da ADP)

10 Tornozelo/Pé • TRAUMA

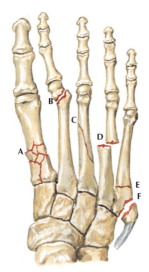

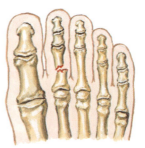

Fratura da falange proximal

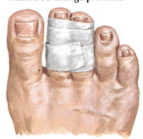

Tipos de fraturas dos ossos metatarsais: A. Fratura cominutiva. B. Fratura do colo com desvio. C. Fratura oblíqua. D. Fratura transversal com desvio.
E. Fratura da base do 5º metatarsal (V)
F. Avulsão da tuberosidade do 5º metatarsal (V)

Fratura da falange imobilizada com fita adesiva ao dedo adjacente (*buddy taping*)

Fratura da parte proximal do 5º osso metatarsal (V)

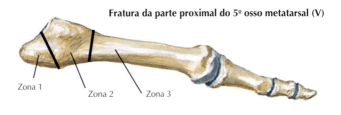

Zona 1   Zona 2   Zona 3

DESCRIÇÃO	AVALIAÇÃO	CLASSIFICAÇÃO	TRATAMENTO
FRATURAS DOS OSSOS METATARSAIS			

• Lesões comuns: a maioria é benigna
• A parte proximal do 5º MT é área divisória. A lesão da artéria nutrícia pode levar à pseudartrose
• Frat. por avulsão da parte proximal do 5º MT pela banda lateral da aponeurose plantar ou pelo tendão do m. fibular curto
• Fraturas de estresse em corredores
	HDA: trauma, dor, edema
	EF: edema e equimoses, SP
	RX: AP, perfil, oblíqua
	Cintilografia óssea: para avaliar fratura por estresse
		Localização:
		cabeça, colo, corpo, base
		Fratura da base do 5º MT:
		Zona 1: frat. por avulsão
		Zona 2: metadiafisária
		Zona 3: parte proximal da diáfise
			• Sem desvio: calçado duro/imobilização
			• Desviada/angulada: PPC ou RAFI
			• Base do 5º MT:
			  ○ Zona 1: calçado duro
			  ○ Zona 2: ITBSA 6-8 semanas
			  ○ Zona 3: ITBSA 8 semanas/RAFI; zonas 2 e 3: RAFI em atletas profissionais

COMPLICAÇÕES: pseudartrose (esp. na parte proximal do 5º osso metatarsal V), consolidação viciosa, osteoartrite/dor pós-traumática			
FRATURAS DAS FALANGES			
• Lesões comuns; a maioria é benigna • Geralmente por "topada" com o dedo ou por queda de objeto sobre o dedo • Raramente necessitam de tratamento cirúrgico	**HDA:** trauma, dor, edema **EF:** edema e equimoses, SP **RX:** AP, perfil, oblíqua	**Localização:** Cabeça Corpo Base	• Sem/mínimo desvio: imobilização com fita adesiva e calçado duro • Com desvio/instável: PPC • Frat. intra-articular do hálux: RAFI

348 NETTER ATLAS DE ANATOMIA ORTOPÉDICA

ARTICULAÇÕES • Tornozelo/Pé

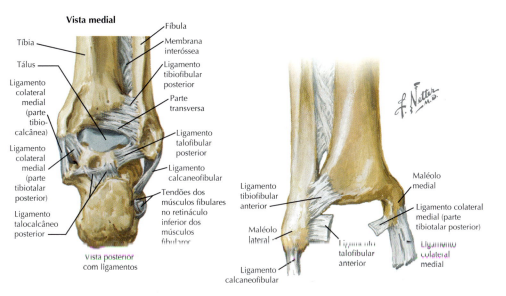

LIGAMENTOS	FIXAÇÕES	COMENTÁRIOS
SINDESMOSE TIBIOFIBULAR (PARTE DISTAL)		
Sindesmose	Sustentação primária/básica do tornozelo	Lesionada na frat. de Weber C e entorses "altas" do tornozelo
○ Tibiofibular anterior (LTFA)	Região anterior da tíbia ("tubérculo ant.") à parte distal da fíbula	Ligamento oblíquo, forte. A avulsão produz fratura/fragmento de "Tillaux"
○ Tibiofibular posterior (LTFP)	Região posterior da tíbia à parte distal da fíbula	Mais fraco; origina-se na parte posterior do maléolo
○ Parte transversa	Parte inferior e profunda do LTFP	Dá sustentação posterior à mortalha do tornozelo
○ Ligamento interósseo (LIO)	Parte lateral da tíbia à parte medial da fíbula	Espessamento distal forte da membrana interóssea
Se a sindesmose se romper, a mortalha do tornozelo alarga. A fíbula (com o tálus firmemente fixado a ela) sofre desvio lateral		
TORNOZELO		
A articulação talocrural (tornozelo) é do tipo gínglimo ("dobradiça"). Ela permite basicamente os movimentos de flexão plantar e de flexão dorsal. ADM: FD 20°, FP 50°		
Cápsula articular	Tíbia e fíbula ao tálus	Proporciona grau variável de sustentação ao tornozelo
Lateral		
○ Talofibular anterior (LTFA)	Maléolo lateral ao: Colo do tálus	LTFA e LTFP são espessamentos capsulares Resiste à translação anterior. Nas entorses do tornozelo, é o 1º ligamento a ser lesionado
○ Calcaneofibular (LCF)	Calcâneo	Localiza-se profundamente aos tendões dos músculos fibulares. Resiste à inversão. É o 2º ligamento lesionado nas entorses do tornozelo
○ Talofibular posterior (LTFP)	Tálus (processo posterior)	Forte. Raramente se rompe. Fixa-se no "tubérculo lateral do processo posterior"
Medial: ligamento colateral medial (deltóideo) (4 partes)		Origina-se no maléolo medial (MM)
Deltóideo superficial	Colículo anterior do MM a:	
○ Parte tibiotalar anterior	Tálus (anteromedial)	Resiste à eversão do tornozelo
○ Parte tibionavicular	Tuberosidade do navicular	Ligamento fraco. Pode causar impacto Restrição à migração medial da cabeça do tálus
○ Parte tibiocalcânea	Sustentáculo do tálus	Parte mais forte do ligamento colateral medial ("deltóideo superficial"), resiste ao valgo
Deltóideo profundo		
○ Parte tibiotalar posterior	Colículo posterior do MM a: Tálus medial e tubérculo medial	Resiste à rotação lateral e à migração lateral Praticamente horizontal; parte mais forte do ligamento colateral medial

10 Tornozelo/Pé • ARTICULAÇÕES

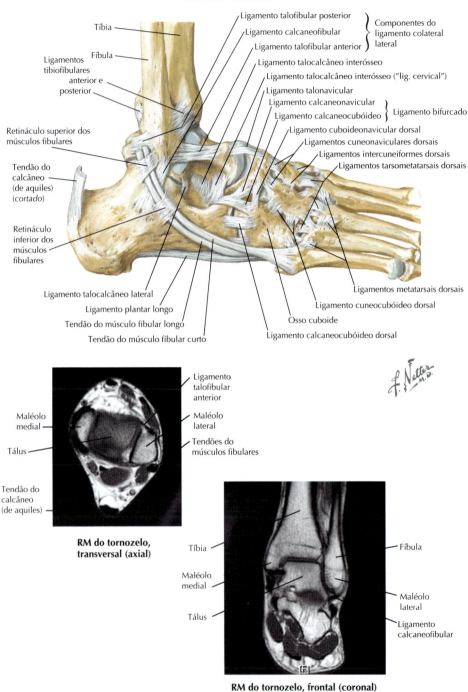

350 NETTER ATLAS DE ANATOMIA ORTOPÉDICA

ARTICULAÇÕES • Tornozelo/Pé 10

Pé direito: vista medial

- Parte tibiotalar posterior
- Ligamento colateral medial (deltóideo)
  - Parte tibiocalcânea
  - Parte tibionavicular
  - Parte tibiotalar anterior
- Ligamento talonavicular
- Navicular
- Ligamentos cuneonaviculares dorsais
- Cuneiforme medial
- Ligamento intercuneiforme dorsal
- Ligamentos tarsometatarsais dorsais
- 1º osso metatarsal (I)
- Tuberosidade do 1º osso metatarsal (I)
- Tíbia
- Ligamento talocalcâneo medial
- Processo posterior do tálus
- Ligamento talocalcâneo posterior
- Tendão do calcâneo (de aquiles) (cortado)
- Sustentáculo do tálus
- Tendão do músculo tibial anterior
- Tendão do músculo tibial posterior
- Ligamento calcaneocubóideo plantar ("plantar curto")
- Ligamento calcaneonavicular plantar ("mola")
- Ligamento plantar longo

f. Netter m.d.

- Tíbia
- Maléolo medial
- Ligamento colateral medial (deltóideo)
- Tálus
- Maléolo lateral
- Calcâneo

RM do tornozelo, frontal (coronal)

- Colo do tálus
- Cabeça do tálus
- Navicular
- "Pilão" tibial
- Tendão do músculo flexor longo do hálux (FLH)
- Corpo do tálus (cúpula)

RM do tornozelo, sagital

NETTER ATLAS DE ANATOMIA ORTOPÉDICA **351**

Cápsulas articulares e ligamentos das articulações metatarsofalângicas e interfalângicas: vista lateral

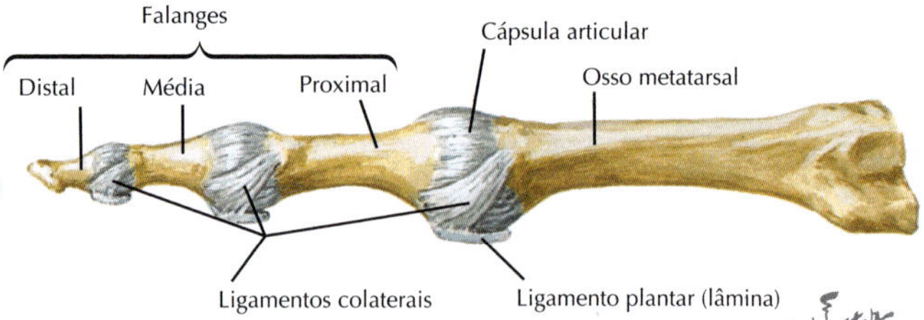

Vista plantar

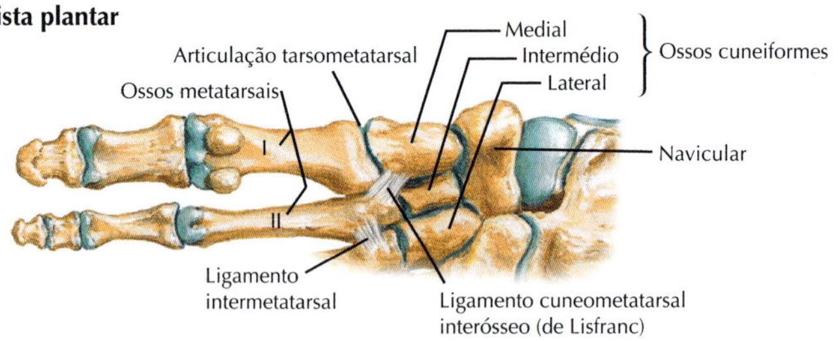

LIGAMENTOS		COMENTÁRIOS
INTERTARSAIS		
Articulação Talocalcânea (Subtalar)		
Articulação com 3 faces articulares. Permite a inversão/eversão (p. ex., caminhar em superfícies irregulares), assim como a rotação.		
Extrínseco	• **Calcaneofibular**	• Sustentação primária da articulação talocalcânea (subtalar). Também é o principal suporte da articulação talocrural
Intrínsecos		
	• **Talocalcâneo interósseo**	• Forte estabilizador no seio do tarso. Lesão pode ser causa de instabilidade crônica
	• **"Cervical"**	• Estabilizador secundário menos resistente. Também no seio do tarso
Espessamentos capsulares	• Talocalcâneo medial	• Tubérculo medial ao sustentáculo do tálus. Proporciona uma sustentação mínima
	• Talocalcâneo lateral	• Profundamente ao lig. calcaneofibular. Proporciona uma sustentação mínima
Outros	• Retináculo inferior dos mm. fibulares	• Muitas inserções no seio do tarso
Luxações: reduções fechadas podem ser bloqueadas pelo: ECD (luxação medial) ou pelo tendão do TP (luxação lateral)		
Articulação Transversa do Tarso/"Mediotársica" (de Chopart)		
Duas articulaç¨es: 1. talocalcaneonavicular, 2. calcaneocubóidea. **Movimento:** abdução/adução. **Funç¨o** depende da posição do pé/art. talocalcânea (subtalar): **Evers¨o** – as articulações estão paralelas; permitem o movimento (flexível); ocorre ao início da fase de apoio/"batida do calcanhar" **Invers¨o** – articulações não paralelas; nenhum movimento (articulação imóvel torna o pé uma alavanca rígida); ocorre ao final da fase de apoio/"saída dos dedos"		
Articulação Talonavicular		
Articulaç¨o do tipo esferóidea, altamente congruente. Cabeça convexa do tálus com a parte côncava do osso navicular ("acetábulo do pé")		
Calcaneonavicular plantar ("mola")		• Forte sustentação plantar para cabeça do tálus; do sustentáculo do tálus ao navicular
Talonavicular		• Sustentação dorsal
Calcaneonavicular		• Metade do ligamento bifurcado
Articulação Calcaneocubóidea		
Calcaneocubóideo		• Metade do ligamento bifurcado
Calcaneocubóideo dorsal		• Sustentação dorsal, resistência mínima
Calcaneocubóideo plantar ("plantar curto")		• Forte sustentação plantar; do sustentáculo do tálus ao cuboide (região plantar)
Plantar longo		• Cruza várias articulações, com várias inserções
O tendão do músculo fibular longo também cruza essa articulação e aumenta a sustentação		
OUTRAS ARTICULAÇÕES INTERTARSAIS		
Cada uma dessas articulações possui ligamentos dorsais, plantares e interósseos que têm o nome da articulação correspondente		
Cuboideonavicular		• Essas articulações são pequenas, têm pouco movimento ou pouca relevância clínica
Cuneonavicular		• Os ligamentos plantares são os mais fortes
Intercuneiforme		
Cuneocubóidea		

ARTICULAÇÕES • Tornozelo/Pé

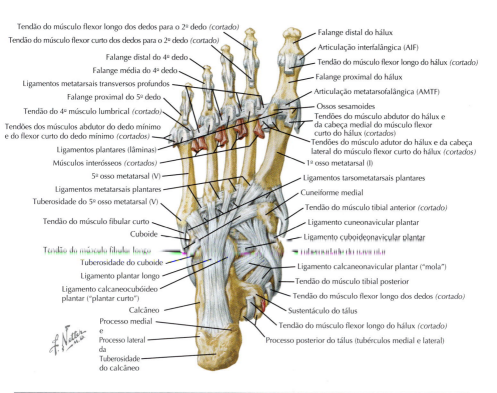

LIGAMENTOS	COMENTÁRIOS
OUTRAS ARTICULAÇÕES	
Articulações Tarsometatarsais (de Lisfranc)	
Articulações planas. Constituem o arco transverso do pé. Base do 2º MT é o "ponto-chave"	
Intermetatarsal De Lisfranc (cuneometatarsal interósseo): cuneiforme medial à base do 2º MT Tarsometatarsal dorsal, plantar, interósseo	• Entre as bases do 2º e 5º MT. Nenhum ligamento entre o 1º e 2º MT • Estabilizador primário da articulação. Avulsão do ligamento = sinal do "flock" • Ligamentos plantares são os mais fortes
Articulações Metatarsofalângicas	
Articulação elipsóidea	
Colateral Plantar (lâmina) Metatarsal transverso profundo Intersesamóideo Tendões dos músculos abdutor e adutor do hálux	• Forte sustentação medial e lateral; limita varo e valgo • Sustentação primária. Origem frouxa no colo MT e inserção forte na F1 • Lesionado (avulsão do MT) em lesões por hiperextensão/"turf toe" • Sesamoides aderidos ao ligamento plantar (lâmina) (no tendão do FCH) • Entre as cabeças dos metatarsais. Pode comprimir o nervo = neuroma de Morton • O 1º/2º ligamento também fixa-se ao sesamoide lateral e o estabiliza • Passa entre os dois ossos sesamoides, estabilizando-os • Inserções tendíneas na F1 aumentam a estabilidade medial e lateral da articulação
Articulações Interfalângicas	
Articulação do tipo gínglimo	
Cápsula articular Colateral e plantar (lâmina)	• Dá sustentação primária • Sustentações medial, lateral e plantar adicional

NETTER ATLAS DE ANATOMIA ORTOPÉDICA **353**

10 Tornozelo/Pé • OUTRAS ESTRUTURAS

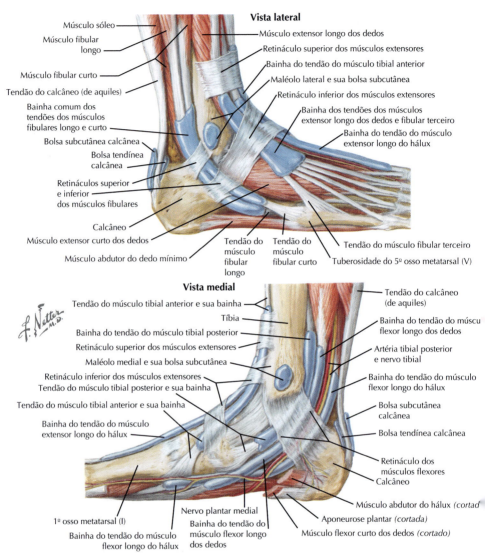

ESTRUTURA	FUNÇÃO	COMENTÁRIO
Retináculo superior dos músculos extensores	Cobre os tendões, nervos e vasos do compartimento anterior do tornozelo	Parte distal da fíbula até a face medial da tíbia
Retináculo inferior dos músculos extensores	Circunda e recobre tendões etc. do compartimento anterior no pé	Em forma de "Y"; do calcâneo até o maléolo medial e ao navicular
Retináculo dos músculos flexores	Cobre os tendões do compartimento posterior	Maléolo medial até o calcâneo; teto do túnel do tarso
Retináculo superior e inferior dos músculos fibulares	Cobre os tendões e bainhas do compartimento lateral na região posterior do pé	Superior: maléolo lateral ao calcâneo Inferior: retináculo inferior dos mm. extensores até o calcâneo
Aponeurose plantar ("fáscia plantar")	Sustenta o arco longitudinal do pé	Inflamada: fascite plantar; pode desenvolver nódulos

PEQUENOS PROCEDIMENTOS • Tornozelo/Pé

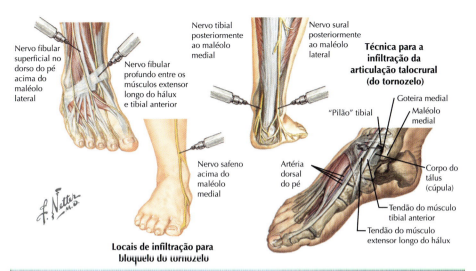

Locais de infiltração para bloqueio do tornozelo

Técnica para a infiltração da articulação talocrural (do tornozelo)

ETAPAS
ARTROCENTESE DO TORNOZELO
1. Perguntar ao paciente sobre alergias
2. Colocar o pé em flexão plantar, palpar o maléolo medial e o sulco entre ele e o tendão do músculo tibial anterior
3. Preparar a pele sobre a articulação do tornozelo (sabão antisséptico/iodo)
4. Anestesiar a pele localmente (área com tamanho de aproximadamente 2 cm)
5. Inserir agulha calibre 20 perpendicularmente no sulco/articulação do tornozelo (medialmente ao tendão, inferiormente à face articular inferior da tíbia, lateralmente ao maléolo medial). Uma distração leve do tornozelo pode ajudar a penetrar na articulação. Aspirar líquido. Em caso de suspeita de infecção, enviar o líquido para coloração de Gram e cultura. Como alternativa, pode-se infiltrar na articulação. O líquido deve fluir com facilidade se a agulha estiver na articulação
6. Fazer curativo no local da aspiração/infiltração
BLOQUEIO DO TORNOZELO
Cinco nervos distintos são bloqueados. Com base na anestesia necessária, pode-se realizar um bloqueio parcial ou completo.
1. Perguntar ao paciente sobre alergias
2. Preparar a pele (sabão antisséptico/iodo) circunferencialmente em torno do tornozelo, imediatamente acima e abaixo dos maléolos
3. Preparar uma seringa com agulha calibre 22 a 25 e anestésico local
4. **Nervo fibular superficial:** infiltrar até formar um botão anestésico de pelo menos 3-4 cm anterolateralmente no tornozelo do maléolo lateral à linha mediana do pé
5. **Nervo fibular profundo:** palpar os tendões dos músculos TA e ELH. Inserir agulha entre os tendões até o osso, em seguida recuá-la um pouco. Aspirar para certificar-se de que a agulha não está na artéria tibial anterior. Infiltrar 2-3 mL de anestésico local
6. **Nervo safeno:** formar um botão anestésico de pelo menos 2-3 cm anteromedialmente no tornozelo, anteriormente ao maléolo medial
7. **Nervo tibial:** palpar pulso da artéria tibial posterior, o FLH (se possível) e o tendão do calcâneo (de aquiles) atrás do maléolo medial. Inserir a agulha posteriormente à artéria, anteriormente ao tendão FLH/calcâneo (aquiles) até o osso; em seguida, recuá-la ligeiramente. Aspirar para certificar-se de que a agulha não está na artéria tibial posterior. Recuá-la um pouco do osso e infiltrar 2-3 mL
8. **Nervo sural:** formar um botão anestésico subcutâneo posterolateralmente no tornozelo de pelo menos 2-3 cm, entre o maléolo lateral e o tendão do calcâneo (de aquiles)
9. Fazer curativo em cada local de infiltração
BLOQUEIO DIGITAL
1. Perguntar ao paciente sobre alergias
2. Preparar a pele (sabão antisséptico/iodo) sobre o dorso da parte proximal do dedo e o(s) espaço(s) interdigital(is) adjacente(s)
3. Preparar a seringa com anestésico local sem epinefrina e agulha calibre 25
4. Inserir a agulha ao longo das margens medial e lateral da falange proximal até a superfície plantar. Aspirar para ter certeza de que a agulha não atingiu nenhum vaso. Infiltrar lentamente enquanto retira a agulha dorsalmente. 2-3 mL de anestésico local de cada lado devem ser suficientes. Formar um botão anestésico dorsalmente na parte proximal do dedo pode melhorar o bloqueio
5. Tomar cuidado para não infiltrar líquido demais nesse espaço fechado
6. Fazer curativos nos locais de infiltração

NETTER ATLAS DE ANATOMIA ORTOPÉDICA

10 Tornozelo/Pé • HISTÓRIA DA DOENÇA ATUAL

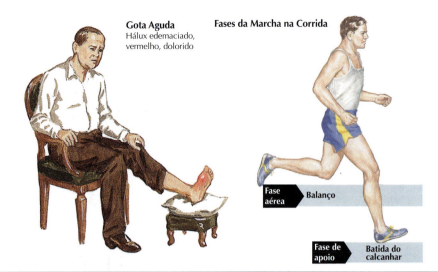

Gota Aguda — Hálux edemaciado, vermelho, dolorido

Fases da Marcha na Corrida: Fase aérea / Balanço / Fase de apoio / Batida do calcanhar

PERGUNTA	RESPOSTA	APLICAÇÃO CLÍNICA
1. Idade	Jovem	Entorse, fraturas
	Meia-idade-idoso	Lesões por uso excessivo, artrite, gota, hálux valgo, dedo em martelo
2. Dor		
a. Início	Aguda (menos comum)	Fratura, entorse, luxação
	Crônica	A maioria dos transtornos no pé/tornozelo é crônica; corredores
	Após entorse do tornozelo	OCD talar, subluxação de tendões fibulares ou ruptura de tendão, fratura do processo lateral (tálus), lesão NFS
b. Localização	Tornozelo	Fratura, osteoartrite, instabilidade, tendinite do tendão do m. tibial posterior
	Região posterior do pé	Fratura, bursite retrocalcânea, tendinite do tendão do calcâneo ("aquiliana"), artrite
	Planta	Fascite plantar, compressão de nervos, úlcera, metatarsalgia
	Região média do pé	Osteoartrite do tarso, fratura (de Lisfranc), DTTP (disfunção do tendão do m. tibial posterior)
	Região anterior do pé	Fraturas, metatarsalgia, neuroma de Morton, dedos em martelo
	1ª AMTF	Hálux valgo, hálux rígido, sesamoidite, frat., dedo de turfe, gota
	Bilateral	Considerar doença sistêmica, AR, CMT
c. Ocorrência	Dor matinal	Fascite plantar (melhora com o alongamento)
	Associada à atividade	Lesões do tipo uso excessivo e desgaste: frat. de estresse, tendinite, bursite
3. Rigidez	Sem bloqueio	Entorse do tornozelo, AR, osteoartrite
	Com bloqueio	Corpo livre
4. Edema	Sim	Entorse com fratura, artrite, gota
5. Trauma	Consegue sustentar peso	Entorses, contusões, fraturas de menor gravidade
	Não consegue sustentar peso	Fratura: tornozelo, tarsal, metatarsal
	Queda	Fratura do calcâneo, fratura do "pilão" tibial
6. Atividade/ocupação	Esportes, movimentos repetitivos	Tendinite do tendão do calcâneo ("aquiliana"), lesões por excesso de uso (p. ex., frat. de estresse)
	Ficar em pé o dia inteiro	Lesões por excesso de uso: tendinite, bursite
7. Tipo de calçado	"Sapato de bico fino" apertado/estreito	Hálux valgo (joanete, mais comum em mulheres)
8. Sintomas neurológicos	Dor, dormência, formigamento	Síndrome do túnel do tarso, neuropatia diabética, outras compressões de nervos
9. História da doença sistêmica	Manifestações no pé	Diabetes melito, gota, doenças vasculares periféricas, AR, síndrome de Reiter

EXAME FÍSICO • Tornozelo/Pé 10

Vista Anterior

Joanete/Hálux Valgo

Dedos em Martelo

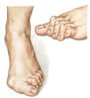

Vista Inferior/Plantar

Calosidade

Vista Medial

Pé Plano

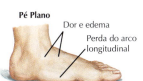

Dor e edema
Perda do arco longitudinal

A vista medial do pé pronado mostra o achatamento do arco longitudinal do pé

Pé cavovaro

Vista Inferior/Plantar

Úlcera

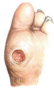

Vista Posterior

Sinal dos "muitos dedos"

A vista posterior revela hiperpronação no pé esquerdo. No pé normal as linhas médias do calcâneo e da perna estão alinhadas ou apresentam desvio de menos de 2°

Pé cavovaro

A vista posterior mostra claramente a deformidade em varo do pé direito afetado

Deformidade de Haglund

Nódulo ligeiramente vermelho e hipersensível, imediatamente lateral à fixação do tendão do calcâneo (de aquiles)

EXAME	TÉCNICA	APLICAÇÃO CLÍNICA/DIAGNÓSTICO DIFERENCIAL
		INSPEÇÃO
Pé (sustentação de peso)	Vista anterior	Hálux valgo (joanete), dedos em martelo, outras deformidades (pé torto congênito, MT aducto)
	Vista posterior	Valgo discreto é normal; deformidade de Haglund vista na tendinite do tendão do calcâneo ("aquiliana")
		Valgo aumentado: disfunção do m. tibial posterior, coalisão tarsal, pé planovalgo
		Alinhamento varo: doenças neurológicas (p. ex., Charcot-Marie-Tooth)
	Vista medial	Pé plano ("pé chato"): disfunção do m. tibial posterior, coalisão tarsal, pé planovalgo pediátrico
		Pé cavo (arco do pé alto): doenças neurológicas (p. ex., Charcot-Marie-Tooth)
Pé (sem SPe)	Vista inferior/plantar	Úlceras (esp. em diabéticos), calosidades, lesões por transferência (calosidade sob cabeça do 2º MT)
Edema	Tornozelo	Entorse, fratura
	Pé: Dorsal	Fraturas, contusões
	Medial	Disfunção do m. tibial posterior
	Difuso	Considerar etiologia cardiovascular
Pele	Cor	Palidez pode indicar doença vascular; congestão pode indicar insuficiência venosa
	Pelos	Diminuição dos pelos pode indicar doença vascular periférica
Calçados	"Sapato de bico fino"	Associada ao hálux valgo (esp. em mulheres)
	Desgaste anormal	Pode indicar um desvio do alinhamento (p. ex., pé plano ou cavo) ou uma disfunção (p. ex., pé caído)

10 Tornozelo/Pé • EXAME FÍSICO

Palpação

Tendinite do Tendão do Calcâneo ("Aquiliana")

Sensibilidade dolorosa sobre o tendão. O edema pode ou não estar presente

Bursite Retrocalcânea

Palpação dolorosa à frente do tendão do calcâneo (de aquiles)

Amplitude de Movimento

Inversão Eversão
Pé

0° Eversão

Inversão 0°

Flexão plantar 0° Flexão dorsal
50° 20°
90°

EXAME	TÉCNICA	APLICAÇÃO CLÍNICA
PALPAÇÃO		
Estruturas ósseas	1ª articulação MTF (MT e cabeça)	Joanete, dor: hálux rígido, sesamoides, dedo de turfe, gota
	Outra articulação MTF (MT)	Dor: metatarsalgia, doença de Freiberg, frat., joanete do alfaiate (cabeça do 5º MT)
	Ossos tarsais/(mediopé)	Sensibilidade dolorosa sugere fratura, osteoartrite, luxação
	Calcâneo/calcanhar	Dor: fratura; posterior: bursite (deformidade de Haglund); plantar: esporão, fascite plantar; medial: compressão de nervo
	Maléolos	Dor indica fratura, lesão da sindesmose na perna
Tecidos moles	Pele	Fria: doença vascular periférica
		Edema: trauma/infecção *vs.* insuficiência venosa
	Entre cabeças dos metatarsais	Dor: neuroma
	Ligamentos mediais do tornozelo	Dor sugere entorse do tornozelo (ligamento colateral medial)
	Tendões (no maléolo medial)	Dor indica tendinite, ruptura
	Ligamentos laterais do tornozelo	Dor sugere entorse do tornozelo: LTFA, LCF, LTFP (raro)
	Tendões fibulares (maléolo lateral)	Dor indica tendinite, ruptura, luxação/subluxação
	Tendão do calcâneo (de aquiles)	Dor: tendinite; defeito sugere ruptura do tendão do calcâneo (de aquiles)
AMPLITUDE DE MOVIMENTO		
Talocrural (tornozelo): flexão dorsal/flexão plantar	Estabiliza articulação subtalar	Normal: flexão 50°/extensão 25°
Talocalcânea (subtalar): inversão/eversão	Estabiliza a tíbia	Normal: inversão 5°-10°/eversão 5°
Transversa do tarso: adução/abdução	Estabiliza o calcanhar/região posterior do pé, aplicar estresse em abdução/adução	Normal: adução 20°/abdução 10°
Hálux: AMTF: flexão/extensão	Estabiliza o pé, flexão/extensão	Normal: flexão 75°/extensão 75°; diminuídas no hálux rígido
AIF: flexão/extensão	Estabiliza o pé, flexão/extensão	Normal: flexão 90°/extensão 0°
Movimentos combinados; pronação: flexão dorsal, eversão, abdução; supinação: flexão plantar, inversão, adução		

358 NETTER ATLAS DE ANATOMIA ORTOPÉDICA

EXAME FÍSICO • Tornozelo/Pé

Teste de Thompson

Tendão do calcâneo (de aquiles)

Flexão plantar

Normal: Apertar a panturrilha leva à contração dos músculos gastrocnêmio e sóleo, provocando a flexão plantar na articulação talocrural (do tornozelo) se o tendão do calcâneo (de aquiles) estiver intacto

A ruptura do tendão do calcâneo (de aquiles) resulta em ausência do movimento de flexão plantar na articulação talocrural (do tornozelo) quando a panturrilha é comprimida

Elevação do Calcanhar

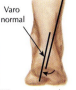

Varo normal

Disfunção do TTP — Normal

Ao ficar em pé, com apoio sobre os dedos, a função normal do TTP é puxar o calcanhar para varo. A disfunção do TTP permite que o calcanhar permaneça na posição valgo

Teste dos Blocos de Coleman

Cavovaro flexível

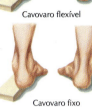

Cavovaro fixo

EXAME	TÉCNICA	APLICAÇÃO CLÍNICA
NEUROVASCULAR		
Sensitivo		
N. safeno (L4)	Região medial do pé (cutâneo medial)	Déficit indica lesão do nervo ou raiz correspondente
N. tibial (L4-S1)	Planta (plantar med. e lat.)	Déficit indica lesão do nervo ou raiz correspondente
N. fibular superficial	Dorso do pé	Déficit indica lesão do nervo ou raiz correspondente
N. fibular profundo (L5)	1º espaço interdigital dorsal	Déficit indica lesão do nervo ou raiz correspondente
N. sural (S1)	Região lateral do pé	Déficit indica lesão do nervo ou raiz correspondente
Motor		
N. fibular profundo (L4)	Inversão/flexão dorsal do pé	Fraqueza = lesão do m. tibial anterior ou do nervo/raiz correspondente
N. fibular profundo (L5)	Extensão (flexão dorsal) do hálux	Fraqueza = lesão do m. extensor longo do hálux ou do nervo/raiz correspondente
N. tibial (S1)	Flexão plantar do pé	Fraqueza = lesão do m. gastrocnêmio ou do nervo/raiz correspondente
N. fibular superficial	Eversão pé	Fraqueza = lesão dos músculos fibulares ou do nervo/raiz correspondente
Reflexos		
S1	Reflexo aquiliano	Hipoativo/ausente indica radiculopatia de S1
Neurônio motor superior	Reflexo de Babinski	Dedos do pé voltados para cima indicam transtorno do neurônio motor superior
Pulsos	A. dorsal do pé (no dorso do pé)	Pulsos diminuídos = trauma/comprometimento vascular, doença vascular periférica
	A. tibial posterior (posterior ao maléolo medial)	
TESTES ESPECIAIS		
Thompson	Decúbito ventral: comprimir panturrilha	Ausência de flexão plantar do pé indica ruptura do tendão do calcâneo (de aquiles)
Gaveta anterior	Estabilizar tíbia, flexão plantar do pé, força anterior sobre o calcâneo	Testa os ligamentos laterais (esp. LTFA). Aumento da frouxidão indica lesão do ligamento
Inclinação talar	Estabilizar tíbia, flexão dorsal do pé, inversão do pé	Testa os ligamentos laterais (esp. LCF). Aumento da frouxidão indica lesão do ligamento.
Estresse/tensão em rotação lateral	Estabilizar tíbia, rotação lateral do pé	Testa os ligamentos colateral medial ("deltóideo profundo") e sindesmótico. A frouxidão indica lesão do ligamento
Estresse/tensão em eversão	Estabilizar tíbia, eversão do pé	Testa o ligamento colateral medial ("deltóideo superficial"). Aumento da frouxidão indica lesão do ligamento
Aperto	Comprimir a parte distal da tíbia/fíbula	Dor pode sugerir uma lesão da sindesmose (entorse ou ruptura completa)
Elevação do calcanhar	Em pé, elevar-se apoiando-se nos dedos do pé	Calcanhar em varo. Ausência de varo na DTTP e nas deformidades fixas. Incapacidade de efetuar elevação de apenas um calcanhar indica DTTP
Blocos de Coleman	Região lateral do pé e do calcanhar sobre um bloco; 1º raio fica livre	Varo flexível da parte posterior do pé: tornozelo passa a valgo ou à posição neutra quando suportado por um bloco. Varo fixo da parte posterior do pé: tornozelo permanece em varo sobre o bloco
Sinal de Tinel	Batidas leves sobre o nervo posteriormente ao maléolo medial	Parestesias/formigamento indicam compressão do nervo tibial (no túnel do tarso)
Compressão	Comprimir o pé nas cabeças dos MT	Dor (ou dormência/formigamento): neuroma interdigital (neuroma de Morton)

NETTER ATLAS DE ANATOMIA ORTOPÉDICA **359**

10 Tornozelo/Pé • **MARCHA**

Fases da Marcha

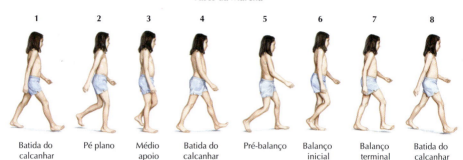

CICLO DA MARCHA
Geral
Interação complexa de vários músculos e articulações em ambas as extremidades inferiores para produzir a propulsão do corpo
Definições
Marcha: maneira pela qual uma pessoa caminha Passo: da batida do calcanhar de um dos pés à batida do calcanhar do pé oposto Passada: da batida do calcanhar de um dos pés à batida do calcanhar subsequente do mesmo pé
Fases
Apoio (62%): parte da marcha em que o pé está em contato com o solo. Pode ser subdividida em 3 (ou 5) subcategorias: • Fase inicial – posição de duplo apoio (12%): ambos os pés na posição de apoio, pé oposto com os dedos saindo do chão • Fase intermediária – posição de apoio simples (médio apoio) (38%): pé oposto na fase de balanço • Fase terminal – posição de apoio duplo (12%): ambos os pés na posição de apoio, pé oposto em batida do calcanhar **Balanço** (38%): parte da marcha com o pé no ar, avançando adiante
Sequência
1. Batida do calcanhar: tornozelo está em flexão plantar contra a contração excêntrica do TA. A articulação talocalcânea (subtalar) começa a eversão, permitindo a rotação medial da tíbia 2. Pé plano: o músculo gastrocnêmio contrai-se excentricamente para limitar a FD do tornozelo. O pé entra em pronação e a articulação talocalcânea (subtalar) realiza a eversão, resultando em uma articulação transversa do tarso paralela e flexível, o que possibilita ao pé receber o peso e se ajustar a superfícies irregulares 3. Médio apoio: peso corporal está sobre perna de apoio. O tornozelo está neutro. O pé começa a transição a uma posição rígida para possibilitar a arrancada (impulso) 4. Saída do calcanhar: o músculo tibial posterior (TP) inicia a inversão talocalcânea (subtalar) (tornando a articulação transversa do tarso não paralela e rígida). O pé entra em supinação, a tíbia realiza a rotação lateral e o músculo gastrocnêmio contrai-se concentricamente, produzindo a flexão plantar do tornozelo/saída do calcanhar 5. Saída dos dedos: a flexão dorsal passiva dos dedos inicia o mecanismo de molinete, que encurta a fáscia plantar, aprofundando o arco e invertendo ainda mais a articulação talocalcânea (subtalar), fixando a articulação transversa do tarso e tornando o pé uma alavanca rígida para iniciar a marcha 6. Pré-balanço: o joelho é flexionado para proporcionar a elevação do pé no balanço inicial 7. Balanço médio: joelho e quadril flexionados, assim como a contração concêntrica do compartimento anterior (TA), fazem o pé sair do chão 8. Balanço terminal: começa a transição para a batida do calcanhar

ORIGENS E INSERÇÕES • Tornozelo/Pé

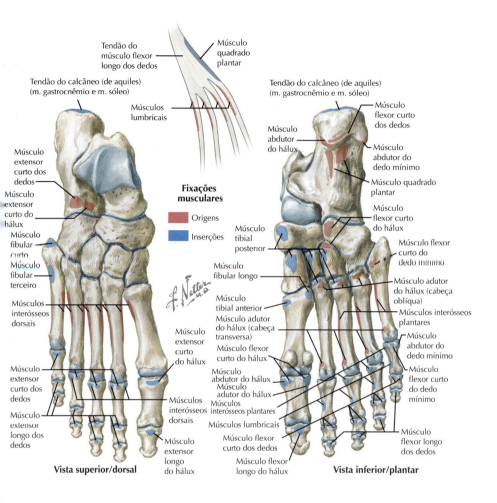

CALCÂNEO	METATARSAL	FALANGES – DORSAL	FALANGES – PLANTAR	TENDÃO FLD
Dorsal M. extensor curto do hálux M. extensor curto dos dedos **Plantar** M. flexor curto dos dedos M. abdutor do hálux M. abdutor do dedo mínimo **Posterior** Mm. gastrocnêmio/sóleo (tendão de aquiles)	**Dorsal** M. fibular curto M. fibular terceiro M. interósseo dorsal **Plantar** M. tibial anterior M. fibular longo M. adutor do hálux (cabeça oblíqua) M. flexor curto do dedo mínimo M. interósseo plantar M. adutor do hálux (cabeça transversa)	M. extensor curto do hálux M. extensor longo do hálux M. extensor curto dos dedos M. extensor longo dos dedos M. interósseo dorsal	M. adutor do hálux (cabeça transversa) M. abdutor do hálux M. flexor curto do hálux M. adutor do hálux M. flexor longo do hálux M. flexor curto dos dedos M. flexor longo dos dedos M. flexor curto do dedo mínimo M. abdutor do dedo mínimo Mm. lumbricais M. interósseo plantar	M. lumbrical M. quadrado plantar

10 Tornozelo/Pé • MÚSCULOS

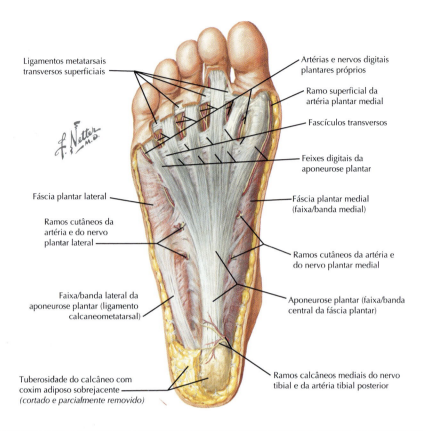

ESTRUTURA/FUNÇÃO	COMENTÁRIO
FÁSCIA PLANTAR	
Estrutura: 3 partes	Entre os transtornos que afetam a fáscia estão a fascite plantar e a fibromatose
1. Faixa (banda) central (considerada como a aponeurose plantar)	Faixa espessa e única que sai do calcâneo, abre-se em leque e divide-se distalmente para se inserir em cada dedo Da região medial da tuberosidade do calcâneo a: Superficial – bainhas dos tendões do mm. flexores Profundo – ligamentos metatarsais transversos profundos
2. Faixa (banda) medial	Sustenta o músculo abdutor do hálux
3. Faixa (banda) lateral	Sustenta o músculo abdutor do dedo mínimo Insere-se na base do 5º metatarsal. Pode ser causa de fraturas por avulsão
Função 1. Estabiliza o arco longitudinal do pé 2. Protege estruturas subjacentes 3. Estabiliza o pé na marcha ("*windlass mechanism*")	

CAMADA	ESTRUTURAS
CAMADAS DO PÉ	
Fáscia plantar	3 faixas (bandas) – ver acima
1ª: 3 músculos	Músculos abdutor do hálux, flexor curto dos dedos, abdutor do dedo mínimo
2ª: 2 músculos	Músculos quadrado plantar, lumbricais (2 tendões: FLH e FLD)
3ª: 3 músculos	Músculos flexor curto do hálux, adutor do hálux, flexor curto do dedo mínimo
4ª: 2 músculos	Músculos interósseos plantares, interósseos dorsais (2 tendões: FL e TP)

MÚSCULOS • Tornozelo/Pé 10

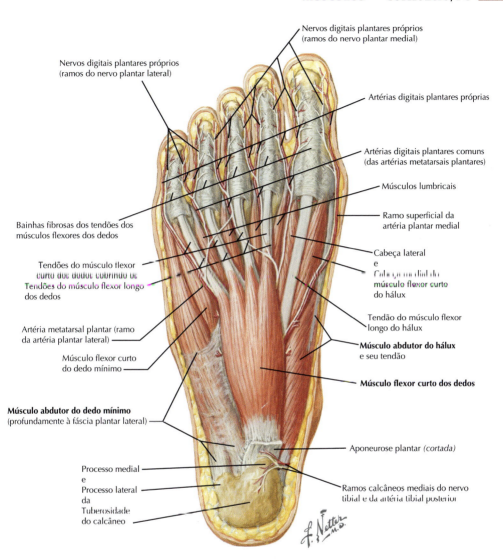

MÚSCULO	ORIGEM (Inserção Proximal)	INSERÇÃO (Inserção Distal)	NERVO	AÇÃO	COMENTÁRIO
PRIMEIRA CAMADA					
Abdutor do hálux	Processo medial da tuberosidade do calcâneo	Do sesamoide medial até a falange proximal do hálux	Plantar medial	Abduz o hálux	A fáscia pode comprimir o nervo no ADMin
Flexor curto dos dedos (FCD)	Processo medial da tuberosidade do calcâneo	Regiões laterais das falanges médias: 4 dedos laterais	Plantar medial	Flexiona os 4 dedos laterais	Sustenta o arco longitudinal do pé
Abdutor do dedo mínimo (ADMin)	Processos medial e lateral da tuberosidade do calcâneo	Parte lateral da base da falange proximal: 5º dedo	Plantar lateral (1º ramo)	Abduz o dedo mínimo	Nervo pode ser comprimido pela fáscia do m. abdutor do hálux

NETTER ATLAS DE ANATOMIA ORTOPÉDICA **363**

10 Tornozelo/Pé • MÚSCULOS

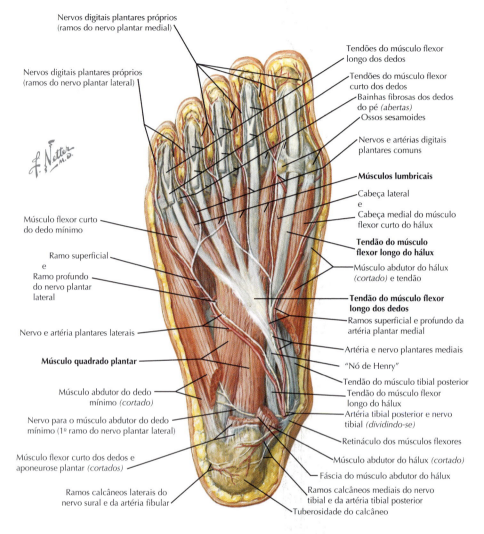

MÚSCULO	ORIGEM (Inserção Proximal)	INSERÇÃO (Inserção Distal)	NERVO	AÇÃO	COMENTÁRIO
SEGUNDA CAMADA					
Quadrado plantar	Região medial e lateral da face plantar do calcâneo	Parte lateral do tendão do FLD	Plantar lateral	Ajuda o FLD na flexão dos dedos	Duas cabeças/dois ventres unem-se no tendão do FLD
Lumbricais	Tendões separados do FLD	Falanges proximais, expansão extensora	1: plantar medial 2-4: lateral plantar	Flexiona a articulação MTF, estende a articulação IF	O 1º m. lumbrical fixa-se apenas no 1º tendão do FLD

- O nervos plantar medial e plantar lateral são ramos terminais do nervo tibial; eles passam pela segunda camada
- Tendões dos mm. FLH e do FLD também passam pela segunda camada
- O tendão do FLH passa entre os tubérculos do processo posterior do tálus, sob o sustentáculo do tálus e, em seguida, passa profundamente ao FLD no "nó de Henry" (cruzamento do FLH e do FLD)

MÚSCULOS • Tornozelo/Pé 10

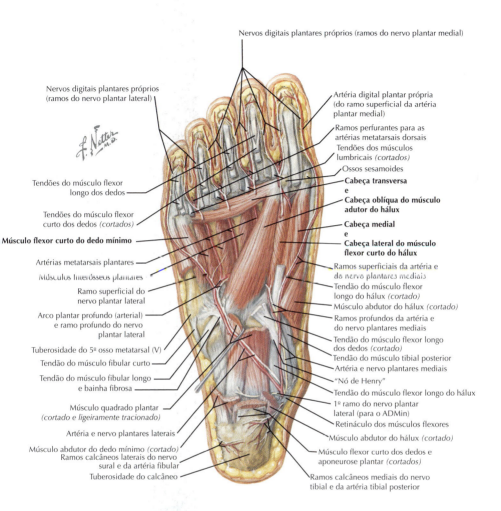

MÚSCULO	ORIGEM (Inserção Proximal)	INSERÇÃO (Inserção Distal)	NERVO	AÇÃO	COMENTÁRIO
TERCEIRA CAMADA					
Flexor curto do hálux (FCH)	Cuboide, cuneiforme lateral	Dos sesamoides até a falange proximal do hálux	Plantar medial	Auxilia na flexão do hálux na AMTF	Ossos sesamoides estão dentro dos tendões
Adutor do hálux	Cabeça oblíqua: base do 2º-4º MT; Cabeça transversa: lateralmente à 4ª articulação MTF	Do sesamoide lateral até a região lateral da falange proximal do hálux	Plantar lateral	Aduz o hálux	As duas cabeças têm orientações diferentes; contribui para a deformidade do hálux valgo
Flexor curto do dedo mínimo (FCDMin)	Base do 5º metatarsal	Base da falange proximal do dedo mínimo	Plantar lateral	Flexiona o dedo mínimo	Músculo pequeno, relativamente insignificante

NETTER ATLAS DE ANATOMIA ORTOPÉDICA **365**

10 Tornozelo/Pé • MÚSCULOS

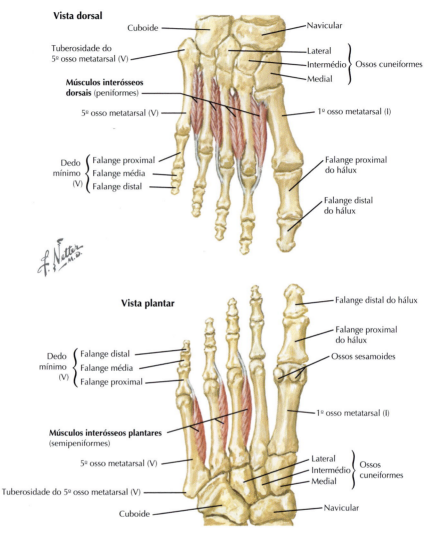

MÚSCULO	ORIGEM (Inserção Proximal)	INSERÇÃO (Inserção Distal)	NERVO	AÇÃO	COMENTÁRIO
QUARTA CAMADA					
Interósseos plantares (3)	Região medial do 3º, 4º e 5º MT	Região medial das falanges proximais: dedos III-V	Plantar lateral	Aduz os dedos, flexiona AMTF; estende AIF	Fixação no MT é medial para todos os 3
Interósseos dorsais (4)	Corpos (diáfises) dos MT adjacentes	Região medial da falange proximal (2º dedo) Região lateral da falange proximal (2º-4º dedos)	Plantar lateral	Abduz os dedos	Maiores que os interósseos plantares (peniformes)

Os tendões dos músculos fibular longo e tibial posterior passam através da quarta camada
PAD = Plantares ADuzem, DAB = Dorsais ABduzem (o segundo dedo é o ponto de referência para abdução/adução no pé)

MÚSCULOS • Tornozelo/Pé 10

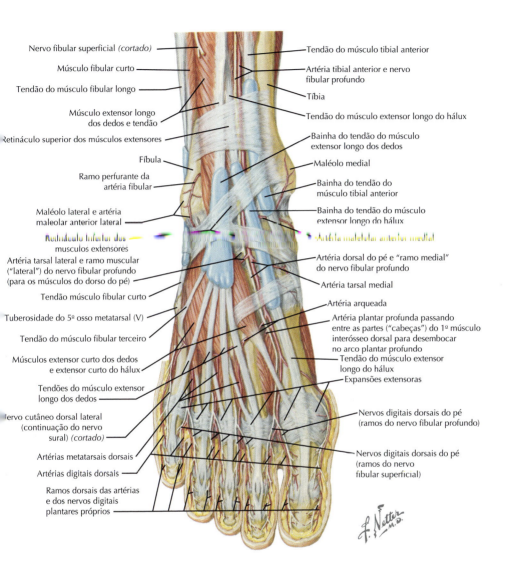

MÚSCULO	ORIGEM (Inserção Proximal)	INSERÇÃO (Inserção Distal)	NERVO	AÇÃO	COMENTÁRIO
DORSO					
Extensor curto do hálux (ECH)	Região dorsolateral do calcâneo	Base da falange proximal do hálux	Fibular profundo	Estende o hálux na AMTF	Auxilia o ELH em sua ação
Extensor curto dos dedos (ECD)	Região dorsolateral do calcâneo	Base da falange proximal: dedos II-IV	Fibular profundo	Estende os outros dedos na AMTF	Nenhum tendão para o dedo mínimo

NETTER ATLAS DE ANATOMIA ORTOPÉDICA **367**

10 Tornozelo/Pé • **MÚSCULOS**

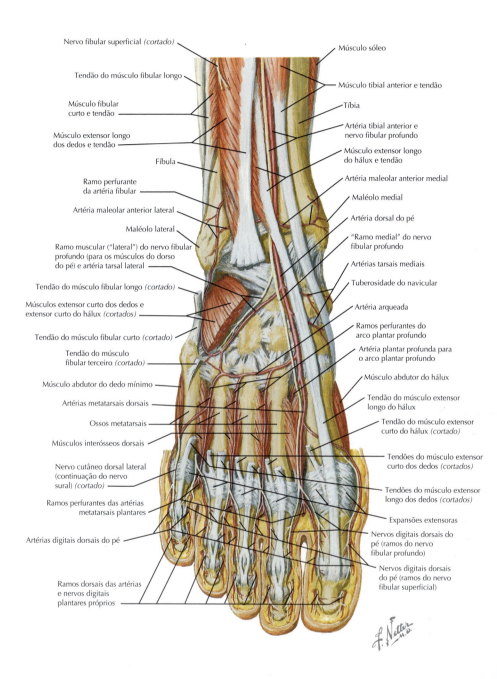

MÚSCULOS • Tornozelo/Pé 10

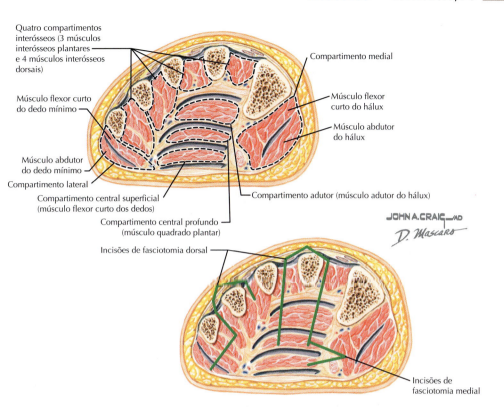

COMPARTIMENTO	CONTEÚDO
COMPARTIMENTOS (9)	
Medial	Músculos abdutor do hálux, flexor curto do hálux, tendão do FLH
Lateral	Músculos abdutor do dedo mínimo, flexor do dedo mínimo
Central superficial	Músculos flexor curto dos dedos, lumbricais (4), tendões do FLD
Central profundo (calcaneal)	Músculo quadrado plantar, feixe neuromuscular tibial posterior
Adutor	Músculo adutor do hálux
Interósseo (1-2)	Músculo interósseo dorsal
Interósseo (2-3)	Músculos interósseos dorsal e plantar
Interósseo (3-4)	Músculos interósseos dorsal e plantar
Interósseo (4-5)	Músculos interósseos dorsal e plantar
O compartimento central profundo (calcaneal) comunica-se com a parte profunda do compartimento posterior da perna	
FASCIOTOMIAS	
Incisões	3 incisões (2 dorsais e 1 medial) podem liberar todos os compartimentos
Dorsal (1)	Sobre o 2º metatarsal, dissecar de ambos os lados: liberar interósseo medial 2, adutor, central profundo
Dorsal (2)	Sobre o 4º metatarsal, dissecar de ambos os lados: liberar interósseo lateral 2, lateral e ambos os centrais
Medial	Ao longo da margem medial da parte posterior do pé e do mediopé: liberar compartimentos medial e centrais superficial e profundo

NETTER ATLAS DE ANATOMIA ORTOPÉDICA **369**

10 Tornozelo/Pé • NERVOS

PLEXO LOMBAR
Divisão Posterior

N. safeno (L2-L4): ramo do nervo femoral, desce superficialmente na região medial da perna e depois passa anteriormente ao maléolo medial até o arco longitudinal medial do pé

Sensitivo: Parte medial do tornozelo e pé (arco)
Motor: Nenhum

PLEXO SACRAL
Divisão Anterior

N. tibial (L4-S3): posterior ao maléolo medial, no túnel do tarso, divide-se em **nervos plantar medial** e **plantar lateral** para a face plantar

Sensitivo: Parte medial do calcanhar, pelo **ramo calcâneo medial**
Motor: Nenhum (antes de se dividir)

N. plantar medial: segue medialmente pelo pé na 2ª camada plantar. Compressão pode causar dor na parte medial/arco do pé (esp. em corredores)

Sensitivo: Região medial da face plantar do pé e dos dedos
Motor:
- Primeira camada plantar
  - M. abdutor do hálux
  - M. flexor curto dos dedos (FCD)
- Segunda camada plantar
  - Mm. lumbricais (2 mediais)
- Terceira camada plantar
  - M. flexor curto do hálux (FCH)

N. plantar lateral: emite um ramo para o ADMin (pode ser comprimido pela fáscia do músculo abdutor do hálux), seguindo então lateralmente na 2ª camada plantar

Sensitivo: Região lateral da face plantar do pé e dos dedos
Motor:
- Primeira camada plantar
  - M. abdutor do dedo mínimo (ADMin): via **1º ramo** ("n. de Baxter")
- Segunda camada plantar
  - M. quadrado plantar
  - Mm. lumbricais (2 laterais)
- Terceira camada plantar
  - M. adutor do hálux
  - M. flexor curto do dedo mínimo
- Quarta camada plantar
  - Mm. interósseos dorsais
  - Mm. interósseos plantares

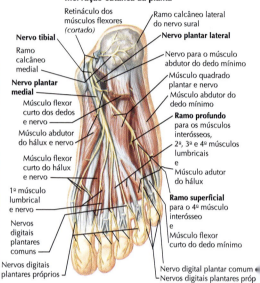

Inervação cutânea da planta

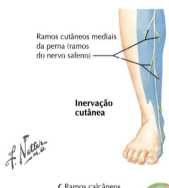

Inervação cutânea

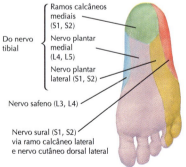

370 NETTER ATLAS DE ANATOMIA ORTOPÉDICA

NERVOS • Tornozelo/Pé 10

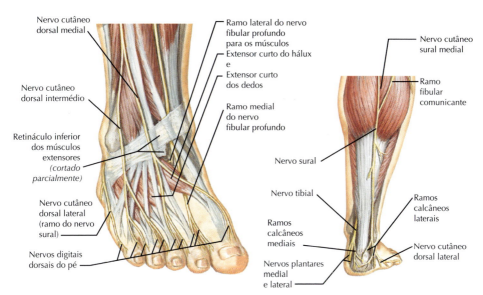

PLEXO SACRAL
Divisão Posterior

N. fibular profundo: segue pelo compartimento anterior da perna juntamente com a artéria tibial anterior, sob o retináculo inferior dos músculos extensores (pode comprimir o nervo), dividindo-se então em ramos motor ("lateral") e sensitivo ("medial")

Sensitivo: 1º/2º espaços interdigitais via ramo **medial**
Motor: Via ramo **lateral**
   ◦ M. extensor curto do hálux (ECH)
   ◦ M. extensor curto dos dedos (ECD)

N. fibular superficial: segue pelo compartimento lateral da perna, cruza anteriormente 12 cm acima do maléolo lateral para o dorso do pé, dividindo-se então em 2 nervos. Pode ser lesionado durante RAFI do tornozelo ou pelo portal anterolateral da artroscopia

Sensitivo: Dorso do pé: **nervo cutâneo dorsal intermédio**
   Região medial do hálux: pelo **nervo cutâneo dorsal medial**
Motor: Nenhum (no pé e no tornozelo)

Outros

N. sural: formado pelo n. cutâneo sural medial (do nervo tibial) e pelo n. cutâneo sural lateral (do nervo fibular), segue subcutaneamente na região posterolateral da perna. Emite um ramo ao calcanhar, terminando então na região lateral do pé e dos dedos

Sensitivo: Região lateral do calcanhar: **pelos ramos calcâneos laterais**
   Região lateral do pé: pelo nervo **cutâneo dorsal lateral**
Motor: Nenhum

Inervação sensitiva dorsal do pé: 3 nervos cutâneos (2 provenientes do nervo fibular superficial, 1 proveniente do nervo sural)

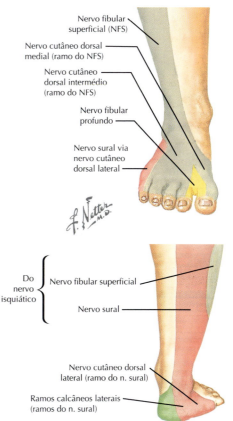

NETTER ATLAS DE ANATOMIA ORTOPÉDICA 371

Tornozelo/Pé • ARTÉRIAS

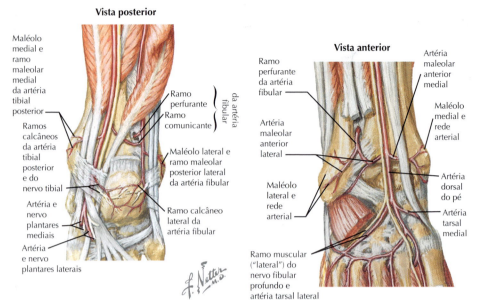

ARTÉRIA	TRAJETO	RAMOS	COMENTÁRIO/IRRIGAÇÃO
ARTÉRIA TIBIAL ANTERIOR			
Maleolar anterior medial	Abaixo dos tendões do TA e FLH até o maléolo medial	Nenhum	Irriga o maléolo medial
Maleolar anterior lateral	Abaixo do tendão do ELD até o maléolo lateral	Nenhum	Irriga o maléolo lateral
Dorsal do pé	Ao longo do dorso do pé com o nervo fibular profundo	Continuação da artéria tibial anterior no pé	Irriga o dorso do pé por vários ramos (ver tabela do pé)
ARTÉRIA TIBIAL POSTERIOR			
Maleolar posterior medial	Abaixo dos tendões do TP e FLD até o maléolo medial	Nenhum	Irriga o maléolo medial
Calcânea medial	Com o ramo calcâneo medial (do n. tibial)	Nenhum	Irriga o calcanhar/calcâneo
Ramos Terminais			
Plantar lateral	Entre os mm. quadrado plantar e FCD na 2ª camada; faz trajeto com o n. plantar lateral	Arco plantar profundo	O maior dos ramos terminais Termina como arco plantar profundo
Plantar medial	Entre os mm. abdutor do hálux e FCD na 2ª camada; faz trajeto com o n. plantar medial	Ramo superficial 1 digital plantar próprio Ramo profundo	Segue pela região medial do pé Irriga a região medial da face plantar do hálux Irriga a região central da face plantar do mediopé
ARTÉRIA FIBULAR			
Ramo perfurante	Perfura membrana interóssea no trajeto até a região anterior do tornozelo	Ramos ou contribui para artéria do seio do tarso	Une-se à artéria maleolar anterior lateral Irrigação direta da região posterior do tálus
Maleolar posterior lateral	Abaixo dos tendões dos mm. FL e FC até o maléolo lateral	Nenhum	Irriga o maléolo lateral
Calcânea lateral	Com o ramo calcâneo lateral (do n. sural)	Nenhum	Irriga o calcanhar/calcâneo
As artérias maleolares mediais anterior e posterior e as artérias maleolares laterais anterior e posterior formam uma anastomose em cada maléolo			

ARTÉRIAS • Tornozelo/Pé **10**

Irrigação Sanguínea do Tálus

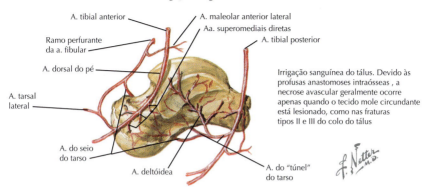

Irrigação sanguínea do tálus. Devido às profusas anastomoses intraósseas, a necrose avascular geralmente ocorre apenas quando o tecido mole circundante está lesionado, como nas fraturas tipos II e III do colo do tálus

Vista dorsal

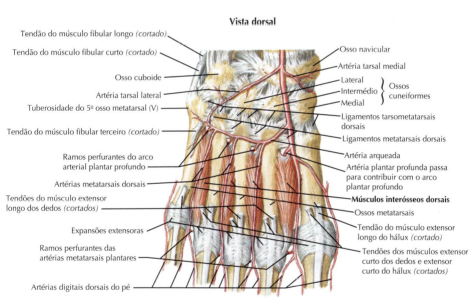

ARTÉRIA	ARTÉRIA-TRONCO	OSSO IRRIGADO
IRRIGAÇÃO SANGUÍNEA DO TÁLUS		
1. Artéria do "túnel" do tarso	Tibial posterior (TP)	Corpo (cúpula): suprimento primário do corpo
2. Artéria deltóidea	Artéria do "túnel" do tarso	Região medial do corpo; a artéria perfura o ligamento colateral medial (deltóideo)
3. Artérias superomediais diretas	Dorsal do pé	Cabeça e colo
4. Artéria do seio do tarso	Dorsal do pé e/ou Fibular (r. perfurante)	Colo e região lateral do corpo; contribui também para a cabeça
5. Artérias posteriores diretas	Fibular (r. perfurante)	Processo posterior/corpo

- Artérias do "túnel" do tarso e do seio do tarso formam uma anastomose primária inferiormente ao colo do tálus que supre o colo.
- Anastomoses intraósseas permitem ao tálus suportar uma lesão vascular de menor gravidade. Uma lesão vascular significativa (p. ex., fratura do colo do tálus tipo II ou III de Hawkins) frequentemente resulta em NAV

10 Tornozelo/Pé • ARTÉRIAS

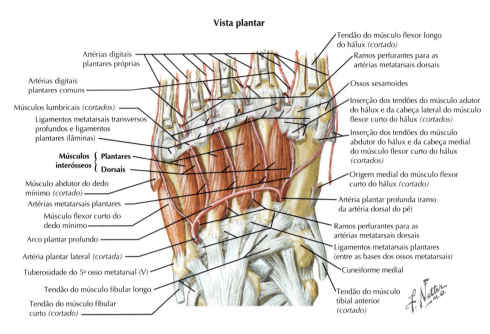

Vista plantar

ARTÉRIA	TRAJETO	RAMOS	COMENTÁRIO/IRRIGAÇÃO
\multicolumn{4}{c}{**ARTÉRIA DORSAL DO PÉ**}		
Ramos talares diretos	Diretamente no tálus	Nenhum	Irriga o corpo e o colo do tálus
Tarsal medial	Através dos ossos tarsais, abaixo do tendão do ELH	Nenhum	Irriga o dorso do pé e os ossos tarsais mediais
Tarsal lateral	Com o ramo lateral do nervo fibular profundo	Nenhum	Irriga o ECD e os ossos tarsais mediais
Arqueada	Transversalmente às bases dos ossos metatarsais, sob tendões do ELD	3 artérias MT dorsais (2ª, 3ª e 4ª) 6 artérias digitais dorsais 3 artérias perfurantes posteriores 1 artéria digital dorsal	Bifurcam-se ao nível da base MT Região medial e lateral dos dedos Do arco plantar profundo Vaso localizado bem lateralmente ao dedo mínimo
Plantar profunda	Desce entre 1º e 2º MT	Termina como arco plantar profundo	Forma o arco plantar profundo com o ramo terminal da artéria plantar lateral
1ª metatarsal dorsal		Ramo terminal da a. fibular profunda 3 artérias digitais dorsais	Hálux (dorso e região medial) e 1º espaço intermetatarsal
Arco plantar profundo	Sobre os músculos interósseos plantares na 4ª camada plantar	3 artérias perfurantes posteriores 4 artérias metatarsais plantares 1 digital plantar comum/própria 4 perfurantes anteriores 4 digitais plantares comuns 8 digitais plantares próprias 1 plantar comum/própria	Anastomosa-se com arqueada/MT dorsal Ao longo da metatarsal plantar Une-se ao ramo terminal da artéria plantar medial Une-se às artérias metatarsais dorsais Continuação após os ramos perfurantes Regiões mediais e laterais dos dedos Região lateral do dedo mínimo

- 10 artérias digitais dorsais (8 das 4 artérias MT dorsais, mais 2 que se ramificam proximalmente) não chegam à extremidade distal do dedo
- 10 artérias digitais plantares próprias (8 das artérias MT plantares mais 2 que se ramificam proximalmente) suprem a extremidade distal do dedo
- Cada dedo tem 2 artérias digitais dorsais e 2 artérias digitais plantares próprias

DISTÚRBIOS • Tornozelo/Pé

Tendinite do Tendão do Calcâneo ("Aquiliana")

Entorse do Tornozelo

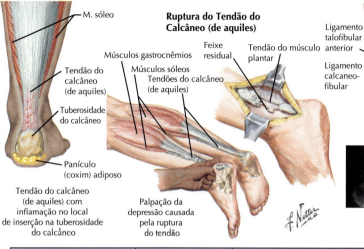

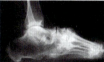

Artrite da parte média do pé

DESCRIÇÃO	HDA e EF	EXAMES COMPLEMENTARES/ ACHADOS	TRATAMENTO
TENDINITE DO TENDÃO DO CALCÂNEO ("AQUILIANA")			
• Ocorre na inserção do tendão do calcâneo (de aquiles) ou acima dela • Microtraumas na inserção	**HDA/EF:** dor no calcanhar, piora ao arranque/impulso; sensível à palpação	**RX:** em pé, perfil: +/− esporão na inserção do tendão do calcâneo **RM:** tendão fusiforme	1. Repouso, AINE, elevação do calcanhar 2. Excisão do esporão 3. Reconstrução com tendão do FLH
RUPTURA DO TENDÃO DO CALCÂNEO (DE AQUILES)			
• "Atletas de fim de semana" – homens de meia-idade que fazem atividades físicas • Ocorre em atividades de contração (carga) excêntrica	**HDA:** sensação (escuta) de "estouro/estalo" **EF:** defeito, teste Thompson +	**RX:** em pé, AP/perfil; geralmente normais	1. Imobilização (em equino) vs 2. Reparo cirúrgico (diminui o risco de recidiva)
INSTABILIDADE DO TORNOZELO			
• Entorses múltiplas/recorrentes • Associada ao calcanhar em varo • Pode ser pela articulação talocalcânea (subtalar)	**HDA:** dor e instabilidade **EF:** sensibilidade/dor à palpação do LTFA/LCF, observar se o calcanhar é varo; teste de inclinação talar e gaveta anterior +	**RX:** AP/perfil/oblíqua **Estresse:** teste da gaveta e inclinação talar mostram subluxação	1. Repouso, órtese Fisioterapia: fortalecer os mm. fibulares 2. Reconstrução cirúrgica (Brostrom) se a condição persistir
ENTORSE DO TORNOZELO			
• Lesão musculoesquelética nº1 • 90% laterais – somente o LTFA • 60% com LCF ("entorse alta do tornozelo"), com sindesmose 5% • Inversão é o mecanismo nº1	**HDA:** "estalo", dor, edema, +/− capacidade de sustentar peso **EF:** edema, equimoses, SP do LTFA (LCF), +/− testes de inclinação talar, gaveta anterior	**RX:** AP, perfil, da mortalha: excluir fratura (somente se não puder sustentar peso ou no caso de sensibilidade dolorosa em saliências ósseas)	1. RGCE, AINE 2. Imobilização grau III 3. Fisioterapia e exercícios de ADM 4. Cirurgia: lesão grave ou instabilidade persistente
ARTRITE (OA/DAD)			
• Pode ocorrer em qualquer articulação (talocrural, talocalcânea, mediotársica, mediopé) • Associada a trauma prévio, excesso de uso, NAV, artropatia inflamatória, obesidade	**HDA:** idade mais avançada; dor, +/− trauma prévio **EF:** dor na articulação afetada, +/− diminuição da ADM	**RX:** com carga Tornozelo: AP/perfil/mortalha Pé: AP/perfil/oblíqua Procurar achados clássicos de OA	1. AINE, mudança de atividades 2. Órteses: palmilha, AFO ou de barra dupla Mediopé: palmilha rígida/mata borrão 3. Fusão ou artroplastia

NETTER ATLAS DE ANATOMIA ORTOPÉDICA **375**

10 Tornozelo/Pé • DISTÚRBIOS

Pé de Charcot

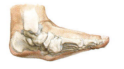
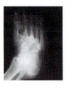

Radiografia anteroposterior
da articulação "de Charcot"

Pé Diabético
Neuropatia Autonômica Sensitiva

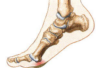
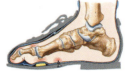
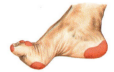

Úlcera   Tratamento

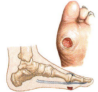
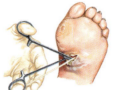

DESCRIÇÃO	HDA e EF	EXAMES COMPLEMENTARES/ ACHADOS	TRATAMENTO
NEUROARTROPATIA DE CHARCOT			
• Estágio final do pé diabético • Diminuição da sensibilidade – o paciente não consegue detectar fratura ou luxação • Lesões múltiplas, pseudartrose ou consolidação viciosa levam à destruição e deformidade articular	**HDA:** diabetes. NÃO se queixam de dor porque não a sentem **EF:** articulação vermelha, quente, edemaciada, +/– deformidade e/ou úlceras (pode parecer infecção)	**RX:** AP (com carga)/perfil/ oblíqua. Achados: osteopenia, fratura, calosidade, proeminências ósseas, destruição articular **Cintilografia com Índio:** excluir osteomielite	1. Imobilizar, verificar a pele 2. Órtese se possível 3. Tratar úlceras quando necessário 4. Excisão de proeminências ósseas 5. Alongamento do tendão do calcâneo (de aquiles) quando indicado 6. Artrodeses selecionadas
CALOSIDADES			

• Dois tipos de calo:
  ○ Duro: hiperceratose – pressão sobre ossos (5º dedo do pé, nº1)
  ○ Mole: maceração interdigital
	HDA/EF: sapatos apertados, dor no local da lesão	**RX:** AP/perfil: procurar proeminências/esporões ósseos	1. Sapato de bico largo
			2. Desbridar calosidade
			3. Palmilhas aliviam a pressão
			4. Excisão de proeminências ósseas

PÉ DIABÉTICO			

• Úlceras por pressão e neuropatia (sensitiva e autonômica); paciente não sente a dor da lesão
• Úlcera prévia, representa risco nº1 de úlcera
• 5% dos pacientes com DM têm úlceras
• Pode haver infecção secundária
• Insuficiência vascular leva à diminuição do potencial de consolidação
	HDA: AUSÊNCIA de dor, +/– drenagem da ferida
	EF: alterações da pele (p. ex., queda de pelos), pulsos diminuídos/ausentes, sensibilidade diminuída (teste do monofilamento avalia sensibilidade protetora: 5,07 ou melhor), úlcera; eritema, edema, drenagem podem estar presentes na infecção
		RX: procurar por osteomielite
		RM/cintilografia com Índio: avaliar a osteomielite
		LABS: hemograma completo/ PCR (infecção)
		Indicadores de cicatrização de úlceras:
		  Linfócitos: >1.500
		  Albumina: >3,5
		ITB: >0,45 (vasos não Ca^{++})
		Pressão nos dedos: >30mm Hg
			1. Prevenção: cuidado com a pele, sapatos para DM
			2. Desbridar úlceras/calosidades, gesso de contato total (GCT)
			3. Infecção: superficial: desbridar, antibióticos; profunda: desbridamento cirúrgico, antibióticos intravenosos
			Amputação em casos graves ou persistentes

DISTÚRBIOS • Tornozelo/Pé

Gota

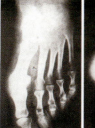
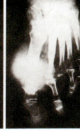

Cristais de urato monossódico livres e fagocitados no líquido articular (sinóvia) aspirado, vistos à microscopia com luz polarizada compensada

Hálux rígido

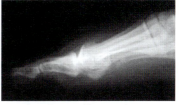

Radiografia em perfil mostrando estreitamento do espaço articular e acentuada formação de osteófitos no dorso do pé

Hálux valgo

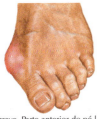

Joanete grave. Parte anterior do pé larga (alargada), com proeminência inflamada sobre a cabeça do 1º osso metatarsal (I). O hálux encontra-se desviado lateralmente (hálux valgo), sobreposto ao 2º dedo e em rotação medial. Os outros dedos também estão desviados lateralmente, acompanhando o hálux. É evidente o desvio lateral do tendão do músculo extensor longo do hálux

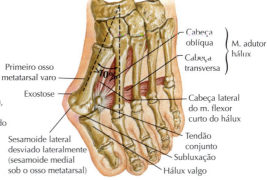

Primeiro osso metatarsal varo
Exostose
Sesamoide lateral desviado lateralmente (sesamoide medial sob o osso metatarsal)
Cabeça oblíqua ⎫
Cabeça transversa ⎬ M. adutor hálux
Cabeça lateral do m. flexor curto do hálux
Tendão conjunto
Subluxação
Hálux valgo

DESCRIÇÃO	HDA e EF	EXAMES COMPLEMENTARES/ ACHADOS	TRATAMENTO
GOTA (PODAGRA)			
• Defeito no metabolismo de purinas • Depósito de cristais de urato e urato monossódico provoca sinovite • A 1ª AMTF é o local mais comum	HDA: homens, dor aguda e intensa EF: dedo vermelho, edemaciado	RX: erosão de ambos os lados da articulação LABS: 1. Ácido úrico elevado; 2. cristais com birrefringência negativa (no líquido aspirado)	1. AINE/colchicina 2. Repouso 3. Alopurinol (prevenção) 4. Fusão, em caso de DAD
HÁLUX RÍGIDO			
• DAD da articulação MTF do hálux • Osteófito na região dorsal da cabeça do metatarso • Em geral, pós-traumático	HDA: meia-idade; dedo (hálux) doloroso, rígido EF: AMTF hipersensível à palpação, diminuição da ADM	RX: Em pé: AP/perfil; osteófito no dorso ou achados de OA na 1ª AMTF	1. AINE, órtese rígida de comprimento total 2. Queilectomia 3. Artrodese (DAD avançada)
HÁLUX VALGO			
• Deformidade: desvio lateral e pronação do hálux, 1º MT varo • O m. adutor do hálux "puxa" excessivamente o hálux • Cápsula articular: medial frouxa, lateral esticada/tensionada • Mulheres (10:1), sapatos de "bico fino"	HDA: dor (piora ao usar sapato) PE: deformidade em valgo/joanete; SP na região medial da cabeça do 1º MT/AMTF, +/− diminuição da ADM na AMTF, verificar a hipermobilidade do 1º raio	RX: AP(com carga)/perfil/oblíqua Medir os ângulos: 1. Hálux valgo (normal <15°) 2. Intermetatarsal (normal <9°) 3. Interfalângica (normal <10°) 4. **AMMD** (normal <15°)	1. Trocar sapatos: "bico largo" 2. Operatório: Leve: Chevron ou PPMD Grave: Osteotomia proximal/PPMD DAD: Fusão da 1ª AMTF COMPLICAÇÃO: recidiva nº 1

10 Tornozelo/Pé • DISTÚRBIOS

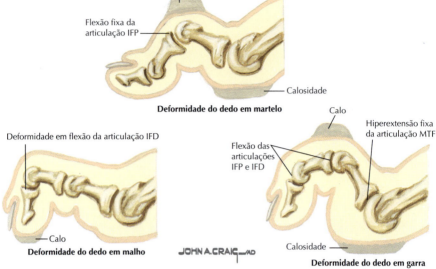

DESCRIÇÃO	HDA e EF	EXAMES COMPLEMENTARES/ ACHADOS	TRATAMENTO
DEFORMIDADES DOS PEQUENOS DEDOS			
Dedos em Garra			
• Deformidade primária: hiperextensão da AMTF (músculos extrínsecos se sobrepõem aos músculos intrínsecos mais fracos) • Deformidade secundária: flexão das articulações IFP e IFD • Associado a doenças neurológicas	**HDA:** dor no dedo ou na planta; doenças neurológicas (p. ex., DM, CMT) **EF:** deformidades dos dedos, calo na região dorsal da AIFP e na região plantar das cabeças dos MT; avaliar flexibilidade da deformidade	**RX:** AP/perfil/oblíqua pé; subluxação da F1 na cabeça do MT **RM:** coluna vertebral: excluir lesão neurológica **EMG:** excluir doença neurológica	1. Palmilhas para calos, palmilhas ou espaçadores MT, sapatos de dorso alto 2. Flexível: transferência do tendão do FLD para F1; Fixa: tratamento do FLD, liberação do ECD, alongamento do ELD, ressecção da AIFP
Dedos em Martelo			
• AIFP flexionada com calo na região dorsal • AMTF e AIFD estendidas • Associados a sapatos apertados e 2º e 3º raios longos (>4mm)	**HDA:** dor no dedo/planta **EF:** deformidade do dedo, calo na região dorsal da AIFP, região plantar da cabeça do MT; avaliar flexibilidade da deformidade	**RX:** AP com carga/perfil: Procurar subluxação articular Avaliar se o metatarsal é longo	1. Palmilhas, suportes/órtese para dedos em martelo 2. Flexível: transferência do tendão do FLD; Fixa: ressecção da AIFP +/− tratamento; liberação do extensor se a AMTF estiver fixa
Dedos em Malho			
• Flexão da AIFD • Associada a raio longo em sapatos apertados e artrite da AIFD	**HDA:** dor no dedo **EF:** AIFD flexionada, calo na região dorsal da AIFD	**RX:** AP/perfil/oblíqua Deformidade na AIFD	1. Palmilhas, sapatos com dorso alto 2. Liberação do tendão do FLD 3. Amputação parcial
METATARSALGIA			
• Dor na cabeça do osso metatarsal • Etiologia: tendinite do m. flexor, ruptura de ligamento, calo nº 1	**HDA/EF:** dor sob a cabeça do osso MT (do 2º MT é mais comum)	**RX:** Em pé, AP/perfil: procurar MT curto	1. Palmilhas nos ossos metatarsais 2. Modificar sapatos 3. Tratar causa subjacente

378 NETTER ATLAS DE ANATOMIA ORTOPÉDICA

DISTÚRBIOS • Tornozelo/Pé

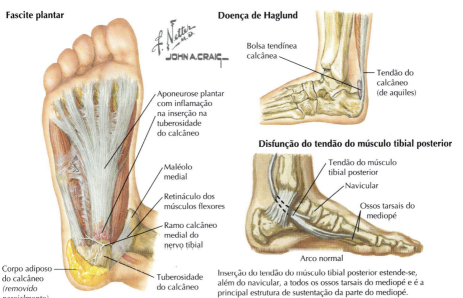

DESCRIÇÃO	HDA e EF	EXAMES COMPLEMENTARES/ ACHADOS	TRATAMENTO
NEUROMA DE MORTON (INTERDIGITAL)			
• Fibrose do nervo irritado • Geralmente entre o 2º e o 3º ossos metatarsais • Mulheres (sapatos) 5:1	HDA: dor com sapatos ou ao caminhar, alívio com repouso ou ao tirar os sapatos ED: MT, espaço intermetatarsal, SP, +/− dormência, teste de compressão +	RX: em pé AP/perfil: cabeças dos ossos MT podem estar próximas	1. Sapatos de "bico largo", infiltrações de esteroides, palmilhas/barras MT 2. Excisão do nervo e liberação do lig. MT transverso profundo
FASCITE PLANTAR			
• Inflamação/degeneração da fáscia; mulheres 2:1 • Associada à obesidade	HDA: dor matinal, melhora com deambulação ou alongamento EF: SP na parte plantar medial do calcâneo	RX: em pé, perfil: +/− esporão no calcâneo	1. Alongamento, AINE 2. Palmilha para o calcanhar 3. Tala (noturna), imobilização 4. Liberação parcial da fáscia
DISFUNÇÃO DO TENDÃO DO M.TIBIAL POSTERIOR (PÉ PLANO ADQUIRIDO)			

• Insuficiência do tendão do m. tibial posterior – deformidade/perda do arco do pé
• Crônica (tendinite) ou aguda (ruptura [HDA de trauma])
• Associada à obesidade e DM
• 3 estágios:
  ○ I: tenossinovite, ausência de deformidade (sem pé plano)
  ○ II: pé plano, parte posterior do pé flexível, não fica na ponta de um pé
  ○ III: parte posterior do pé rígido +/− DAD
	HDA: dor no mediopé, "fraqueza"; deformidade; dor na região lateral do pé em estágios avançados; HDA de trauma em alguns casos
	EF: pé plano +, calcanhar valgo, SP no tendão do TP (entre o maléolo medial e o navicular – área hipovascular), dor ao elevar o calcanhar (ficar na ponta do pé) ou incapacidade de fazê-lo + "sinal dos muitos dedos"
		RX:
		Pé: AP (com carga), perfil, oblíqua; AP: subluxação da cabeça do tálus;
		Perfil: colapso do arco longitudinal do pé
		Tornozelo: AP e mortalha (com carga); procurar inclinação talar valgo (lig. colateral medial [deltóideo] incompetente) visto em estágios avançados
			Estágio:
			I: imobilização 2-4 meses, AINE, órtese personalizada
			II: órtese LBUC/AFO OU transferência de tendão (usar o FLD) e osteotomia do calcâneo com deslizamento medial
			III: artrodese tripla +/− ATC (alongamento do tendão do calcâneo)

BURSITE RETROCALCÂNEA (DOENÇA DE HAGLUND)			
• Bursite na inserção do tendão do calcâneo (de aquiles) no calcâneo	HDA: dor na região posterior do calcanhar EF: vermelho e sensível à palpação, deformidade de Haglund	RX: em pé, perfil: esporão na inserção do tendão do calcâneo	1. AINE, elevação do calcanhar (salto), imobilização 2. Excisão osso/bolsa (raro)

10 Tornozelo/Pé • DISTÚRBIOS

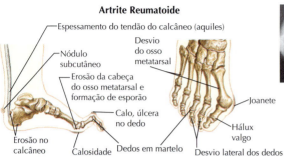
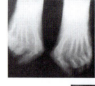

Artrite Reumatoide
- Espessamento do tendão do calcâneo (aquiles)
- Nódulo subcutâneo
- Desvio do osso metatarsal
- Erosão da cabeça do osso metatarsal e formação de esporão
- Erosão no calcâneo
- Calosidade
- Calo, úlcera no dedo
- Dedos em martelo
- Joanete
- Hálux valgo
- Desvio lateral dos dedos

Radiografia mostra deformidades graves do antepé. Hálux valgo, luxações da articulação metatarsofalângica com desvio lateral dos dedos. Veja também o desvio dos ossos sesamoides, que causa aumento da pressão sobre a cabeça do 1º osso metatarsal (I)

Pé de Corredor
Fratura de estresse do 2º osso metatarsal (II)

DESCRIÇÃO	HDA e EF	EXAMES COMPLEMENTARS/ ACHADOS	TRATAMENTO
ARTRITE REUMATOIDE			
• A sinovite é o problema nº 1 • Antepé: 1ª AMTF apresenta HV (hálux valgo), deformidades menores de dedos em garra • Retropé: insuficiência do TP e instabilidade subtalar = calcanhar valgo	**HDA:** dor, edema, deformidade **EF:** hálux valgo, dedos em garra com calos na planta; parte posterior do pé em valgo	**RX:** AP(com carga)/perfil/ oblíqua: avaliar destruição articular, osteopenia, subluxação articular, hálux valgo (medir ângulo) **LABS:** FR, AAN positivos	1. Tratamento clínico da AR 2. Sapatos de "bico largo" e órteses 3. Antepé: fusão da 1ª AMTF, ressecção da cabeça do MT dos dedos menores 2º-5º 4. Retropé: artrodese tripla
PÉ DE CORREDOR			
Várias etiologias • Compressão do nervo plantar medial • Nervo de Baxter (1º ramo do NPL) • Fratura de estresse	**HDA:** corredor ávido, dor **EF:** NPM: dor no arco medial do pé; N. Baxter: dor plantar/ lateralmente SP óssea (MT, navicular etc.)	**RX:** AP/perfil/oblíqua: geralmente normais **Cintilografia óssea:** avaliar fraturas de estresse	**Com base na etiologia:** NPM: liberação no nó de Henry N. Baxter: liberação da fáscia do m. abdutor do hálux Frat. de estresse: imobilizar, repouso
ESPONDILOARTROPATIA SORONEGATIVA (SÍNDROME DE REITER, EA, PSORÍASE)			
• Artrites inflamatórias: com sintomas em várias articulações • Tipos: artrite psoriática, síndrome de Reiter, espondilite anquilosante	**HDA:** dor no pé, qualquer articulação **EF:** avaliar todo o pé Psoriática: dedo em salsicha Reiter/espondilite anquilosante: dor no tendão do calcâneo/ calcanhar, bursite, fascite plantar	**RX:** AP/perfil/oblíqua **Psoriática:** deformidade em ponta de lápis; erosão da articulação IFD; Reiter/EA: +/– entesófitos **LABS:** FR negativo, HLA-B27 +	1. Tratamento clínico 2. Tratamento conservador para artrite, tendinite, bursite e fascite 3. Intervenção cirúrgica é pouco frequente
JOANETE DE TAYLOR (DO ALFAIATE/BUNIONETTE)			
• Cabeça do 5º osso metatar-sal (V) proeminente lateralmente • Exostose óssea/bursite	**HDA/EF:** dificuldade em calçar sapatos, proeminência lateral dolorida no 5º osso metatarsal (V)	**RX:** em pé **AP:** 5º dedo desviado medialmente, MT desviado lateralmente	1. Palmilhas, sapato de "bico largo" 2. Leve: osteotomia em Chevron 3. Grave: osteotomia em prateleira (deslizamento) MT
SÍNDROME DO "TÚNEL" DO TARSO			
• Nervo tibial comprimido pelo retináculo dos mm. flexores ou lesão expansiva (p. ex., cisto) no "túnel" • Diagnóstico clínico	**HDA:** dor, dormência/ formigamento **EF:** dor no "túnel" do tarso, +/– alterações sensitivas e teste de Tinel	**RX:** AP/perfil; geralmente normais **RM:** massa tumoral ou lesão no túnel **EMG:** confirma diagnóstico clínico	1. AINE, infiltração de esteroides 2. Liberação cirúrgica do retináculo, fáscia do m. abdutor do hálux, remoção de qualquer massa (liberar nervos plantares)
HÁLUX HIPERESTENDIDO ("Turf Toe")			
• Lesão do ligamento (lâmina) plantar (ruptura) no colo do MT • Hiperextensão da 1ª AMTF	**HDA:** hiperextensão, dor no dedo (MTF) **EF:** dor plantar, dor em extensão (FD), diminuição da ADM	**RX:** AP/perfil/oblíqua; geralmente normais **Cintilografia óssea:** excluir frat. de estresse	1. Imobilizar, repouso, AINE 2. Órtese para bloquear flexão dorsal durante as atividades

DISTÚRBIOS PEDIÁTRICOS • Tornozelo/Pé 10

Pé Torto Congênito (*Clubfoot*)

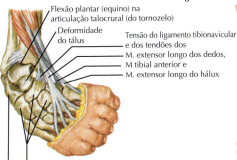

Flexão plantar (equino) na articulação talocrural (do tornozelo)
Deformidade do tálus
Tensão do ligamento tibionavicular e dos tendões dos
M. extensor longo dos dedos,
M tibial anterior e
M. extensor longo do hálux

Posição vara extrema dos ossos da parte anterior do pé
Inversão do calcâneo
Alterações patológicas no pé torto congênito

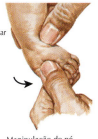

Manipulação do pé na correção gradativa por etapas da deformidade em varo (Deve-se evitar uma força excessiva.)

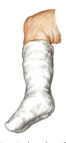

Depois de cada estágio da manipulação, aplica-se gesso para manter a correção

Pé Cavo

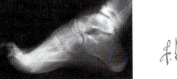

Radiografia mostrando o arco alto

Metatarso Aducto

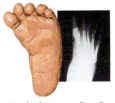

A vista da planta e a radiografia mostram o desvio medial da parte anterior do pé

DESCRIÇÃO	HDA e EF	TRATAMENTO
PÉ TORTO CONGÊNITO (PÉ TALO EQUINOVARO)		

• Idiopático, congênito
• Meninos 2:1, 50% bilateral, 1:1.000
• Etiologia multifatorial: fatores genéticos e ambientais
• Associado a outras condições
• 4 deformidades diferentes: **CAVE**
• Também visto em transtornos neuromusculares
	HDA: nasceu com a deformidade
	EF: 4 deformidades (auxiliar mnemônico **CAVE**) mediopé **C**avo, antepé **A**duzido, art. subtalar **V**aro, retropé **E**quino
	RX: AP/perfil: "paralelismo" do tálus e do calcâneo
	Perfil: ângulo T-C: nl >35°
	AP: ângulo T-C: nl 20°-40°, <20° no pé torto
		• Ponseti: gesso seriado + barras
		  ◦ **C**avo: flexão dorsal 1º raio
		  ◦ **A**duzido/**V**aro: cabeça do tálus é o fulcro da correção
		  ◦ **E**quino: flexão dorsal do tornozelo, alongamento do tendão do calcâneo
		• Liberar se persistente >6-9 meses
		• Neuromuscular: liberação 6-12 meses

PÉ CAVO (PÉ COM ARCO ALTO)		
• Arco alto devido a desequilíbrio muscular no pé imaturo (mm. TA e fibular longo); TA fraco, FL e TP fortes • Tornozelo flexionado: causa dor • É preciso excluir doença neuromuscular (p. ex., Charcot-Marie-Tooth) • Pode haver dedos em garra	**HDA:** 8-10 anos, dor no tornozelo **EF:** caminha sobre os dedos, tendão do calcâneo tenso, flexão dorsal do tornozelo diminuída **RX:** AP/perfil pé e tornozelo **EMG/ECN:** testar quanto à fraqueza muscular **RM:** coluna vertebral: excluir doença neuromuscular	• Órteses/palmilhas/AFO quando necessário (usada com resultados mistos) • Osteotomias diversas • Transferência e reequilíbrio dos tendões
METATARSAIS ADUCTOS		
• Região anterior do pé aduzida (varo) • Transtorno pediátrico nº 1 do pé • Associado à posição intrauterina ou outros transtornos de "contenção"	**HDA:** os pais percebem a deformidade **EF:** deformidade do "pé em forma de rim ou grão de feijão", ângulo coxa/pé negativo, marcha com dedos virados para dentro	• A maioria dos casos se resolve espontaneamente com desenvolvimento normal • Gesso seriado • Liberação do músculo abdutor do hálux • Raramente, osteotomias na parte média do pé

Tornozelo/Pé • DISTÚRBIOS PEDIÁTRICOS

Coalizão (fusão) Tarsal

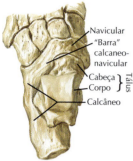

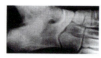

Coalizão calcaneonavicular óssea sólida evidente na radiografia oblíqua

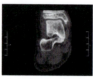

Coalizão talocalcânea, na face articular talar média

Coalizão calcaneonavicular

Pé Plano Valgo

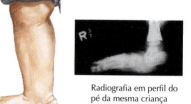

Radiografia em perfil do pé da mesma criança

Criança de 2 anos, a condição é mais evidente quando o paciente fica em pé

Pé Talo Vertical

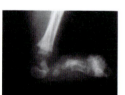

Radiografia em perfil mostrando a posição vertical do tálus, a flexão plantar da parte posterior do pé e a flexão dorsal da parte anterior do pé

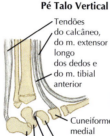

Tendões do calcâneo, do m. extensor longo dos dedos e do m. tibial anterior

Cuneiforme medial
Navicular
Calcâneo
Tálus
Ligamento talonavicular

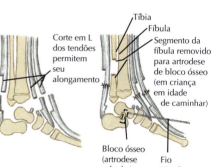

Corte em L dos tendões permitem seu alongamento

Tíbia
Fíbula
Segmento da fíbula removido para artrodese de bloco ósseo (em criança em idade de caminhar)

Bloco ósseo (artrodese subtalar)
Fio Kirschner

DESCRIÇÃO	AVALIAÇÃO	TRATAMENTO
PÉ PLANO FLEXÍVEL		
Pé Plano Valgo (Pé Plano)		
• Variante normal • Quase sempre bilateral • Pé plano somente ao sustentar peso; forma um arco quando não sustenta peso	**HDA:** geralmente assintomático, +/− dor com atividade **EF:** pé plano quando pisa (suporte de peso). Na ausência de carga (apoio), o arco do pé é reconstituído; calcanhar passa a varo ao ser elevado **RX:** arco diminuído, fora isso normal	1. Observação, tranquilizar os pais, não precisa de sapatos especiais 2. Suportes para o arco podem ajudar em caso de sintomas leves 3. Osteotomia do calcâneo no caso de dores persistentes
PÉ PLANO RÍGIDO		
Coalizão Tarsal		
• Fusão congênita de 2 ossos tarsais • Calcâneo/navicular nº 1 (crianças menores) • Tálus/calcâneo (subtalar) nº 2 • As coalizões podem ser fibrosas, ósseas ou cartilagíneas	**HDA:** criança maior/adolescente com início insidioso de dor, piora com atividade **EF:** pé plano rígido, espasmo fibular **RX:** Sinal do nariz de tamanduá (calcaneonavicular) **TC:** melhor método para identificar e medir a coalizão	1. Imobilização, órteses, AINE 2. Dor persistente ou recorrente: C-N: ressecção fusão T-C: <50% envolvidos: ressecção >50% envolvidos: fusão subtalar
Pé Talo Vertical Congênito		
• Tálus em flexão plantar. Luxação talonavicular dorsolateral não passível de redução • Também observado em transtornos neuromusculares	**HDA/EF:** planta convexa/"pé em mata borrão" (sempre plano), pé plano rígido, +/− aparência calcaneovalgo **RX:** FP perfil: linha do eixo talar abaixo articulação entre MT e o cuneiforme	1. Imobilização inicial (em FP) para alongamento 2. Liberação completa em 6-18 meses 3. Talectomia em casos resistentes

ACESSOS CIRÚRGICOS • Tornozelo/Pé 10

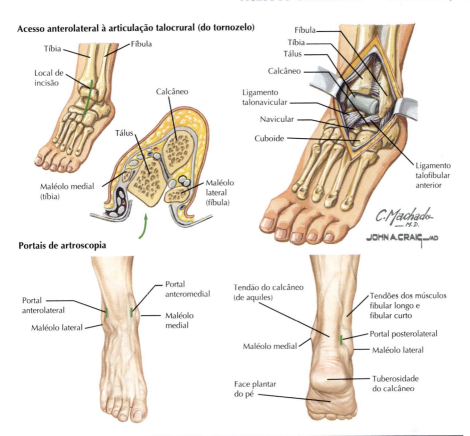

USOS	PLANOS ENTRE OS NERVOS	RISCOS	COMENTÁRIO
	**TORNOZELO: ACESSO ANTEROLATERAL**		
• Fusões/tríplice artrodese • Fraturas (p. ex., "pilão" tibial, tálus) • Acesso à articulação intertarsal	• Mm. fibulares (fibular superficial) • ELD (fibular profundo)	• Nervo fibular profundo • Artéria tibial anterior	• Pode fornecer acesso à parte posterior do pé • Preservação do coxim adiposo (seio do tarso) ajuda na cicatrização da ferida

PORTAIS DE ACESSO PARA ARTROSCOPIA

Usos: sinovectomia, remoção de corpos livres, lesões osteocondrais, impacto, condroplastia, algumas artrodeses

Anteromedial	Medial ao tendão do m. tibial anterior (TA) na articulação ou imediatamente proximal a ela	Nervo safeno e veia safena	Portal com menos risco, deve ser abordado primeiro
Anterolateral	Lateralmente ao tendão do m. fibular terceiro na articulação ou imediatamente proximal a ela	Nervo fibular superficial	Pode ser abordado com agulha sob visualização direta
Posterolateral	Margem lateral do tendão do calcâneo, 1 cm proximal à extremidade da fíbula	Nervo sural, veia safena parva	Pode ser abordado com agulha sob visualização direta

Já foram descritos portais anterocentral, posterocentral e posteromedial, mas não são recomendados devido ao risco de NAV

FASCIOTOMIAS

Ver página 369

Abreviações

A

a.	artéria
aa.	artérias
AAN	anticorpo antinuclear (fator antinuclear)
AC	acromioclavicular (articulação; ligamento)
ACMC	articulação carpometacarpal
ACP	músculo abdutor curto do polegar
ADM	amplitude de movimento
ADMin	músculo abdutor do dedo mínimo
ADP	artéria dorsal do pé
AFO	órtese para tornozelo e pé ("*ankle and foot orthesis*")
AIE	artéria ilíaca externa
AIF	articulação interfalângica
AIFD	articulação interfalângica distal
AIFP	articulação interfalângica proximal
AINE	anti-inflamatório não esteroide
ALP	músculo abdutor longo do polegar
AMCF	articulação metacarpofalângica
AMDT	ângulo metadiafisial da tíbia
AMMD	ângulo metafisário metatarsal distal
AMTF	articulação metatarsofalângica
ant.	anterior
antib.	antibiótico
AO	associação para osteossíntese ("*AO Foundation*")
AP	anteroposterior
APe	apoio de peso
art.	articulação
ARUD	articulação radiulnar distal
ARUP	articulação radiulnar proximal
ASI	articulação sacroilíaca
ATJ	artroplastia total de joelho
ATMT	articulação tarsometatarsal
ATP	adenosina trifosfato
AVA	acidente com veículo automotor
AVDs	atividades da vida diária

B

BR	músculo braquiorradial

C

CA	câncer
CAP	compressão anteroposterior
CC	ligamento coracoclavicular
CCDH	cristais de cálcio di-hidratados
CESA	colapso escafossemilunar avançado

CGB	contagem de glóbulos brancos
CL	compressão lateral
CMA	nervo cutâneo medial do antebraço
CMC	carpometacarpal
CMT	Charcot-Marie-Tooth
CPL	complexo do canto posterolateral

D

DA	dedo anular
DAD	doença articular degenerativa
DDD	doença degenerativa do disco intervertebral
DDQ	displasia do desenvolvimento do quadril
DI	dedo indicador
DISI	instabilidade do segmento intercalado dorsal
DM	dedo médio/diabete melito
DMin	dedo mínimo
DSR	distrofia simpática reflexa
dT	toxoide do tétano e da difteria
DTTP	disfunção do tendão do m. tibial posterior

E

EA	espondilite anquilosante
EC	esternoclavicular (articulação; ligamento)
ECD	músculo extensor curto dos dedos
ECH	músculo extensor curto do hálux
ECM	músculo esternocleidomastóideo
ECN	estudo de condução nervosa
ECP	músculo extensor curto do polegar
ED	músculo extensor dos dedos
EDM	músculo extensor do dedo mínimo/ espaço para a medula espinal
EF	exame físico
EI	músculo extensor do indicador
EIAI	espinha ilíaca anteroinferior
EIAS	espinha ilíaca anterossuperior
EIPI	espinha ilíaca posteroinferior
EIPS	espinha ilíaca posterossuperior
ELD	músculo extensor longo dos dedos
ELH	músculo extensor longo do hálux
ELP	músculo extensor longo do polegar
EMG	eletromiografia
EP	embolia pulmonar

NETTER ATLAS DE ANATOMIA ORTOPÉDICA **385**

Abreviações *cont.*

E

ES	escafossemilunar (articulação; ligamento)
esp.	especialmente
ETT	escafotrapezio-trapezóidea
ERCC	músculo extensor radial curto do carpo
ERLC	músculo extensor radial longo do carpo
EUC	músculo extensor ulnar do carpo

F

F1	falange proximal
F2	falange média
F3	falange distal
FC	músculo fibular curto
FCD	músculo flexor curto dos dedos
FCDMin	músculo flexor curto do dedo mínimo
FCH	músculo flexor curto do hálux
FCP	músculo flexor curto do polegar
FD	flexão dorsal, dorsiflexão
Fisiot	fisioterapia
FL	músculo fibular longo
FP	flexão plantar
FR	fator reumatoide
Frat/frats	fratura; fraturas
FLD	músculo flexor longo dos dedos
FLH	músculo flexor longo do hálux
FLP	músculo flexor longo do polegar
FPD	músculo flexor profundo dos dedos
FRC	músculo flexor radial do carpo
FSD	músculo flexor superficial dos dedos
FUC	músculo flexor ulnar do carpo

G

GAP	gesso axilopalmar
GI	gastrointestinal (trato)
GL/gl.	gesso luva (luva gessada); glândula
GSNE	gânglio sensitivo do nervo espinal
GU	glenoumeral; genitourinário (trato, aparelho)

H

HDA	história da doença atual
HNP	hérnia de núcleo pulposo
HPP	história patológica pregressa
HPT	hormônio paratireóideo
HV	hálux valgo

I

IAO	intervalo "atlanto-odontóideo"
ICC	instabilidade carpal combinada
ICD	instabilidade carpal dissociativa
ICND	instabilidade carpal não dissociativa
IE	músculo infraespinal
I&D	incisão e drenagem, irrigação e desbridamento
IF	interfalângica
IFD	interfalângica distal
IFP	interfalângica proximal
IM	intramedular
IMD	instabilidade multidirecional
IRPL	instabilidade de rotação posterolateral
IRPM	instabilidade de rotação posteromedial
ITBSA	imobilização tipo bota, sem apoio (carga)
IV	intravenoso
IOD	músculo interósseo dorsal
IOP	músculo interósseo palmar
IFD	articulação interfalângica distal

L

L	lombalgia
LABS	exames laboratoriais
LBUC	Laboratório de Biomecânica da Universidade da Califórnia
LCA	ligamento cruzado anterior
LCF	ligamento calcaneofibular
LCF	ligamento colateral fibular
LCM	ligamento colateral medial
LCP	ligamento cruzado posterior
LCR	ligamento colateral radial; lig. radiocapitato
LCT	"ligamento carpal transverso"; lig. colateral tibial
LCU	ligamento colateral ulnar; lig. coracoumeral
	ligamento colateral medial
LEC	ligamento escafocapitato
LER	lesão por esforço repetitivo
LETT	ligamento escafotrapezio-trapezoidal
LGUI	ligamento glenoumeral inferior

386 NETTER ATLAS DE ANATOMIA ORTOPÉDICA

LGUIA	ligamento glenoumeral inferior, banda anterior
LGUIP	ligamento glenoumeral inferior, banda posterior
LGUM	ligamento glenoumeral médio
LGUS	ligamento glenoumeral superior
LICD	ligamento intercarpal dorsal
LIO	ligamento interósseo
LLA	ligamento longitudinal anterior
LLP	ligamento longitudinal posterior
LMC	limpeza mecanocirúrgica
LPC	ligamento piramidal-capitato
LPF	"ligamento poplíteofemoral"
LPFL	"ligamento patelofemoral lateral"
LPFM	"ligamento patelofemoral medial"
LPH	ligamento piramidal-hamato
LPHC	ligamento piramidal-hamato-capitato
LOP	fibras obliquas do lig. colateral tibial ("ligamento oblíquo posterior")
LRCD	ligamento radiocarpal dorsal
LREC	ligamento radioescafocapitato
LRES	ligamento radioescafossemilunar
LRO	"ligamento retinacular oblíquo"
LRSC	ligamento radiossemilunar curto
LRSL	ligamento radiossemilunar longo
LRSP	ligamento radiossemilunar-piramidal
LSAP	lábio superior anterior/posterior
LTA	ligamento transverso do atlas; lig. transverso do acetábulo
LTFA	ligamento talofibular anterior; lig. tibiofibular anterior
LTFP	ligamento talofibular posterior; lig. tibiofibular posterior
LTiFA	ligamento tibiofibular anterior
LTiFP	ligamento tibiofibular posterior
LUC	ligamento ulnocapitato
LUS	ligamento ulnossemilunar
LUP	ligamento ulnopiramidal

M

M.	músculo
MC	metacarpal (osso; ligamento)
MCF	metacarpofalângica
MI	membro inferior
MIO	membrana interóssea
MR	"manguito rotador"
MS	membro superior
MT	metatarsal (osso; ligamento)
MTF	metatarsofalângica

N

N.	nervo
NAV	necrose avascular
NC	nervo craniano
NCFL	nervo cutâneo femoral lateral
NCFP	nervo cutâneo femoral posterior
NEM	neoplasia endócrina múltipla
NFS	nervo fibular superficial
NIA	nervo interósseo anterior
NIP	nervo interósseo posterior
nl	normal (dentro dos limites de normalidade)
NPL	nervo plantar lateral
NPM	nervo plantar medial

O

OA	osteoartrite
OCD	osteocondrite dissecante
ODMin	músculo oponente do dedo mínimo
OP	músculo oponente do polegar
OTLS	órtese toracolombossacral

P

PC	músculo palmar curto
PCR	proteína C-reativa
ped.	pediátrica
PL	músculo palmar longo
PPC	pino (fixação) percutâneo
PPMD	procedimento de partes moles distal
Post.	posterior
PR	músculo pronador redondo
Proc.	processo
PQ	músculo pronador quadrado
PTH	paratormônio ou hormônio paratireóideo

R

RAFI	redução aberta, fixação interna
RF-FP	redução fechada, fixação (pino) percutânea
RGCE	repouso, gelo, compressão e elevação
RL	rotação lateral
RM	ressonância magnética/rotação medial
RX	radiografia

S

SE	músculo supraespinal
SI	sacroilíaco
SLP	semilunar-piramidal
SNC	sistema nervoso central/parte central do sistema nervoso
SP	sensibilidade (dor) à palpação; semilunar-piramidal
SPF	síndrome patelofemoral

Abreviações *cont.*

STC	síndrome do túnel do carpo		TP	músculo tibial posterior
subst.	substância		TTP	tendão do m. tibial posterior
			TVP	trombose venosa profunda
T				
TA	músculo tibial anterior		**U**	
TACR	trombocitopenia com ausência		US	ultrassom
	congênita do rádio (síndrome)			
TC	tomografia computadorizada		**V**	
TFC	fibrocartilagem triangular		VHS	velocidade de hemossedimentação
TFCC	complexo fibrocartilagíneo triangular		VISI	instabilidade do segmento
TIT	trato iliotibial			intercalado palmar ("volar")

Índice

A
Abdução, 91
Abdutores do quadril, 239
Abscesso em ferradura, 214
Acesso de Bryan/Morrey, para o cotovelo, 138
Acesso de Harding, ao quadril, 282
Acesso de Kocher, ao cotovelo, 137
Acesso de Ludloff ao quadril, 281
Acesso de Moore/Southern, ao quadril, 283
Acesso de Smith-Peterson, ao quadril, 281
Acesso de Watson-Jones, ao quadril, 282
Acesso ilioinguinal, à pelve, 247
Acesso Kocher-Langenbeck, à pelve, 248
Acetábulo, 222, 224, 230-231
Acetilcolina (ACh), 23
Acetilcolinesterase, 23
Acrômio, 76
Actina, 24
Adutor curto/longo/magno, 237, 267
Alça cervical, 64
"Alça vascular de Henry", 121
"Alça vascular/arcada de Henry", 176
Amplitude de movimento
    braço, 125
    coluna vertebral, 49
    cotovelo, 125
    joelho, 310
    mão, 203
    ombro, 91
    pelve, 235
    punho, 149, 159
    quadril, 262
    tornozelo/pé, 358
Anel fibroso, 46
Ângulo Q, 310
Ângulo tuberositário, 339
Antebraço
    acessos cirúrgicos, 180-182
    amplitude de movimento, 159
    anamnese, 157
    anatomia topográfica, 140
    artérias, 173
    articulações, 149-153
    compartimentos, 154, 168, 169
    distúrbios pediátricos, 179
    distúrbios, 174-178
    exame físico, 158-160
    fasciotomias, 168-169
    músculos, 161-169
        compartimento anterior, 163-165
        compartimento posterior, 166-167

    corte transversal, 168
    origens e inserções, 161, 162
    nervos, 170-172
    osteologia, 141-142
    pequenos procedimentos, 156
    radiografia, 143
    trauma, 144-148
    túneis, 154
Aorta, 244
Aparelho de Pavlik, 279
Apoio, 360
Aponeurose do músculo bíceps braquial, 121
Aponeurose extensora dorsal, 198
Arcada de Struthers, 121
Arcada fibrosa de Frohse, 176
Arco da aorta, 65
Arco palmar profundo/superficial, 212
Artéria arqueada, 374
Artéria axilar, 100, 101, 133
Artéria braquial, 133
Artéria braquial profunda, 133
Artéria cervical, 65
Artéria circunflexa femoral, 245
Artéria dorsal do pé, 374
Artéria espinal anterior/posterior, 66
Artéria femoral, 245, 269, 273
Artéria femoral profunda, 273, 274
Artéria fibular, 322, 372
Artéria glútea inferior/superior, 244, 245
Artéria ilíaca comum, 244
Artéria ilíaca externa, 244, 245
Artéria ilíaca interna, 244
Artéria intercostal posterior/lombar, 66
Artéria maleolar, 372
Artéria obturatória, 240, 244
Artéria plantar, 372, 374
Artéria poplítea, 322
Artéria principal do polegar, 212
Artéria radial do indicador, 212
Artéria radial, 133, 168, 173, 212
Artéria subclávia, 65, 101
Artéria tarsal medial/lateral, 374
Artéria tibial anterior/posterior, 322, 372
Artéria toracoacromial, 100
Artéria ulnar, 133, 138, 173, 212
Artéria vertebral, 65
Artérias digitais palmares, 212
Artérias epifisiais, 274
Artérias retinaculares, 274

Articulação acromioclavicular
anatomia topográfica, 76
artrose, 102
infiltração, 88
ligamentos, 87
luxação, 81, 89
radiografia, 78
Articulação atlantoaxial, 39, 43
Articulação atlantoccipital, 43
Articulação carpometacarpal
do dedo, 184
do polegar, 184
infiltração, 199
ligamentos, 192
teste de atrito, 205
Articulação do ombro (glenoumeral)
artrite, 102
infiltração, 88
instabilidade, 104
ligamentos, 86
luxação, 82, 83, 90
Articulação dos processos articulares, 46
Articulação escapulotorácica, 85
Articulação esternoclavicular, 76, 85
Articulação femorotibial, 297, 298-300
Articulação intertarsal, 352
Articulação intervertebral, 44
Articulação metacarpofalângica, 193, 195
Articulação patelofemoral
estrutura e função, 304
ligamentos, 299, 300, 304
síndrome patelofemoral, 324
testes especiais, 311
Articulação radiocarpal, 150, 152
Articulação radiulnar distal, 153
Articulação sacroilíaca, 30, 220, 232
Articulação talonavicular, 352
Articulação tarsometatarsal (de Lisfranc), 347, 353
Articulações costovertebrais, 47
Articulações interfalângicas
dedo, 338
do polegar, 338
flexão/extensão, 195
ligamentos, 194, 353
osteoartrite, 201
proximal, 194, 338
radiografia, 186
Articulações sinoviais, 16, 17
"Articulações uncovertebrais", 47
Artrite. Ver Osteoartrite; Artrite reumatoide.
Artrite inflamatória, 20, 323
Artrite reumatoide, 20
joelho, 323
mão, 201, 213
punho, 176
radiografia, 213
tornozelo/pé, 380
Artrite séptica, 20

Artrocentese
cotovelo, 122
joelho, 306
tornozelo, 134
Artroplastia
cotovelo, 134
total do joelho, 330, 331
total do quadril, 277, 278
Artroscopia
cotovelo, 138
joelho/patelar, 324, 336
ombro, 87, 106, 107
punho, 182
quadril, 284
tornozelo, 383
Atlas (vértebra C I), 31, 32, 39, 43
ATP, na contração muscular, 25
Axila, 97
Áxis (vértebra C II), 31, 32, 43
Axônio, 21
Axonotmese, 22

B
Bainha carótica, 53
Bainha de mielina, 21
Bainha do tendão EUC, 153
Bainha dos tendões flexores, da mão, 191, 199
Balanço, na marcha, 360
Bloqueio digital, 199, 355
Bloqueio do punho, 156
Bolsa radial, 197
Bolsa subcutânea do olécrano, 121, 122
Bolsa suprapatelar, 304
Bolsa ulnar, 197
Braço
acessos cirúrgicos, 137-138
amplitude de movimento, 125
anamnese, 123
anatomia topográfica, 110
artérias, 133
articulações, 119, 120
compartimentos, 130
distúrbios pediátricos, 136
distúrbios, 134-136
exame físico, 124-126
fasciotomias, 130
músculos, 127-130
nervos, 130-132
origens e inserções, 127
osteologia, 111, 112
outras estruturas, 121
pequenos procedimentos, 122
radiografia, 113
trauma, 114-118
Bursite
isquiática, 235, 246
joelho, 308
pré-patelar, 308, 325

retrocalcânea, 358, 379
séptica, 308
trocantérica, 275
Bursite do olécrano, 124, 134
Bursite retrocalcânea, 358, 379

C

Calcâneo
 fraturas, 345
 origens e inserções, 361
 osteologia, 339, 341
 radiografia, 343
Calcanhar valgo, 338
Cálcio
 metabolismo, 8-10
 na contração muscular, 25
 na função do nervo, 23
Calcitonina, 9
Calo, 376
Calo duro, na consolidação da fratura, 14
Calo mole, na consolidação da fratura, 14
Calo, pé, 357
Camptodactilia, 216
Canais de Volkmann, 3
Capitato, 142
Capítulo do úmero, osteocondrose, 135, 136
Cápsula articular, 16, 46, 119
Cápsula fibrosa, 17
Capsulite adesiva, 102
Cartilagem articular, 16-19
Célula de Schwann, 21
Células da glia, 21
Células mesenquimais, 6
Centro de ossificação primário, 6
Cervicocraniano, 32, 39
Cintilografia óssea
 antebraço, 143
 coluna vertebral, 38
 coxa/quadril, 253
 mão, 186
 ombro, 79
 perna/joelho, 291
 tornozelo, 342
Cisto mucoso da mão, 213
Cisto retinacular, 215
Cisto sinovial, 174, 213
Classificação de Evans/Jessen, das fraturas inter-
 trocantéricas, 256
Classificação de Frykman, para as fraturas da
 parte distal do rádio, 146
Classificação de Garden, para as fraturas do colo
 do fêmur, 255
Classificação de Gustilo e Anderson, para as fraturas expostas, 12
Classificação de Lauge-Hansen, para as fraturas
 do tornozelo, 344

Classificação de Neer, para as fraturas do úmero,
 84
Classificação de Thompson, para a luxação do
 quadril, 254
Classificação de Young e Burgess, para as fraturas
 da pelve, 228-229
Classificação de Winquist/Hansen, para as fraturas do corpo (diáfise) do fêmur, 256
Classificação Epstein, luxação do quadril, 254
Classificação Russel-Taylor, para as fraturas sub-
 trocantéricas, 257
Clavícula
 anatomia topográfica, 76
 fratura, 80
 osteologia, 78
 radiografia, 78, 79
Clinodactilia, 216
Coalizão (fusão) tarsal, 382
Cóccix
 anatomia topográfica, 30
 corte transversal, 240
 osteologia, 36, 221
 vista lateral esquerda, 31
Colágeno, 4
Colapso escafossemilunar avançado, 178
Coluna vertebral
 amplitude de movimento, 49
 anamnese, 48
 anatomia topográfica, 30
 artérias, 65-67
 articulações, 43-47
 camadas fasciais, 53
 cervical. Ver Região cervical.
 distúrbios, 68-72
 distúrbios pediátricos, 72
 estabilidade, 41
 exame físico, 49-52
 lombar. Ver Região lombar.
 músculos, 54-58
 nervos, 59-64
 osteologia, 31-36
 radiografia, 37-38
 regiões, 31
 torácica. Ver Região torácica.
 trauma, 39-42
Compartimento adutor, 207, 209
Compartimento hipotenar, 207, 209
Compartimento interósseo palmar, 209
Compartimento posteromedial do joelho, 298
Compartimentos extensores, do antebraço, 155
Complexo fibrocartilagíneo triangular, 152, 153
Compressão cervical, 68
Compressão de Apley, 311
Condrócito, 18
Condromalacia, 324
Condução nervosa, 22
Contração concêntrica, 25
Contração excêntrica, 25

NETTER ATLAS DE ANATOMIA ORTOPÉDICA **391**

Contração isocinética, 25
Contração isométrica, 25
Contração isotônica, 25
Contratura de Dupuytren, 202, 215
Contusão da crista ilíaca ("hip pointer"), 246
Corda oblíqua, 119
Corpo adiposo infrapatelar, 297
Corpo vertebral, 31
Cotovelo
  acesso lateral, 137
  acesso posterior, 138
  amplitude de movimento, 125
  anastomoses ao redor, 133
  anatomia topográfica, 110
  artrocentese, 122
  artroplasia, 134
  distúrbios, 135
    anamnese, 123
    exame físico, 124
    exame neurovascular, 126
    testes especiais, 126
  em extensão, 112
  em flexão, 112, 119
  estabilidade, 120
  fraturas, 123
  instabilidade, 126, 135
  ligamentos, 119
  luxação, 118, 123
  osteocondrite dissecante, 135
  outras estruturas, 121
  pequenos procedimentos, 122
  portais de artroscopia, 138
  radiografia, 113, 119
  rígido, 135
  teste de flexão, 126
  vista anterior, 119
Cotovelo de babá, 118, 124
Cotovelo de golfista, 126, 134
Cotovelo de tenista (epicondilite lateral), 122, 124, 126, 134
Coxa/quadril
  acessos cirúrgicos, 281-284
  alinhamento, 252
  amplitude de movimento, 262
  anamnese, 260
  anatomia topográfica, 250
  artérias, 273-274
  articulações, 258
  compartimentos, 269
  distúrbios pediátricos, 264, 279, 280
  distúrbios, 254
  exame físico, 261-264
  fasciotomias, 269
  fraturas, 255-257
  ligamentos, 258
  luxação, 254
  músculos, 265-269
  nervos, 270-272

  origens e inserções, 265
  osteologia, 251-252
  pequenos procedimentos, 259
  portais de artroscopia, 284
  radiografia, 253
  trauma, 254-257, 260
Coxins adiposos, 121
Crianças
  distúrbios da coluna vertebral, 72
  distúrbios da mão, 264
  distúrbios do antebraço, 179
  distúrbios do ombro, 205
  distúrbios do quadril, 264
  distúrbios do tornozelo/pé, 381-382
Crista ilíaca
  anatomia topográfica, 30, 220, 250
  contusão, 246
  osteologia, 222
Cristais de hidroxiapatita, 4
Cuboide, 340, 341
Cuneiformes, 340, 341

D
Dedo(s)
  acessos cirúrgicos, 218
  amplitude de movimento, 203
  anatomia topográfica, 184
  aparelho intrínseco, 196
  artérias e nervos, 198
  artrite reumatoide, 201
  corte sagital, 198
  distúrbios pediátricos, 216
  em extensão, 195, 196, 203
  em flexão, 195, 203
  infecções, 202
  ligamentos, 192-194
  músculos, 206, 208
  osteoartrite, 201
  osteologia, 185
  radiografia, 186
  rotação e desvio, 201
  testes especiais, 205
  vista posterior, 196
Dedo em gatilho, 202, 215
Dedo em martelo, 357, 378
Dedo em martelo, da mão, 189, 200
Dedo em martelo, do pé, 378
Dedos em garra, 378
Defeito osteocondral, 328
Deformidade de Haglund, 357
Deformidade de Madelung, 179
Deformidade de Sprengel, 105
Deformidade em botoeira, 201, 213
Deformidade em cúbito varo, 124
Deformidade em pescoço de cisne, 201, 213
Dermátomos, 61
Desvio ulnar, 143
Diáfise, 2

Disco central (articular), 153
Disco intervertebral, 44, 46
Disfunção do tendão do m. tibial posterior, 379
Displasia do desenvolvimento do quadril, 279
Doença de Blount (tíbia vara infantil), 332
Doença de De Quervain, 158, 174
Doença de Haglund, 379
Doença de Kienböck, 178
Doença de Legg-Calve-Perthes, 280
Doença de Osgood-Schlatter, 308, 334
Doença de Paget, 11
Doença de Panner (osteocondrose do capítulo do
    úmero), 135, 136
Doença degenerativa do disco intervertebral, 70
Doppler, da mão, 204
Dorso, músculos, 56-58

E
Eletromiografia, 23
Eminência hipotenar, 184
Eminência tenar, 184
Endoneuro, 21, 22
Entorse, 17
Epicondilite
    lateral (cotovelo de tenista), 122, 124, 126, 134
    medial (cotovelo de golfista), 126, 134
Epicôndilo lateral, 110
Epicôndilo medial, 110
Epiderme, 22
Epífise, 2, 7
Epifisiólise, 280
Epineuro, 21, 22
Eponíquio, 198, 214
Escafoide, 142, 147, 158
Escanometria da perna, 291
Escápula alada, 93, 104
Escápula
    anatomia topográfica, 76
    fixações musculares, 94
    fraturas, 80
    osteologia, 77
    radiografia, 79
Escoliose, 72
Escorbuto, 11
Espaço (compartimento) tenar, 197, 207, 209
Espaço de Parona, 197, 214
Espaço mediopalmar, 197
Espaço quadrangular do ombro, 96
Espaço subacromial, 88
Espaço triangular, do ombro, 96
Espinha ilíaca, 30, 220, 223
Espinha isquiática, 223
Espondilite anquilosante, 380
Espondiloartropatia, soronegativa, 380
Espondilolistese, 71
Espondilolistese traumática, 39
Espondilose, 70-71
Espondilose cervical, 70

Esponjosa, 7
Esporotricose, 214
Estenose espinal, 68
Estudos sobre condução nervosa, 22
Exame ginecológico, após lesão da coluna verte-
    bral, 236
Exame neurovascular
    antebraço, 159
    braço, 126
    coluna vertebral, 50, 51
    coxa/quadril, 262
    mão, 204
    ombro, 92
    pelve, 236
    perna/joelho, 310
    tornozelo/pé, 359
Exame retal, após lesão da coluna vertebral, 236
Extensão
    dedos, 195
    joelho, 310
    ombro, 91
Extensores do quadril, 239

F
Faixa (banda) lateral, da mão, 196
Faixa (banda) sagital, da mão, 196
Faixas (bandas) laterais conjuntas, da mão, 196
Falanges
    artérias e nervos, 198
    corte sagital, 198
    corte transversal, 198
    fraturas, 187-189, 348
    osteologia, 185, 340, 341
    radiografia, 186
    trauma, 187-189, 348
Fáscia cervical, lâmina pré-traqueal, 53
Fáscia cervical, lâmina profunda, 53
Fáscia plantar, 362
Fascículo, 21, 24
Fascículos musculares, 24
Fascite plantar, 379
Feixe central, da mão, 196
Feixe lateral, da mão, 196
Fêmur
    anteversão, 279
    artérias, 273, 274
    fraturas, 255-257, 261, 275
    osteologia, 251, 252
    parte distal, 287
    radiografia, 253
Ferimento cortocontuso (por soco nos dentes),
    200, 215
Fibra muscular, 24
Fibra nervosa amielínica, 21
Fibra nervosa mielínica, 21
Fibras nervosas, 21
Fibras oblíquas, da mão, 196
Fibrocartilagem, 16

Fíbula, 288, 291, 295, 339
"Fise", 7
Flexão
  dedos, 195
  joelho, 310
  ombro, 91
  quadril, 262
Flexores do quadril, 238
Forame intervertebral, 47
Forame isquiático maior/menor, 223
Forames, das vértebras, 31
Fosfato de cálcio, 4
Fosfato, 8, 9
Fossa cubital, 110
Fossa intercondilar, 297
Fossa poplítea, 250, 286
Fratura de Bennett, 187
Fratura de Chance, 41
Fratura de Colles, 146
Fratura de Galeazzi, 145
Fratura de Jefferson, do atlas, 39
Fratura de Maisonneuve, 295
Fratura de Monteggia, 145
Fratura de Rolando, 187
Fratura do "pilão" tibial, 295
Fratura do boxeador, 200
Fratura do dente do áxis, 39
Fratura do enforcado, 39
Fratura do rádio em torus, 148
Fratura em galho verde, 148
Fratura em livro aberto, 234
Fratura intertrocantérica, 256
Fratura por explosão, da vértebra, 41
Fratura subtrocantérica, 257
Fraturas. *Ver também* Ossos específicos.
  classificação de Salter-Harris, 12, 13
  cominutivas, 12
  consolidação, 14, 15
  de Chance, 41
  dente do áxis, 39
  do enforcado, 39
  em espiral, 12
  exposta, 12
  galho verde 12
  oblíqua, 12
  patológica, 12
  por compressão, 12
  por explosão, 41
  torus, 12
  transversa, 12
Fraturas do anel pélvico, 228-229

G
Gota (podagra), 20, 377

H
Hálux hiperestendido (*"turf toe"*), 380
Hálux rígido, 377

Hálux valgo (joanete), 357, 377
Hamato, 142
Hâmulo do hamato, 152
Hemartrose, 20
Hematoma, na consolidação da fratura, 14
Hérnia de disco, 69
Hipercalcemia, 10
Hiperparatireoidismo, 10
Hipocalcemia, 10
Hipoparatireoidismo, 10
Hormônio paratireóideo, 8, 9

I
Impacto femoroacetabular, 275
Impacto
  femoroacetabular, 263, 275
  ombro/"manguito rotador", 93, 103
Incidência de Broden, do pé, 343
Infecções de espaços profundos, 214, 215
Infiltração na bolsa trocantérica, 259
Inflamação, na consolidação da fratura, 14
Inspeção
  da coluna vertebral, 49
  da coxa/quadril, 261
  da mão, 201
  da pelve, 235
  da/do perna/joelho
  do antebraço, 158
  do cotovelo, 124
  do ombro, 90
  do tornozelo/pé, 357
Instabilidade carpal, 177
Instabilidade/luxação perissemilunar, 147
Intervalo triangular, do ombro, 96

J
Jerk teste, 93
Joanete (hálux valgo), 357, 377
Joanete de Taylor (do alfaiate), 380
Joelho
  acessos cirúrgicos, 335
  amplitude de movimento, 310
  anterior, 16
  artroplasia total, 330, 331
  aspiração/artrocentese, 306
  cinemática, 296
  distúrbios, 324-328
  estrutura, 296
  infiltração, 306
  ligamentos, 297-301, 304, 326, 327
  luxação, 292
  menisco, 302-303
  portais de artroscopia, 306
  trauma, 307
Joelho valgo, 332
Joelho varo, 332
Junção neuromuscular, 23
Junção tendínea, 196
Junções musculotendíneas, 26

K
Kanavel, sinais cardinais de, 202

L
Lábio articular, 258
Lábio glenoidal, 86
Laceração do complexo fibrocartilagíneo triangular, 174
Lamina epifisial/"placa" de crescimento, lesão, 13
Laminectomia, 68
Lei de Wolff, 252
Lesão Bankart, 104
Lesão da camisa de Rugby, 189
Lesão de Stener, 189
Lesão slap, 104
Liberação do túnel do carpo, 209
Ligamento amarelo, 44
Ligamento anular, 119
Ligamento arqueado, 299
Ligamento calcaneocubóideo, 349, 352
Ligamento calcaneonavicular, 352
"Ligamento carpal transverso" (contínuo com o retináculo dos músculos flexores), 152, 154
Ligamento colateral fibular, 299, 327
Ligamento colateral lateral acessório, 119
Ligamento colateral medial (deltóideo), 349
Ligamento colateral medial, parte tibiocalcânea, 349
Ligamento colateral medial, parte tibionavicular, 349
Ligamento colateral radial, 119
Ligamento colateral tibial, 300, 327
Ligamento colateral tibial, fibras oblíquas ("lig. oblíquo posterior"), 300
"Ligamento colateral tibial, fibras oblíquas ("lig. oblíquo posterior"), 300
Ligamento colateral ulnar, 119
Ligamento coracoacromial, 87
Ligamento coracoumeral, 86
Ligamento cruzado anterior, 297, 307, 311, 326
Ligamento cruzado posterior
  fixações, 298
  função, 298
  lesão, 307
  ruptura, 327
  testes especiais, 313
Ligamento da cabeça do fêmur, 258
Ligamento de Cleland, 194
Ligamento de Grayson, 194
"Ligamento de Struthers", 121
Ligamento do capitato-hamato, 151
Ligamento escafocapitato, 151
Ligamento escafossemilunar, 151
Ligamento escafotrapezio-trapezoidal, 151
Ligamento fabelofibular, 299
Ligamento iliofemoral, 258
Ligamento iliolombar, 44

Ligamento inguinal, 220
Ligamento intercarpal dorsal, 151
Ligamento interósseo, 349
Ligamento intertransversário, 44
Ligamento intraespinal, 44
Ligamento isquiofemoral, 258
Ligamento longitudinal anterior/posterior, 44
Ligamento longitudinal posterior, 44
Ligamento mucoso, 297
Ligamento nucal, 44
Ligamento piramidal-capitato, 151
Ligamento piramidal-hamato, 151
Ligamento piramidal-hamato-capitato, 151
Ligamento piso-hamato, 151, 152
Ligamento pisometacarpal, 151, 152
Ligamento poplíteo oblíquo, 298
Ligamento poplíteofibular, 299
Ligamento puberofemoral, 258
Ligamento quadrado, 119
Ligamento radiocarpal, dorsal, 150, 151
Ligamento radioescafocapitato, 150
Ligamento radiossemilunar curto/longo, 150
Ligamento radioulnar dorsal/palmar, 151, 153
Ligamento semilunar-piramidal, 151
Ligamento talocalcâneo, 352
Ligamento talofibular, 349
Ligamento transverso do acetábulo, 258
Ligamento transverso do joelho, 297
Ligamento transverso do úmero, 87
Ligamento transverso superior da escápula, 87
Ligamento trapeziocapitato, 151
Ligamento trapeziotrapezoidal, 151
Ligamento triangular, 196
Ligamento ulnocapitato, 150
Ligamento ulnopiramidal, 153
Ligamento ulnossemilunar, 150, 153
Ligamentos, 17. Ver também Articulações específicas.
Ligamentos colaterais, joelho, 300, 327
Ligamentos glenoumerais, 86
Ligamentos meniscofemorais, 298
Ligamentos patelomeniscais, 304
Ligamentos patelotibiais, 304
"Ligamentos retinaculares, transverso/oblíquo", 196
Linha arqueada, 223
Linha curva de Shenton, 279
Linha de Hilgenreiner, 279
Linha de Perkin, 279
Linhas glúteas, 223
Lombalgia, 48, 68
Luxação dos processos articulares, região cervical da coluna vertebral, 40
Luxação subcoracóidea, 82

M
M. espinal, 57
M. semiespinal, 58

M. semimembranáceo, 265, 268, 300
M. semitendíneo, 265, 268
M. serrátil anterior, 76, 97
M. serrátil posterior superior/inferior, 56
M. sóleo, 26, 318
M. tensor da fáscia lata, 239, 240
Maléolo medial/lateral, 338, 339
"Manguito rotador", 93, 96, 103. *Ver também*
   Ombro.
Manobra de Allis, 254
Manobra de Hipócrates, 83
Manobra de Milch, 83
Manobra de Stimson, 83
Mão. *Ver também* Dedo(s).
   acessos cirúrgicos, 218
   amplitude de movimento, 203
   anatomia topográfica, 184
   aparelho intrínseco, 196
   artérias, 212
   articulações, 192-195
   bainha sinovial dos tendões flexores, 191
   compartimentos,
   distúrbios, 209
      anamnese, 200
      em crianças, 216, 217
      exame físico, 201-204
      testes especiais, 205
   em extensão, 149, 203
   em flexão, 149, 203
   em posição anatômica, 149
   espaços, 197
   músculos, 206-209
   nervos, 210, 211
   origens e inserções, 206
   osteologia, 185
   pequenos procedimentos, 199
   radiografia, 186
   trauma, 187-191, 200
   vista anterior, 185
   vista posterior, 185
   zonas dos tendões dos músculos extensores,
      190
   zonas dos tendões dos músculos flexores, 190
Mão em clava radial (hemimelia radial), 179
Marcha, 360
Massa óssea, regulação, 5
Matriz, osso, 4
Medula espinal, 42, 50, 51, 59
Membrana sinovial, 16, 20
Menisco
   articulação dos processos articulares, 46
   artroscopia, 328
   estrutura e função, 302, 303
   radiografia, 303
   rupturas, 328
   testes especiais, 311
Menisco homólogo, 153
Meralgia, 236, 263, 275

Metacarpais, 185, 187, 199
Metáfise, 2, 7
Metatarsais
   anatomia topográfica, 338
   fraturas, 348
   origens e inserções, 361
   osteologia, 340, 341
Metatarsalgia, 378
Metatarso aducto, 381
Miastenia grave, 23
Mielodisplasia, 72
Miofibrila, 24
Miofilamento, 24
Miosina, 24
Mordidas de animais, 200, 215
Mordidas humanas, 200, 215
Músculo, 24, 25, 27. *Ver também Músculos*
   específicos.
Músculo abdutor do dedo mínimo, 207, 363, 368
Músculo abdutor do hálux, 363, 368
Músculo abdutor longo do polegar, 167
Músculo adutor do hálux, 308
Músculo adutor do polegar, 308
Músculo adutor magno/longo/curto, 265
Músculo ancôneo, 166
Músculo articular do joelho, 266
Músculo bíceps braquial
   anatomia topográfica, 110
   corte transversal, 130
   exame físico, 93
   origens e inserções, 94, 127
Músculo bíceps femoral, 265, 268, 299
Músculo braquial, 128, 130
Músculo braquiorradial, 166
Músculo coracobraquial, 94, 127, 130
Músculo deltoide, 76, 96, 97, 130
Músculo digástrico, 54
Músculo eretor da espinha, 30, 57, 220
Músculo escaleno, 55
Músculo esplênio da cabeça/pescoço, 57
Músculo esternocleidomastóideo, 30, 53, 54
Músculo esterno-hióideo, 54
Músculo estilo-hióideo, 54
Músculo extensor curto/longo do hálux, 316, 367
Músculo extensor curto/longo do polegar, 167
Músculo extensor curto/longo dos dedos, 316,
   367, 368
Músculo extensor do dedo mínimo, 166
Músculo extensor do indicador, 167
Músculo extensor dos dedos, 166, 189
Músculo extensor radial longo/curto do carpo,
   166, 176
Músculo extensor ulnar do carpo, 166
Músculo fibular curto/longo, 317
Músculo fibular terceiro, 316
Músculo flexor curto do dedo mínimo, 207, 365
Músculo flexor curto/longo do hálux, 319, 365
Músculo flexor curto/longo dos dedos, 319, 363

396 NETTER ATLAS DE ANATOMIA ORTOPÉDICA

Músculo flexor longo do hálux, tendão, 364
Músculo flexor longo do polegar, 165
Músculo flexor longo dos dedos, tendão do, 364
Músculo flexor profundo dos dedos, 165, 189
Músculo flexor profundo dos dedos, tendão do, 197
Músculo flexor radial do carpo, 163
Músculo flexor radial do carpo, tendão do, 140
Músculo flexor superficial dos dedos, 164
Músculo flexor superficial dos dedos, tendão do, 197
Músculo flexor ulnar do carpo, 163
Músculo gastrocnêmio, 26, 318, 338
Músculo gêmeo inferior/superior, 237, 239, 265
Músculo genio-hióideo, 54
Músculo glúteo máximo, 237, 239, 265
Músculo glúteo médio/mínimo, 237, 239, 240, 265
Músculo grácil, 237, 265, 267
Músculo ilíaco, 238
Músculo iliocostal, 57
Músculo iliopsoas, 240
Músculo intraespinal, 96
Músculo latíssimo do dorso, 56, 95
Músculo levantador da escápula, 56, 95
Músculo longo do pescoço, 53
Músculo longuíssimo, 57
Músculo milo-hióideo, 54
Músculo multífido, 58
Músculo oblíquo superior/inferior da cabeça, 55
Músculo obturador interno/externo
    ações, 267
    origens e inserções, 237, 239, 265, 267
    relações anatômicas, 240, 241, 243
Músculo omo-hioideo, 54
Músculo oponente do dedo mínimo, 207
Músculo oponente do polegar, 207
Músculo palmar curto, 207
Músculo palmar longo, 163
Músculo pectíneo, 237, 240, 265, 267
Músculo peitoral maior
    ações, 97
    anatomia topográfica, 76
    origens e inserções, 97, 127, 128
    ruptura, 104
Músculo peitoral menor, 94, 97
Músculo piriforme
    exame físico, 263
    origens e inserções, 237, 239, 265
    relações anatômicas, 243, 245
Músculo plantar, 318
Músculo platisma, 53, 54
Músculo poplíteo, 299, 319
Músculo pronador quadrado, 165
Músculo pronador redondo, 163
Músculo psoas maior/menor, 238, 265
Músculo quadrado femoral
    origens e inserções, 237, 239, 265
    relações anatômicas, 242, 243, 245

Músculo quadrado plantar, 364
Músculo quadríceps femoral, 250, 286, 308
Músculo redondo maior/menor, 96
Músculo reto femoral, 240, 266
Músculo reto posterior maior/menor da cabeça, 55
Músculo romboide, 30
Músculo romboide maior/menor, 56, 95
Músculo sartório, 240, 266, 300
Músculo subclávio, 97
Músculo subescapular, 96
Músculo supinador, 167
Músculo supraespinal, 93, 96
Músculo tibial anterior/posterior, 316, 319
Músculo tireo-hióideo, 54
Músculo trapézio, 30, 76, 95
Músculo tríceps braquial, 110, 129, 130
Músculo vasto lateral/intermédio/medial, 265, 266
Músculos interespinais, 58
Músculos interósseos dorsais/palmares, 208
Músculos interósseos dorsais/plantares, 308, 308, 373, 374
Músculos intertransversários, 58
Músculos isquiotibiais, 268
Músculos levantadores das costelas, 58
Músculos lumbricais, 208, 364
Músculos rotadores, 58

N
Navicular, 340, 341
Necrose avascular (osteonecrose) do quadril, 276
Nervo acessório, raiz espinal, 92, 98
Nervo auricular magno, 64
Nervo axilar, 92, 99, 100, 126
Nervo braquial, 130
Nervo cervical transverso, 64
Nervo clúnio, superior/médio, 243
Nervo cutâneo femoral lateral/posterior
    compressão, 275
    exame físico, 236, 262
    relações anatômicas, 241, 243, 269, 271, 272
Nervo dorsal da escápula, 92, 98, 99
Nervo espinal, 60
Nervo femoral
    exame físico, 236, 262, 310
    relações anatômicas, 240, 241, 269, 271
Nervo fibular
    comum, 272, 321
    exame físico, 310
    profundo/superficial, 321, 371
Nervo fibular comum, 272, 321
Nervo frênico, 64, 100
Nervo genitofemoral, 236, 241, 262, 271
Nervo glúteo inferior/superior, 236, 243, 262
Nervo ílio-hipogástrico, 236, 241
Nervo ilioinguinal, 236, 241

Nervo interósseo anterior, 170
Nervo isquiático
  exame físico, 262, 310
  relações anatômicas, 240, 243, 269, 272
Nervo laríngeo recorrente, 53
Nervo mediano
  bloqueio, 156
  compressão, 175, 201
  exame físico, 126
  ramos, 210, 211
  relações anatômicas, 100, 130, 152, 168, 170
  teste, 204
Nervo musculocutâneo
  exame físico, 126
  ramos, 211
  relações anatômicas, 130
  vista anterior, 130
  vista posterior, 130
Nervo obturatório
  ramos/divisões, 270, 273
  relações anatômicas, 240, 241
  teste, 262
Nervo occipital, menor, 64
Nervo peitoral lateral, 92
Nervo periférico, 21
Nervo plantar medial/lateral, 370
Nervo pudendo, 236, 242, 243
Nervo radial
  bloqueio, 156
  compressão, 176
  exame físico, 126, 204
  ramos, 210, 211
  relações anatômicas, 99, 121, 130, 168
  vista posterior, 131
Nervo safeno, 320, 370
Nervo subcostal, 241
Nervo subescapular, 92, 99
Nervo supraclavicular, 64, 98
Nervo supraescapular, 92, 98, 99
Nervo sural, 310, 321, 371
Nervo tibial, 272, 310, 320, 370
Nervo torácico longo, 92
Nervo toracodorsal, 92, 99
Nervo ulnar
  bloqueios, 156
  compressão, 123, 176, 201
  ramos, 210, 211
  relações anatômicas, 100, 121, 130, 168, 172
  teste, 126, 204
  transposição submuscular, 134
  zonas, 154
Nervo, 21, 22
Nervos cervicais, 60, 62
Nervos coccígeos, 60, 242
Nervos digitais palmares, 212
Nervos lombares, 60, 63
Nervos sacrais, 60
Nervos torácicos, 60, 92, 98

Neuroartropatia de Charcot, 376
Neuroma de Morton, 379
Neurônio, 21
Neuropraxia, 22
Neurotmese, 22
Nódulo de Ranvier, 21
Nódulos de Bouchard, 201
"Nódulos" de Heberden, 201
Núcleo pulposo, 46
Núcleo pulposo herniado, 69

O
Olécrano, 110, 117, 140
Ombro
  acesso anterior, 106, 107
  amplitude do movimento, 91
  anamnese, 89
  anatomia topográfica, 76
  artérias, 101
  articulações, 85-87
  artroscopia, 87, 106,107
  distúrbios pediátricos, 105
  distúrbios, 102-105
  estruturas neurovasculares, 100
  exame físico, 90-93
  ligamentos, 85-87
  músculos, 94-97
  nervos, 98, 99
  origens e inserções, 94
  osteologia, 77, 78
  pequenos procedimentos, 88
  radiografia, 78-79
  trauma, 80-84
Ossículos, 341
Ossificação, 6
Ossificação aposicional, 6
Ossificação do sulco de Ranvier, 7
Ossificação endocondral, 2, 6
Ossificação intramembranácea, 2, 6
Osso. *Ver também Ossos específicos.*
  composição, 4
  consolidação, 14, 15
  formação, 6
  formas, 2
  fraturas, 12. *Ver também* Fraturas.
  funções, 2
  homeostase, 10
  no metabolismo do cálcio, 8
  no metabolismo do fosfato, 8
  regulação, 5
  tipos de células, 5
  tipos estruturais, 3
  tipos microscópicos, 2
Osso do quadril (inominado), 222
Ossos longos, 2
Ossos planos, 2
Osteíte púbica, 246

Osteoartrite
acometimento da coluna vertebral, 70
alterações degenerativas, 19
características, 19
cotovelo, 134
joelho, 323
mão, 201, 213
ombro (glenoumeral), 102
punho, 178
radiografia, 213
tornozelo/pé, 375
Osteoblastos, 4, 5, 6
Osteócitos, 4, 5
Osteoclastos, 4, 5
Osteocondrite dissecante do cotovelo, 135
Osteocondrose do capítulo do úmero, 135, 136
Osteodistrofia renal, 10
Osteomalacia, 10, 11
Ósteon (Sistema de Harvers), 3
Osteonecrose (necrose avascular), do quadril, 276
Osteopetrose, 11
Osteoporose, 3, 11

P
Palpação
antebraço, 158
coluna vertebral, 49
cotovelo, 124
coxa/quadril, 261
dedos, 202
ombro, 90
pelve, 235
perna/joelho, 309
tornozelo/pé, 358
Paroníquia, 198, 214
"Parte transversa", 349
"Pata de ganso", 286
Patela
anatomia topográfica, 286
desvio, 311
estrutura e função, 304
fraturas, 292
osteologia, 287
subluxação e luxação, 304, 325
tendinite, 325
Pé cavo, 381
Pé de cavovaro, 357
Pé de Charcot, 376
Pé de corredor, 380
Pé diabético, 376
Pé plano, 357, 382
Pé plano ("chato"), 379, 382
Pé plano valgo, 382
Pé torto congênito (pé talo equinovaro), 381
Pelve
acessos cirúrgicos, 247, 248
amplitude do movimento, 235

anamnese, 234
anatomia topográfica, 220
artérias, 244, 245
articulações, 232, 233
distúrbios, 246
estabilidade, 232
exame físico, 235
ligamentos, 233
músculos, 237-240
nervos, 241-243
origens e inserções, 237
osteologia, 221-224
pontos de referência anatômicos, 223
radiografia, 225, 226, 240
trauma, 227-231, 234
Perineuro, 21
Periósteo, 7
Perna/Joelho. *Ver também* Joelho.
alinhamento, 289
anamnese, 307
anatomia topográfica, 286
artérias, 322
articulações, 305. *Ver também* Joelho.
compartimentos, 315
distúrbios, 323-329
distúrbios pediátricos, 332-334
exame físico, 308-310
fasciotomias, 315
músculos
compartimento anterior, 316
compartimento lateral, 317
compartimento posterior, parte profunda, 319
compartimento posterior, parte superficial, 318
origens e inserções, 314
nervos, 320, 321
osteologia 287-289
pequenos procedimentos, 306
radiografia, 290, 291
trauma, 292-295
Pescoço, 54, 64, 65
"Pilão" tibial, 339
Pinch grip, 126
Piramidal, 142
Pisiforme, 142, 152
Planta, 338
Plexo braquial, 100
anatomia topográfica, 30
fascículo lateral, 99, 132, 170, 172
fascículo medial, 99, 132, 170, 172, 210
fascículo posterior, 99, 131, 171
raízes, 98
tronco superior, 98
vista anterior, 170
vista posterior, 171
Plexo cervical, 64, 98
Plexo lombar, 241, 270, 320, 370

Plexo lombossacral, 242, 243
Plexo sacral, 272
  divisão anterior, 320, 370
  divisão posterior, 321, 371
Podagra (gota), 20, 377
Polegar
  amplitude de movimento, 203
  articulação carpometacarpal, 184, 199
  distúrbios pediátricos, 217
  fraturas, 187, 200
  hipoplasia, 217
  infiltração, 199
  ligamentos, 192, 193
  luxação, 200
  testes especiais, 205
Polegar do esquiador, 19
Polidactilia, 217
Polidactilia pré-axial, 217
"Polpa", 198
Ponta do dedo, 198
POPI IQ mnemônico, 223, 243
Porção terminal do tendão do músculo extensor
    dos dedos, 196
Portal de Neviaser, 106, 107
Portal Wilmington, 106, 107
Prega (plica) sinovial, 325
"Prega palmar proximal/distal", 184
Processo espinhoso de C VII, 30
Processo estiloide da ulna, 140
Proteoglicano, 4, 18
Pseudartrose congênita, 333
Pseudogota, 20
Psoríase, 380
Punho. *Ver também* Antebraço.
  acessos cirúrgicos, 180-182
  amplitude de movimento, 149
  artérias, 173
  articulações, 150
  aspiração/infiltração, 156
  distúrbios, 174-178
  em extensão, 149
  em flexão, 149
  face articular carpal, 141
  fileira distal, 142
  fileira proximal, 142
  fraturas, 147
  ligamentos, 149-151
  luxação, 158
  pequenos procedimentos, 156
  portais de artroscopia, 182
  posição anatômica, 149
  radiografia, 143, 152
  testes especiais, 160
  vista anterior, 142
  vista posterior, 142

Q
Quadril. *Ver também* Coxa/quadril.
  acessos cirúrgicos, 281-284

artroplastia total, 277-278
  contratura em flexão, 261
  infiltração/aspiração, 259
  luxação, 254, 261
  radiografia, 253
  ressalto, 275
Quadril em ressalto ("*coxa saltans*"), 275

R
Rádio
  anatomia topográfica, 110
  cabeça do rádio
    anatomia topográfica, 140
    fraturas, 117
    luxação congênita, 136
    subluxação, 118, 124
  fratura da parte distal, 146-148, 158
  fraturas do corpo (diáfise), 144-145
  osteologia, 141
  parte proximal, 112, 161-162
  vista anterior, 141
  vista posterior, 141
Radiografia (incidência) "*inlet*" da pelve, 225, 226
Radiografia (incidência) "*outlet*" da pelve, 225, 226
Radiografia (incidência) "*outlet*" do supraespinal, do ombro, 79
Radiografia (incidência) axial/sesamoide, do pé, 343
Radiografia (incidência) com estresse no polegar, 186
Radiografia (incidência) da fossa intercondilar, do joelho, 290
Radiografia (incidência) de Canale, do pé, 343
Radiografia (incidência) do nadador, da região cervical da coluna vertebral, 37
Radiografia (incidência) oblíqua alar, da pelve, 225, 226
Radiografia (incidência) oblíqua obturatriz da pelve, 225, 226
Radiografia anteroposterior (AP)
  cotovelo, 113
  fêmur, 253
  mão, 186
  ombro, 79
  pé, 343
  pelve, 225, 253
  perna/joelho, 290, 291
  punho, 143
  quadril, 253
  região cervical da coluna vertebral, 37
  região lombar da coluna vertebral, 38
  tornozelo, 342
Radiografia axial (*sunrise*) do joelho, 290
Radiografia da mortalha do tornozelo, 342
Radiografia de Rosenberg, da perna/joelho, 290
Radiografia de *west point*, ombro, 79
Radiografia de Zanca, ombro, 79

Radiografia do dente do áxis (odontoide), da região cervical da coluna vertebral, 37
Radiografia em perfil
  cotovelo, 113
  coxa/quadril, 253
  fêmur, 253
  mão, 186
  pé, 343
  perna/joelho, 290, 291
  punho, 143
  região cervical da coluna vertebral, 37
  região lombar da coluna vertebral, 38
  tornozelo, 342
Radiografia em perfil da região cervical da coluna vertebral, 37
Radiografia Merchant, da perna/joelho, 290
Radiografia na incidência da fossa intercondilar (tunnel/notch view) do joelho, 290
Radiografia oblíqua
  cotovelo, 113
  mão, 186
  pé, 343
  punho, 143
  região cervical da coluna vertebral, 37
  região lombar da coluna vertebral, 38
Radiografia panorâmica, da perna, 291
Radiografia radiocapitular, cotovelo, 113
Radiografia *serendipity* do ombro, 79
Radiografia Stryker, ombro, 79
Radiografias (incidências) de estresse
  ombro, 79
  pé, 343
  tornozelo, 342
Ramo calcâneo, 372
Ramo espinal, 66
Ramo perfurante da artéria fibular, 372
Raquitismo/osteomalacia, 10
Recesso pré-estilóideo, 153
Reflexo de Babinski, 51
Reflexo de Hoffman, 204
Reflexo do tornozelo, 51
Região "toracolombar" da coluna vertebral, 31, 41
Região cervical (trígono) anterior, 54
Região cervical da coluna vertebral
  acesso anterior, 73
  acesso posterior, 74
  anatomia topográfica, 30
  articulação atlantoaxial, 43
  articulação atlantoccipital, 43
  características, 31
  exame físico, 50, 52
  fraturas, 40
  hérnia de disco, 69
  radiografia, 37
Região cervical posterior ("trígono suboccipital"), 55
Região lombar da coluna vertebral
  acesso posterior, 74

anatomia topográfica, 30
  características, 31
  exame físico, 51, 52
  hérnia de disco, 69
  radiografia, 38, 45, 60
  vista lateral esquerda, 31, 45
  vista posterior, 45
Região torácica da coluna vertebral
  anatomia topográfica, 30
  características, 31
  radiografia, 38
  vista anterossuperior, 66
  vista lateral esquerda, 31
Remodelamento, na consolidação de fratura, 14
Ressonância magnética (RM)
  antebraço, 143
  braço, 113
  coluna vertebral, 38
  cotovelo, 119
  coxa/quadril, 253
  joelho, 297, 298, 301
  mão, 186
  ombro, 79, 86, 87
  pelve, 225, 240
  perna/joelho, 291
  punho, 152
  quadril, 258
  região lombar da coluna vertebral, 45
  tornozelo, 342, 350, 351
Retículo sarcoplasmático, 24
Retináculo da patela, 286, 299, 300, 304
Retináculo dos músculos extensores, 155
Retináculo dos músculos flexores ("ligamento carpal transverso"), 152
Rotação lateral, 91, 92
Rotação medial, 91, 92
Rotadores laterais do quadril, 239
Ruptura superior do lábio glenoidal, 104

S
Sacro, 31, 36, 221, 227
Sacroileíte, 235, 246
Sarcômero, 24
Semilunar, 142
Sensibilidade dolorosa na linha articular, 311
Sesamoide, 340, 341
Sinais de Waddell, 52
Sinal de "muitos dedos", 357
Sinal de Allis, 264
Sinal de Froment, 205
Sinal de Galeazzi, 264
Sinal de Thomas, 263
Sinal de Tinel, 126, 160, 359
Sinal do "bojo", 309
Sinal do "J", 311
Sinal do retardo da RL ("*ER lag sing*"), 93
Sinal do sulco, 93
Sindactilia, 216
Sindesmose tibiofibular, 349

Sindesmose, 349
Síndrome compartimental, 27, 169, 294, 308
Síndrome da artéria espinal anterior, 42
Síndrome da cauda equina, 69
Síndrome da faixa (banda) de constrição, 217
Síndrome da parte central da medula espinal, 42
Síndrome de Brown-Sequard, 42
Síndrome de Charcot-Marie-Tooth, 22
Síndrome de compressão patelar lateral, 324
Síndrome de Guillain-Barré, 22
Síndrome de Reiter, 20, 380
Síndrome de Wartenberg, 176
Síndrome do "túnel do tarso", 380
Síndrome do "túnel radial", 176
Síndrome do desfiladeiro torácico, 104
Síndrome do funículo posterior, 42
Síndrome do músculo pronador, 175
Síndrome do nervo interósseo anterior, 175
Síndrome do nervo interósseo posterior, 176
Síndrome do túnel cubital, 134
Síndrome do túnel do carpo, 175
Síndrome do túnel ulnar ("canal de Guyon"), 176, 177
Síndrome do túnel ulnar (do canal de Guyon), 176, 177
Sínfise púbica, 220, 233
Sinostose radioulnar, 136
Sinóvia, 16, 17
Sinovite transitória, 280
Substância compacta (osso cortical), 3
Substância esponjosa (osso trabecular), 2, 3, 6
Sulco de Ranvier, 7
Sulfato de condroitina, 4

T
Tabaqueira anatômica, 140, 184
Tálus, 340, 346, 373, 382
Tecido ósseo primário (reticular), 2
Tecido ósseo secundário (osso lamelar), 2
Tendão, 26. *Ver também* Tendões específicos.
Tendão avascular, 26
Tendão da patela, 286, 304, 329
Tendão do calcâneo (de aquiles), 26
    anatomia topográfica, 338
    ruptura, 375
    tendinite, 358, 375
Tendão do m. palmar longo, 140, 184
Tendão do m. poplíteo, 299
Tendão do m. quadríceps femoral
    anatomia topográfica, 250, 286
    fixações, 304
    ruptura, 309, 329
Tendão do músculo bíceps braquial
    origens e inserções, 128
    ruptura, 90, 102, 135
    tendinite, 102
Tendão do músculo extensor dos dedos (extrínseco), 196

Tendões extensores, 26
Tenossinovite, 202, 214, 215
Tenossinovite estenosante, 202, 215
Teste (luxação) de Barlow, 264
Teste (sinal) da translação posterior, 312, 313
Teste *"pelvic rock"* (balanço pélvico), 236
Teste "tecla de piano", 160
Teste 90/90 perna estendida, 52, 263
Teste da adução com os braços cruzados à frente do corpo, 93
Teste da apreensão da patela, 311
Teste da contração do quadríceps, 313
Teste da gaveta anterior, 311, 359
Teste da gaveta posterior, 312, 313
Teste da gaveta posterolateral, 313
Teste da gaveta posteromedial, 313
Teste da manivela, 93
Teste da queda do braço, 93
Teste da raiz sentada (sinal de "sacudir"), 52
Teste da relocação, 93
Teste de Adson, 93
Teste de afastamento da mão do dorso (de Gerber), 93
Teste de afastamento da mão do dorso com queda (*"lift off lag sign"*), 93
Teste de Allen, 160, 204
Teste de apreensão (Fairbank), 93, 311
Teste de bloco de Coleman, 359
Teste de *Bowstring*, 52
Teste de Brudzinski, 52
Teste de Bunnell-Litter, 205
Teste de carga e desvio, 93
Teste de compressão ativa (de O'Brien), 93
Teste de compressão carpal de Durkan, 160
Teste de compressão digital, 160
Teste de compressão/crepitação da patela, 311
Teste de compressão, pé, 359
Teste de deslocamento do escafoide, 160
Teste de distração, 52
Teste de elevação do calcanhar, 359
Teste de Elson, 205
Teste de Ely, 263
Teste de estresse em valgo, 313
Teste de estresse em varo, 313
Teste de estresse sacroilíaco, 236
Teste de Finkelstein, 160
Teste de Hawkins, 93
Teste de Hoover, 52
Teste de inclinação para frente, 52
Teste de inclinação talar, 359
Teste de Kernig, 52
Teste de Lachman, 311
Teste de McMurray, 311
Teste de Ober, 263
Teste de Ortolani (redução), 264
Teste de Patrick (FABROL), 236, 263
Teste de Phalen, 160

Teste de pressão no ventre (sinal de Napoleão), 93
Teste de recurvato na rotação lateral, 313
Teste de rolagem, 263
Teste de rotação lateral, 313
Teste de Slocum, 313
Teste de Stinchfield, 263
Teste de Thompson, 359
Teste de Trendelenburg, 236
Teste de velocidade ("speed"), 93
Teste de Watson, 160
Teste de Wright, 93
Teste de Yergason, 93
Teste do comprimento da perna, 263
Teste do corneteiro, 93
Teste do enchimento capilar, 204
Teste do flexor superficial, 205
Teste do *pivot shift*, 126, 311, 312
Teste do *pivot shift* reverso, 313
Teste profundo, 205
Teste/manobra de Spurling, 52, 93
Tíbia
    acesso cirúrgico, 336
    arqueamento, 333
    fraturas, 293-295
    osteologia, 288, 339
    parte distal, 339
    radiografia, 292
    torsão, 334
Tíbia vara infantil (doença de Blount), 332
Tomografia computadorizada (TC)
    antebraço, 143
    braço, 113
    coluna vertebral, 38
    coxa/quadril, 253
    mão, 186
    ombro, 79
    pelve, 225, 226
    perna/joelho, 291
    tornozelo, 342
Torcicolo, 72
Tornozelo/pé
    amplitude de movimento, 358
    anatomia topográfica, 338
    artérias, 372, 373
    articulações, 349-353
    compartimentos, 369
    distúrbios, 357, 375-380
        anamnese, 356
        em crianças, 381, 382
        exame físico, 357, 358
        testes especiais, 359
    fasciotomias, 369
    fraturas, 344-348
    ligamentos, 350, 351
    músculos,
        com artérias e nervos, 368
        corte transversal, 369

    dorso, 367
    fáscia plantar, 362
    origens e inserções, 361
    segunda camada, 364
    terceira camada, 365
    quarta camada, 366
    nervos, 370, 371
    osteologia, 339-341
    pequenos procedimentos, 355
    radiografia, 342, 343
    trauma, 344-348
Tornozelo. *Ver também* Tornozelo/pé.
    acessos cirúrgicos, 383
    amplitude de movimento, 358
    anamnese, 356
    anatomia topográfica, 338
    artérias, 372-373
    artrocentese, 355
    bloqueio, 355
    entorse, 375
    exame físico, 357-359
    fraturas, 344
    infiltrações, 355
    instabilidade, 375
    ligamentos, 349-351
    portais de artroscopia, 383
    radiografia, 342, 350, 351
Trabécula óssea, 2
Trapézio, 142
Trapezoide, 142
Trato iliotibial
    anatomia topográfica, 250
    fixações, 299
    fraqueza/dor, 286, 309
    funções, 299
    síndrome do ressalto, 234
Tríade maldita, 326
Trocanter maior/menor, 220, 223, 250, 275
Tronco braquiocefálico, 65
Tronco costocervical, 65
Tronco simpático, 53
Tronco tireocervical, 65
Tropomiosina, 24
Troponina, 24
Túber isquiático, 220, 223, 250
Tubérculo de Lister, 140
Tubérculo do trato iliotibial (de Gerdy), 286
Tuberosidade da tíbia, 286
Túnel cubital, 120
Túnel do carpo, 152, 154, 156
Túnel ulnar ("canal de Guyon"), 154

U
Úlcera, pé, 357, 376
Ulna
    fraturas, 144, 145
    osteologia, 141
    parte proximal, 112, 161, 162

NETTER ATLAS DE ANATOMIA ORTOPÉDICA **403**

vista anterior, 141
vista posterior, 141
Úmero
  acesso anterior, 137
  fratura da parte proximal, 77, 84
  fratura diafisária, 114
  fratura supracondilar, 116
  fraturas, 77, 84, 114-116
  lesão osteocondral, 135
  osteologia, 111
  parte distal, 115
Unha, 198
Unidade motora, 23

V
Vale (leito) da unha/matriz, 198
Veia obturatória, 240
Veia subclávia, 65
Veio cefálica, 76
Ver também Artrite reumatoide.
Vértebra C I (atlas), 31, 32, 39, 43
Vértebra C II (áxis), 31, 32, 43
Vértebra C III, 33
Vértebra C II-III, 31
Vértebra C IV, 33
Vértebra C VII, 31, 33

Vértebra C IV-C V, 31
Vértebra L I, 31
Vértebra L II, 35
Vértebra L III, 31, 35
Vértebra L IV, 31, 35
Vértebra lombar, 35, 60
Vértebra T III, 31
Vértebra T VI, 34
Vértebra T VII-T IX, 31, 34
Vértebra T X, 31
Vértebra T XII, 34
Vértebra, 31, 44
Vértebras torácicas, 34
Vínculo curto/longo, 26
Vista axilar lateral, do ombro, 79
Vista de Harris, do pé, 343
Vista do túnel do carpo, do punho, 143
Vistas em flexão/extensão, da coluna vertebral,
  37, 38
Vitamina D 1,25 (OH), 8, 9

Z
Zona de hipertrofia, da "fise", 7
Zona de proliferação da "fise", 7
Zona reserva, da "fise", 7